实用临床护理规范系列
SHIYONG LINCHUANG HULI GUIFAN XILIE

总主编·张玉侠

实用临床
药物护理规范

张玉侠　李晓宇·主编

复旦大学出版社

编 委 会

总 主 编： 张玉侠

顾 问： 吕迁洲

主 编： 张玉侠　李晓宇

副 主 编： 金知萍　闫亚敏

主要编者：（按姓氏笔画排列）

王春晖　复旦大学附属中山医院
归纯漪　复旦大学附属眼耳鼻喉科医院
冯　丽　复旦大学附属中山医院
刘睿艳　复旦大学附属中山医院
许　青　复旦大学附属中山医院
闫亚敏　复旦大学附属中山医院
苏　伟　复旦大学附属中山医院
李晓宇　复旦大学附属中山医院
李静怡　复旦大学附属中山医院
张玉侠　复旦大学附属中山医院
张晓菊　复旦大学附属肿瘤医院
陈轶洪　复旦大学附属中山医院
陈怡雯　复旦大学附属中山医院
林　颖　复旦大学附属中山医院
罗　菁　复旦大学附属中山医院
金知萍　复旦大学附属中山医院
周云峰　复旦大学附属中山医院
郑　峥　复旦大学附属中山医院
郑吉莉　复旦大学附属中山医院
俞静娴　复旦大学附属中山医院
邰旭东　复旦大学附属华山医院
施忠英　上海市精神卫生中心
徐　璟　复旦大学附属中山医院
虞正红　复旦大学附属中山医院
潘文彦　复旦大学附属中山医院
薛　燕　复旦大学附属中山医院

秘　书： 杨漂羽　复旦大学附属中山医院

序 一

医疗与护理是构成医学的两个最重要部分。历经百年蕴积的现代护理，对现代医疗卫生健康发挥着越来越重要的作用。如今，护理学已经成为与临床医学平行的一级学科，这为护理学科的发展提供了更广阔的空间，也提出了更高的要求。现代护理学需要对护理实践的经验、规范、研究进行总结凝练，从而形成可推广、可传承的学术体系。

复旦大学附属中山医院护理团队在学科带头人张玉侠教授的带领下，汲取80余年护理实践经验，汇聚集体智慧，总结国内、外最新护理研究成果，编撰了"实用临床护理规范系列"丛书。我有幸先睹为快，阅读了丛书中的部分内容，感触颇深。

这套丛书最大的亮点正是书名中的"规范"和"实用"。"规范"是对医疗护理工作的基本要求，不以规矩则不成方圆，临床工作更是如此。中山医院护理学科80多年来所取得的一切成就，都是基于历代中山护理人对"规范"的严格恪守和实践——规范的临床操作、规范的培训体系、规范的学术研究、规范的管理模式等。正因为中山医院一代代护理人长期坚持严谨、规范的工作作风，才使得中山医院护理学科在多个领域成为行业标杆，并能成为"全球卓越循证护理中心"。积长年护理实践之经验和成果，中山医院护理团队编撰了这套"规范"丛书，形成了一定的理论，供大家分享、借鉴，共同促进我国护理事业的发展和不断提升。"实用"二字则体现了这套丛书的编撰风格。丛书的总主编张玉侠教授和各位编者均是活跃在临床一线的具有丰富护理经验的专家和骨干。他们从临床护理实践的基本问题入手，重"实"、重"用"，强调科学护理，尽可能多地呈现护理领域的创新成果。"实用"二字也是基于中山医院护理团队多年来重视临床、重视实践、重视思考、重视培训的工作风格，源于中山医院护理团队多年来的经验积累和实践成果。相信这套丛书对提升护理质量、促进护理学科发展具有一定的指导价值和科学意义。

进入新时代，中山医院作为公立医院中的"国家队"，在推进我国医疗卫生事业高质量发展和促进人民健康的进程中应该发挥引领和示范作用。我真诚地向大家推荐这套

"实用临床护理规范系列"丛书,相信它会对广大一线护理人员的临床实践和成长具有较大的借鉴和指导作用,对我国临床护理实践和管理的规范化起到积极的推动作用。

是为序。

中国科学院院士
复旦大学附属中山医院院长 樊嘉
2024 年 8 月

序 二

护理工作是整个医疗卫生工作的重要组成部分,在防病治病、抢救生命、促进健康、减轻病痛和提高生活质量等方面均发挥着不可替代的作用,尤其是在实施"健康中国"战略的奋斗征程中,为人民提供全面、全程、全生命周期的健康服务更是广大护士的责任所在。随着医疗护理新理念、新技术日新月异,将科学、优质、有效的知识和经验整合入临床护理实践是促进临床质量和学科发展的重要策略。护理是一门实践性、操作性很强的应用学科,所谓"工欲善其事,必先利其器",临床实践中需要有一套科学、实用的参考书籍,以提高工作效率和提高护理质量。

复旦大学附属中山医院护理学科作为国家临床重点专科建设项目,在护理管理、临床护理服务、护理专科技术、护理人才培养等方面均具有较丰厚的积累和创新。为满足临床护理实践的发展需求,复旦大学附属中山医院与全国的临床护理专家携手合作,同时得到各个领域医疗专家的大力支持,共同编写了"实用临床护理规范系列"丛书。本套丛书汇总了当前各专科先进、尖端的医疗技术和护理规范,同时也凝聚了一流大型综合性医院的管理智慧和前沿理念,希望为临床护理管理者和一线人员的实际工作提供借鉴和思路。

"实用临床护理规范系列"丛书总结了中山医院多年的临床护理经验、规范和标准,系统地梳理了重症护理、急诊急救护理、心脏疾病护理、肝脏疾病护理、静脉输液治疗护理、临床护理操作规程、血液净化临床护理等领域的护理重点和核心要素,结合最新指南、最佳证据及国内外专家共识,经过广泛、深入和反复的论证,并遵循严谨的书籍编写程序,希望最终呈现给读者高质量的内容。整套丛书在内容和结构上简洁明了,注重全面性、实践性、应用性元素的融合。本套丛书的出版将有助于一线护士建立科学的临床思维,在现代医学高速发展的进程中为患者提供科学、全面、高效及充满人文精神的整体护理照护。

本套丛书的编写得到了复旦大学附属中山医院、复旦大学出版社各级领导及国内各级医疗单位同道的大力支持和悉心指导，在此一并表示衷心的感谢。

本套丛书旨在为临床一线护理人员提供实用、前沿的参考性书籍，以助力他们更新专业理念、提升理论水平和优化实践技能。但由于编者水平所限，时间仓促，书中难免有不足之处，在此恳请广大同道及读者提出宝贵意见，以利于日后继续改进！

复旦大学附属中山医院

教授、护理部主任 张玉侠

2024 年 8 月

前 言

随着医药创新的蓬勃发展，新型药物不断涌现，同时人们对健康素养的需求也在不断攀升，药物的护理和规范也越来越成为临床护理的重要内涵。护理人员在用药过程中扮演至关重要的角色，他们不仅是药物的执行者，更是用药后的监测者和教育者。药物护理的范畴远远超越了传统的护理角色，它包括了药品管理、药物知识教育、药物使用监测、不良反应观察等多个方面。

《实用临床药物护理规范》一书立足临床实践，以护理人员日常工作中所需的药物学知识为基础，旨在提供一个全面、系统、实用的实践指导，以提升临床药物护理的专业性和有效性。本书包括总论与各论，共23章。总论包含3章，以药理学基础、药品管理与安全、不同途径给药护理三方面知识为核心内容，目的是让读者对临床药理和管理有一个整体的了解；各论包括20章，以疾病系统为导向，分系统介绍了各个专科常见药物的护理要点，包括心血管系统药、呼吸系统药、消化系统药、血液系统药、内分泌系统药、免疫系统药、泌尿系统药、神经系统药、生殖系统药、皮肤科用药、眼科用药、耳鼻喉及口腔用药、糖类/盐类与酸碱平衡药、抗微生物药、肠内/肠外营养制剂、肿瘤用药、精神药物、镇痛药、麻醉药与麻醉辅助用药和解毒药。对于每种药物，本书都从护理人员的实际工作需求出发，重点阐述药理作用、适应证与禁用人群、不良反应、用药护理要点、特殊人群用药及健康指导六大模块。

我们荣幸地邀请到众多经验丰富的药剂科专家和和护理专家参与编写，同时结合了当前药物护理规范的最新进展，参考了国内外相关文献和资料，力求在确保科学性和全面性的基础上，突出实用性和可读性。我们衷心希望本书能够为护理工作者及其他医务人员提供参考和借鉴。

本书在编写过程中，得到了复旦大学附属华山医院、复旦大学附属肿瘤医院、复旦大学附属眼耳鼻喉科医院、复旦大学附属精神卫生中心等单位的大力支持。在此，我们向编委、各章节的编者，以及在编写过程中对本书给予指导和帮助的所有专家和同仁表示诚挚的感谢！

由于参与本书编写的人员众多，尽管编者们在编写、审校过程中对内容进行了反复斟酌，但由于时间紧迫和经验所限，书中难免会有不足之处，恳请读者及同道不吝指正，提出宝贵意见和建议，以便我们在后续的修订中不断完善。

复旦大学附属中山医院

教授、护理部主任 张玉侠

复旦大学附属中山医院

主任药师、药剂科主任 李晓宇

2024年9月

目 录

第一篇 总论

第一章 药理学基础　003
- 第一节 药物代谢动力学　003
- 第二节 药物效应动力学　008
- 第三节 药物相互作用　013
- 第四节 时辰药理学　017

第二章 药品管理与安全　021
- 第一节 药物管理规定　021
- 第二节 药物配伍禁忌　026
- 第三节 药物不良反应　032
- 第四节 用药与饮食　048

第三章 不同途径给药护理　053
- 第一节 口服制剂给药的护理　053
- 第二节 管饲给药的护理　055
- 第三节 静脉给药的护理　058
- 第四节 肌内注射的护理　068
- 第五节 皮内注射与皮下注射的护理　070
- 第六节 其他注射给药途径的护理　071
- 第七节 局部给药途径的护理　072

第二篇 各论

第一章 心血管系统药　077
- 第一节 强心药　077
- 第二节 抗心律失常药　087
- 第三节 抗高血压药　098
- 第四节 抗心绞痛药　117

第五节　抗休克血管活性药　　120
第六节　血脂调节药　　126
第七节　周围血管扩张药　　131
第八节　抗肺动脉高压药　　133

第二章　呼吸系统药　　139
第一节　祛痰药　　139
第二节　镇咳药　　145
第三节　平喘药　　150

第三章　消化系统药　　166
第一节　抑酸药　　166
第二节　抗酸药及胃黏膜保护剂　　176
第三节　促胃肠动力药　　181
第四节　止吐药　　184
第五节　解痉药　　185
第六节　泻药　　190
第七节　止泻药　　196
第八节　微生态药物　　198
第九节　助消化药　　200
第十节　保肝药　　203

第四章　血液系统药　　208
第一节　抗贫血药　　208
第二节　促白细胞药　　217
第三节　促凝血药　　223
第四节　抗凝血药　　232
第五节　纤维蛋白溶解药　　237
第六节　抗血小板药　　240
第七节　促血小板增生药　　245

第五章　内分泌系统药　　249
第一节　垂体激素及相关药　　249
第二节　抗糖尿病药　　250
第三节　甲状腺用药　　259

第六章　免疫系统药　　264
第一节　免疫促进药　　264

第二节　免疫抑制药　273

第七章　泌尿系统药　282
第一节　利尿剂　282
第二节　脱水药　290
第三节　调节膀胱舒缩功能药物　294

第八章　神经系统药　298
第一节　抗癫痫药及抗惊厥药　298
第二节　抗帕金森病药　305
第三节　改善脑循环和脑代谢药物　309
第四节　促智药　313

第九章　生殖系统药　317
第一节　男性生殖系统药　317
第二节　女性生殖系统药　327

第十章　皮肤科用药　340
第一节　皮肤抗细菌药　340
第二节　皮肤抗真菌药　341
第三节　皮肤用肾上腺皮质激素　343
第四节　其他皮肤科用药　346

第十一章　眼科用药　354
第一节　眼用抗菌药　354
第二节　眼用抗病毒药　359
第三节　降眼内压药　360
第四节　眼用肾上腺皮质激素　367

第十二章　耳鼻喉及口腔科用药　369
第一节　耳部用药　369
第二节　鼻部用药　370
第三节　口腔用药　378

第十三章　糖类、盐类与酸碱平衡药　381
第一节　糖类　381
第二节　盐类　384
第三节　酸碱平衡调节药　392

第十四章　抗微生物药　397

- 第一节　抗生素　397
- 第二节　合成抗菌药　406
- 第三节　抗真菌药　410
- 第四节　抗病毒药　417
- 第五节　抗结核病药　422

第十五章　肠内、肠外营养制剂　427

- 第一节　肠内营养制剂　427
- 第二节　肠外营养制剂　435

第十六章　肿瘤用药　444

- 第一节　抗肿瘤药　444
- 第二节　抗肿瘤辅助药　459
- 第三节　生物靶向治疗药　463

第十七章　精神药物　469

- 第一节　抗精神病药　469
- 第二节　抗抑郁药　477
- 第三节　心境稳定药　486
- 第四节　抗焦虑药　490
- 第五节　镇静催眠药　495

第十八章　镇痛药　499

- 第一节　解热镇痛抗炎药物　499
- 第二节　麻醉性镇痛药　506

第十九章　麻醉药与麻醉辅助用药　517

- 第一节　静脉麻醉药　517
- 第二节　局部麻醉药　529
- 第三节　骨骼肌松弛药　533

第二十章　解毒药　539

第一篇 总论

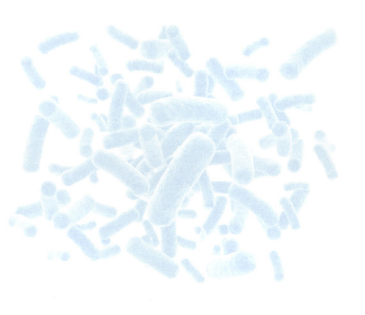

第一章 药理学基础

第一节 药物代谢动力学

药物代谢动力学(简称药动学,pharmacokinetics,PK)是研究药物在体内过程中的药量及其随时间变化而变化的规律,并且从速度论的观点出发,建立数学公式和模型来阐明药物在体内的位置(隔室)、数量(或浓度)与时间的关系的学科。因此,它对于药理学、药效学、临床药理学、临床药学及护理学等都具有指导意义。

药物进入机体后,在机体的影响下,可以发生一系列的运动和体内过程。如药物从用药部位被吸收进入(静脉给药则直接进入)血液循环;然后分布于各器官组织、组织间隙或细胞内;有些药物则在血浆、组织中与蛋白质结合;或在各组织(主要是肝脏)发生化学反应而被代谢;最后,药物可通过各种途径离开机体。这就是药物的吸收、分布(distribution)、代谢(metabolism)和排泄(excretion)过程。整个过程可以归纳为两大方面:一方面是药物在体内位置的变化,即药物的转运,如吸收、分布、排泄;另一方面是药物的化学结构的变化,即药物的转化(又称生物转化),也就是狭义的药物代谢。

转运和转化而引起药物在体内的量或浓度的变化,这一变化可随用药后的时间移行而发生动态改变,而药物对机体的作用或效应的强弱又依赖于药物的体内浓度。因此,前面所述的各个过程对于临床用药就具有十分重要的意义。

一、药物吸收

药物的吸收是它从用药部位转运至血液的过程。影响药物吸收及生物利用度的因素很多。主要包括如下。

(一) 药物本身的理化性质

脂溶性物质因可溶于生物膜的类脂质中而扩散,故较易吸收;小分子的水溶性物质可自由通过生物膜的膜孔扩散从而被吸收;而如硫酸钡,它既不溶于水又不溶于脂肪,虽大量口服也不致引起吸收中毒,故可用于胃肠造影。非解离型药物可被转运,故酸性有机药物如水杨酸类、巴比妥类,在酸性的胃液中不离解,呈脂溶性,因而在胃中易于吸收。而碱性有机药物如生物碱类,在胃液中大部分离解,因此难以吸收,要到肠内碱性环境中才能吸收。改变吸收部位环境的 pH 值,使脂溶性药物不离解部分的浓度提高,吸收就会增加,例如用碳酸氢钠使胃液 pH 值升高时,可使碱性药物在胃中的吸收增加,而酸性药物的吸收则减少。

(二)给药途径

在组织不破损且无炎症的情况下,除静脉给药(直接进入血流)外,吸收的快慢顺序如下:肺泡(气雾吸入)—肌内或皮下注射—黏膜(包括口服、舌下给药)—皮肤给药。

以最常见的固体制剂口服给药为例,固体剂型的药物如片剂或胶囊经口服摄入后必须先崩解并溶于胃肠液中,才能吸收。此时,药品的配方组成及理化特性包括制剂崩解时间、固体剂型的添加剂、制剂在胃肠道中的稳定性及药物的晶体形态都会明显影响药物的吸收。

(三)药物浓度、吸收面积及局部血流速度

一般来讲,药物浓度大、吸收面积广、局部血流快,均可使吸收加快。胃肠道淤血时,药物吸收就会减慢。此外,在胃肠中共存的食物或药物都可能因相互作用而影响药物的吸收。

(四)药物本身的药代动力学特征

部分药物在胃肠道吸收时,经受肠壁、肝脏及肺脏代谢酶的部分灭活,进入血液循环的药量减少,这个现象称为首过代谢(first-pass metabolism)。改变给药途径可以有效地避免首过代谢,例如肌内注射、静脉注射、呼吸道吸入途径给药等。直肠内给药过去也被认为其主要优点在于避免药物在通过肝脏时的首过代谢,从而提高其生物利用度。实际上从直肠吸收的约50%药量经痔上静脉通路仍然进入肝门静脉达到肝脏,因此直肠吸收的药物大部分避免不了首过代谢。直肠内给药途径的优点主要是防止对上消化道的刺激,适用于昏迷患者或婴幼儿。

二、药物分布

药物从给药部位吸收或进入系统的血液循环后,经血液循环运送,可分布于组织间质液或细胞内液中。药物在体内的分布有均匀性与不均匀性两种,都是处在动态平衡状态。

(一)分布Ⅰ相

在药物分布达到平衡之前,常见到初期的分布Ⅰ相,持续数分钟至数小时,它由心输出量和局部血流量决定,故一般在药物吸收后数分钟内。高灌注量的心、肝、肾、脑等脏器中的分布量最多。

(二)分布Ⅱ相

往往在药物吸收后数分钟以至数小时出现分布Ⅱ相,又称为快速再分布相(rapid redistribution)。在此相中,药物被输送到肌肉、皮肤、脂肪及大多数脏器中。分布Ⅱ相的决定因素既包括血流灌注量高低,又受到药物脂溶性和药物与血浆蛋白结合的影响。结合的药物很难扩散至作用部位,如果药物与蛋白结合非常牢固,更难于被代谢或清除。一般而言,静脉给药的Ⅰ相和Ⅱ相的时间总共才有数十分钟,口服给药时间可长达1~2h,通常在Ⅰ相后或Ⅰ~Ⅱ相后出现药物的血浆和体内的消除过程。

(三)分布Ⅲ相

有些初期分布极为迅速的药物,或在单次给予较大剂量,或在多次(即静脉滴注,简

称静滴)给药时,体内可发生药物的多次再分布,药物先积蓄在贮存库组织中,然后缓慢地被血流释出,再次分布到靶器官中,称为分布Ⅲ相。

药物分布至作用部位,必须透过不同的屏障,如毛细血管壁、血脑屏障、胎盘等。对于毛细血管壁,脂溶性或水溶性小分子易于透过;非脂溶性药物透过的速度与其分子大小成反比;解离型药物较难透过。对于血脑屏障,水溶性化合物难以通过,脂溶性物质如乙醚、三氯甲烷等则易于通过。青霉素不易通过血脑屏障,进入脑脊液的概率很小,故用它治疗流行性脑脊髓膜炎时,必须加大药物剂量,才能保证脑脊液中有足够的浓度。对于胎盘,非解离型的高脂溶性药物,如巴比妥类易于通过,而高度离解或脂溶性低的药物,如季铵类、右旋糖酐,透过率则很低。妊娠期妇女用药时,必须考虑药物会不会通过胎盘进入胎儿体内而造成不良后果。

三、药物代谢

药物代谢即药物的生物转化(drug biotransformation),是药物进入机体后,机体对药物进行处置的一个不可缺少的重要环节,通过这一环节可以产生三个方面的结果:①转化成无活性物质。②使原来无药理活性的药物转变为有活性的代谢产物。③将活性药物转化为其他活性物质或产生有毒的物质。

药物代谢主要在肝脏进行,但也有些是在肝外进行的,包括血浆、肾、胃肠道、肺、皮肤或其他组织细胞。如琥珀酰胆碱在血浆中进行代谢,胰岛素和维生素D在肾中,阿糖胞苷和环磷酰胺在许多组织细胞中,乙酰胆碱和其他神经递质在神经系统和突触中进行。

药物代谢所涉及的反应通常可分为两大类,Ⅰ相反应(phase Ⅰ biotrasformation)和Ⅱ相反应(phase Ⅱ biotrasformation)。Ⅰ相反应包括氧化、还原和水解。通常导致药物活性的丧失,有时也有增强药理活性的情况或改变原有药理活性者(后者极罕见),例如无药理活性的前药(prodrug)通过酯键或酰胺键的水解转化成为具有药理活性的药物。Ⅱ相反应即结合反应:原形药物或其经Ⅰ相反应后的代谢产物含有某些化学功能团时,常常易于和内源性物质偶联或结合生成结合物,从而导致药物的功能团与葡萄糖醛酸、谷胱甘肽、硫酸根、氨基酸或醋酸根呈共价键结合。这种结合产物通常是具极性,且无药理活性,可迅速随尿排出。

尽管在机体内药物代谢可以是自发的,不需酶催化的化学反应(如反应停及烷化剂在体内遇到水或生物体液的其他成分可以自发降解),但绝大多数药物代谢均是由细胞内特异的酶催化反应。体内有两类催化酶,专一性的和非专一性的。前者如单胺氧化酶(氧化单胺类药物),后者主要为肝微粒体混合功能酶系统,又称肝药酶或简称为P450。P450酶系是一个超家族,其成员依次分为家族、亚家族和个体3级,常以缩写来表示,P450的缩写为CYP,家族和酶个体均以阿拉伯数字表示,亚家族以大写英文字母表示。大部分药物是被CYP3A4所代谢,此酶系统个体差异很大。此外,某些药物(酶促剂)可增强P450的活性;也有些药物(酶抑制剂)可减弱P450的活性,它们在药物相互作用方面很重要。

体内主要的代谢场所在肝脏,肝功能不全时,药物代谢必然受到影响,容易引起中毒。因此,对肝功能不全的患者用药须特别注意选择药物,掌握适当剂量。

四、药物排泄

药物最后都要从机体排出。药物的排泄是指体内药物或其代谢物排出体外的过程,它与药物代谢统称为消除(elimination)。肾脏是大多数药物排泄的重要器官,其次为经胆汁排泄。有些药物可从肺、乳腺、唾液腺或汗腺排出。某些药物可经肠黏膜排入肠腔而随粪便排出。

各种药物排泄的快慢很不一致。一般,水溶性药物比非水溶性药物排泄快,挥发性药物比不挥发的药物排泄快。药物从机体排泄的快慢以其"半衰期"表示,即药物从血浆浓度从最高值下降一半所需的时间,例如青霉素排泄很快,其半衰期不超过 0.5 h;水杨酸钠、碘化钾等排泄则较慢;溴化物及某些重金属、类金属等排泄更慢,在血浆中排泄半衰期达 1 周以上。

肾脏是药物排泄的主要途径。药物在从肾脏排泄的过程中会相互影响。弱酸性药物在偏酸性尿液中,主要以非离子化、极性低的形式存在,易于吸收回血液中,故排泄减少;在偏碱性尿中,则以离子化的、极性高的形式存在,难以重吸收,故排泄增加。弱碱性药物在偏碱性尿液,排泄减少;而在偏酸性尿液,排泄增加。这一规律可用于某些药物中毒的治疗。例如,苯巴比妥是一弱酸性药物,给予碳酸氢钠使尿液碱化,即可使其排泄增加。水杨酸类若与碳酸氢钠同服,其排泄增加,血药浓度亦随之减低。故在治疗水杨酸类中毒时可给予碳酸氢钠,但在治疗风湿性关节炎需要保持一定的水杨酸类血药浓度时,则不宜与碳酸氢钠同服。

药物肾脏排泄率的最主要的决定因素是以肾小球滤过率为代表的肾功能。当肾功能不全、尿少或无尿时,肾脏排泄药物的能力大大减弱,因此必须减少药物用量与给药次数。在给予具有显著毒性不良反应的药物时,要特别注意患者的肾功能是否健全。

药物的排泄除经肾脏外,也可通过其他途径排泄。许多药物或其代谢物能从胆汁排泄,包括药物在肝细胞的摄取、贮存、转化和向胆汁的转运。有些抗菌药亦从胆汁排泄,比如:苯唑西林在肝脏代谢 45%,经胆道排出;头孢氨苄、少量头孢克洛会从胆汁排泄;头孢曲松在体内不被代谢,35% 由胆汁排泄;头孢哌酮 40% 以上经胆汁排泄;阿奇霉素主要以原形从胆汁排泄(约 50%);林可霉素和克林霉素也主要在肝脏代谢而经胆汁排泄。

口服后未被吸收的药物多随粪便排出。有的药物被吸收后可经肝脏排入胆汁,再随胆汁进入肠中;进入肠中的药物可部分地被重新吸收,形成肝肠循环,未被重吸收者随粪便排出,这就使药物排泄缓慢,作用延长。因此在此类药物中毒时,可采用阻断肝肠循环等措施以减少吸收,达到解毒的目的。

药物也可经乳腺、汗腺排泄,药物从哺乳母亲的乳汁排泄,乳儿吃奶时同时摄入药物。如吗啡可通过乳腺排出,可能引起乳儿中毒,因此哺乳期妇女用药时须注意。

排泄途径与合理用药关系密切。例如经肾排泄的药物,在应用时要考虑患者的肾功能;又如挥发性药物主要通过呼吸排泄,在排泄时对呼吸道有刺激作用,当呼吸道有炎症等病变时应避免使用;哺乳期妇女用药时要避免使用影响乳儿的药物。

五、常用药物代谢动力学参数

(一) 半衰期

半衰期(half life,$t_{1/2}$)或血浆半衰期是指药物从体内消除半量(或药物浓度从最高值降低到一半)所需的时间。半衰期是药物代谢动力学中很重要、最基本的一个参数,它对制订和调整给药方案起着重要的作用。表 1-1 列出了体内药量与以半衰期为单位时间的关系。可见经过 7 个半衰期后,体内 99.22% 的药物被消除,经过 10 个半衰期后体内药物实际上已经基本被消除。

表 1-1 药物的消除与半衰期

时间(半衰期个数)	体内残留药量(%)	被消除药量(%)
1	50.00	50.00
2	25.00	75.00
3	12.50	87.50
4	6.25	93.75
5	3.12	96.88
6	1.56	98.44
7	0.78	99.22
8	0.39	99.61
9	0.20	99.80
10	0.10	99.90

(二) 表观分布容积

表观分布容积(volume of distribution,V_d)是一个重要的药物代谢动力学参数,但其数值并非体内真实存在的生理性容积。也就是说不应把它看成体内的特殊生理空间,而只是一种比例因素或数学概念,它说明体内可能容纳某药的大致容积。此参数是从体内的药量和血药浓度的动力学变化中计算的药物分布容积。计算的基础是设想药物的分布有均匀分布与组织选择性分布两种基本情况。

根据某一药物的 V_d 值可以推测它在体液和组织中的摄取、分布情况。如 V_d 值大,表示其分布广,或提示药物与生物大分子有大量结合,或兼而有之。反之,V_d 值小,则表示分布有限。

(三) 血浆蛋白结合率

血浆中多种蛋白质能与药物相结合,药物与蛋白质的交互作用为可逆的。一般,如果某药在血浆中大部分为蛋白结合,如蛋白结合率高达 90% 以上,将使其作用大为减弱。根据药物与蛋白结合的质量活动规律,影响血浆中药物蛋白结合率的主要因素有:药物浓度、药物与蛋白结合点的亲和力及蛋白结合点的数目,三个因素呈相互联系的关系。因此。对于文献记载的蛋白结合率数字,应视作是有条件的,指在药物的治疗浓度范围之内。

(四) 生物利用度

生物利用度(bioavailability,可用 F 表示)指药物剂型中能被吸收进入体循环的药物相对分量及速度,一般用吸收百分率或分数表示。它描述口服药物由胃肠道吸收,经肝内首过代谢达到体循环血液中药量占口服剂量的百分率。药物的生物利用度,应考虑进入体循环的药量及速率两个方面。生物利用度是以血浆药物浓度-时间曲线下面积(area under curve, AUC)来比较。口服药物的生物利用度以口服与静脉制剂 AUC 的比值来表示。静脉注射后为 100%。

$$F = AUC_{口服} / AUC_{静脉注射} \times 100\%$$

如普萘洛尔,只有 30% 的口服药物进入血液循环,$F=0.3$。如果全剂量药物都进入体循环,则 $F=1$。与静脉给药途径相比较而求得的药物生物利用度,称之为绝对生物利用度。这个参数可以正确地反映药物进入体循环的数量。但在实际工作中,并不是所有药物都有静脉注射剂型可用来测定绝对生物利用度。此时可与已知的制剂比较,测定相对生物利用度。

$$F_{相对} = AUC_{被试} / AUC_{标准} \times 100\%$$

临床上药物的生物利用度对药物治疗有重要意义。两个制剂的生物利用度相等,称为生物等效性(bioequivalence),可以认为这两种制剂将产生相似的治疗结果。如果两个制剂的生物利用度不相等,称为生物不等效,将会产生不同的临床治疗效果。

(许 青 李晓宇)

第二节 药物效应动力学

一、药物的基本作用

(一) 药物作用与药理效应

药物作用是指药物对机体的初始作用。药理效应是药物作用的结果,是机体反应的表现。药理效应是机体器官原有功能水平的改变,功能提高称为兴奋,功能降低称为抑制。

多数药物是通过化学反应而产生药理效应的。这种化学反应具有特异性和选择性。作用特异性强和(或)效应选择性高的药物应用时针对性较好。反之,效应广泛的药物不良反应较多。

(二) 治疗效果

治疗效果,也称疗效,是指药物作用的结果是否有利于改变患者的生理、生化功能或病理过程,以及多大程度使患病的机体恢复正常。根据治疗作用的效果,可将治疗作用分为如下。

1. 对因治疗　用药目的在于消除原发致病因子,彻底治愈疾病,如用抗生素杀灭体内致病菌。

2. 对症治疗　用药目的在于改善症状。对症治疗不能根除病因,但对病因未明、暂时无法根治的疾病却是必不可少的。

(三) 不良反应

凡与用药目的无关,并为患者带来不适或痛苦的反应统称为药物不良反应。多数不良反应是药物固有的效应,在一般情况下是可以预知的,但不一定是能够避免的。少数较严重的不良反应较难恢复,称为药源性疾病,如庆大霉素引起的神经性耳聋。

1. 副反应　由于选择性低,药理效应涉及多个器官,当某一效应用作治疗目的时,其他效应就成为副反应。副反应是在治疗剂量下发生的,是药物本身固有的作用,多数较轻微并可以预料。

2. 毒性反应　指在剂量过大或药物在体内蓄积过多时发生的危害性反应,一般比较严重。毒性反应一般是可以预知的,应该避免发生。急性毒性多损害循环、呼吸及神经系统功能;慢性毒性多损害肝、肾、骨髓、内分泌等功能。致癌、致畸和致突变反应也属于慢性毒性反应范畴。

3. 后遗效应　指停药后血药浓度已降至最小有效浓度以下时残存的药理效应,例如,服用巴比妥类催眠药后,次日清晨出现的乏力、困倦等现象。

4. 停药反应　指突然停药后原有疾病加剧,又称反跳反应,例如,长期服用可乐定降血压,停药次日血压将明显回升。

5. 变态反应　也称过敏反应,是一类免疫反应,常见于过敏体质患者。反应性质与药物原有效应无关,用药理性拮抗药解救无效。反应的严重程度个体差异很大,与剂量无关。停药后反应逐渐消失,再用时可能再发。致敏物质可能是药物本身,也可能是其代谢物,亦可能是制剂中的杂质。对过敏体质者或易引起过敏反应的药物均应谨慎使用。

6. 特异体质反应　少数特异体质患者对某些药物反应特别敏感,反应性质也可能与常人不同,但与药物固有的药理作用基本一致,反应严重程度与剂量成比例,药理性拮抗药救治可能有效。这种反应不是免疫反应,故不需经过预先敏化过程。

二、药物剂量与效应关系

药理效应与剂量在一定范围内成比例,这就是剂量-效应关系(简称量-效关系)。用效应强度为纵坐标、药物剂量或药物浓度为横坐标作图,则得量-效曲线。

药理效应按性质可以分为量反应和质反应。

(一) 量反应

效应的强弱呈连续增减的变化,可用具体数量或最大反应的百分率表示者称为量反应,如血压的升降。以药物的剂量或浓度为横坐标、以效应强度为纵坐标作图,可获得直方双曲线。将药物浓度改用对数值作图则呈典型的对称S形曲线,这就是通常所称量反应的量-效曲线。横坐标对数值常采用$\log_{10}$,即$\lg$,也可根据需要采用其他对数值。

从量反应的量-效曲线可以看出下列几个特定位点。

1. **最小有效剂量(minimal effective dose)或最小有效浓度(minimal effective concentration)** 刚能引起药物效应的最小有效剂量或最小有效浓度,亦称阈剂量(threshold dose)或阈浓度(threshold concentration)。

2. **最大效应(maximal effect)** 随着剂量或浓度的增加,效应也增加,当效应增加到一定程度后,若继续增加药物浓度或剂量而其效应不再继续增强,这一药理效应的极限称为最大效应,也称效能(efficacy)。

3. **半最大效应浓度(concentration for 50% of maximal effect,EC_{50})** 能引起50%最大效应的药物浓度。

4. **效价强度(potency)** 能引起等效反应(一般采用50%效应量)的相对浓度或剂量,其值越小则强度越大。药物的最大效应与效价强度含义完全不同。

(二) 质反应

如果药理效应不是随着药物剂量或浓度的增减呈连续性量的变化,而表现为反应性质的变化,则称为质反应。质反应以阳性或阴性、全或无的方式表现,如死亡与生存等,其研究对象为一个群体。在实际工作中,常将实验动物按用药剂量分组,以阳性反应百分率为纵坐标,以剂量或浓度为横坐标作图,也可得到与量反应相似的曲线。如果按照药物浓度或剂量的区段出现阳性反应频率作图得到呈常态分布曲线。如果按照剂量增加的累计阳性反应百分率作图,则可得到典型的S形量-效曲线。

在这一曲线可以看出的特定位点为半数有效量(median effective dose,ED_{50}),即能引起50%的实验动物出现阳性反应时的药物剂量;如效应为死亡,则称为半数致死量(median lethal dose,LD_{50})。通常将药物的LD_{50}/ED_{50}的比值称为治疗指数(therapeutic index,TI),用于表示药物的安全性。治疗指数大的药物较治疗指数小的药物相对安全。但以治疗指数来评价药物的安全性并不完全可靠。如某药的有效量和致死量两条曲线的首尾有重叠,即有效剂量与致死剂量之间有重叠。为此,有人用1%致死量(LD_1)与99%有效量(ED_{99})的比值或5%致死量(LD_5)与95%有效量(ED_{95})之间的距离来衡量药物的安全性。

三、药物与受体

药物的作用机制是研究药物如何与机体细胞结合而发挥作用的。已知的药物作用机制涉及受体、酶、离子通道、核酸、载体、免疫系统、基因等。

(一) 受体的概念和特性

受体是一类介导细胞信号转导的功能蛋白质,能识别周围环境中某种微量化学物质,首先与之结合,并通过中介的信息放大系统,触发后续的生理反应或药理效应。体内能与受体特异性结合的物质称为配体,也称第一信使。

受体对相应的配体有极高的识别能力,受体均有相应的内源性配体,如神经递质、激素等。受体具有如下特性：①灵敏性，受体只需与很低浓度的配体结合就能产生显著的效应。②特异性，引起某一类型受体兴奋反应的配体的化学结构非常相似，但不同光学异构体的反应可以完全不同，同一类型的激动药与同一类型的受体结合时产生的效应类似。③饱和性，受体数目是一定的，因此配体与受体结合的具有饱和性，作用于同一受体的配体之间存在竞争现象。④可逆性，配体与受体的结合是可逆的，配体与受体复合物可以解离，解离后可得到原来的配体而非代谢物。⑤多样性，同一受体可广泛分布到不同的细胞而产生不同效应，受体多样性是受体亚型分类的基础，受体受生理、病理及药理因素调节，经常处于动态变化之中。

（二）受体与药物的相互作用

Clark 于 1926 年、Gaddum 于 1937 年分别提出经典的占领学说（occupation theory）。该学说认为：受体只有与药物结合才能被激活并产生效应，而效应的强度与被占领的受体数目成正比，当受体全部被占领时出现最大效应。1954 年 Ariens 修正了占领学说，他认为药物与受体结合不仅需要亲和力，而且还需要有内在活性才能激动受体而产生效应。所谓的内在活性是指药物与受体结合后产生效应的能力。只有亲和力而没有内在活性的药物，虽可与受体结合，但不能产生效应。

（三）作用于受体与药物的分类

根据药物与受体结合后所产生效应的不同，习惯上将作用于受体的药物分为激动剂和拮抗剂（阻滞剂）两类。

1. **激动剂** 为既有亲和力又有内在活性的药物，它们能与受体结合并激动受体而产生效应。依其内在活性大小又可分为完全激动剂和部分激动剂。前者具有较强亲和力和较强内在活性（a＝1）；后者有较强亲和力，但内在活性不强（a＜1），与完全激动药并用还可阻滞完全激动剂的部分效应，如吗啡为完全激动剂，而喷他佐辛则为部分激动剂。

2. **拮抗剂** 能与受体结合，具有较强亲和力而无内在活性（a＝0）的药物。它们本身不产生作用，但因占据受体而拮抗激动剂的效应，如纳洛酮和普萘洛尔均属于拮抗剂。少数拮抗药以阻滞作用为主，同时尚有较弱的内在活性（a＜1），故有较弱的激动受体作用，如 β 肾上腺素受体（β 受体）拮抗剂氧烯洛尔。

根据拮抗剂与受体结合是否具有可逆性将其分为竞争性拮抗剂和非竞争性拮抗剂。竞争性拮抗剂能与激动剂竞争相同受体，其结合是可逆的。通过增加激动剂的剂量与拮抗剂竞争结合部位，可使量-效曲线平行右移，但最大效能不变。非竞争性拮抗剂与激动剂并用时，可使亲和力与活性均降低，即不仅使激动剂的量-效曲线右移，而且也降低其最大效能。非竞争性拮抗剂与受体结合非常牢固，产生不可逆结合的药物也能产生类似效应。

（四）受体类型

根据受体蛋白结构、信号转导过程、效应性质、受体位置等特点，受体大致可分为下列五类。

1. **G 蛋白偶联受体** 是一类由 GTP 结合调节蛋白（简称为 G 蛋白）组成的受体超家族，可将配体带来的信号传送至效应器蛋白，产生生物效应，包括生物胺、激素、多肽激素及神经递质等的受体。G蛋白的调节效应器包括酶类,如腺苷酸环化酶(adenylate cyclase,AC)、磷脂酶C(phospholipase C,PLC)等及某些离子通道如钙、钾离子通道。

2. 配体门控离子通道受体　由配体结合部位及离子通道两部分构成,当配体与其结合后,受体变构使通道开放或关闭,改变细胞膜离子流动状态,从而传递信息。这一类受体包括N型乙酰胆碱受体、γ-氨基丁酸(r-aminobutyric acid,GABA)受体等。

3. 酪氨酸激酶受体　胰岛素及一些生长因子的受体本身具有酪氨酸蛋白激酶的活性,称为酪氨酸蛋白激酶受体。

4. 细胞内受体　甾体激素、甲状腺激素、维生素D及维生素A受体是可溶性的DNA结合蛋白,其作用是调节某些特殊基因的转录。

5. 其他酶类受体　鸟苷酸环化酶(guanylate cyclase,GC)也是一类具有酶活性的受体,存在两类,一类为膜结合酶,另一类存在于胞质中。心钠肽可兴奋GC,使GTP转化为环鸟苷酸(cyclic guanosine monophosphate,cGMP)而产生生物效应。

(五) 细胞内信号转导

第一信使是指多肽类激素、神经递质及细胞因子等细胞外信使物质。大多数第一信使不能进入细胞内,而是与靶细胞膜表面的特异受体结合,激活受体而引起细胞某些生物学特性的改变,如膜对某些离子的通透性及膜上某些酶活性的改变,从而调节细胞功能。

第二信使为第一信使作用于靶细胞后在胞质内产生的信息分子。第二信使将获得信息增强、分化、整合并传递给效应器才能发挥其特定的生理功能或药理效应。最早发现的第二信使是环腺苷酸(cyclic adenosine monophosphate,cAMP),现在已知还有许多其他物质参与细胞内信号转导。

1. 环腺苷酸(cAMP)　它是ATP经AC作用的产物。β受体、D_1受体、H_2受体等激动药通过G_s作用使AC活化,ATP水解而使细胞内cAMP增加。α受体、D_2受体、M_2受体、阿片受体等激动药通过G_i作用抑制AC,细胞内cAMP减少。cAMP经磷酸二酯酶(phosphodiesterase,PDE)水解为$5'-AMP$后灭活。cAMP能激活蛋白激酶A (protein kinase A,PKA),PKA能在ATP存在的情况下使许多蛋白质特定的丝氨酸残基和(或)苏氨酸残基磷酸化,从而产生生物效应。

2. 环鸟苷酸(cGMP)　它是GTP经GC作用的产物,也受PDE灭活。cGMP作用多数与cAMP相反,使心脏抑制、血管舒张、肠腺分泌等。cGMP可激活蛋白激酶C (protein kinase C,PKC)而引起各种效应。

3. 肌醇磷脂　细胞膜肌醇磷脂的水解是另一类重要的受体信号转导系统。$α_1$肾上腺素受体、组胺受体1 (histamine receptor1,H_1)、5-羟色胺受体2 (5-hydroxytryptamine receptor 2,5-HT_2)、毒蕈碱型受体1(muscarinic receptor 1,M_1)、毒蕈碱型受体3(muscarinic receptor 3,M_3)等受体激动剂与其受体结合后,通过G蛋白介导激活PLC,PLC使4,5-二磷酸肌醇[phosphatidy linositol(4,5) bisphosphate,PIP_2]水解为二酰甘油(diacylglycerol,DAG)及1,4,5-三磷酸肌醇(insitol 1,4,5-trisphosphate,IP_3)。DAG在细胞膜上激活PKC,使许多靶蛋白磷酸化而产生效应,如

腺体分泌、血小板聚集、中性粒细胞活化,以及细胞生长、代谢、分化等效应。IP_3 能促进细胞内钙池释放钙离子,也有重要的生理意义。

4. **钙离子** 细胞内的钙离子浓度在 1 μmol 以下,不到血浆钙离子的 0.1%,对细胞功能有着重要的调节作用,如肌肉收缩、腺体分泌、白细胞及血小板活化等。

第三信使是指负责细胞核内外信息传递的物质,包括生长因子、转化因子等。它们传导蛋白及某些癌基因产物,参与基因调控、细胞增殖和分化及肿瘤的形成等过程。

(六)受体的调节

受体的调节是维持机体内环境稳定的一个重要因素,其调节方式有脱敏和增敏两种类型。受体脱敏是指在长期使用一种激动剂后,组织或细胞对激动剂的敏感性和反应性下降的现象。受体增敏是与受体脱敏相反的一种现象,可因受体激动剂水平降低或长期应用拮抗药而造成。如长期应用 β 受体拮抗剂普萘洛尔时,突然停药可致"反跳"现象,这是由于 β 受体的敏感性增高所致。

若受体脱敏和增敏只涉及受体密度的变化,则分别称之为下调和上调。

(吴　薇　吕迁洲)

第三节　药物相互作用

药物相互作用(drug-drug interaction, DDI)广义上指同时或先后序贯使用两种或两种以上药物时,由于药物之间存在相互作用,导致其中一种或几种药物作用的强弱、持续时间甚至药物性质发生不同程度的改变。这种改变可能是有益的,也可能是有害的,或者无关紧要的。狭义的 DDI 多指产生不良后果的相互作用,即其中一种或几种药物的疗效明显降低,或毒性明显增加的情况。理论上说,联用药物>10 种,药物相互作用可达 45 对,可能导致治疗失败、耐药、药物不良反应发生率增加等问题,需引起密切关注。

按作用机制可将药物相互作用分为:药动学相互作用、药效学相互作用和体外药物相互作用。

按严重程度分,可分为以下四级。

Ⅰ级:无预期的有临床意义的重要相互作用。

Ⅱ级:潜在的相互作用,可能会弱化强度。不需要额外的监测或剂量调整。

Ⅲ级:潜在临床意义上的相互作用,可能需要额外监测、改变药物剂量或管理时间。

Ⅳ级:药物联用会造成严重的毒性反应,不应当联合用药。

一、药动学相互作用

药动学相互作用是指药物在吸收、分布、代谢、排泄过程中发生相互作用,使药物血浆浓度或靶器官浓度发生变化,导致药效改变。这是最常见的药物相互作用类型。

吸收环节的药物相互作用主要发生在血管外给药途径的药物。口服药物优先吸收部位是胃，胃内pH值的改变对许多药物的吸收产生影响，如质子泵抑制剂与伊曲康唑胶囊同服，胃内酸度降低，会使伊曲康唑的吸收减少，影响疗效。血浆蛋白结合率高的药物可被同时应用的另一血浆蛋白结合率高的药物从蛋白结合位点置换，导致被置换药物的游离药物浓度增加，分布加快，作用部位药物浓度增高，使临床效应或毒性反应增强，如香豆素类抗凝药进入体内与血浆蛋白结合，若同时服用阿司匹林，产生竞争导致抗凝作用增强，会引起机体出血。药物在肝脏代谢受肝药酶影响，与肝药酶诱导剂或抑制剂同服，可能会改变药物体内浓度，进而影响疗效或增加药物不良反应。经肾小管分泌的药物如丙磺舒可竞争性抑制青霉素的分泌而延长其半衰期，也可抑制其他药物如抗病毒药齐多夫定等的分泌。

二、药效学相互作用

药效学相互作用是指两种或两种以上药物作用于同一受体或不同受体，发生疗效的协同、相加或拮抗作用。药物血浆浓度或器官浓度无变化。

如氟烷使β受体敏感性增强，故手术时用氟烷静脉麻醉容易引起心律失常。单胺氧化酶抑制药则通过抑制去甲肾上腺素失活，提高肾上腺素能神经末梢去甲肾上腺素的贮存量，从而增强通过促进去甲肾上腺素释放而发挥作用的药物的效应，如麻黄碱或酪胺。又如抗结核治疗时使用多药联合方案，协同抗感染的同时，克服单药易造成耐药，减少单药使用剂量，降低药物不良反应的发生率和（或）严重程度。

三、药物在体外的相互作用

药物在体外的相互作用又称药剂学相互作用，是给药前的药物相互作用，即配伍变化，在静脉制剂中多见。通常分为物理变化和化学变化，也可分为可见的相互作用和不可见的相互作用。两种以上药物配伍时，尤其是注射液，药物相互作用可使效应增强、减弱、丧失，甚至产生毒性反应。发生配伍禁忌时可呈现浑浊、沉淀、变色或产生气泡等现象，还可能出现不易被觉察的物理化学改变，如微粒增加等。发生此种配伍变化的主要原因有：①药物间的pH不同。②阳离子活性药物与阴离子活性药物的配伍。③过度稀释影响助溶剂或稳定剂而改变药物的溶解度。④药物被氧化或还原。⑤药物的溶解状态或溶胶状态被破坏。

（一）药物相互作用机制

1. **物理性配伍变化** 在药物合用时，药物的物理性质变化会影响药物的配制及应用。如氢化可的松注射液（乙醇溶液）与氯化钾注射液（水溶液）混合时，可析出氢化可的松沉淀；青霉素钠在pH较低的环境下会加速其水解反应，造成效价降低，因此一般不与5%葡萄糖配伍。脂肪乳剂中加入浓电解质会导致乳剂破乳分层。

2. **化学性配伍变化** 药物合用时，发生化学变化，如氧化、还原、复分解或水解等，而产生浑浊、沉淀、气体、变色等外观变化或外观上不易觉察的变化，其药物性质或作用已发生改变，从而影响药理作用，甚至产生不良反应。如氯化钙注射液与碳酸氢钠注射液混合时，可产生难溶性钙盐的沉淀；庆大霉素与青霉素类混合后放置时间过长，庆大霉素的活力显著降低;氨苄西林与氢化可的松直接配伍,溶液虽澄清,但因其含量下降而减效。

药物在给药部位彼此之间产生理化性直接作用。例如羧苄西林与庆大霉素都具有抗铜绿假单胞菌的效果,但如果在同一途径给予则降低其活性。四环素族抗生素与含钙、镁、铝等药物配合可形成络合物而降低疗效。另外,鱼精蛋白能有效地用于肝素过量中毒的解救,正是利用了它们之间相互作用的结果。

3. **药物与赋形剂的相互作用** 药物制剂中除了活性药物外总是含有多种附加成分,这些附加成分叫作赋形剂或药剂的辅料。其功能是使药物易于变成一种稳定的、均质的、美观的并具有符合要求的生物利用度和释放度的制剂。这些药物赋形剂(如气雾剂的抛射剂、抗氧剂、黏合剂、着色剂、崩解剂、填料、矫味剂、润滑剂、防腐剂、增溶剂、溶媒、表面活性剂、助悬剂、增甜剂、增稠剂等)实际上已成为多数口服剂型的成分。

过去人们认为,赋形剂与活性药物相反,是惰性的、无药理活性且无毒性的物质。但现代合成的赋形剂不一定是无活性的,在某些病理、生理情况下可能有毒性,且有参与影响活性药物生物利用度的作用。将苯妥英钠胶囊中的辅料硫酸钙改为乳糖,提高了苯妥英钠的溶出速率,增加其生物利用度,但同时可能导致苯妥英钠的中毒;地高辛颗粒变小,其生物利用度提高的同时,可能造成原先病情稳定的患者发生洋地黄中毒;伏立康唑注射液中的辅料β环糊精在中重度肾功能不全患者中可能导致蓄积。这些均说明了赋形剂可影响药物的临床使用。

4. **药物与容器的相互作用** 静脉输液装置可以吸附药物,特别是塑料(聚乙烯)静脉输液容器(一次性输液器)、注射器、输液传导装置、滤过器及其他附加装置。例如,胺碘酮、地西泮、胰岛素、盐酸利多卡因等药物被吸附后,药效明显降低。尤其是含量很低的药物,被吸附后已不再有治疗作用。药物与玻璃瓶的相互作用,如胰岛素能被玻璃瓶和塑料材质吸附,模拟自然滴注到接近尾声时,吸附于容器内壁的胰岛素游离,会导致浓度突然增加,约为初始浓度的6.5倍。有研究报道输液管道中的醋酸纤维滤过器与药物的相互作用。

(二)药物相互作用引起的不良反应

药物在体外发生相互作用后会使药物中和、水解、破坏失效等,从而使药品配伍后药物治疗作用减弱,导致治疗失败、副作用或毒性增强,引起严重不良反应乃至危害生命等,临床常有因配伍禁忌引起的药品不良反应事件。

病例一:患者,男,10岁。因发热、咽喉疼痛、乏力到当地医院就诊。查体:咽红、神差,体温37.5℃,诊断为上呼吸道感染,分别将阿米卡星0.4g加地塞米松5mg经5%葡萄糖注射液250mL稀释后静脉滴注;利巴韦林1g加头孢哌酮钠舒巴坦钠3g经0.9%氯化钠注射液250mL稀释后静脉滴注。在输注后一组液体约10min时,患者出现胸闷、口唇发绀、四肢痉挛,随后出现昏迷。立即停药,给予吸氧,肌内注射肾上腺素,静脉滴注葡萄糖酸钙、地塞米松,症状无明显改善,抢救无效,患者死亡。该病例用药存在配伍禁忌,一是利巴韦林与头孢哌酮舒巴坦配伍;二是阿米卡星、头孢哌酮舒巴坦钠等药物使用同一输液器滴注,中间无其他液体间隔。头孢哌酮钠舒巴坦钠说明书中指出,本药与氨基糖苷类抗菌药物之间存在物理性配伍禁忌,两种药液不能直接混合;如需联合使用,注射时应使用不同的静脉输液管,或在注射间期,用另一种已获批准的稀释液充分冲洗先前使用过的静脉输液管;此外,应尽可能延长两种药物给药的间隔时间。

病例二:患者,男,63岁。因肺癌,肺部感染入院,入院后予利奈唑胺注射液抗感染治疗,因肺癌脑转移给予甘露醇注射液脱水治疗。在利奈唑胺输入完毕后立刻予以甘露醇125 mL快速输注时,发现茂菲滴管内出现白色细小混浊沉淀,立即予关闭输液器并更换输液器,重新建立静脉通路,白色细小混浊沉淀未输入患者体内,患者未出现不良反应。后经体外实验证实,利奈唑胺和甘露醇存在配伍禁忌。由此可见,配伍禁忌不仅存在于同一袋输液中,也可以迅速发生在输液皮条内,因此医务人员也应当在临床工作实践中及时发现药品说明书中未指出的以及可能尚未报道的配伍问题。

(三) 有害药物相互作用的预测与临床对策

为避免混合用药产生不良反应,可以根据注射剂所含主要的化学性质进行预测。

一般有机化合物按其化学结构可分为:①阳离子性药物,如生物碱类、碱性染料类、碱性抗生素、抗组胺药、抗疟药、局部麻醉药等各种盐类,它们的有效部分都是阳离子。②阴离子药物,如各种有机酸类、磺胺类、巴比妥类、青霉素G等盐类,它们的有效部分都是阴离子。③非离解性药物,如葡萄糖、醇类、酯类等在水中难解离的药物。一般阳离子或阴离子药物都可与非离解性药物配合,而阴离子和阳离子药相互配合时,就可能发生变化,析出难溶于水的沉淀,或生成复合物而改变其疗效。因此在临床使用时,除非了解药物在物理、化学上可以配伍,否则不应将药液混合后使用。

在临床实践中,往往将两种或多种药物添加到静脉输液中进行输注,药物在输液中混合后同样可能存在理化性质的变化,给临床用药带来危害。为防止这种危害,首先不提倡在输液中加入多种药物,如确需混合使用,应先确定药物与药物之间是否存在配伍禁忌。输液时,一组药液输完后再输另一组药液,两组药液间最好更换输液皮条,或者用适当的等渗输液冲洗皮条。一些等渗溶液一般不会引起体液和电解质的变化,但当加入大量其他药物时将破坏其等渗性,很可能引起不良反应。因此,含电解质、氨基酸或乳剂的药物,一般不宜加入其他药物,以避免电解质平衡紊乱影响其他药物的吸收分布。为减少体外药物相互作用的发生,临床用药应注意下列几点:①两种药物混合时,一次只加一种药物到输液瓶中,待混合均匀后液体外观无异常改变再加入另一种药物。②两种浓度不同的药物配伍时,应先加浓度高的药液到输液瓶中,后加浓度低的药物,以减少发生反应的速度。③有色药液应最后加入输液中,以避免输液瓶中有细小沉淀不易被发现。④配伍的药液,应在病情允许的基础上尽快应用,以减少药物相互作用发生不良反应的时间。⑤根据药物性质选择溶媒,避免发生理化反应。

为了避免输液配制发生配伍禁忌,应当注意以下几点:①混合注射或混合输液的药物种数越多,配伍禁忌发生的概率越大。②在搞不清输液对某药的影响时,可将该药分别应用。③药物混合后至使用时间的间隙越长,发生配伍变化的可能性越大。如果配伍变化情况不清,可将药液混合后仔细观察15 min,确认无变化时,方可输入。但也有极少数例外,如硫喷妥钠与琥珀酰胆碱混合后,当即缓慢注射对药效无大影响,放置后则琥珀酰胆碱水解失效而不能再用。总之,除非了解药物的组成在化学和物理性质上可以配伍,否则不应将药物溶液相互混合,亦不应加到静脉输液中,更不应加入全血中输入。

(金知萍　李晓宇)

第四节　时辰药理学

时辰药理学(chronopharmacology)是研究药物与生物周期性相互作用的一门科学。它不仅属于药理学范畴,同时也是时间生物学的一个分支。已知许多药物的药代动力学和药效学均呈时间依赖性变化,药物治疗效果可依据生物的时间选择和内源性周期节律而变化,非外在因素变化导致。因此,根据人体的生物节律,选择合适的用药时间,可以实现以最小剂量,达到最佳疗效和最低毒性的效果和目的。

一、生理学及病理学的生物节律

时间生物学研究的是时间因素对生物体的影响。早在19世纪,人们就认识到早上脉搏高于夜间,体温也有昼夜周期性波动。此后,一些研究表明,人体的某些生理功能或病理现象呈明显的昼夜节律。例如,人体血压一般呈"双峰一谷"的趋势,上午(8~11点)及下午(15~18点)相对较高,凌晨(2~3点)降至最低值。高血压、心绞痛、心源性猝死等心血管疾病的昼夜发病模式的差异也被记录在案。清晨急性心肌梗死和肺栓塞的发生率明显增加。在清晨,人体血压升高,心率增加,心脏需氧量增加。然而,由于清晨冠状动脉血管张力上升,导致冠状动脉血流减少。这种需氧量的增加和供氧量的减少加剧了氧气供求间的不平衡。此外,早晨血小板聚集性增强,纤溶活性降低,使得血液处于相对高凝状态,从而引起血栓栓塞事件的发生。

二、时辰药理学

由于药物的疗效、不良反应、药代动力学受到生物周期节律的影响,时辰药理学应运而生,旨在研究药物与生物周期性相互作用。它包括了时间药动学(chronopharmacokinetics)和时间药效学(chronopharmacodynamics)。前者旨在研究机体的节律性变化对药物体内代谢的影响,后者研究药物作用的生物节律性变化。

(一)时间药动学

许多药物的生物利用度、代谢、排泄等过程,都表现出昼夜节律性变化,这就是时间药动学,用于表示药代动力学参数,能依据用药时间和可预测节律性而变化。据报道,无论何时口服吲哚美辛,体内总暴露量基本相同,具有相似的药时曲线下面积。然而,早上(7点)、上午(11点)服药,药物峰浓度高于下午(15点)、傍晚(19点)及夜间(23点)服药,尤其11点服用吲哚美辛,药物峰浓度比19点服药高出40%。并且7点和11点服药后的达峰时间更快。因此,对于相同的日剂量方案,适当增加晚间的给药剂量、减少早上的给药剂量,可比早、晚同样的给药剂量,更易让患者耐受药物。氨茶碱的血药浓度同样会因用药时间不同而呈昼夜节律性改变。早上7点给药,药物吸收较快,峰浓度高,达峰时间短。他克莫司,即使早、晚给予相同的口服剂量,早上口服药峰浓度高,达峰时间短,药时曲线下面积明显高于晚上。由此可见,早、晚服药,药物吸收并不相同。

(二) 时间药效学

药物的疗效、不良反应不仅取决于药物的理化性质、剂量及(时间)药动学,也取决于机体状态、靶器官对治疗的反应性。现已证实,机体对药物的效应,也呈周期性的节律变化,表现为时间效应性的差别。时间药效学就是研究时间效应性与时间药动学和时间感受性关系的一门学科。时间感受性是指机体组织、细胞或受体等对外界化学性刺激的敏感度所呈现的周期性改变。例如,相同剂量的利多卡因,下午(16点)用药,对皮肤、牙齿的止痛作用比早上(8点)用药高2~3倍。呼吸道对乙酰胆碱及组胺的反应性在凌晨0~2点达到峰值,因此哮喘患者容易在此段时间发作。动物研究发现,脑内多巴胺受体拮抗剂氟哌啶醇对大鼠的镇静作用,以及多巴胺受体激动剂阿扑吗啡对大鼠的行为反应,都呈现昼夜节律性改变,但两种药物在脑内的浓度均无昼夜节律性改变。因此认为,时间感受性可能与受体的数目或敏感性等密切相关。

三、时辰药理学的实际运用——时辰治疗学

时辰药理学与临床实践相结合产生时辰治疗学(chronotherapeutics)。不同于常规给药方法,时辰治疗学是根据机体生理、病理等功能表现的节律性变化,以及药物在体内的代谢动力学特征、靶器官的敏感性节律等,制订出合理的给药剂量和给药时间,以获得最佳疗效和最小不良反应。现就较为常见的药物展开叙述。

(一) 心血管系统药物

1. 降压药 人体血压24 h波动,不仅受内源性因素的影响,如自主神经系统、血浆皮质醇、血浆促肾上腺皮质素、血浆醛固酮等;还受各种外部因素的影响,包括身体活动、情绪状态、膳食和睡眠-觉醒周期等。正常生理状况下血压的波动,是机体为适应内、外环境的变化做出的生理性调整,不会造成人体伤害。但长期高血压,使得靶器官持续处于高负荷,增加了心脑血管不良事件的发生风险。因此,有效控制高血压具有极其重要的意义。

上文提到,正常血压变化通常呈"双峰一谷"趋势。大多数高血压患者的血压变化规律也符合该趋势,即夜间血压下降数值为白天血压的10%~20%,为"杓型"高血压。但也有少部分患者的夜间血压下降数值低于白天血压的10%,为"非杓型"高血压。顺应人体生物节律,结合降压药理化特性,使降压效应与血压波动的节律一致,并保持24 h有效控制血压是合理使用降压药的关键。对于"非杓型"高血压,可睡前服用白天剂量的1/3;对于"杓型"高血压,应避免在晚上服用短效降压药。由于入睡后血压偏低、血流缓慢、血液黏度增高,在此基础上使用降压药,容易发生心脑血管不良事件。可选择每日晨服1次的长效降压药,保持平稳降压。

2. 降脂药 胆固醇主要在人体肝脏内合成,集中在每日凌晨0~3点,具有一定的生理节律。羟甲基戊二酰辅酶A(HMG-CoA)还原酶抑制剂(他汀类药物),通过抑制肝脏内HMG-CoA还原酶及胆固醇的生物合成,并增加肝细胞膜表面低密度脂蛋白受

体的合成,起到降低胆固醇和低密度脂蛋白的作用。对于他汀类降脂药,给药方案需要结合药物半衰期及机体的生理节律综合考虑。辛伐他汀、普伐他汀、氟伐他汀半衰期短,1~3 h,在睡前给药,起效时间恰好是胆固醇合成的高峰期,降脂效果佳。但瑞舒伐他汀、阿托伐他汀等长效他汀类药物半衰期长,14~19 h,在一天中无论何时给药,降脂效果并无显著差异。

3. 抗心绞痛药 心血管系统的许多生理指标,如血压、心率、血小板浓度等,都有昼夜节律性。因此,急性冠状动脉综合征多在晨醒发作。服用硝酸酯类药物可减轻症状,这类药可扩张静脉减低前负荷,也能够扩张动脉,使心肌耗氧量减少,同时还直接扩张冠状动脉。其中,硝酸异山梨酯的药物吸收受服药时间影响大。研究表明,晚上20点给药,峰浓度低,药物整体吸收少,且半衰期不足以维持较长时间的血药浓度,不利于控制心绞痛夜间发作。单硝酸异山梨酯缓释片,药物释放缓慢且持续,有效浓度稳定。早晨服药,药时AUC略高于夜间服药,因此可在清晨醒来时服用。

(二) 呼吸系统药物

与健康人群相比,哮喘患者在凌晨时体内肾上腺素和环磷腺苷含量低,具有收缩支气管平滑肌作用的乙酰胆碱和组胺含量高,使得气道阻力增加,通气功能下降,容易诱发哮喘发作。由于药物自身在药动学和药效学方面也有昼夜节律差异,因此需要利用疾病及药物的昼夜节律特点,合理分配每日剂量。

短效 β_2 受体激动剂可采取晨低、夜高的给药方式,以便药物在清晨呼吸道阻力增加时达到较高的药物浓度。每日给药1次的长效 β_2 受体激动剂(茚达特罗、奥达特罗、维兰特罗),则可睡前吸入。此外,氨茶碱的血药浓度与给药时间也密切相关。早上7点给药,药物吸收快,峰浓度高,达峰时间短。且早上7点和下午13点给药的半衰期要高于凌晨1点给药。根据这一特点,也可采取日低、夜高的给药剂量。但口服缓释剂型的茶碱则为白天吸收快,血药浓度高,消除较快;夜间服药吸收慢,血药浓度低,消除较慢。由于哮喘常在凌晨发作或加重,因此对于每日给药1次的缓释茶碱,宜晚上20~21点服药。

(三) 消化系统药物

胃酸分泌除受进食影响外,还具有时间节律性。胃酸分泌从中午开始增加,晚上20点起分泌速率明显加快,并在晚上22点达到峰值。研究显示,胃、十二指肠溃疡多在夜间发生。选择抑酸药治疗时,要结合药物特性选择合适的服药时间。H_2受体拮抗剂(如西咪替丁、雷尼替丁、法莫替丁),给药后0.5~1 h能达有效血药浓度。H_2受体拮抗剂不仅抑制基础胃酸分泌,还可抑制由食物、组胺、五肽促胃液素、咖啡因与胰岛素等刺激所诱发的胃酸分泌,使分泌胃酸量及酸度均降低。通常可在早、晚餐后或睡前服用。另一种抑酸药质子泵抑制剂,则特异性作用于胃壁细胞上的氢-钾(H-K)ATP酶,阻断胃酸分泌的最后一步,并且由于对质子泵的抑制作用不可逆,抑酸作用时间长。质子泵抑制剂通常在服药后2~5 h达到峰值,一般晨起空腹顿服。

(四) 内分泌系统药物

1. 肾上腺皮质激素 肾上腺皮质激素的分泌具有明显的昼夜节律,凌晨最低,此后逐渐升高,至早上 7～8 点达到峰值,再逐渐降低。如果皮质激素的昼夜节律紊乱,可导致其他功能昼夜节律的紊乱。因此,使用糖皮质激素药物时要遵循体内皮质激素的自然分泌节律,避免抑制下丘脑-垂体-肾上腺皮质轴。早上 6～8 点一次性给予氢化可的松、泼尼松或地塞米松等药物,要比夜间给药或均分为多次的给药方式,对下丘脑垂体促皮质激素释放的抑制程度轻。

2. 降糖药　胰岛素的降糖作用同样也有一定的昼夜节律,上午 10 点降糖作用强于下午。但由于糖尿病患者的致糖尿病因子在早晨也达峰值,此时糖耐量试验最差,血糖呈昼高夜低。并且致糖尿病因子作用增强的程度高于胰岛素增加的幅度,故糖尿病患者上午所需胰岛素的剂量更多。此外,选择口服降糖药也需要结合药物的药理作用和特点,例如,餐后 30 min 使用二甲双胍,可以增强外周组织对胰岛素的敏感性,并减少对胃的刺激。随餐服用阿卡波糖,尤其是伴随前几口食物服用,可以有效发挥其竞争抑制 α-葡萄糖苷酶的活性。磺脲类降糖药(格列喹酮、格列本脲、格列美脲等)是一种促胰岛素分泌剂,药效持续时间长,能控制餐前与餐后血糖。一般应在餐前 30 min 服用,服药后 1～2 h 药物浓度达到峰值,可以发挥最大的降糖效果,从而控制人体进食后的血糖。

总之,时辰药理学在药物治疗中的应用已有一定的发展。根据药物与生物周期性相互作用的研究成果,选择药物的最佳给药时间,有助于优化药物使用,争取达到最理想的治疗效果。

(石晓萍　吕迁洲)

第二章　药品管理与安全

第一节　药物管理规定

一、医院药品管理体系与框架

药品是一种特殊商品,是医疗业务工作中不可缺少的物质保证和重要手段,其质量的好坏直接影响临床治疗效果,关系到人民的健康与生命安危。医院药品管理是以患者为中心,以临床安全用药为基础,对临床用药全过程进行有效组织实施与管理的一项药学技术服务工作。医院是药品的使用单位,医院药品管理是医疗质量管理的重要组成部分,它可以保证并提升临床用药的科学性、合理性、安全性。进一步规范药品管理工作,对提升医院整体形象发挥着重要作用。

2019年修订的《中华人民共和国药品管理法》明确提出医疗机构药师或其他药学技术人员负责本单位的药品管理、处方审核和调配、合理用药指导等工作。医院药品管理工作涉及从药品进入医院到患者使用的全流程,因此药学技术人员除了制订组织实施管理办法外,还有责任指导和监督使用部门管理人员共同参与药品管理工作,形成医院药品安全管理体系。

(一) 建立药品管理机制

医院药品管理建立"三级管理"机制,所谓的"三级"包括一级库药库、二级库药房和三级库临床科室。每级药品使用和管理部门均应设立药学质量管理小组或负责人,负责完成日常药学工作质量和药品质量的管理、监督、检查、报告和改进。质量管理小组按照相关法律法规、文件和评审标准,建立健全药品质量管理工作的标准、方法,通过流程风险点确定控制指标,定期组织自查、同级部门互查及上级部门督查工作,以保证药学工作质量和药品质量的合格,保障患者用药安全。

医院药品"三级管理"中,工作人员涉及医生、护士、药师,操作程序复杂且步骤繁多,为了避免潜在的药品安全问题,应由医疗、护理、药学等部门联合建立药品使用管理各流程的制度、规范、标准作业书,全员参与部门相关标准的制订、执行,并在实践中运用管理工具不断改善问题、修订标准,依托全体医务人员共同参与药品质量安全管理,进一步促进医院质量管理的持续改进。

(二) 健全药品管理制度

明确药事管理与药物治疗学委员会是医院药事管理和药品管理的监督权力机构(简

称医院药事会),负责协调和解决全院的药事管理、药物治疗学相关的重大事项,制订《药事管理与药物治疗学委员会工作制度》。

在医院药事会的督导下建立医院药事管理制度,对医院药学发展规划、基本药品目录的建立、药品采购和贮存、药品使用和药物疗效监测的药品管理全流程进行系统规范管理,建立健全各种药品管理相关的检查、监督、考核、整改反馈制度。严格按照《中华人民共和国药品管理法》等法规的要求,参照国家卫生健康委员会印发的医院评审标准相关内容,结合医院自身实际情况,制订《医院处方集》《药品管理岗位职责》《药品采购制度》《药品质量与安全管理制度》《药品信息安全管理制度》《药品医嘱点评制度》《药品入库验收制度》《药品调剂制度》《药品储存保管制度》《药品有效期管理制度》《药品退库管理制度》《药品错误管理制度》等一系列制度,对于特殊管理药品、高警示药品应制定更为高标准的专属管理、养护、使用和处方管理制度。实现药学工作和药品管理的各方面流程均有章可依,有据可评,通过全面完整的制度体系,为保障医院药学工作质量安全、保障患者用药安全奠定坚实的基础。

(三)加强药品使用环节管理

医院药品管理是针对药品供应与使用的全程质量管理,具有多部门、多流程、多环节的复杂性,因此在健全的药品质量管理制度基础上,操作环节的精细化管理尤为重要。药品使用流程相关医生、护士、药师等人员,应加强风险管理培训,通过各种有效措施,发现、评估、预防和控制药品供应和使用流程中的风险,以实现患者风险最小化,效益最大化的动态管理效果。

建立融入全流程的环节精细化管理,一级药库进行药品经营企业资格的审核并定期检查、执行财务制度、财经纪律,报账手续完备,原始凭证完整,保障医院药品准入环节安全性;通过平台集中招标采购、转运规范核查和按制度要求项目进行验收,以保障入库药品的合格与安全;各部门的库存药品按说明书要求分别存放于常温(10～30 ℃)、阴凉(不超过 20 ℃)、冷处(2～10 ℃)区域,按药品类型将特殊药品、高警示药品分区摆放,保持相对湿度在45%～75%,通过每日监测记录环境温湿度,每月进行药品有效期检查,结合全院统一"高警示药品""看似""听似""近期先用"等警示标识,以及形成措施保证环境通风、避光、防火、防盗、防鼠虫,保障库存药品质量安全;严格特殊药品"五专"管理,全院同质化保险柜存放、双人双锁管理、余液登记处置规范、空安瓿废贴回收、全流程监控可追溯;认真落实药品调剂"四查十对"和用药医嘱执行"三查八对"制度,对差错进行记录并开展分析,形成易混淆药品目录,加强培训学习;按法规和制度处理过期、变质、失效药品,全流程闭环管理,做好过程记录;开展医嘱审核与点评,对患者用药进行监测,及时上报药物不良反应;提升药品信息化建设,定期维护药品信息库和审方规则,保证日常快速查询药品和紧急情况下的迅速召回,进一步保证患者用药安全合理。从风险点着手的环节管理,为药品管理的全流程筑起一道道"安全墙",全方位保障药品质量,提升医院医疗质量。

(四)药品质量管理持续改进

在通过制度、风险预防监控药品质量和药品使用全流程管理基础上,建立完善各种药品质量管理记录,包括药品质量验收记录、药品发放记录、中药饮片质量检查记录、中药饮片重点养护品种目录、药品效期检查记录、报损药品处置记录、药品退回记录、药品存放区温湿度记录、药品盘点记录、未出门差错记录、药事质量缺陷整改记录、药事管理相关质控记录等,由医院药事会督导开展定期质控检查工作,追踪并发现流程中存在或新发的问题点,运用管理工具开展问题解决活动,改善流程优化环节。同时,对医院中出现的药品安全事故执行汇报制,积极处理遵循"三不放过"原则(事故原因不明不放过,事故责任者不受教育不放过,没有防范措施不放过),对事故过程开展根因分析,抓住重点问题和风险点进行流程改进、制度优化、预警机制修订,追踪完善结果并形成报告。加强对医生、护士、药师人员的质控案例培训、医德医风教育,杜绝"乳酪事件"发生,全方位保障药品管理安全有效。

医院药品安全管理体系的建立,为医院各相关部门的药品使用和管理的提供了制度保障和实践依据,医生、护士、药师得以高效开展日常药学工作和药品质量管理,并能以此为基,开展以临床药学为主体,构建强调合理用药为核心的全程药学技术服务模式。持续改进药学工作质量,实现保障患者的用药"安全、有效、经济"工作目的,为高质量发展下的医院医疗质量安全夯实基础。

二、科室单元药品管理规范

(一) 一般药品管理规范

(1) 医院统一建立药品管理登记本或药品管理信息系统,应班班清点交接,用后及时请领补充,科室负责人定期检查。

(2) 各科室结合实际情况按需备药,备用药基数要相对固定,专人管理。

(3) 各类药品,如内服药、外用药、静脉用药、消毒剂等均须分开放置,设置醒目标识,严禁混放;单类药品尽量使用同一批号,严禁将不同类药品和(或)剂量不同的同类药品混放。

(4) 看似、听似、多规药品应分开放置,高警示药品应专柜加锁保存。

(5) 科室负责人定期对药品进行检查,查缺补漏。对库存药品的基数,如生产日期、批号、失效日期、使用情况,逐一检查登记,批号变化随时登记,按期使用。并实行"先进先出,近效期先用"的原则。药品标识不清、破损、变色、混浊时不得使用。

(6) 存放环境要严格符合要求:如需避光、干燥、低温保存的药品按要求落实,否则会加速药物的风化、潮解、变质、失效,导致药物有效期缩短。

(7) 按照说明书分类规范贮存:

1) 需冷藏的药品,如胰岛素、疫苗、血制品等放冰箱保存,定期检查,并在规定期内使用。

2) 遇光易分解的药品应避光保存。

3) 易燃、易爆药品放置阴凉处,远离明火,如过氧乙酸、乙醇等。

4) 易挥发、潮解或风化的药物宜密闭保存。

5) 中药应放置阴凉干燥处等。

(8) 建立贵重药品管理信息系统,对贵重药品的类别、剂量、使用情况逐一登记,班班清点交接,实行动态管理。

(9) 抢救药品定量、定位存放,专人管理。班班清点交接,每周校对,用后及时补充,处于完好备用状态。临期药品提前1个月进行更换补充,避免急救过程中由于药品过期而导致延误救治的情况。

(二) 特殊药品管理规范

1. *高警示药品管理规范*　高警示药品是指一旦使用不当发生用药错误,会对患者造成严重伤害甚至会危及生命的药品。其特点是出现错误使用的情况可能不常见,但一旦发生后果非常严重。

(1) 根据高警示药品的药理作用与贮存要求分类存放。比如,10%氯化钾注射液专抽屉存放,毒麻限剧药品专柜加锁保管,抢救药品存放抢救车内,有低温贮存要求的则放置在冰箱指定栏内,其他高警示药品分类专柜放置,与普通备用药严格分开。

(2) 看似、听似、多规的高警示药品应单柜分开放置,标识明显。

(3) 高警示药品存放处贴"高警示药品标识"。如10%氯化钾注射液在外包装上标注"严禁直接静脉推注"的红色警示标识。

(4) 严格控制滴速的高警示药品,使用时需在输液袋或注射器上贴"注意滴速"的红色警示牌,以提醒护士严格控制滴速,严密观察患者的用药情况。

2. *冷藏药品管理规范*

(1) 贮藏温度应符合冷藏药品说明书上规定的贮藏温度要求。

(2) 应按冷藏药品的类别、批号分类存放。

(3) 应按《药品经营质量管理规范》规定进行检查并记录,发现质量异常,严禁使用,及时与药剂科沟通解决。

3. *麻醉和第一类精神药品管理规范*

(1) 实行"五专"管理:专人管理、专柜加锁、专用账册、专用处方、专册登记。实行双人双锁管理。并实行交接班,每天进行清点。

(2) 使用过的麻醉药品、第一类精神药品注射剂和贴剂应收回空安瓿和废贴,核对批号和数量,并做记录;由专人送回药房,由药房统一处理,并做记录。

(3) 收回的麻醉药品、第一类精神药品注射剂空安瓿废贴和废液由专人负责登记、监督处理。

4. *避光药品管理规范*　保存和静脉滴注遇光易分解的药品时均需避光,如使用避光包装袋、避光输液器等。

三、用药执行与安全管理

(一) 原则

(1) 建立安全用药管理长效机制,实现用药规范化。

(2) 遵医嘱正确用药。

(3) 严格执行"三查八对",准确掌握给药剂量、浓度、方法和时间。患者和(或)家属参与确认患者身份。

（4）口服药按时发放，且要看着患者口服药物。

（5）注射药物双人核对：静脉用药在药袋上注明患者姓名、床号、药物名称和剂量，由另一名护士或医生核对并签名后方可应用于患者。

（二）严格用药操作规程

（1）给药途径准确。

（2）注意给药间隔时间，维持血药浓度。

（3）注意补液速度：根据患者年龄、病情、药物性质严格控制补液速度。

（4）患者转科时，交班护士将药物详细填写于"转运交接记录单"或"转运交接系统"，当面交接，保证转运环节用药安全。

（三）医嘱处理准确

（1）处理医嘱时，有疑问应及时与医生沟通。

（2）电脑录入信息正确，用药前查对到位。

（3）提前开具的用药医嘱必须标明执行时间。

（4）整理治疗卡、静脉卡、口服药卡、医嘱单、执行单时，须第二人核对后使用，并保留底稿1周，以便查阅。

（5）医嘱处理后要及时查对，班班核对，并在相应位置签名。

（四）正确选择溶酶

（1）根据药物性质选择合适的溶酶。药品包装盒内有配套溶酶应使用配套溶酶；没有配套溶酶应根据药品说明书选择溶酶。

（2）林格氏液一般不用来做溶酶配制药物。

（五）选择合适的输液器

根据药物性质选择不同功能输液器，预防不溶微粒对患者血管的损害，减少药物性过敏反应的发生，降低药物吸附，避免增塑剂和热稳定剂给患者带来的潜在危害，保证临床用药安全性和有效性。

（六）给药途径准确

（1）严格按照医嘱及药物说明书选择正确的给药途径。

（2）注射剂一般在包装盒上注明有"供肌内注射"或"供静脉注射"。由于药物纯度和肌内注射剂中可能为减少疼痛而添加其他药物，仅供肌内注射的药物不可随意静脉注射；而仅供静脉注射的药物中，为适应较长时间静脉滴注而添加稳定剂或缓冲剂，也不可肌内注射。

（3）多种药物不可经同一静脉滴注，避免发生未知的配伍禁忌。

（4）特殊用药方式：舌下含服硝酸甘油不可吞服；控释片、缓释片及肠溶片不宜掰碎后服；复方炉甘石洗剂属于混悬剂，用药前须摇匀。

（七）给药时间正确

（1）需空腹、饭时、饭前、饭后、睡前服用的药物需按要求服用。

（2）注意用药间隔时间以维持血药浓度。

（3）执行单上必须明确注明各种药物的输注时间。

（4）特殊药物的使用时间要做好重点交接班登记。

（八）观察患者用药后反应

（1）加强巡视，倾听患者主诉，及时发现用药后不良反应，尤其是在用药后 10～15 min。

（2）注意观察穿刺部位，发现药物外渗及时采取措施。

（九）强化护士培训

（1）针对关键流程，建立用药管理制度，规范护士行为。

（2）各科室建立"常用药物使用指导""重点药物使用指导"等，利用护理查房和业务学习的机会培训科室新进药物、重点药物知识。

（3）强化对新进护士、低年资护士自我管理行为的培训，严格执行用药安全管理制度；出院用药差错时及时上报，尽早采取补救措施。

（十）患者和（或）家属参与用药安全管理

（1）告知患者和（或）家属用药时间及药物名称，使患者和（或）家属主动参与到治疗过程中，预防给药差错的发生。

（2）告知患者和（或）家属所用药物名称、剂量、用法、时间、作用及可能出现的不良反应。

（3）鼓励患者和（或）家属有疑问时及时提出，及时应对用药后的不良反应。

（张玉侠　吴　轶）

第二节　药物配伍禁忌

一、配伍禁忌与配伍原则

（一）配伍禁忌的概念

配伍禁忌指药物在体外配伍，直接发生物理性或化学性的相互作用会影响药物疗效或发生毒性反应。临床上合并使用数种注射液时，若产生配伍禁忌，会使药效降低或失效，甚至可引起药物不良反应，应尽量避免。

在静脉用药配伍问题中，配伍禁忌通常用相容性（compatibility）概念进行替换。为保护患者安全，确保有效用药，应避免给药过程中会发生不相容的情况。

（二）配伍禁忌的关注度

临床护理人员既是临床用药的实施者，又是临床用药效果的主要监测者。护理人员掌握药物配伍禁忌的知识是否全面直接影响到患者的用药安全与用药效果。曾有学者研究护理人员对配伍禁忌知识的获取途径、关注程度、使用配伍禁忌表的情况，能否评估药物之间是否存在配伍禁忌，以及常用药物的配伍知识等。研究发现，尽管大部分护理人员认为药物配伍禁忌知识非常重要，并且有必要进行药物配伍禁忌培训；但配伍禁忌知识的获取途径主要是临床经验,对配伍禁忌知识的关注程度不高,偶尔使用药物配伍禁忌表,且对药物是否存在配伍禁忌很少能准确评估。

药物配伍禁忌知识掌握情况不佳,通常是以下原因:①药物不断推陈出新;②药物配伍禁忌的种类繁多;③药物配伍禁忌的影响因素多;④药物配伍禁忌表的滞后;⑤护理人员关注配伍知识的程度;⑥药物配伍知识未经过正规的培训。需要针对这些问题进行周期化、制度化的培训与考核,确保护理人员能够掌握药物配伍禁忌相关知识。

(三)配伍禁忌的原则

配伍禁忌与多种因素有关,每个因素的改变均可能导致配伍禁忌的发生。这些与配伍禁忌相关的因素包括:药物的浓度、保存的温度、载体溶液的选择、无菌加药混合的顺序与输注技术(重力输液、输液泵持续输液、微泵的缓慢推注、三通管中加入药品等)的选择。因此需要确保医嘱正确,严格控制保存条件适宜,正确选择载体输液。并且需要在配制过程中强调混合先后顺序,在临床使用过程中选择适宜的药物输注技术。

二、发生配伍禁忌的表现形式

(一)按原理分类

通常,不相容的药物配伍情况,从产生结果的原理来分类,存在三种形式。

1. **物理性不相容** 通常容易被发现,其判断依据为发生肉眼可见的变化。例如:形成颗粒物质、浑浊、生成沉淀、颜色变化及产生气体等情况。

2. **化学性不相容** 通常指有效物质发生分解反应。一般超出10%以上的效价降低,可以认为产生了化学性不相容的情况。化学性不相容通常很难用肉眼判断,需要依靠合适的分析方法检测含量变化的结果。

3. **治疗性不相容** 药物组合后产生意料之外的协同或拮抗的药理活性。这部分内容通常不作为配伍禁忌常规的讨论内容。

(二)按发生不相容的场点分类

1. **输液** 作为院内静脉用药最常规的产品形式,药物在相容的载体输液中能够保持较好的相容性。考虑到外周血管为避免产生血管刺激,通常要求药液渗透压较低或接近等渗水平。因此在输液中的药物浓度相对较低,药物自身的稳定性特性与储存条件(例如温度等)成为影响相容性情况比较重要的因素。

2. **注射器** 使用静脉推注或者微泵注射时,药物需保存在注射器中。注射器中的药物浓度较高,虽然有利于静脉药物保存的稳定性,但更容易发生影响相容性问题。

3. **输液器等输注装置** 在临床给药输注过程中,输注装置中也容易产生相容性问题。例如:序贯输液过程中,先后通过一次性输液器的药物可能在管路中发生反应;在监护室等用药场景下,借用 Y-site 等输注装置,向输液通路中注射药物也可能导致相容性问题;随着弹力输液泵等装置与家庭化疗场景等的普及,弹力输液泵中药物浓度高,保存时间长的矛盾,也会进一步增大产生相容性问题的风险。

三、配伍禁忌的预防

（一）配伍禁忌的风险意识

要充分预防配伍禁忌，首先要确保护理人员能够充分意识到配伍禁忌问题的存在，明确配伍禁忌可能对患者用药安全带来的不良风险。在了解风险的基础上，临床护理人员应该积极开展培训考核，掌握配伍禁忌相关知识。

除了加强自身能力建设，护理人员在不清楚医嘱中是否存在潜在的配伍禁忌问题时，可向包括临床药师及静脉用药调配中心药师等专业人员寻求帮助。在静脉用药调配中心药师在医嘱审核过程中提出相容性问题意见时，尤其是像肠外营养液的复杂体系中存在的问题，宜采取积极的态度核实、讨论并推动医嘱的合理修改。由于静脉用药调配中心药师长期从事静脉用药物医嘱审核，具有判断配伍禁忌问题相关的理论知识；同时因静脉用药调配中心药师进行无菌加药调配实践，能够了解配伍后的观察结果，具有判断医嘱是否合理的经验。

（二）预防配伍禁忌相关的工具

（1）预防配伍禁忌的产生，要制作好、利用好各种药学工具，方便临床工作。例如：临床护理人员可以利用公开出版的《400种中西药注射剂临床配伍应用检索表》作为快查工具书，迅速判断是否会发生配伍禁忌。护理人员也可以与药学人员一起，结合本院的药品使用与供应的特点，建立适合自己的注射液配伍相容性快速检索表。

（2）护理人员也可以利用药品相容性有关的专著工具书查询，帮助判断是否存在相容性风险。国际上公认的注射药物相容性工具书包括美国卫生系统药师协会（American Society of Health-System Pharmacist, ASHP）出版的《药品注射剂使用指南》（*Handbook on Injectable Drugs*）以及 *King Publication* 出版的《静脉注射混合药物指南》（*King Guide to Parenteral Admixtures*）。国内也有《临床用药须知》《新编药物学》等大量相关专著内包含药物相容性信息。

四、配伍禁忌的处置

（一）预防

配伍禁忌的处置，通常强调以预防为主。多种药物混合输注前应使用各种可获取的工具，充分验证药物的相容性情况，杜绝发生配伍禁忌的情况。尤其是将药学人员医嘱审核结果与自己判断的结果互相印证，可以减少配伍禁忌风险的发生。

（二）弃用

当发生配伍禁忌的情形，药品已无法满足患者安全用药的需求，需立即弃用药品，不得供患者使用。

（三）记录

产生配伍禁忌时，需对患者信息及观察到的情况做出详细记录。

（四）研究

尽管关于药物相容性问题已经有许多学术专著问世，但国内供应的药物制剂形式与生产工艺往往与原研产品存在较大差异。研究和总结产生配伍禁忌的原因和教训，可以杜绝日后发生同样的药物相容性问题。

五、应单独给药的药物

抗感染药物、细胞毒药物等因其不稳定性，中药注射剂因其成分的复杂性，在临床使用时其注射制剂推荐单独使用；生物制品稳定性差，配制方法需严格遵照说明书，并且不能与其他药物混用。但除此之外，在临床中还有很多药物也不宜与其他药物混合使用（不同厂家的说明书可能存在差别），应单独给药的药物通常包括以下种类。

（一）抗感染药物

1. **注射用利福平**　不能与其他药物混合在一起使用，以免发生沉淀，与其他静脉注射药物合并治疗，需通过不同部位注射。
2. **注射用利福霉素钠**　本药不宜与其他药物混合使用，以免药物析出。
3. **注射用阿昔洛韦**　本药呈碱性，pH 值为 10.5～11.5；与其他药物混合容易引起 pH 值改变，应尽量避免配伍使用。
4. **注射用更昔洛韦**　本药不应混合其他静脉注射物。
5. **膦甲酸钠注射液**　本药不能与其他药物混合静脉滴注，本品仅能使用 5% 葡萄糖或 0.9% 氯化钠注射液稀释。
6. **注射用醋酸卡泊芬净**　由于尚未获得本药与其他经静脉输注物质、添加剂或药物配伍研究的数据，请勿将本药与其他药物混合或者同时输注。

（二）细胞毒药物

1. **奥沙利铂、表柔比星、米托蒽醌、长春地辛、卡铂**　不能与其他药物混于同一注射器中使用或同时输入。
2. **注射用盐酸吉西他滨**　0.9% 氯化钠注射液是唯一被允许用于复溶吉西他滨无菌粉末的溶液；除此之外，吉西他滨不得和其他药品混合。
3. **白消安注射液**　不要同时输注其他相容性未知的静脉注射溶液。
4. **注射用磷酸氟达拉滨**　不可与其他药物混合使用。
5. **羟喜树碱注射液**　由于本药呈碱性，与其他药物混合易引起 pH 值改变，应尽量避免配伍使用。

（三）生物制品

1. **静脉注射用人免疫球蛋白**　本药应严格单独输注，禁止与其他药物混合输用。
2. **注射用胸腺五肽**　溶于 250 mL 0.9% 氯化钠注射液静脉慢速单独滴注。
3. **注射用胸腺肽**　本药不宜与其他药物混合在同一管道内注射。
4. **注射用胸腺法新**　本药不得与任何药物混合注射。
5. **注射用白眉蛇毒凝血酶**　目前尚无与其他药物相互作用的报道，但为防止药效降低，不宜与其他药物混合静脉注射。
6. **注射用重组人尿激酶原、注射用阿替普酶[注射用重组人组织纤维蛋白溶酶原激活剂（rt-PA）]**　本药不能与其他药物混合，既不能用于同一输液瓶，也不能应用同一输液管道(包括肝素)。

7. **脑蛋白水解物注射液** 本药可与右旋糖酐(如右旋糖酐40)、维生素及任何需用的心血管药合用,但是不要混合注射。

8. **注射用重组人粒细胞集落刺激因子** 本制剂不得和其他药剂混合注射。

9. **注射用生长抑素** 因本品与其他药物的不相容性未经测试,所以在注射或点滴给药时,应单独使用。

10. **人血白蛋白** 不可与其他药品(除外5%葡萄糖注射液及0.9%氯化钠注射液)、全血及浓缩红细胞混合使用;不宜与血管收缩药,蛋白水解酶或含酒精溶剂的注射液混合使用。

11. **聚乙二醇干扰素α-2a注射液** 因为未进行不相容性的研究,不准将本药与其他药物混合使用。

(四)中药注射剂

中药注射剂通常浓度较高、对pH变化比较敏感。且相容性研究较少,原则上均应严格按照说明书配制,选择合适的载体输液,避免与其他药物混用。

(五)放射药物

1. **碘普罗胺注射液、碘佛醇注射液、钆贝葡胺注射液** 对比剂不得与任何其他药物混合使用以避免可能的不相容风险。

2. **钆喷酸葡胺注射液** 如未作相容性实验,本药不得与其他药物混合使用。

(六)其他药物

1. **质子泵抑制剂(奥美拉唑、泮托拉唑与兰索拉唑)**《中华人民共和国药典》(2015版)规定,注射用奥美拉唑钠的pH值应为10.1~11.1,注射用泮托拉唑钠的pH值应为9.5~11.0,注射用兰索拉唑的pH值应为10.5~12.5;因其注射液均呈碱性,易与其他药物发生反应,故配制的溶液不能与其他药物混合或在同一注射器中合用。

2. **止吐药(昂丹司琼、格拉司琼、帕洛诺司琼、甲磺酸多拉司琼)** 本药不应与其他药物混合使用。

3. **果糖二磷酸钠** 本药宜单独使用,勿溶入其他药物,尤其忌与在pH值为3.5~5.8不溶解的药物共用,也不能与含大量钙盐的碱性溶液共用。

4. **唑来膦酸注射液** 本品不能与任何其他药物混合或静脉给药,必须通过单独的输液管按照恒量恒速输注。

5. **伊班膦酸注射液** 为避免配伍禁忌,本药只允许与等渗氯化钠或5%葡萄糖液混合,不能与含钙溶液混合静脉输注。

6. **蔗糖铁注射液** 本药不能与其他的治疗药品混合使用。

7. **复方氨林巴比妥注射液** 不得与其他药物混合注射。

8. **羟乙基淀粉氯化钠注射液** 应避免与其他药物混合,如果在特别情况下需要与其他药物混合,要注意相容性(无絮状或沉淀)、无菌及均匀混合。

9. **注射用吗替麦考酚酯** 吗替麦考酚酯注射用粉末不能与其他静脉注射药物或输液混合物混合使用。

10. **注射用盐酸氨溴索** 禁止本药与其他药物在同一容器内混合,注意配伍用药,应特别注意避免与头孢菌素类抗生素、中药注射剂等配伍应用;避免同一输液管路同时使用。

11. **注射用帕瑞昔布钠** 由于帕瑞昔布与其他药物在溶液中混合可出现沉淀,不论在溶解或是注射过程中,严禁与其他药物混合。

12. **依诺肝素钠注射液** 通过静脉通路给予依诺肝素,不能与其他药物混合或同时注射。

13. **低分子肝素钙注射液** 不能与其他制剂混合。

14. **门冬胰岛素 50 注射液** 缺乏本药相关的相容性研究,本药不能与其他药物混合。

15. **多烯磷脂酰胆碱注射液** 不可与其他任何注射液混合注射。

16. **注射用尼莫地平** 严禁将注射用尼莫地平加入除 5% 葡萄糖注射液及 0.9% 氯化钠注射液外的其他输液瓶或输液袋中,严禁与其他药物混合。

17. **注射用甲泼尼龙琥珀酸钠** 为了避免相容性和稳定性问题,建议无论用静脉推注、静脉输液器室、还是静脉滴注均应尽可能将甲泼尼龙溶液与其他药物分开给药。

18. **硝酸甘油葡萄糖注射液、硝酸甘油氯化钠注射液** 本品不宜与其他药物配伍混合使用。

19. **盐酸多巴酚丁胺注射液** 由于可能存在着物理上的不相容性,建议不要将其他药物与盐酸多巴酚丁胺混合在同一种溶液中。

六、配伍禁忌举例

(一) 不适宜的 pH

1. **呋塞米+多巴胺+5% 葡萄糖注射液** 呋塞米是具有较高碱性的钠盐溶液,静脉用药时应用氯化钠注射液稀释,不应使用 pH 较低的葡萄糖注射液。临床上呋塞米常与多巴胺联用加强利尿功能,但有报道两药混用会造成颜色变化。建议临床使用过程中,两种药物分开使用,中间使用 0.9% 氯化钠注射液冲管。

2. **青霉素钠+5% 葡萄糖注射液** 青霉素钠水溶液在室温下不稳定,尤其在 pH 较低的环境下会加速其水解反应,造成效价降低。应选择 0.9% 氯化钠注射液稀释后使用。

3. **两性霉素 B 注射液+0.9% 氯化钠注射液** 两性霉素 B 注射液使用时不可使用氯化钠注射液稀释,否则会产生沉淀。即使选择 5% 葡萄糖注射液稀释,也必须保证葡萄糖注射液的 pH 在 4.2 以上。因此还需对供应的 5% 葡萄糖注射液 pH 进行检测,验证后方可使用。

4. **奥美拉唑+维生素 C 注射液** 奥美拉唑具有亚硫酰基苯丙咪唑的化学结构,弱碱性。在酸性条件下很不稳定,易变色或聚合沉淀。本品配制的溶液不应与维生素 C 等酸性药物混合或在同一输液中合用。

5. **氨茶碱+氨溴素** 氨茶碱 pH 值近 9.6,碱性较强,而氨溴索在 pH>6.3 的溶液中可导致氨溴索游离碱沉淀。

(二) 氧化还原反应

1. **维生素C注射液＋维生素K_1注射液**　尽管维生素K_1可被肝脏利用来合成凝血酶原Ⅶ、Ⅸ、Ⅹ因子,维生素C则可参与体内氧化还原及糖代谢过程,增加毛细血管致密性而降低其通透性与脆性,加速血液凝固,刺激造血功能。仅从药理、病理学方面分析,两药合用是有利的,但维生素C具有较强的还原性,与醌类药维生素K_1混合后可发生氧化还原反应,而致维生素K_1疗效降低。

2. **胰岛素＋维生素C注射液**　维生素C有较强的还原性,与胰岛素混合使用,容易导致胰岛素失活。

(三) 电解质破坏稳定性

1. **多烯磷脂酰胆碱＋氯化钾注射液**　多烯磷脂酰胆碱为澄清胶体溶液,不可与其他任何注射液混合注射。若要配制静脉输液,只能用不含电解质的葡萄糖溶液稀释,严禁用电解质溶液,以免其稳定性遭破坏。

2. **脂肪乳注射液＋氯化钾注射液**　脂肪乳注射液为一个弱稳定体系,依靠脂肪乳滴表面的负电荷引起的斥力保持稳定。加入电解质溶液后,乳滴表面负电荷遭到阳离子中和,斥力减小,可能引起乳滴变大与融合,最终产生凝集与脂肪游离分层等现象。

(四) 含钙溶液造成沉淀

1. **头孢曲松＋乳酸林格氏液**　头孢曲松与含钙药物(包括含钙溶液)联用曾出现头孢曲松钠-钙盐沉淀导致致死性不良事件,故不宜将两者混合或同时使用。

2. **地塞米松磷酸钠＋葡萄糖酸钙注射液**　葡萄糖酸钙注射液中含有钙离子,会与地塞米松磷酸钠中的磷酸根离子发生反应,生成磷酸钙沉淀,因此需避免混合滴注。

(老东辉)

第三节　药物不良反应

一、药物不良反应概述

(一) 药物不良反应的概念

1. **药物不良反应(adverse drug reaction, ADR)**　合格药品在正常用法、用量下出现的与用药目的无关的或意外的有害反应。该定义排除了因治疗失败、药物过量、药物滥用、不依从用药和用药差错出现药物有害反应的情况。

严重不良反应是指因使用药物引起以下损害情形之一的反应。

(1) 导致死亡。

(2) 危及生命。

(3) 致癌、致畸、致出生缺陷。

(4) 导致显著的或者永久的人体伤残或者器官功能的损伤。

(5) 导致住院或者住院时间延长。

(6) 导致其他重要医学事件,如不进行治疗可能出现上述所列情况的。

2. **药物不良事件**(adverse drug reaction, ADE)　指药物治疗期间所发生的任何不利的医学事件,但该事件并非一定与用药有因果关系。药物不良事件包括了伪劣药、误用、事故等造成的损害,可揭示不合理用药及医疗系统存在的缺陷,是药物警戒关注的对象。

3. **药源性疾病**(drug induced diseases, DID)　指在预防、诊断、治疗或调节生理功能过程中,与用药有关的人体功能异常或组织损伤所引起的临床症状。与 ADR 不同的是,DID 引起药源性疾病并不限于正常用法和用量,还包括超量、误服、错用及不正常使用药物所造成的损害。

4. **药物警戒**(pharmacovigilance)　指有关药物不良作用及其他与用药有关的有害反应进行监测、识别、评估和控制的活动。

(二) 药物不良反应分型

1. **按性质分类**　药物不良反应按性质分类,可分为副作用、毒性作用、后遗效应、首剂效应、继发反应、变态反应、特异质反应、药物依赖性、停药综合征、致癌作用、致突变、致畸作用等。

(1) 副作用:指药物按正常用法用量使用时所出现的与药物的药理学活性相关,但与用药目的无关的作用。一般都较轻微,伴随治疗作用同时出现,为可恢复的功能性变化。如阿托品引起的口干。

(2) 毒性作用:由于患者的个体差异、病理状态或合用其他药物引起敏感性增加,在治疗时造成某种功能或器质性损害。一般是药理作用的增强,如氨基糖苷类的耳毒性和万古霉素的肾脏毒性。

(3) 后遗效应:指停药后血药浓度已降至有效浓度以下仍存在的生物效应。如肾上腺皮质激素类药物停药后引起肾上腺皮质功能减退。

(4) 首剂效应:指一些患者在初服某种药物时,由于机体对药物作用尚未适应而引起不可耐受的强烈反应。如哌唑嗪、可乐定引起的体位性低血压。

(5) 继发反应:由药物的治疗作用所引起的不良后果,又称治疗矛盾。如广谱抗生素长期应用可改变正常肠道菌群的关系,使肠道菌群失调导致二重感染。

(6) 变态反应:药物或药物的代谢产物作为半抗原或全抗原刺激机体而发生的非正常的免疫反应。这种反应的发生与药物剂量无关或关系甚少,治疗量或极小量都可发生。如青霉素引起的过敏性休克。

(7) 特异质反应:因先天性遗传异常,少数患者用药后发生与药物本身药理作用无关的有害反应。大多是由于机体缺乏某种酶,是药物在体内代谢受阻所致反应。如假性胆碱脂酶缺乏者,在服用琥珀酰胆碱后,由于延长了肌肉松弛作用而常出现呼吸暂停现象。

(8) 药物依赖性:由药物与机体相互作用造成的一种精神状态,有时也包括身体状态,表现出一种强迫性使用或定期使用该药的行为和其他反应,为的是体验它的精神效应,有时也是为了避免由于断药所引起的不舒适,可以发生或不发生耐受性。如阿片类药在反复用药过程中,先产生精神依赖性,后产生身体依赖性。

(9) 停药综合征:一些药物在长期应用后,机体对这些药物产生了适应性,若突然停药或减量过快易使机体的调节机能失调而发生功能紊乱,导致病情或临床症状上的一系列反跳、回升现象和疾病加重等。如β受体拮抗剂突然停药,可能加重心绞痛和增加心肌梗死的危险性。

(10) 致癌作用:化学药物诱发恶性肿瘤的作用。已确定有致癌作用物质为砷化合物、氯霉素、环磷酰胺、苯丙氨酸氮芥、已烯雌酚、羟甲烯龙、非那西丁、苯妥英等。

(11) 致突变:指引起遗传物质DNA的损伤性变化。突变与癌变有密切关系,已知的致突变物中,90%有致癌性。

(12) 致畸作用:指药物影响胚胎发育而形成畸胎的作用。妊娠2周到3个月为胚胎发育最活跃时期,在此期间用药容易引起胎儿畸形。如沙利度胺(反应停)导致海豹胎。

2. 按病因学分类　药物的不良反应按病因学分类,可分为A、B、C型。

(1) A型:药理作用过强所致,通常是剂量相关的,并可以预知。包括副作用、毒性反应、后遗效应、首剂效应、继发反应、停药综合症等。

(2) B型:与剂量不相关,不可预知;与常规的药理作用无关。包括变态反应,特异质反应等。

(3) C型:与长期用药相关,潜伏期长,难以预测,机制不明,涉及剂量蓄积。如非那西丁引起间质性肾炎、抗疟药引起视觉毒性。

(三) 药物不良反应的处置原则

当发生药物不良反应甚至出现药源性疾病时,必须迅速采取有效措施,积极治疗。

首先停用可疑药物甚至全部药物,这样处理不仅可及时终止致病药物对机体的继续损害,而且有助于药物不良反应的识别。停药后,症状的减轻或消失可以提示疾病的药源性。若治疗不允许中断,对于A型药物的不良反应往往可通过减量或者换用一种选择性更高的同类药物;对于B型药物不良反应则通常必须更换药物。

对较严重的药物不良反应和药源性疾病,经过上述处理后未明显缓解,还需采取减少药物吸收、加速药物排泄和使用解救药物等措施,降低药物对机体的损伤。

二、药物不良反应的监测和报告

药物不良反应监测和报告是指药物不良反应的发现、报告、评价和控制的过程。

药物不良反应监测和报告实行逐级定期报告制度。医疗机构获知或者发现可能与用药有关的不良反应,应当填写药物不良反应和(或)事件报告表,通过国家药品不良反应监测信息网络报告。其中新的、严重的药品不良反应应当在15日内报告,死亡病例须立即报告;其他药品不良反应应当在30日内报告。有随访信息的,应当及时报告。

药物不良反应的具体监测内容包括对神经系统、造血系统、循环系统、肾脏、肝脏、胃肠道及局部反应的观察。

(一)对神经系统的观察

药物对神经系统的危害是多方面的,既可累及中枢神经,也可侵犯周围神经;其损害可能为短暂可逆的,也可能导致长期不可逆的器质性病变。因此,及时识别药源性神经系统疾病在临床上具有十分重要的意义。药源性神经系统疾病的监护包括以下三个部分。

1. *药源性癫痫的监护* 药源性癫痫是指因药物直接或间接引起的癫痫发作或癫痫频繁发作,大约6.1%的癫痫发作与药物有关,尤其是有癫痫病史、脑部疾病史,以及肝、肾功能不全等全身性疾病的患者。药源性癫痫的发生机制复杂,一旦发生应立即采取谨慎和个体化的治疗措施。对疑为药源性癫痫的患者,应首先停用可疑药物,然后使其卧倒,防止自伤和伤人情况发生,并保持呼吸道通畅,纠正pH和其他代谢紊乱。如果发作时间较长或此前有过发作,可给予苯巴比妥和地西泮肌内注射。如果需要通过呼吸道麻醉以控制癫痫发作,应避免瘫痪发生并检测脑电图。如果患者发生癫痫持续状态,应尽快制止发作并积极预防和控制脑水肿等并发症。对于疑为药物过量导致的癫痫发作,需警惕药物对心、肺等重要脏器的毒副作用,即使癫痫发作症状已被迅速控制,大多数指南仍推荐将患者转入重症监护病房(intensive care unit,ICU)进行监护。对于肿瘤药物诱导的癫痫发作,一般不推荐常规治疗癫痫,而是调整药物剂量和化疗方案,同时监护抗肿瘤药物可能引起的代谢改变。

2. *药源性椎体外系疾病的监护* 药物引起的椎体外系反应是指药物直接或间接作用于锥体外系通路,扰乱脑内的多巴胺-胆碱能平衡,主要出现于应用抗精神病、止吐、抗心血管病等药物的患者。药源性锥体外系疾病具体表现为迟发性运动障碍、肌张力障碍和帕金森综合征等。针对药源性迟发性运动障碍的治疗主要是药物治疗。β受体拮抗剂如普萘洛尔、吲哚洛尔等,以及$α_2$受体激动剂如可乐定,对多数迟发性运动障碍有效,同时具有抗精神病作用,且不良反应相对较少,是一类安全的药物。GABA激动剂如地西泮、氯硝西泮疗效肯定,苯二氮䓬类药物目前被认为是临床治疗迟发性运动障碍最有效的药物。国内外帕金森综合征的治疗仍以药物为主。常用药物有左旋多巴和复方多巴制剂、新型多巴胺受体激动剂和左旋多巴增效剂。药源性肌张力障碍的程度难以定量,多种不同因素均可影响患者的临床表现,药物疗效比较、评价较为困难,大部分患者停药后可自行缓解。

3. *药源性视神经与听力损害的监护* 药源性视神经损害是指药物引起的视神经病变,通常累及双眼,轻重不一,表现可由轻度的视物模糊到严重的失明,常呈渐进性。对于怀疑药源性视神经损害的患者,应按情况轻重,适当减量或停用药物,大多损伤是可逆性的。但某些情况下也需要根据药物所致视神经损害的临床特征采取相应的处理措施,如糖皮质激素性青光眼应及时降低眼压,持续性眼压升高者必要时可考虑手术治疗,缺血性视神经病变者可考虑改善患者的视神经血液供应。药源性听力常见症状包括耳鸣、双侧听力减退、突发性耳聋等;听力检查有不同程度的听力损失,以感音性听力减退为主,已有混合型听力下降。早期发现药源性听力损害是获得早期有效治疗的关键,一旦发现,及早停用听力损害药物尤其重要。

(二) 对造血系统的观察

据世界卫生组织的资料表明,药源性血液系统疾病占全部药源性疾病的10%,其中以粒细胞减少和粒细胞缺乏症的发病率最高。许多药物可导致粒细胞减少症和粒细胞缺乏症,其中常见的主要有20余种,主要为解热镇痛抗炎药、抗甲状腺药、抗微生物药、抗精神失常药、抗肿瘤药、心血管药等。血液系统不良反应的诊断主要依赖于临床表现和实验室检查,需认真询问用药史。对可疑患者告知,应避免使用某些可能有免疫性或交叉免疫性的药物。用药期间密切观察血象变化,尤其是抗甲状腺药甲巯咪唑和抗精神失常药氯氮平所致的粒细胞减少和缺乏症,粒细胞减少者往往伴发力、恶心、头晕、低热、严重者可出现咽痛、黏膜溃疡、皮疹、感染、虚脱等,一般认为白细胞计数低于 $3\times10^9/L$ 或中性粒细胞低于 $1.5\times10^9/L$ 时应停用有关药物。对粒细胞严重缺乏的患者应进行更严格的保护性隔离,如患者住单间病房,专人护理;每日紫外线消毒2次,每次1h;室内放置冰醋酸,隔日进行空气细菌培养;患者的被褥、衣物定期高压消毒;加强对患者皮肤、口腔、肛周、阴道的护理。粒细胞减少发热患者(1次口腔温度>38.3℃或≥38.0℃持续1h),或有其他感染征象,应立即取标本进行病原学检查,包括血培养及药敏试验,及时实施抗感染治疗并且给予升白细胞药和集落刺激因子治疗。

(三) 对循环系统的观察

药物对循环系统的不良反应常见药源性高血压和药源性心律失常。

药源性高血压的临床表现根据个体的基础血压水平而存在个体差异,并且,药源性高血压发生的确切时间根据不同药物致药源性高血压的机制不同而不同。一般情况下,当使用药物后血压超过140/90 mmHg时,可诊断为药源性高血压。常见药物包括非甾体抗炎药、激素类药物、免疫抑制剂和影响自主神经的药物。一旦发生了药源性高血压,应立即停用致病药物,根据不同药物所致高血压选用合适的药物进行治疗,如果是由于撤药导致的高血压,则应立即恢复原用抗高血压药物。

药源性心律失常主要表现为各种快速或缓慢型心律失常,前者主要表现为房性心动过速、非阵发性交界区心动过速、室性心动过速等,而后者则多表现为窦性心动过缓、窦性停搏、不同程度房室传导阻滞等。能够诱发心律失常的药物包括心血管系统药物,抗微生物药如大环内酯类、喹诺酮类、抗真菌药,抗组胺药,镇静和抗惊厥药,抗肿瘤和免疫抑制药等。对于药源性心律失常的治疗,重要的是及时发现、及时停药。其次,应根据患者病情权衡利弊、慎重采取补救措施,针对不同的药物可选用特异性拮抗剂解除心脏毒性。如发生洋地黄中毒时出现室性心律失常,应进行全面评估,停药的同时可以补充钾、镁,酌情应用苯妥英钠或利多卡因。

(四) 对肾脏的观察

药物相关性肾衰竭的发生率逐渐升高,已成为急性肾衰竭的重要病因之一。绝大部分患者出现在应用致病药物2~3周后,可自1日~2个月,表现为迅速发生的少尿型或非少尿型急性肾衰竭,除肾小球功能损伤外,肾小管功能损害也十分明显,常出现肾性糖尿及渗透压尿。因肾间质水肿、肾脏肿大而牵扯肾被膜,患者常有双侧或单侧腰痛,血压一般正常,无水肿表现。尿检常见血尿、无菌性白细胞尿、蛋白尿。常见致病药物包括青霉素类、头孢菌素类、阿米卡星、四环素类、喹诺酮类及抗病毒药物。当确诊为药物所致的急性肾炎时，应将立即停用可疑药物作为首选干预措施。目前认为肾功能在短时间急剧恶化、肾活检提示间质炎症细胞浸润较重者可考虑使用糖皮质激素治疗，对于糖皮质激素治疗的剂量和疗程尚无统一标准。目前国内一般给予口服泼尼松，每日剂量为30～40mg，疾病好转即逐渐减量，可以使用4～6周后停用，通常不超过2～3个月。对于治疗开始较晚、糖皮质激素使用2周后仍无明显疗效的患者，可考虑加用细胞毒性药物。

（五）对肝脏的观察

固有性药物性肝损伤（drug-induced liver injury，DILI）具有可测性，与剂量相关，潜伏期短，个体差异不显著，相对少见；特异质型DILI具有不可预测性，临床上较为常见，个体差异显著，与剂量常无相关性，临床表现多样化。特异质型DILI又可分为免疫特异质型DILI和遗传特异质型DILI，前者有两种表现，一种是超敏性，常见于用药后1～6周，起病较快，表现为发热、皮疹、嗜酸性粒细胞增多等，再次用药可快速导致肝损伤；另一种是药物诱发的自身免疫性损伤，发病过程较为缓慢，体内可出现多种自身抗体，表现为自身免疫性肝炎或类似原发性胆汁性胆管炎和原发性硬化性胆管炎等自身免疫性肝病相关症状，多无发热、皮疹、嗜酸性粒细胞增多等临床表现。遗传特异质型DILI通常无免疫反应特征，起病缓慢，最晚可达1年左右才发生，再次用药未必快速导致肝损伤。临床常见能够诱导肝损伤的药物包括解热镇痛抗炎药、抗结核药、抗生素、抗肿瘤药、抗甲状腺药、神经系统药物、免疫抑制剂等。

DILI的基本治疗原则是及时停用可疑肝损伤药物，尽量避免再次使用可疑或同类药物；充分权衡停药引起的原发病进展和继续用药导致肝损伤加重的风险；根据DILI的临床类型选用适当的药物治疗；急性肝衰竭等重症患者必要时可考虑紧急肝移植。临床常用的保肝药物有：①解毒保肝药：还原型谷胱甘肽、硫普罗宁、葡醛内酯等。②肝细胞膜稳定剂：多烯磷脂胆碱。③利胆保肝药：熊去氧胆酸、牛黄熊去氧胆酸、丁二磺酸腺苷蛋氨酸。④促进能量代谢类药物：维生素类、辅酶类。⑤中药制剂：甘草酸二铵、复方甘草酸苷、降酶保肝药和水飞蓟宾。

（六）对胃肠道的观察

药物引起的消化系统疾病常见上消化道溃疡、药源性腹泻与便秘。其临床表现与其他病因所致消化系统疾病的临床症状基本相似，常见症状有吞咽困难、恶心、呕吐、呕血与黑便、腹痛、腹泻和便秘等，严重程度可能还与药物种类、用药剂量、使用时间及患者体质等有关，过敏反应者还可出现发热和皮疹等消化系统之外的症状。

药源性上消化道溃疡患者可能不表现出典型症状，或者也会发生危及生命的并发症，包括出血、穿孔和梗阻。胃灼热、消化不良、腹部压痛和腹痛是最常见的症状，但并不总是伴随溃疡的发生。常见能够诱发上消化道溃疡的药物包括非甾体抗炎药、抗微生物药物、糖皮质激素等。治疗药源性上消化道溃疡的第一步是评估患者用药的必要性，通常理想的做法是更换一种替代药，如果不能替换，就尽可能使用药物的最低剂量。应该通过胃镜检查确认溃疡，此外，应该考虑治疗幽门螺杆菌的感染，食管狭窄必要时可通过手术治疗。

药源性腹泻分为急性和慢性两类。在用药期间出现排便次数增加,大便形状呈糊状便、水样便、黏液和(或)脓血便、脂肪泻等症状时,可首先考虑药源性腹泻的可能。药源性腹泻通常在停药后的几天内自然终止,如停止用药后,腹泻继续存在,可考虑使用止泻药,临床常用止泻药有洛哌丁胺。

药源性便秘常见于功能性便秘,临床表现主要有腹痛、肛门或肛周疼痛、肛门脱垂、厌食、口腔异味、腹胀、痉挛、不适、饱胀感、肠蠕动缓慢、排便少、排便不尽感或排便困难等。一旦怀疑为药源性便秘,应立即停药或更换药物,可采用容积性药物、润滑性泻药、渗透性泻药和盐类泻药改变大便的形状以增大体积,降低黏稠度,使其容易通过消化道和肛门。

(七) 局部反应

药源性局部反应主要包括皮肤反应,几乎所有的药物都可能引起皮肤反应。从流行病学的角度看,皮肤不良反应可分为常见、不严重的皮疹和荨麻疹,以及严重的皮肤不良反应,如伴嗜酸性粒细胞增多、系统症状的药疹、史-约综合征(Stevens-Johnson syndrome,SJS)、中毒性表皮坏死松解症(toxic epidermal necrolysis,TEN)、华法林组织坏死等。药物性皮疹具有一个潜伏期,不同发病机制产生的皮肤反应潜伏期不同,同时也与家族史和个人史相关。

大部分药疹具有瘙痒、皮肤色泽鲜明、对称性或泛发性等特征。某些皮肤反应还具有典型的皮肤特征性临床表现,如与斑丘疹不同,风疹的外观是典型非对称不规则的、呈粉色而非红色;痤疮样发疹与寻常痤疮有相似之处,但又有发病突然、无粉刺等特点;银屑藓常表现为"皮岛"样皮损;SJS 和 TEN 可引起虹膜状或靶形红斑的特征性损害,同时皮肤损伤的面积不同等。皮疹持续的时间往往与用药史相关,大多数致敏药物产生的皮疹会消退,然而有些皮肤病不易逆转,如口服避孕药、抗疟药、氯丙嗪所致的色素沉着可持续存在数年之久,因为其色素已与真皮的巨噬细胞结合。有些药物可引起免疫学改变,及时停药后皮疹仍可存在,如青霉胺所致的天疱疮或药物性红斑狼疮、溃疡性瘢痕瘤等,必须经过治疗才能消退。

药源性局部反应的预防需要医生、护士、药师及患者在用药前、用药中、用药后等多个环节采取有效措施。轻症病例包括单纯的荨麻疹、斑丘疹,常为自限性,一般停用致病药物后可较快消退,不需要治疗。如伴有瘙痒、皮肤症状略重者,建议口服抗组胺药。非分散、限制性的药疹可局部使用皮质类固醇霜如 1% 氢化可的松等。严重药疹多合并高热,肝、肾损伤,应及时治疗,减少并发症。如 SJS 和 TEN 需要积极采取支持治疗及预防急性肾衰竭和败血症的发生。对于药物过敏性休克患者,需保持呼吸通畅并给予吸氧,0.1% 肾上腺素 0.3～0.5 mL 立即肌内注射;应用糖皮质激素如地塞米松 5～10 mg 静脉注射,建立静脉维持通道,维持血压。

三、药物过敏反应的防治与护理

药物过敏反应又称为药物变态反应,是机体受到药物刺激后所引发的异常免疫反应,它可引起机体生理功能障碍或组织损伤,属于一种特殊的药物不良反应。药物过敏反应并不常见,只发生在少数人身上,主要与患者的特异性过敏体质相关,与药物剂量、给药途径无关。患者发生药物过敏反应,也可能与药物本身、药物代谢产物或药物在提炼过程中工艺不够先进,含有杂质等因素有关。药物过敏反应的发生率不高,主要有两种形式:一种是在用药时就发生的称为继发反应;另一种是用药后潜伏半小时、几十分钟甚至数日后发生的称为迟发反应。引起药物过敏的给药途径多种多样,只要是接触引起过敏的药物都可引起药物过敏,不仅仅是静脉给药方式要引起医护人员的注意,肌内注射、口服、吸入、外用等给药方式都可能发生不同程度的药物过敏反应。

(一) 药物过敏反应的表现及常见药物

由于所用药物不同,过敏反应发生的类型不同,其临床表现也不同,呈现多系统性和多器官性的特点。

1. 临床表现

(1) 皮肤、皮下组织和黏膜:面红、皮肤瘙痒、血管性水肿、荨麻疹、麻疹样皮疹、皮丘疹,严重者可发生剥脱性皮炎。眼眶周围皮肤有瘙痒感、红斑和水肿、结膜红斑、流泪。口唇、舌和悬雍垂肿胀。

(2) 呼吸系统:鼻痒、鼻塞、流涕、打喷嚏。喉咙瘙痒发紧、发音困难、声音嘶哑、喘鸣,可引起哮喘或促发原有的哮喘发作。呼吸频率增快、气促、胸闷、气喘/支气管痉挛、呼吸困难、发绀等,严重者出现呼吸停止。

(3) 消化系统:恶心、呕吐、腹泻,有的可引起过敏性紫癜。

(4) 循环系统:胸痛、心动过速、心动过缓(相对少见)、心悸等。由于周围血管扩张,导致循环血量不足,表现为面色苍白,全身出冷汗、脉弱、血压下降、烦躁不安、晕厥感、大小便失禁、休克,严重者出现心搏骤停。

(5) 中枢神经系统:濒死感、不安;搏动性头痛,因脑组织缺氧所致,表现为头晕、意识模糊、抽搐等。

(6) 其他:口中有金属味觉,女性患者可因子宫收缩而致腹部绞痛和出血等。

2. 常见药物

(1) 抗菌类药物,包括β-内酰胺类、大环内酯类、氨基类、喹诺酮类、硝基咪唑类,以及其他抗菌药物,如磷霉素、万古霉素、利奈唑胺等,其中以青霉素和头孢菌素为多见。抗菌药物引发的过敏占药物过敏反应的25%以上,同时也容易发生严重过敏反应而致死。

(2) 中成药及中药注射剂,包括参麦注射液、细辛脑注射液、醒脑静注射液、血必净注射液、灯盏花素注射液、板蓝根颗粒、麻仁丸、复方甘草口服液、藿香正气水口服液等。随着中草药的广泛应用及剂型的改革,中草药引起的药物反应也逐渐增多,引发的过敏反应排名次之。

(3) 放射造影剂,包括碘普罗胺、碘海醇、碘帕醇、钆贝葡胺等。与抗菌类药物一样是最常引发药物过敏反应而致死。

(4) 抗肿瘤药,包括紫杉醇、多柔比星、顺铂、卡铂、甲氨蝶呤、环磷酰胺等。

(5) 血液系统用药,包括低分子右旋糖酐、人血白蛋白、羟乙基淀粉、尿激酶注射液、鱼精蛋白等。

(6) 抗病毒药,包括利巴韦林、阿昔洛韦等。

(7) 麻醉用药,包括利多卡因、丙泊酚、丁卡因、阿替卡因等。

(8) 神经系统用药,包括阿立哌唑、地西泮、复方氨林巴比妥注射液、苯巴比妥钠等。

(9) 心血管系统用药,包括胺碘酮、环磷腺苷葡胺、缬沙坦氢氯噻嗪片等。

(10) 消化系统用药,包括奥美拉唑、兰索拉唑、促肝细胞生长素、法莫替丁等。

(11) 解热镇痛抗炎药,包括阿司匹林、双氯芬酸钠、复方氨酚烷胺、吲哚美辛栓等。

(12) 营养类药物,包括脂溶性维生素、注射用复方三维 B、复方水溶性维生素、氨基酸、脂肪乳等。

(13) 免疫用药,包括甘露聚糖肽、胸腺肽、重组人粒细胞集落刺激因子等。

(14) 生物制剂,包括乙肝疫苗、4 价 HPV 疫苗、百日咳-白喉-破伤风疫苗、破伤风类毒素等。

(15) 其他,包括甲磺酸加贝酯、骨瓜提取物注射液、安痛定、门冬胰岛素 30 注射液等。

(二) 药物过敏反应的防治与护理要点

1. 药物过敏反应的防治 药物过敏的治疗原则是当患者发生疑似过敏反应,立即呼叫医务人员帮助,停用致敏药物,根据病情采取各种对症、支持治疗,病情危重者立即进行抢救,取平卧位,如有呕吐,协助患者头偏向一侧,清除异物,以防呕吐物引起窒息。在停用过敏药物的同时应选择其他药物替代继续治疗原发病。

(1) 急性期治疗:对发生喉头水肿、支气管痉挛、过敏性休克等严重过敏反应的患者,应遵医嘱首选肾上腺素进行治疗;如有气促、胸闷、呼吸窘迫等症状,给予面罩高流量供氧或置口咽通气道辅助,保持呼吸道通畅;如出现低血压或休克等症状,迅速建立静脉通路,补充血容量,根据血压、心率、心功能和尿量等情况调整补液速度;如发生心跳、呼吸骤停,立即进行心肺复苏急救。

(2) 一般治疗:

1) 发生药物过敏后,立即停用致敏药物。

2) 体位:一般采取平卧位,有呕吐者头偏向一侧;如患者有低血压症状,给予抬高下肢,以增加回心血量。

3) 氧疗:呼吸窘迫或呼吸困难者,给予高流量氧疗,氧流量调节至 6~8 L/min。必要时口咽通气道,或行气管插管,保持气道通畅。

4) 对症治疗:对早期表现有严重反应的,如剥脱性皮炎等,要积极合理治疗,防治病情恶化。

5) 支持治疗:注意水、电解质平衡,维持循环、呼吸等系统功能。

6) 病情监测:做好患者的皮肤、黏膜、胃肠道、呼吸系统、循环系统、神经系统等监测。有严重过敏反应者做好心电、血压、血氧饱和度的监测,监测时间因人而异,如有呼吸或循环系统症状者至少监测 4 h,重度或症状迁延的严重过敏反应或需要持续监测数日。

(3) 药物治疗：由于个人体质差异大，用药不存在绝对的最好、最快、最有效，除常用非处方药外，应在医生指导下结合个体情况，选择合适的药物。

1) 肾上腺素作为严重过敏反应的首选治疗药物，应尽早使用。根据《严重过敏反应急救指南》的推荐意见，肾上腺素首选给药方式为肌内注射，以 0.01 mg/kg 体重给予，14 岁以上成人，首次使用单次剂量不超过 0.5 mg。观察 5～15 min，效果不佳可以重复给药。对于心跳、呼吸骤停的患者可以采用静脉注射肾上腺素。当药物过敏反应出现神志不清、血压严重下降(收缩压<80 mmHg)、严重支气管痉挛或喉头水肿，且已经建立静脉通路，有心电监护条件下也可采取静脉注射的方法。

2) H_1 受体拮抗剂也称为抗组胺药，常见的有苯海拉明、西替利嗪、异丙嗪等，可抑制组胺、5-羟色胺等炎症介质的释放，降低患者过敏反应，主要用于缓解患者皮肤黏膜的症状，不能作为抢救用药。

3) β_2 受体激动剂可用于支气管痉挛、呼吸困难、喘鸣患者救治的二线用药，常用的 β_2 受体激动剂如沙丁胺醇等，一般给药方式以吸入为主。

4) 糖皮质激素可以提高身体对细菌内毒素的耐受性，还具有抗过敏、抗休克、抗炎的作用，同样也是严重过敏反应患者救治时的二线用药，常见的糖皮质激素如甲泼尼龙、强化可的松，常用的给药方式为雾化吸入或静脉给药。

5) 其他药物如葡萄糖酸钙、维生素 C 等可以降低毛细血管的通透性，减少渗出。

(4) 其他治疗：对于某些过敏反应不严重，但因病情需要无法停药的可选择药物脱敏治疗，在进行脱敏治疗时，应充分准备好抢救设备并在专业人员指导下进行。

2. **护理要点**　根据患者过敏反应程度采取相应的急救措施。

(1) 轻度过敏反应：如患者出现头痛、头晕、恶心呕吐、结膜充血及局部皮肤瘙痒、皮下红疹时，应密切观察病情，嘱患者大量饮水以加速药物代谢。糖皮质激素能提高机体对细菌内毒素的耐受性，既有良好的退热作用，又有明显的缓解毒血症的作用，遵医嘱给予糖皮质激素，防止病情进一步发展。如果患者同时患有糖尿病，可选用异丙嗪 12.5～25 mg 肌内注射予以代替。

(2) 中度过敏反应：如患者出现全身荨麻疹样皮疹，颈面部及眼睑部出现皮下水肿，伴有胸闷、声音嘶哑及肢体抖动等，应协助患者平卧位，适当抬高下肢，以保证脑部的供氧，并给予高流量氧气吸入。抢救过程中要加强患者生命体征、血氧饱和度等病情的观察。因肾上腺素能收缩血管，减少血浆外渗，阻止过敏原引起的组胺释放，且可增加肾上腺素作用，克服 β 受体阻滞，在高浓度时可阻止环磷腺苷的分解，所以肾上腺素有阻断变态反应的功能。根据患者过敏反应的严重程度，遵医嘱给予肌内注射肾上腺素 0.5 mg，若 5～15 min 内过敏症状无显著缓解，可重复给药，多数患者给予肾上腺素 1～2 次后可有疗效。

(3) 重度过敏反应：如患者出现呼吸困难、指端发绀、血压下降、大汗淋漓、意识丧失，应迅速使其平卧，抬高下肢并给予吸入高流量氧气，同时密切观察患者意识状态、脉搏、血压、呼吸及尿量等变化，根据病情给予心电监护、血氧饱和度监测。肾上腺素为急救首选治疗的药物。当出现呼吸急促、哮喘、气道痉挛等呼吸困难症状时，及时使用兴奋呼吸的药物，如尼可刹米注射液 0.25～0.5 g，必要时每 1～2 h 重复给药。严重者可考虑气管插管或气管切开，紧急情况下成人可行环甲膜穿刺，保持患者呼吸道的通畅。

（三）必须做皮肤过敏试验的药物

近年来，随着现代医疗水平的迅速发展，全民医疗知识的逐渐提高，患者自我保护意识逐渐增强，由药物过敏反应引发的医疗纠纷时有发生。药物过敏试验已成为预测药物过敏反应发生的有效措施之一。根据《中华人民共和国药典》（2020 年版二部）及其配套丛书之一《中华人民共和国药典临床用药须知》（2020 年版）规定使用前必须做过敏试验的药品有青霉素类抗生素、含碘类造影剂、抗毒素及免疫血清类生物制品、细胞色素 C、门冬酰胺酶、天花粉蛋白、玻璃酸酶、胰蛋白酶、糜蛋白酶（肌内注射）、维生素 B_1（肌内注射）、盐酸普鲁卡因、荧光素钠共计 12 种（类）。

头孢菌素类药物是否需要做皮肤过敏试验（简称皮试）一直有所争议，经调研在临床实际工作中已有 50% 以上的医院使用头孢菌素类药物时不做皮试。《中华人民共和国药典》中也无头孢菌素类药物必须进行皮试的相关规定，但指出对青霉素过敏的患者应根据病情权衡利弊使用头孢菌素类药物，因为头孢菌素类药物与青霉素之间存在一定的交叉过敏反应。临床上大多以说明书为标准，大部分头孢菌素类抗生素没有明确说明必须要进行皮试，仅有头孢替安、头孢替唑、头孢米诺等个别头孢菌素类药物在说明书中指出使用前必须行皮试。

现举例临床实际工作中常用的必须做皮试的药物进行简介。

1. **青霉素类抗生素** 使用青霉素类或含 β-内酰胺酶抑制剂的青霉素类抗生素注射前必须仔细询问患者有无相关药物过敏史、家族过敏史和用药史，并做好青霉素皮试。已有青霉素过敏史的患者不可再进行青霉素皮试，如有其他药物过敏史或变态反应史者应加强在皮试期间的病情观察，做好急救的准备工作。进行青霉素皮试可预测青霉素过敏性休克等严重过敏反应的发生，但皮试结果阴性者并不能代表可以排除不会出现过敏反应。口服青霉素类抗生素往往被医务人员忽略行青霉素皮试。为确保患者的用药安全，青霉素类抗生素无论是何种制剂、何种给药方式，使用前必须行青霉素皮试。如曾使用青霉素，停药 3 日后再次使用；使用过程中更换同类药物或改用不同批号制剂时，仍需重新做皮试。

2. **盐酸普鲁卡因** 盐酸普鲁卡因给药前必须行皮试，皮试结果阴性，方可继续用药。如需使用普鲁卡因青霉素，则需要进行青霉素和普鲁卡因两项皮试，但凡两者中有任何一项发生皮试结果阳性，均不得使用普鲁卡因青霉素。

3. **抗毒素及免疫血清类生物制品** 临床上常见的有破伤风抗毒素、精制白喉抗毒素、精制抗狂犬病血清等，用药前均须行过敏试验。

4. **细胞色素 C** 细胞色素 C 为细胞呼吸激动剂，使用前必须行皮试。中止用药后再继续用药时，过敏反应尤易发生，须再做皮试，且使用用药量较小的皮内注射法。皮试结果为阳性者禁用。

5. **门冬酰胺酶** 首次使用或已经停药 1 周或 1 周以上者，在注射前须做皮试，皮试结果为阳性者禁用。

6. 含碘造影剂 临床上常见的含碘造影剂有复方泛影葡胺、甲泛葡胺、碘卡酸等。使用前需要用相同品种做过敏试验,试验结果仅作参考,皮试阳性者并不预示一定会发生过敏反应,也无法衡量发生反应的严重程度。即使皮试结果为阴性,也有可能发生严重反应。有报道碘造影剂皮试结果阴性,用药后发生致死性过敏反应,而且过敏试验本身也可导致发生严重过敏反应。

7. 维生素 B_1 肌内注射维生素 B_1 前需要用稀释 10 倍的维生素 B_1 稀释液进行皮试,防止过敏反应的发生。

8. α-糜蛋白酶 牛胰或猪胰中提取出来的一种蛋白分解酶,本品不可通过静脉用药,故而特别指出在肌内注射时可有过敏性休克等不良反应发生,使用前必须先做过敏试验。但对于雾化吸入、眼科局部用药一般不会引起全身不良反应,可不行皮试。

(四) 常用药物的皮肤过敏实验法

1. 青霉素皮肤过敏试验法

(1) 试敏液的规定及配置:一般配制成 200~500 U/mL 的青霉素皮试液,注入皮内剂量为 0.1 mL(含 20~50 U 青霉素)。

以 1 瓶含 $8×10^5$ U 青霉素钠为例:①注入 0.9%氯化钠注射液 4 mL 至含有 $8×10^5$ U 青霉素的密封瓶内,摇匀配制成 $2×10^5$ U/mL 的药液。②用 1 mL 注射器抽吸上液 0.1 mL,加 0.9%氯化钠注射液稀释至 1 mL,摇匀配制成 $2×10^4$ U/mL 的药液。③弃去 0.9 mL,余 0.1 mL,再加 0.9%氯化钠注射液至 1 mL,则为 2000 U/mL 的药液。④再弃去 0.9 mL,余 0.1 mL,再加 0.9%氯化钠注射液至 1 mL,则内含青霉素 200 U。每次配制时,均需将药液充分混合均匀。

(2) 试验方法及判断

1) 皮内注射法:①确认患者无青霉素过敏史。②取 75%乙醇消毒患者前臂掌侧下 1/3 处皮肤。③抽取皮试液 0.1 mL(含青霉素 20 U)进行皮内注射,行成一皮丘。④观察 20 min 后判断结果并记录。如局部皮丘大小无改变,周围无红肿,无红晕,患者无自觉症状,无不适表现,则判断为青霉素皮试结果阴性。如局部皮肤红肿,皮丘隆起增大,直径>1 cm 或局部皮肤出现红晕,周围有伪足,伴有局部痒感,部分患者可有头晕、心慌、恶心、甚至发生过敏性休克等全身反应,则判断为青霉素皮试结果阳性。对可疑阳性者,在另一手臂进行 0.1 mL 0.9%氯化钠注射液皮内注射作对照。

2) 快速仪器实验法:①将青霉素皮试液(皮试液浓度为 $1×10^4$ U/mL)和注射用水(严禁使用 0.9%氯化钠注射液)各滴 1 滴(约 0.1 mL)在导入小盘。②将导入小盘紧裹于患者前臂掌侧下 1/3 处。③药物导入后启动仪器,5 min 后仪器自动报警。④再观察 5 min,判断皮试结果。如青霉素及注射用水的测试处皮肤充血程度相同,1~2 min 后消退,无全身反应则为阴性。如测试处皮肤局部出现红肿,有明显突起的风团或大丘疹则为阳性。部分患者可有手臂痒感、刺痛、灼伤等感觉,或有全身反应为强阳性。

(3) 过敏反应的处理:一旦发生过敏反应,立即停药,通知医生就地抢救。协助患者取平卧位,遵医嘱给予肾上腺素治疗。有呼吸困难者予以氧气吸入或人工呼吸辅助通气。喉头水肿明显者,应及时作气管切开。有低血压或休克症状时,立即建立静脉通路,给予0.9%氯化钠注射液,进行液体复苏。做好呼吸、心率、血压和血氧饱和度的监测。必要时给予多巴胺等血管活性药。如发生心跳、呼吸骤停,立即实施心肺复苏术进行抢救。

(4) 注意事项:青霉素皮试液需现配现用。

2. 普鲁卡因过敏试验

(1) 试敏液的规定及配置:0.25%普鲁卡因溶液皮内注射0.1 mL,20 min后观察皮试结果并记录。

(2) 试验方法及判断:同青霉素过敏试验。

(3) 过敏反应的处理:如出现过敏反应,可参考青霉素过敏的处理,采取急救措施。

3. 精制破伤风抗毒素

(1) 试敏液的规定及配置:要求破伤风抗毒素(tatanus antitoxin,TAT)试敏液配制成150 U/mL,皮内试敏剂量0.1 mL(含15 U TAT)。从TAT药液(1 500 U/mL)中抽取0.1 mL,加0.9 mL的0.9%氯化钠注射液稀释至1 mL,配制成TAT试敏液(150 U/mL)。

(2) 试验方法及判断:

1) 试敏方法:取配好的TAT试敏液0.1 mL(含15 U TAT)进行皮内注射(试敏部位同青霉素皮试),20 min后观察结果并记录。

2) 皮内试验结果的判断如下:

阴性:局部无红肿、全身无异常反应。

阳性:皮丘红肿,硬结直径>1.5 cm,红晕范围直径>4 cm,有时出现伪足,或有范围的痒感,全身过敏反应表现与青霉素过敏反应相似,以血清病型反应多见。

如果皮内试验结果判断不能肯定,可在另一前臂内侧注射0.1 mL 0.9%氯化钠注射液作对照。

(3) 过敏反应的处理:如出现过敏反应,可参考青霉素过敏的处理,采取急救措施。

(4) 注意事项:

1) 首次使用TAT必须做过敏试验。既往有TAT注射史,如需要再次使用TAT,仍须做皮试。

2) 对皮内过敏试验结果为阳性但又必须注射者,可采取少量、多次(间隔20分钟)肌内注射TAT,即脱敏注射,如发现病人有全身反应,立即停止注射,给予及时处理。

3) 目前已有破伤风人免疫球蛋白,为含高效价破伤风抗体的健康人血浆经低温、分离、灭活等处理制成,适用于对TAT有过敏反应者。

4. 细胞色素C

(1) 试敏液的规定及配置:

1) 划痕法:取细胞色素C原液(含细胞色素C 7.5 mg/mL)1滴进行划痕试验。

2) 皮内注射法:取细胞色素C稀释液(含细胞色素C 0.75 mg/mL)0.1 mL进行皮内注射。

(2) 试验方法及判断:

1) 划痕法:取细胞色素 C 原液 1 滴,滴于前臂内侧皮肤上,用无菌针尖在表皮上进行划痕,长约 0.5 cm,深度以有微量渗血为宜,20 min 后观察结果并记录。局部皮肤发红且直径>1 cm,出现丘疹者为阳性。

2) 皮内注射法:取细胞色素 C 原液(含细胞色素 C 7.5 mg/mL)0.1 mL 加 0.9%氯化钠注射液稀释至 1 mL,配制成细胞色素 C 试敏液(0.75 mg/mL),取其中 0.1 mL(含细胞色素 C 0.075 mg)进行皮内注射。20 min 后观察结果并记录。皮试结果判断同划痕法。

(3) 过敏反应的处理:如出现过敏反应,可参考青霉素过敏的处理,采取急救措施。

(4) 注意事项:治疗结束后如再需用本品,必须重新皮试,阳性反应者禁用。

5. 碘剂过敏试验

(1) 试敏液的规定及配置:

1) 口服法:口服 5%~10%碘化钾(钠)。

2) 皮内注射法:取碘造影剂(30%泛影葡胺)0.1 mL 皮内注射。

3) 静脉注射法:取 30%泛影葡胺 1 mL 静脉注射,20 min 后观察结果并记录。如需要静脉注射含碘造影剂,必须先行皮试,结果阴性才可进行碘剂造影。

(2) 试验方法及判断:凡做碘剂造影,在用药前 1~2 日均须做碘过敏试验。

1) 口服法:口服 5%~10%碘化钾(钠)5 mL,每日 3 次,连续口服 3 天,观察结果。如有口麻、头晕、心悸、恶心、呕吐、荨麻疹、流泪、流涕等症状为阳性。

2) 皮内注射法:取 30%泛影葡胺 0.1 mL 皮内注射,20 min 后观察结果并记录。如局部红肿,有硬块,直径超过 1 cm,为阳性。

3) 静脉注射法:用 30%泛影葡胺 1 mL 静脉缓慢推注,5~10 min 后观察结果。如有血压、脉搏、呼吸及面色等改变,为阳性。

(3) 过敏反应的处理:如出现过敏反应,可参考青霉素过敏的处理,采取急救措施。

(4) 注意事项:少数患者做过敏试验为阴性,但全量注射碘造影剂时,可能会出现过敏反应,应在注射前准备好急救药品和设备。

6. 链霉素

(1) 试敏液的规定及配置:一般配制成 2 500 U/mL 的链霉素皮试液,注入皮内剂量 0.1 mL(含链霉素 250 U)。

以 1 瓶含有 1 g(1×10^6 U)链霉素为例:①取 1 g(1×10^6 U)的链霉素加 3.5 mL 的 0.9%氯化钠注射液,摇匀配制成 2.5×10^5 U 的药液;②用 1 mL 注射器抽吸上液 0.1 mL,加 0.9%氯化钠注射液稀释至 1 mL,摇匀配制成 2.5×10^4 U/mL 的药液;③弃去 0.9 mL,余 0.1 mL,再加 0.9%氯化钠注射液至 1 mL,配制成 2 500 U/mL 的皮试液。每次配制时,均需将药液充分混合均匀。

(2) 试验方法及判断:取链霉素皮试液 0.1 mL(含链霉素 250 U),进行皮内注射,20 分钟后观察结果并记录。皮试部位和结果判断标准同青霉素皮试。

(3) 过敏反应的处理:链霉素的过敏反应较为常见,可有全身麻木、抽搐、肌肉无力、眩晕、耳鸣、耳聋等症状,处理方式可参考青霉素过敏的处理方式。如出现抽搐症状,可遵医嘱给予 10%葡萄糖酸钙或 5%氯化钙静脉缓慢推注。如患者出现肌肉无力、呼吸困难,建议使用新斯的明皮下注射或静脉注射。

7. α-糜蛋白酶

(1) 试敏液的规定及配置:一般配制 40 U/mL 的 α-糜蛋白酶皮试液,注入皮内剂量为 0.1 mL(含 4 U α-糜蛋白酶)。

以 1 瓶含有 4 000 U α-糜蛋白酶为例:①用 5 mL 的 0.9%氯化钠注射液充分溶解 α-糜蛋白酶(4 000 U/瓶),摇匀配制成 800 U/mL 的 α-糜蛋白酶药液。②用 1 mL 注射器抽吸上液 0.5 mL,加 0.9%氯化钠注射液稀释至 1 mL,摇匀配制成 40 U/mL 的皮试液。每次配制时,均需将药液充分混合均匀。

(2) 试验方法及判断:取 α-糜蛋白酶皮试液 0.1 mL(含 α-糜蛋白酶 4 U),进行皮内注射,20 min 后观察结果并记录。皮试部位和结果判断标准同青霉素皮试。

(3) 过敏反应的处理:如出现过敏反应,可参考青霉素过敏的处理,采取急救措施。

(4) 注意事项:

1) 本药雾化吸入、眼科局部用药一般不会引起不良反应,可不进行皮试。

2) 肌内注射前可有过敏性休克等不良反应,注射前须进行皮试,禁止静脉注射。

3) α-糜蛋白酶水溶液极不稳定,必须现配现用。

四、输液反应的防治与护理

输液反应是由输液所引起的或与输液相关的不良反应的总称,是医疗活动中的常见现象。主要由药物、输液用具、输液环境、气候、操作者,以及患者自身等多种原因引起,可为一般或较严重的反应,严重者可危及生命。常见的输液反应有发热反应、循环负荷过重(急性肺水肿)、静脉炎、空气栓塞等。

(一) 发热反应的治疗与护理

1. 原因　因输入致热物质引起,多由输液瓶等用物清洁、灭菌不彻底造成,或是输入的溶液或药物制品不纯、消毒保存不良、输液用具消毒不严格或被污染,输液过程中未能严格执行无菌操作所致。

2. 临床表现　发生在输液后数分钟至 1 h,患者表现为发冷、寒战、发热等症状。轻者体温在 38 ℃左右,停止输液后数小时后可自行恢复正常;严重者初期以寒战为主要表现,继而出现高热,体温可达 40 ℃以上,并伴有头痛、恶心、呕吐、脉速等全身症状。

3. 治疗及护理

(1) 发热反应轻者,应立即减慢输液速度或停止输液,并及时通知医生。

(2) 发热反应严重者,应立即停止输液,并保留剩余溶液和输液器,必要时送检验科做细菌培养,以查找发热反应的原因。

(3) 对高热患者,应给予物理降温,严密观察生命体征的变化,必要时遵医嘱予抗过敏药物或激素治疗。

(二) 循环负荷过重的治疗与护理

1. 原因

(1) 由于输液滴速过快,在短期内输入大量液体,使循环血容量急剧增加,心脏负荷过重所致。

(2) 患者原有心、肺功能不良的情况,尤其多见于急性左心功能不全的患者。

2. **临床表现**　患者突然出现呼吸困难、胸闷、咳嗽、咳粉红色泡沫样痰,严重时痰液可从口、鼻腔涌出。肺部听诊布满湿啰音,心率快且节律不齐。

3. **治疗及护理**

(1) 患者出现肺水肿症状时,应立即停止输液,并通知医生。协助患者取端坐位,双腿下垂,以减少静脉回流,减轻心脏负荷。

(2) 按医嘱给以镇静、强心利尿、扩血管、平喘等药物,减少回心血量,加快体液的排出。

(3) 给予20%~30%乙醇湿化氧气吸入,氧流量调整至6~8 L/min,以减低肺泡内泡沫表面的张力,使泡沫破裂消散,从而改善肺部气体交换,减轻缺氧症状。

(4) 必要时可进行四肢轮扎。用止血带或血压计袖带等加压,每隔5~10 min轮流放松肢体,阻断静脉血流,有效减少回心血量,待症状缓解后,逐渐解除止血带或血压计袖带。

(5) 此外,静脉放血200~300 mL也是一种有效减少回心血量最直接的方法,但应慎用,贫血患者禁用。

(三) 静脉炎的治疗与护理

1. **原因**

(1) 药物因素:长期输注高浓度、刺激性强或高分子的药液刺激血管壁所致。

(2) 机械及物理因素:反复、多次穿刺同一血管,或刺激性较强的塑料导管静脉留置时间过长,穿刺中使用的针头过粗,导致局部静脉壁发生化学炎性反应。

(3) 感染:在输液过程中未严格执行无菌操作原则,环境清洁度不够,导致的局部感染。

(4) 患者因素:长期输液的患者,血管壁增厚,血管弹性差,容易引起静脉炎。

2. **临床表现**　静脉走向出现条索状红线,局部组织发红、肿胀、灼热、疼痛,有时可伴随畏寒、发热等全身症状。

3. **治疗及护理**

(1) 立即停止在此部位静脉输液,抬高患肢、制动。局部用50%硫酸镁或95%乙醇溶液湿热敷20 min,每日2次。

(2) 有条件者可行超短波物理治疗,每次15~20 min,每日1次。

(3) 中药治疗:将如意金黄散调成糊状局部外敷,每日2次。

(4) 如合并感染,遵医嘱给予抗生素治疗。

(四) 空气栓塞的治疗与护理

1. **原因**

(1) 静脉输液导管内空气未排尽;导管连接不紧,有漏气。

(2) 较粗或近胸腔的深静脉导管拔除后,穿刺点封闭不严密。

(3) 加压输液、输血时无人看护,输液结束时未及时更换药液或拔针,均有发生空气栓塞的风险。

2. 临床表现 患者感到胸部异常不适或有胸骨后疼痛,随即出现呼吸困难和严重发绀症状,并伴有濒死感。心前区听诊可闻及响亮、持续的"水泡声"。心电图呈现心肌缺血和急性肺心病的改变。

3. 治疗及护理

(1) 患者出现空气栓塞临床表现时,立即将患者置于左侧卧位,保持头低足高位,以利于气体浮向右心室尖部。

(2) 给予高流量氧气吸入,提高患者血氧浓度,纠正缺氧症状。

(3) 有条件时可使用中心静脉导管抽出空气。

(4) 严密观察患者病情变化,如有异常及时通知医生,对症处理。

(五) 输液反应的预防

(1) 严格遵守无菌操作原则。规范输液的配置过程,注意保持环境、人员的清洁。

(2) 严格执行"三查八对"制度,输液前必须仔细检查药液、输液用具的质量,确认包装是否完整,药液和输液用具的灭菌日期或有效期。建议使用带精密过滤装置的输液器,以免微粒进入人体。

(3) 根据患者血管条件,有计划、科学地选择血管,更换输液部位,避免静脉壁长期、反复受到刺激。

(4) 对血管壁有刺激性的药物需要充分稀释后再应用,适当减慢滴速,并防止药液渗漏至血管外。

(5) 输液前排尽输液导管内的空气。

(6) 输液过程中密切观察患者的病情变化,根据患者病情、年龄等控制输液速度和输液量,尤其要重视老年人、儿童和心肺功能不全者。

(7) 加强输液期间的巡视,及时添加药液或更换输液瓶。输液结束及时拔针。需要加压输液时,应安排专人进行守护。

(8) 拔出较粗、近胸腔的深静脉导管后,立即严密封闭穿刺点。

(9) 加强医护人员用药、配药等相关知识的培训。掌握静脉输液的适应证和禁忌证。按规定的温度、条件执行药品的储存。注意药物配伍禁忌,尤其是中草药制剂,容易因不纯导致配伍不当,增加发生输液反应的机会。

(陈璋璋　江莹　冯丽)

第四节　用药与饮食

一、口服药物与饮水及饮水量的关系

(一) 口服药物与饮水

除了某些液体状的口服制剂,绝大多数口服药物都需要借助水来服用。一般的片剂和胶囊不可干吞,需要用水送服。白开水是最好的送药饮液。水有润滑口腔和食管的作

用,又能加速药物在胃内溶解,促进吸收,药物起效后还有利于加速排泄,减少不良反应。白开水与所服药物也没有相互作用。

颗粒剂需用温水冲服,粉剂也应溶解在水中后服用,以免药粉呛入气管。而泡腾片是含有泡腾崩解剂[通常是有机酸和碳酸(氢)钠的混合物]的一种片剂,遇水后即可发生酸碱反应,产生大量二氧化碳,使片剂迅速崩解和融化,故不能直接放入口中,直接吞服则在口中或胃中产生大量二氧化碳可导致窒息,甚至死亡,尤其是儿童。故应先取半杯凉开水或低于 40 ℃的温开水(100～150 mL),将一次用量的药片投入其中,待气泡完全消失后,摇匀后服下。

另外,水温不宜过高。一些助消化药如胃蛋白酶合剂、淀粉酶、多酶片等,遇热后会凝固变性。维生素 C 不稳定,遇热后易失去药效。含活性菌类如地衣芽孢杆菌活菌颗粒、双歧杆菌三联活菌胶囊等遇热后活性菌会被破坏灭活。

(二) 口服药物与饮水量

由于药物的药理作用和不良反应等特点不同,口服药物时,适宜的饮水量也会有差异,服药时需根据疾病和所服药物的不同,注意适当控制或增加饮水量。

1. 需控制饮水量的口服药物 某些液体状的口服制剂可按医嘱或说明书上的用量直接饮用。例如乳果糖口服溶液应直接吞服且不应在口中停留。止咳糖浆服后不宜饮水,以免冲淡药物,降低疗效。胃黏膜保护剂如硫糖铝等服药后 1 h 内应少饮水,以免降低疗效。硝酸甘油片舌下含服时不宜饮水,以使药物通过舌下静脉吸收。另外,一些药物由于疾病治疗和药物作用的因素,如需要服用利尿剂、去氨加压素时,应注意限制饮水量。

2. 需多饮水的口服药物 一般情况下,大部分片剂通常用 150～200 mL 水送服即可。但某些药物或制剂为减少不良反应必须多饮水。例如胶囊遇水会变软变黏,服用后易附着在食管壁上,造成损伤甚至溃疡,口服抗生素、抗肿瘤药、抗胆碱药、铁剂等,若饮水量太少更易引起食管不良反应,送服时要多饮水,饮水量应不少于 300 mL,服药后也不要立即卧床,以保证药物被送达胃部。又如复方磺胺甲噁唑片经肾脏排泄,尿少时易析出结晶引起肾小管堵塞,服药后应多饮水;服用苯溴马隆期间也需大量饮水以增加尿量(治疗初期饮水量不得少于 1.5～2 L),以免在排泄的尿中尿酸浓度过高导致尿酸结晶。而有些药物为更好地发挥其作用,服药后也应摄入足量的水。例如乳果糖在结肠中被消化道菌丛转化成有机酸,导致肠道内 pH 值下降,并通过保留水分,会增加粪便体积,因此服药后,建议每日摄入足量的液体(1.5～2 L)。对于一些肠溶制剂如阿司匹林肠溶片,服药时增加饮水量,使胃内容物体积增大,渗透压降低,胃排空速率加快,进入小肠后药物的稀释液可与肠壁充分接触,也有利于药物的吸收。

二、饮料对药效的影响

口服药物时,不宜用咖啡、茶水、果汁或牛奶送服,一些饮料还可能影响药物的代谢,用药期间应注意可能的相互作用,以免影响疗效或引起不良反应。

(一) 咖啡

咖啡因可在胃肠道迅速吸收,并主要通过肝脏细胞色素 CYP1A2 酶代谢。摄入咖啡或含咖啡因成分的饮料会影响一些药物的吸收和代谢。例如咖啡会减少阿仑膦酸钠和铁剂等药物的吸收，忌用咖啡送服药物。多索茶碱和咖啡因都是甲基黄嘌呤相关的产物，它们联合使用可能导致附加或协同作用，同时也会增加毒性，故使用多索茶碱的患者应完全避免摄入含咖啡因的产品。喹诺酮类药物如环丙沙星可抑制咖啡因的代谢清除，可能增强咖啡因对中枢神经系统和心血管系统的作用。另一些药物如氯氮平、利奈唑胺、锂剂、替扎尼定等与咖啡因也有较弱的相互作用，用药期间应减少咖啡因的摄入量。

（二）茶水

茶叶中含咖啡因、鞣酸等，这些物质可与某些药物发生反应，使药物失效或产生不良后果。如铁剂和茶叶中的鞣酸接触，可形成难溶性铁盐，妨碍吸收，应避免用茶水或茶饮料送服铁剂。茶叶中的某些成分还能影响一些药物的体内过程。例如绿茶中的表没食子儿茶素没食子酸酯可抑制肠道P糖蛋白（P-glycoprotein，P-gp）作用，可能会影响P-gp底物如地高辛的转运而引起不良反应。

（三）果汁

果汁中含酸性物质，可使药物提前分解或使糖衣提前溶化，不利于吸收。某些碱性药物如碳酸氢钠等与酸性果汁同服，会发生酸碱中和反应影响药效。酸性果汁送服磺胺类药物则可降低药物的溶解度，易引起尿路结石。含蒽醌类物质的果汁如山楂汁等，可增加肠蠕动，缩短肠传递时间，减少药物吸收，从而影响疗效。

一些果汁还会影响某些药物的药代动力学。例如葡萄柚汁中的呋喃香豆素衍生物可选择性抑制肠CYP3A4酶的活性，降低药物的肠首过代谢，增加药物的吸收。一些药物如苯二氮䓬类、钙拮抗剂、环孢素等用葡萄柚汁送服，可增加这些药物的吸收。环孢素与葡萄柚汁同服，环孢素比用水送服生物利用度高1.5倍。服用葡萄柚汁后，一些二氢吡啶类钙拮抗剂如硝苯地平等的生物利用度提高，降压作用明显增强，还可能出现明显的心动过速等不良反应。大量的葡萄柚汁可使某些他汀类如辛伐他汀的生物利用度和血浓度明显增高，肌病风险显著增加。葡萄柚汁、橙汁和苹果汁中的一些成分可抑制肠乳腺癌耐药蛋白（breast cancer resistance protein，BCRP）介导的底物如达沙替尼等的外排来增加BCRP底物的口服吸收。又如苹果汁、橘子汁等成分中含有有机阴离子转运体（organic anion transporter，OAT）抑制剂，会影响OAT的底物如阿托品、地西泮、阿米替林、奥司他韦等的排泄，应避免同服。

（四）牛奶

牛奶中含蛋白质、脂肪酸较多，可在药片周围形成薄膜，影响药物的吸收。牛奶和奶制品饮料中的蛋白质还可能与一些药物如苯妥英钠等结合，使吸收减少，影响疗效。牛奶中含有的一些成分可能影响某些药物的疗效，甚至引起毒性反应。例如牛奶中的钙离子可与喹诺酮类、大环内酯类、四环素类抗菌药物结合形成不溶性络合物，使药物无法吸收，导致治疗失败。牛奶中的钙离子会与含铁剂竞争吸收，降低铁剂的疗效。地高辛与含钙量较高的牛奶合用，可能增强地高辛的毒性作用。牛奶中含有丰富的酪胺，当与单胺氧化酶抑制剂如司来吉兰、雷沙吉兰等合用时，会引起酪胺蓄积，导致血压骤然升高、心律失常等。碳酸氢钠与大量牛奶合用，可能出现乳碱综合征（高钙血症、高尿酸血症、碱中毒等)。

三、服药时间与疗效

服药时间与疗效密切相关,需结合患者的疾病、个体情况、进食情况和药学特点来安排服药时间,以更好地发挥药物的治疗效果,减少不良反应的风险。

(一)根据一天的时间运作规律安排服药时间

服药时间一般可根据一日的时间运作规律而定,大多数药物服药时间一般在清晨、上午、中午、下午或傍晚,少数药物需安排在晚上或睡前服用。血浆半衰期短的短效药物给药间隔时间短,常需一日多次服药,在一日内安排分次服用的时间点。多数药物的服药时间间隔略等于1个半衰期或根据单次服药药效维持时间而定。所谓"每日多次"的服药时间应按24 h 计算。如普罗帕酮每日3次口服,给药间隔适宜每8 h 1次,使体内的血药浓度变化维持相对恒定。而对于高浓度持续给药会导致耐药的硝酸酯类药物,则不应采用每天平均数小时1次的均等给药间隔,而推荐采用偏心给药或间歇给药方法,保证8~12 h 的无硝酸酯浓度期或低硝酸酯浓度期,从而保持其抗心绞痛作用。血浆半衰期长的药物给药间隔相对延长,可减少给药次数或每日1次给药,一些控释或缓释片(胶囊)由于在制剂学上将短效药物制成长效药物,也可每日1次或2次服药。例如大多数长效降压药物,每日清晨服药1次即可起到平稳降压的作用。

(二)根据生理活动或病情安排服药时间

有些药物还需根据生理活动或病情而制订服药时间,如疼痛发作时、活动前、入睡前等,使药物更好地发挥其作用。例如硝酸甘油舌下含服起效快,药效维持时间也短,预防心绞痛时,可在劳作或如厕前5~10 min 含服。晕车、晕船者服用防晕动病药应提前30 min 服药才能起到预防作用。因胆固醇合成高峰在凌晨,一些半衰期较短的降胆固醇他汀类药物,一般推荐睡前服用,但半衰期较长的阿托伐他汀和瑞舒伐他汀,则可在一日中的任何时间服用。易导致嗜睡的抗过敏药等宜睡前服用。治疗便秘的液体石蜡等,服药后8~10 h 才见效,一般睡前给药,可在次日早晨排便。高血压患者24 h 血压呈昼夜节律变化,若夜间血压不高者,一般只需白天服药。

(三)根据进食情况安排服药时间

一些药物由于药理作用或受到药物-食物相互作用等因素的影响,应合理安排服药时间在餐前、餐时、餐后或其他任何时间,以达到最佳的疗效并减少或避免不良反应的发生。

一般来说,在胃内发挥作用且对胃部无刺激性的药物,要餐前服用,如胃黏膜保护剂硫糖铝可在胃黏膜表面形成一层薄膜,避免胃酸的刺激,要餐前1 h 空腹服用。一些促胃肠动力药、刺激食欲的健胃药,宜在餐前服用。而在消化过程中发挥助消化作用的消化酶类药宜餐时或餐后服用。

服用降糖药物时应根据药物作用特点、用药目的安排服药时间。例如2型糖尿病患者胰岛素分泌功能受损,餐后胰岛素分泌减少或高峰相对延迟,使进餐后的血糖更高。为了控制餐后高血糖,使降糖药血药浓度达峰时间与餐后2 h 血糖峰值相一致,从而起到最佳的降血糖作用,并减少下一次餐前低血糖反应的发生,促胰岛素分泌的降糖药物需在餐前服用。而阿卡波糖与食物中的碳水化合物竞争性抑制α-糖苷酶,可延缓碳水化合物降解,还可延缓葡萄糖的吸收,从而延缓和降低餐后血糖的升高,需在餐前即刻服用或与第一口主食咀嚼时服用。

口服给药后,药物必须先经过胃肠道的吸收才能进入血液,所以影响药物吸收的一些因素也决定了服药时间。药物暴露的胃肠道环境直接影响药物的吸收,而食物是影响胃肠道环境的重要因素。食物可以改变胃排空速率、改变消化道内容物的pH,或与药物发生理化反应等。食物可延长药物的胃排空时间,食物量越大,药物的胃排空时间越长。且食物在消化时要吸收水分,使消化道内液体减少,影响固体制剂的崩解和药物溶解,延缓药物溶出速率。食物还使消化液黏度增大,减慢药物在胃肠壁扩散速率而影响吸收。

食物可减少有些药物吸收,使峰浓度降低、达峰时间延长,此类药物应空腹服用,以免影响药效。例如食物会延缓对乙酰氨基酚的吸收速率,降低其生物利用度,空腹服用对乙酰氨基酚在20 min内达到最大血药浓度,而餐后服用的达峰时间需2 h。又如培哚普利是前体药物,吸收后转化成活性代谢物培哚普利拉发挥作用,而食物可降低培哚普利拉的转化,影响其生物利用度,故必须餐前服用。

食物还可与药物发生吸附、络合等理化反应影响药物吸收,例如菠菜、茶、杏仁等含丰富的草酸,与钙补充剂同服时草酸在小肠内会与钙结合,产生无法吸收的不可溶物质,阻碍钙的吸收。食物中纤维可以吸附地高辛,使其吸收率降低10%左右。食物中的多价金属离子(如钙、镁、铁、锌等)容易与喹诺酮类、四环素类药物络合,对药物的吸收和疗效有明显影响,因此这些药物和相应的食物应错时服用。

食物也可促进有些药物的吸收。脂肪类食物可促进胆汁分泌,胆汁酸具有表面活性作用,可增加难溶性药物的溶解度,提高药物吸收。食物还可减少药物对胃肠道的刺激性和提高胃中不稳定药物的稳定性。食物降低胃排空速率可延长溶出较慢的药物在胃内的滞留时间,从而增加药物的胃吸收。如脂溶性维生素在餐后服用可因食物中较充足的油脂更易吸收。哌柏西利、阿扎那韦等应与食物同服,可提高生物利用度且可减少药物暴露量差异。维生素B_2特定吸收部位在小肠上部,若空腹服用则胃排空快,大量的维生素B_2在短时间内通过胃集中于十二指肠,降低其生物利用度。而餐后服可延缓胃排空,使其在小肠中较充分的吸收。

另外,需要注意的是,进食可能影响药物不良反应,因此合理安排服药时间很重要。例如进食后组织器官的血流量增加,有些药物吸收加快,生物利用度增大,血浓度过高,容易出现不良反应,如美托洛尔普通片剂,适宜空腹服用。对胃肠道刺激性较强,容易导致胃肠道不良反应的药物应餐后服用,如非甾体抗炎药、糖皮质激素类药、铁剂等。对于与食物同服可减轻不良反应又不影响生物利用度的药物则推荐餐时服用,例如二甲双胍餐中或餐后即服可减轻胃肠道不良反应;又如卡维地洛口服后很快被吸收,但与食物一起服用时,其吸收减慢而生物利用度没有明显受影响,且可减少引起体位性低血压的危险性,因此对充血性心力衰竭患者必须餐时服用。

(李 静)

第三章　不同途径给药护理

治疗疾病的过程中,各类药物治疗发挥着至关重要的作用,药物通过不同的途径进入血液循环的过程称之为吸收。制药过程中,会根据原料药不同的性质、用药目的、给药途径制成不同的制剂,按药物的形态分为固体制剂、液体制剂、半固体制剂、气体制剂四大类;常见的给药途径有口服、管饲、皮内注射、皮下注射、肌内注射、静脉注射和其他局部给药途径等,相同药物的不同剂型和给药途径可能产生不同的治疗效果,不同给药途径也决定了药物的作用时间和作用强度,因此正确、安全、有效的给药护理才能真正发挥药物的最大作用。

第一节　口服制剂给药的护理

一、口服制剂的分类

(1) 舌下片:药品应置于舌下,不宜吞服或咬碎,如硝酸甘油片。

(2) 口含片:药品应置于黏膜与牙龈之间,使其慢慢溶化,如润喉片。

(3) 咀嚼片:吞服前要充分咀嚼,嚼碎后表面积增大,促进药物在体内的溶解和吸收,如铝碳酸镁咀嚼片。

(4) 泡腾片:药片需加入水中等溶解后才可服用,如维生素C泡腾片。

(5) 分散片:加入温水中溶解后口服,也可将分散片含于口中吮服或吞服,如头孢克洛分散片。

(6) 缓释片:不可嚼碎或掰开服用,以免影响疗效,如盐酸二甲双胍缓释片。个别缓释制剂采用特殊缓释技术使其可掰开服用,以方便患者随时调整用药剂量,如倍他乐克(琥珀酸美托洛尔缓释片)。

(7) 控释片:不宜掰开或嚼碎服用,应整片吞服,常见的控释制剂有格列吡嗪控释片。

(8) 肠溶片剂:需整粒吞服,药片到达肠道才被溶解,若研碎后服用可降低药物疗效,并会引起不良反应,如阿司匹林肠溶片。

(9) 双层糖衣片剂:勿研碎服用,若药片研碎即失去消化酶的保护作用,尤其是胰酶粉剂残留在口腔中可刺激口腔黏膜,如多酶片。

(10) 胶囊剂:整粒吞服,若研碎将破坏其结构而不能达到缓释的目的。该种剂型可掩盖药物的气味和苦味,且进入胃肠道后再溶解,生物利用度好,如某些抗生素。

(11) 膜剂:一种新剂型,将药物溶解或混悬于多聚物的溶液中,经涂膜、干燥而制成,如硝酸甘油膜。

(12) 散剂:多用于儿科,注意正常灌服,防止呛入气管。

(13) 冲剂:用水冲服,混悬液冲剂应将药液搅匀全部吞服。

二、口服制剂应用的一般原则及注意事项

(一) 服药姿势

(1) 硝酸甘油片:含服硝酸甘油片时最好取半卧位姿势。

(2) 抗溃疡药:服后应静卧。并根据溃疡的不同部位,采用不同的卧位:溃疡在胃底后壁,宜仰卧;溃疡在胃体后侧壁,宜左侧卧位。这样既可减慢药物排空时间,延长药效,又可减少胃酸和十二指肠液的反流,减轻对胃黏膜的腐蚀作用,从而提高疗效。

(3) 口服抗生素、抗肿瘤药、抗胆碱药、铁剂、胶囊剂:服药后勿立即卧床,并多饮水,否则容易引起药物性食管溃疡。

(4) 双磷酸盐类:治疗骨质疏松,正确的服用方法是服药前 30 min 空腹,最好是早餐前 30 min,用 200~300 mL 温水送服药物,服药后保持 30 min 直立体位,以减少药物对食管的刺激。勿咀嚼或吮吸药片,以防口咽部溃疡。

(5) 鼻饲患者或神志不清者一般采取抬高头部右侧卧位给药。

(二) 服药时间

给药时间根据药物的作用、机制,选择合适的服药时间,分清饭前、饭后、空腹、吞服、嚼服、分服、同服等。空腹服药是指清晨空腹服药,因此时胃和小肠基本不存在食物,具备使药物充分吸收的条件,能快速发挥药效。饭前服药是指饭前 30~60 min 服药,此时胃中无食物,有利于药物在胃内吸收和作用于胃壁,胃的排空快可使药物迅速到达小肠,对胃无刺激性或需作用于胃壁的药物应饭前服用。饭后服药是指饭后 15~30 min 服药,由于多数药物在小肠内吸收,故与药物的开始显效时间、药效强度与药物通过胃到达肠的速度有关,对胃黏膜有刺激性的药物安排在就餐时服用。

一般情况下,健胃药适宜在饭前服用;对胃黏膜有刺激性的药物及助消化药宜在饭后服用;催眠药宜在睡前服用;驱虫药适宜在空腹或半空腹时服用;抗生素及磺胺类药物应按时准确服药,以保证有效的血药浓度;易潮解的药物,从铝塑板或瓶中取出后应立即服用。

(三) 送服液体

(1) 大部分口服片剂:通常 100~150 mL 水送服。

(2) 胶囊:至少 300 mL 水送服,因遇水会变软变黏,服用后易附着在食管壁上,造成损伤甚至溃疡,所以送服胶囊时要多饮水,以保证药物确实被送达胃部,且咽下时应稍稍低头,胶囊会更顺利地服下。

(3) 冲剂:中药冲剂每次用水 150~180 mL,服后温开水漱口,如感冒清热颗粒;西药中的散剂,如蒙脱石散,50 mL 水冲服。

(4) 特殊药物服用后须大量饮水,如四环素类药物,以减轻对消化道的刺激;磺胺类药物和喹诺酮类药物,代谢时易在尿中析出结晶,损伤泌尿系统,因此服药期间必须大量喝水,或者同时口服一些碱化尿液的药物,如碳酸氢钠等。

(5) 某些药物服用时不宜多饮水,因饮水会破坏和降低药效,如胃黏膜保护剂、外周镇咳药等。

(6) 有些药不宜用热水送服,如胃蛋白酶合剂等多含酶、活性蛋白质或益生菌,受热后即凝固变性而失去作用。

(四) 分剂量给药要点

(1) 注意给药剂量准确性。

(2) 分剂量时需注意清洁双手,工具需定时清洁。

(3) 手工分剂量更适合于带裂痕、分偶数份剂量(如 1/2、1/4)的药片。

(4) 胶囊分剂量时可将内容物倒出分好剂量后再将其装入胶囊壳中,保留胶囊壳的原有作用。

(五) 补服药物的注意事项

(1) 对于大多数药物而言,发生漏服后,如果不是接近下一次服药时间,都可以马上按量补服药物,如果已接近下一次服药时间,就不必补服,按原来方案继续服药。

(2) 对于每日 1 次口服药物,如果早上忘记服药,在一日中的任何时间补服都可以。

(3) 漏服药物时不可在下一次服药时加倍服用,以免造成严重后果。特别是安全剂量范围窄、不良反应大的药物,加倍服用后药效也会成倍增加,例如降压药物和降糖药物,会导致危险的低血压或低血糖。

(4) 随时观察患者服药效果和不良反应。

三、常用口服片剂给药的护理操作

(1) 按服药时间送药至患者床旁。

(2) 核对床号、姓名、药名、浓度、剂量、时间、方法和药品的有效期,通过双向核对的方法,确认患者信息后,方可发放药物。

(3) 协助患者采取适宜体位,向患者解释服药目的及注意事项。

(4) 协助患者服药,确认服下后方可离开。

(5) 若患者不在病房或者因故不能服药者,需将药品带回,并做好交班。

(6) 随时观察患者服药后的反应,如有异常,及时向医生汇报,并遵医嘱处理。

(苏 伟 季单单)

第二节 管饲给药的护理

临床上对于不能经口进食的患者会置放鼻饲喂养管满足患者营养需求。经管饲给药时,破坏药物剂型可能引起药动学和药效学的变化,经鼻饲给药应优先选用不需改变剂型的液体剂型,然后选用可制成溶液剂给药的速释固体制剂,最后选用可研碎的普通固体制剂。

一、管饲给药的护理操作

(一) 核对

通过双向核对的方法核对患者床号、姓名,核对药名、浓度、剂量、时间、方法和药品的有效期。

(二) 检查管饲通道

给药前检查饲管是否在应有位置及通畅性。可参照体外固定的位置和长度,也可通过回抽胃液、听诊胃部气过水声等方法确认胃管末端位置。

(三) 药液制备

(1) 液体制剂、速释固体制剂制成的溶液剂可直接使用,混悬液、乳剂需充分摇匀,黏稠或渗透压高者适当稀释后使用给药注射器给药。

(2) 可研碎固体制剂需预处理制备成溶液或混悬液给药,可根据不同固体剂型崩解特性选择不同的方法。

(四) 管饲给药

(1) 暂停管饲营养或胃肠减压。

(2) 冲洗管饲通道:使用 38～40 ℃温开水 15～30 mL 冲洗管饲通道并确认管路通畅。

(3) 将制备好的药液经饲管注入。

(4) 冲洗管饲通道:完成给药后使用 2～3 个管道容积的温开水冲洗管饲通道。

(5) 若是胃肠减压管饲给药后需夹管 30 min 以上,密切观察患者有无因夹管引起的不适,若有腹胀、呕吐现象及时开放引流。单纯的喂养管给药后可继续开放管饲。

(6) 观察用药效果及不良反应,保持管饲通畅。

(五) 其他口服药物管饲给药的注意事项

1. 不适合混合的药物　一次给予多种药物时,给药前应根据不同药物的作用和剂型分开研磨,多种药物混合研磨后同时注入喂养管,可能产生相互作用和配伍禁忌,增加不良事件发生的风险。

(1) 需餐前、空腹服用的药物需单独研磨,和其他药物一起可能影响吸收(如阿仑膦酸钠片,需空腹,与其他药物间隔至少 30 min)。

(2) 某些药物相互作用应隔开至少 2 h 服用,如喹诺酮类与含金属阳离子药物(四环素类、硫糖铝、琥珀酸硫酸亚铁、枸橼酸铋钾、多种维生素制剂)。

(3) 关注药效学相互作用,如抗菌药物与微生物活菌制剂、枸橼酸铋钾与微生物活菌制剂需要分开研磨。

2. 口服药与肠内营养剂同时给药

(1) 管饲给药操作可能中断肠内营养过程,且增加管路堵塞风险,因此应尽可能简化胃肠给药方案,首选长效药物以尽量减少给药次数,合理安排给药和肠内营养的时间。

(2) 对于顿服食物和营养液的管饲患者,考虑到药物被制备成液体剂型后吸收加快,达峰时间提前,经胃管给药可参照口服给药时间适当延迟。

(3) 对于接受持续管饲营养的患者,对于和肠内营养兼容的药物,可在肠内营养过程中根据治疗计划给药,但仍需要给药前后有效的冲管操作。

(4) 对于已知和肠内营养不相容的药物,如果每日给药1次,给药前后2 h停止肠内营养,如果每日给药1次以上,给药前1 h停止肠内营养。

(5) 需要空腹给药的在给药前30 min停止肠内营养,胃蠕动良好的患者30 min足以排空胃内容物,所以在给药后30 min后可以重新开启肠内营养。因食物不在小肠内停留,十二指肠、空肠管给药不需要考虑这些内容。

二、肠内营养输注途径与输注泵

(一) 肠内营养给药途径

营养液的选择主要取决于患者的年龄、胃肠道功能、脂肪吸收状况、糖耐受情况和疾病状况。肠内营养的给药途径有口服和管饲两种。多数患者因经口摄入受限或不足而采用管饲。管饲可按喂养管的入口处和导管尖端所处的位置分为鼻胃管、鼻肠管、胃造瘘、空肠造瘘等。鼻胃管或鼻肠管行肠内营养输注简单易行,是临床上最常使用的方法。

(二) 肠内营养输注的操作要点

(1) 评估患者病情、身体状况,了解患者既往有无输注的经历,评估饲管的位置和通畅情况。

(2) 向患者解释肠内营养的优点以及在使用中患者需注意的事项,以取得配合。

(3) 核对医嘱,准备所需物品,为患者取半卧位。

(4) 连接营养输注泵电源,根据需要在泵机上设定容量及流量。

(5) 抽吸胃液后用温开水20 mL冲洗管饲管,确保管饲管通畅后,连接泵管和营养液。

(6) 妥善固定泵管,启动营养输注泵。

(7) 观察输注是否通畅,观察输注后患者有无不适主诉。

(8) 整理用物,正确记录。

(三) 肠内营养输注的注意事项

(1) 肠内营养液的输注速度遵循浓度从低到高,剂量由少到多,速度从慢到快的原则,一般初始速度为30~50 mL/h,2~3 h观察患者无不适应表现后,可将速度增快到60~100 mL/h,或将需输入的总量按所需泵入的时间匀速泵入。速度一般不超过150 mL/h。

(2) 肠内营养液温度控制在35~40 ℃,以减少对胃肠道的刺激,避免腹胀、腹泻和肠痉挛等并发症发生。

(3) 在输注前了解管饲的途径和管道的位置,注意与外科患者其他管道鉴别,标识醒目。目前管饲的途径常见有鼻胃管、鼻十二指肠(空肠管)、胃造瘘管、空肠造瘘管。

(4) 营养液持续输入时抬高床头>30°,体位以半卧位为宜,翻身拍背时动作轻柔,并注意避免使腹部受到挤压,使腹内压升高引起恶心、呕吐、反流、误吸。

(5) 妥善固定管饲管,防止移位滑脱。

(6) 如果在运行过程中要改变参数,需先让泵处于暂停模式,再选择调整参数。

(7) 在营养泵使用期间应注意各种报警信号,随时观察并及时排除各种故障。

(苏　伟　季单单)

第三节　静脉给药的护理

一、静脉给药概论与合理使用

(一) 静脉给药

静脉给药是临床上常用的一种药物治疗方法,分为静脉输液和静脉推注。静脉输液是利用大气压和液体静压原理将大量无菌液体、电解质、药物由静脉输入体内的方法。静脉推注是用注射器将少量或单一类药物通过静脉注射给药的方法。

(二) 注射剂

注射剂是用药物制成的供注入体内的无菌溶液、乳状液、混悬液或临用前配置成液体的无菌粉末,以注射的方法注入体内的一种剂型,按分散系统分类分为:溶液型、注射用无菌粉末、乳浊型、混悬型等。

(三) 静脉输液的品种和主要用途

1. **晶体溶液**

(1) 葡萄糖溶液:提供水分和热能。

(2) 等渗电解质溶液:提供水分和电解质。

(3) 碱性溶液:纠正酸中毒,调节酸碱平衡。

(4) 高渗溶液:利尿脱水。

2. **胶体溶液**

(1) 右旋糖酐:低分子右旋糖酐降低血液黏稠度,改善微循环。中分子右旋糖酐提高血浆胶体渗透压,扩充血容量。

(2) 代血浆:增加血浆渗透压及循环血量。

(3) 血液制品:提高胶体渗透压,补充蛋白质,减轻组织水肿。

(4) 水解蛋白注射液:补充蛋白质,纠正低蛋白血症,促进组织修复,提高机体免疫力。

3. **静脉营养液**　供给热能,维持正氮平衡,补充维生素及矿物质。

(四) 静脉给药的合理使用

(1) 严格掌握静脉用药的适应证,尽量采用口服给药途径。原则上能口服不注射,能肌内注射不静脉注射。

(2) 采用序贯疗法,病情危急时采用静脉给药方法,病情缓解后改为口服药物序贯治疗。

(3) 规范操作流程,严格掌握无菌概念,避免因为护理操作引起的药物不良事件。

(4) 根据不同的药物性质和患者的疾病情况,合理控制药物滴注和推注速度。

(5) 合理安排输液顺序。

(6) 加强输液时的巡视,观察患者的用药效果,随时做好发生输液反应的应急准备。

(五) 注射剂的配伍不当的表现形式

常见的注射剂配伍禁忌分为以下三类。

(1) 物理性配伍禁忌:表现为分离、沉淀、潮解、液化。

(2) 化学性配伍禁忌:表现为变色、产气、沉淀、水解、燃烧或爆炸。

(3) 药理性配伍禁忌:2种或2种以上药物互相配伍后,由于药理作用相反,使药效降低的现象,如中枢神经兴奋药与中枢神经抑制药,氧化剂与还原剂,泻药与止泻药等。

二、常用注射剂的合理配置及使用

(一) 静脉药物无菌配置操作流程

(1) 静脉药物配置前查看药物说明书,了解药物的药理作用、配伍禁忌及配置有无特殊要求等。

(2) 双人做好患者信息、药物的三查八对工作,需要皮试的药物,必须皮试结果阴性后方可领用药物。

(3) 注射器一人一药一支,不得交叉使用。

(4) 严格执行无菌操作原则。

(5) 多种药物混合时,注意检查有无配伍禁忌。

(6) 中药注射剂单独静脉滴注,不可与其他药物配伍。

(7) 配置完成后检查液体有无浑浊、沉淀、变色的现象,检查粉剂药物是否完全溶解及有无瓶塞颗粒的问题。

(二) 配置和处置细胞毒性药物过程中的防护装备

(1) 细胞毒性药物配置工作必须由接受过培训的专业人员在防护设备齐全的配药室进行。

(2) 配药室安装小型安全生物柜,室内要安装排风设备,保持空气流通。

(3) 操作人员配备一次性口罩、帽子、一次性防渗透防护服、护目镜、聚氯乙烯手套、乳胶手套、防护垫、污物专用袋及封闭式利器盒等。

(三) 细胞毒性药物的配置过程

(1) 配药前洗手,穿防渗透防护服,佩戴口罩、帽子、戴聚氯乙烯手套和乳胶手套,操作过程中若手套破损应立即更换。

(2) 操作台面应覆盖一次性防护垫,一旦污染或操作完毕应及时更换。

(3) 严格按照操作规范进行药物配置,操作完成后用流动水彻底洗手。

(四) 细胞毒性药物配置过程中污染及废弃物品的处理

(1) 使用后的药瓶应放在专用袋中封闭,安瓿和针头放入封闭式利器盒。

(2) 注射器、输液器、针头等均为一次性使用。
(3) 所有污染物包括用过的防护服、口罩、帽子等需高温焚烧处理。

(五) 药物外溢的处理
(1) 粉剂溢出用湿纱布轻轻抹擦，以防药物风尘飞扬污染空气。
(2) 水剂或配置的药液溢出，用纱布吸附药液，再用消毒湿巾擦拭，范围由小到大。
(3) 有玻璃碎片先清扫干净，再清洗桌面或地面。
(4) 药液溅到皮肤用肥皂清洗皮肤，再用清水彻底冲洗。
(5) 药液溅到眼睛用 0.9％氯化钠注射液反复冲洗眼睛。
(6) 药液溅到有破口的皮肤应挤出破口处的血液，边挤边用清水冲洗。
(7) 药液到工作服上立即更换和冲洗。

三、静脉给药的注意事项

(一) 需要避光保存和避光输注的药物
(1) 药物的准备：选择好所需的液体和针剂，用避光袋包好液体，消毒瓶口及针剂，用正确的方法抽取药液，注入液体瓶内。抽吸药液时尽量少的暴露于自然光线下。
(2) 准备避光输液器，输液前做好患者宣教工作，避光是为了防止药物见光分解导致的疗效降低，以得到患者的理解，减少患者对"避光袋"的恐惧感。
(3) 按时按需巡视病室，观察输液有无隆起和红肿，有无静脉炎发生，滴注是否通畅，根据患者情况观察补液速度是否适宜，听取患者主诉，正确记录输液情况。

(二) 静脉输液成品的存放时间
静脉输液药品坚持现用现配、配制后应尽快使用或越快越安全的原则，允许存放时间的长短主要决定于药物在溶剂中的稳定性及溶液的易染菌程度。如果放置时间过长，容易出现溶液污染、药物降解、生成有害物质等问题。即使在洁净环境中保存，或者药品在溶液中很稳定，也要在尽可能短的时间内使用。例如，青霉素类、头孢菌素类抗生素药物，其溶液多不稳定，应新鲜配制，即配即用。

(三) 静脉滴注速度
1. 影响静脉输液速度的因素 静脉输液时影响输注速度的因素很多，包括液体压力、静脉压力、液体黏稠度和相对密度及针头位置等，护士根据患者情况和药物性质决定输液速度。

(1) 液体压力：液体压力的改变主要随液面的高度而改变，即随液面与穿刺处之间的垂直高度而改变。输液瓶悬吊越高，液面越高，则液体压力越大，输入速度越快。

(2) 静脉压力：正常静脉压为 $5\sim11\ cmH_2O$，一般小静脉压力＞大静脉压力。为了加快滴速，应选用粗大静脉穿刺。静脉收缩或痉挛时，可使静脉压增高，滴速减慢。

(3) 脉管疾病：静脉炎或静脉栓塞也可使输液速度减慢。

(4) 液体的黏稠度和相对密度：如静滴 50％葡萄糖液比静滴 0.9％氯化钠注射液慢。

(5) 其他因素：输液管阻塞或扭转、针头位置不正、液体渗出静脉外、静脉管壁被穿破等,均可影响输液速度。

2. 输注速度的计算

(1) 已知输液总量和输液时间,计算每小时输入量和每分钟滴数。

(2) 根据医嘱要求规定时间内均匀输入一定量的液体;或医嘱特殊药物规定每小时输入量或每分钟的滴速。可用下式计算:

$$每小时输入量 = 输入液体总量(mL) / 输液时间(h)$$

$$每分钟滴数 = 液体总量 \times 静滴系数 / 输液时间(min)$$

静滴系数值视墨菲管的粗细及输液特点而定,一般输液为 15~20 滴/mL,全血为 10~12 滴/mL。

(3) 根据药物选择静脉滴注速度:

1) 等渗电解质溶液(0.9%氯化钠注射液、林格液等)可根据患者脱水程度及心肺功能情况采用快速(60~80 滴/min)或中速(40~60 滴/min)输入。

2) 高渗盐水(5%~10%氯化钠注射液)因其高渗易造成细胞内脱水,细胞外液容量增加,故应慢速为宜,即 30 mL/h,以免引起肺水肿及心功能不全。

3) 氯化钾溶液可引起高钾血症,应遵循见尿补钾的原则。

4) 甘露醇用于治疗脑水肿和颅内压增高时,应快速滴注。

四、肠外营养静脉给药护理操作

完全胃肠外营养是将人体所需的营养物质,不通过胃肠道,而由静脉补充的一种方法,适用于危重及大手术后的患者,为患者维持良好的营养状态,增加手术耐受力,减少并发症,促进机体康复。

(一) 肠外静脉给药注意事项

(1) 肠外营养静脉给药是个体化给药模式,根据患者的具体情况计算所需热卡,按需配比葡萄糖、脂肪乳剂、氨基酸、电解质、维生素和微量元素、胰岛素的用量和比值。

(2) 肠外营养静脉的配置应在具备净化条件的配置室集中配置,配置过程严格执行无菌操作,配液应不间断一次完成,营养液现配现用,24 小时内使用完毕。

(3) 长期肠外营养支持的患者建议使用中心血管通路;输液过程中严格消毒,做好静脉置管护理,输注过程中加强巡视。

(4) 输注速度根据患者情况可保持在 40~150 mL/h。

(二) 肠外营养支持的常见并发症及护理要点

肠外营养也会带来一些并发症。由于渗透压高,肠外营养一般需要经中心静脉通路给药。由此引起的并发症主要有以下两种。

1. 导管相关性并发症　主要为空气栓塞、血气胸及气胸、导管性血栓栓塞。

(1) 原因:操作技术不熟练,穿刺时患者体位不佳,插管时损伤静脉。

(2) 临床表现:

1) 空气栓塞患者表现为突发严重的呼吸窘迫、发绀、胸前区疼痛、血压下降、神志不清、昏迷等。

2）血气胸及气胸患者表现为胸闷、胸痛、咳嗽，患侧呼吸音减弱，气胸患者叩诊过清音，血胸患者叩诊实音。

3）液体滴入不畅或液体不滴，排除导管扭曲及受压情况后，可提示导管栓塞。

（3）预防措施：

1）规范穿刺人员的技术，严格遵守操作流程。穿刺前准确测定导管长度，送管时动作轻柔，避免强行送管，以免导管打折，置管前后进行X线检查确认导管位置，血管变异患者应在X线透视下置管。

2）中心静脉通路穿刺成功后，抽回血，观察管道是否通畅。置管时或置管后24 h严密观察生命体征与局部情况，了解患者主诉，以确定有无气胸、血胸的发生。

3）输液时排尽空气，紧密连接各部分输液管，拔管时嘱患者保持安静，拔管后按压穿刺部位5～10 min，警惕空气栓塞的发生。

4）输液过程中勤观察，向患者及其家属交代注意事项，活动时应注意勿将导管扯出，输液完毕，用肝素稀释液脉冲式封管，预防堵管。

（4）处理措施：

1）发生气胸、血胸者应立即拔除导管，协助患者取半卧位，高流量吸氧，确诊后可根据气胸的严重程度行胸腔抽气减压或放置胸腔闭式引流。

2）发生空气栓塞时，立即将患者置左侧卧位、头低足高位等对症处理，给予吸氧，并协助医生进行抢救。

3）中心静脉导管堵塞后，用注射器抽取少量肝素液，轻轻推注抽吸，使凝块溶解，不可加压推注，以免血凝块进入血液，形成血栓，必要时可使用尿激酶溶栓。

2. 感染性并发症

（1）原因：①穿刺置管时违反无菌原则；②导管护理不佳；③营养液配制过程中被污染；④肠源性脓毒血症。

（2）临床表现：导管穿刺部位感染者，局部出现红、肿、痛等表现，导管周围存在脓性分泌物，可导致持续发热。导管性败血症患者则会突发高热、寒战，体温可升至39～40 ℃，呈现稽留热持续数小时或数日。静脉炎患者患肢局部红肿，可触及痛性条索状硬条或串珠样结节。

（3）预防措施：

1）原则上不允许经外周静脉行全胃肠外营养治疗。

2）穿刺置管时要求严格遵守无菌操作原则。每日观察有无与导管感染相关的局部症状及全身反应，如穿刺处有无红肿及压痛、有无不明原因的发热等；定期消毒并更换穿刺处敷料，如有渗血、渗液及时更换。

3）肠外营养患者可因长期禁食，胃肠道黏膜缺乏食物刺激，腺体分泌减少，黏膜萎缩，肠屏障功能受损，通透性增加而导致肠道内细菌发生移位引发全身感染。条件允许情况下，提倡尽早应用肠内营养支持。

（4）处理措施：

1）局部红肿的患者,加强观察和穿刺部位皮肤的消毒。

2）输液过程中如出现寒战、高热,体温在38.5℃以上,在排除其他发热原因后,可高度怀疑导管引起的感染,应立即停止输液,做血培养,拔除导管后剪取导管尖端送检,所有标本做真菌与细菌培养,以明确诊断,对症治疗。

五、血制品给药的注意事项

（一）输血注意事项

（1）输血前轻轻摇匀,不可剧烈震荡。

（2）血制品不可加热,也不可加入其他药物。

（3）输血过程应先慢后快,慢速输注观察15 min后,无不适后再根据病情、年龄及输注血制品的成分调整输注速度。

（4）输血前后用0.9％氯化钠注射液冲管,连续输血时2袋血之间用0.9％氯化钠注射液冲洗输血器。

（5）从血库取回血后应尽快输注,不得自行贮血,暂时无法输注的血可临时寄放在血库专门的冰箱。全血、成分血及其他血制品应从血库取出后30 min内输注,1个单位全血、成分血应在4 h内输完。

（6）输注全血、成分血或其他血制品的输血器4 h更换一次。

（7）输血完成后空血袋低温保存,24 h内将血袋送回输血科,统一处理。

（二）输血反应及处理

1. 发热反应

（1）常见原因：

1）致热原污染血液、保养液或输血用具等。

2）输血时违反无菌操作原则造成细菌污染。

3）受血者多次输血后,血液内产生白细胞抗体和血小板抗体,再次输血时会发生抗原抗体反应而引起发热。

（2）临床表现：发热症状是输血反应中最常见的一种反应。可发生在输血过程中或输血结束后1～2 h内,患者有畏寒、发热症状,严重者体温可高达41 ℃,伴有皮肤潮红、头痛、恶心、呕吐等。

（3）预防措施：严格管理血库保养液,采用一次性输血用具,严格执行无菌操作。

（4）处理措施：

1）反应轻者：减慢滴速,并严密观察生命体征,一般症状可自行减轻。

2）反应重者：应立刻停止输血,密切观察生命体征,给予对症处理。体温超过39.5 ℃时应给予物理降温,并通知医生。

3）给药：必要时按医嘱给予异丙嗪或肾上腺皮质激素等解热镇痛药和抗过敏药。

4）送检：保留输血器、剩余血液连同贮血袋一并送检。

2. 过敏反应

（1）常见原因：

1) 患者是过敏体质,输入血液中的异体蛋白能引起机体的过敏反应。

2) 输入血液中含有致敏物质,可由献血者在献血前服用致敏的药物或食物引起。

3) 患者曾多次接受输血,体内产生过敏性抗体,当再次输血抗原抗体作用产生过敏反应。

(2) 临床表现:多数患者的过敏反应发生在输血后期或即将结束时,症状出现越早,反应越重。①轻度反应为皮肤瘙痒、荨麻疹;②中度反应为血管神经性水肿,多见于面部,出现眼睑、口唇水肿,也可因喉头水肿而引起呼吸困难、支气管痉挛、两肺可闻及哮鸣音;③重度反应可出现过敏性休克。

(3) 预防措施:①正确管理血液和血制品;②献血者在采血前 4 h 内不宜摄入高蛋白、高脂肪食物;③不选用有过敏史的献血者;④有过敏史患者输血前根据医嘱给予抗过敏药物。

(4) 处理措施:

1) 轻度反应:减慢输血速度,遵医嘱给予抗过敏药物。

2) 中、重度反应:立即停止输血,同时通知医生,根据医嘱给予 0.1% 肾上腺素 0.5~1 mL 皮下注射和其他抗过敏药物。

3) 对症处理:呼吸困难,给予氧气吸入;喉头水肿并伴严重呼吸困难,可配合气管插管或气管切开术;发生过敏性休克,给予抗休克治疗。

4) 病情观察:加强巡回认真听取主诉,严密观察生命体征。

3. 溶血反应 由于输入的红细胞或者受血者的红细胞发生异常破坏而引起的一系列临床症状。是输血反应中最严重的反应。

(1) 血管内溶血:

1) 常见原因:①输入异型血:多由 ABO 血型不符而造成血管内溶血,输血反应发生快,输入 10~15 mL 血液即可出现症状。②输入变质血:输血前红细胞已破坏溶解,如库存血储存过久而变质,取血时剧烈震荡,对取回的血液进行加温,血液内加入高渗、低渗溶液和影响 pH 值的药物,血液受到细菌污染等。

2) 临床表现:①第一阶段:由于红细胞凝集,阻塞部分小血管,引起头部胀痛、面色潮红、胸闷、恶心、呕吐、腰与背部剧痛及四肢麻木等症状。②第二阶段:由于凝集的红细胞发生溶解,释放大量血红蛋白到血浆中,出现黄疸和血红蛋白尿(酱油色)。同时伴以寒战、高热、呼吸急促、发绀和血压下降等。③第三阶段:一方面由于大量血红蛋白进入肾小管,遇酸性物质形成结晶,阻塞肾小管;另一方面由于抗原抗体反应,引起肾小管内皮缺血、缺氧而坏死脱落,致使肾小管进一步阻塞。患者出现少尿、无尿等急性肾衰竭的症状,少数患者因症状严重而导致死亡。

3) 预防措施:认真做好血型鉴定和交叉配血试验;严格遵守输血操作规程,认真执行落实核对制度;认真采集并及时送检血标本、仔细查对、严格执行血液保存制度等。

4) 处理措施:①发现症状,立即停止输血并通知医生,保留血标本和余血送检以确定溶血原因。②保持静脉通道通畅,以便输注升压药和其他抢救药物。③静脉注射碳酸氢钠碱化尿液,防止血红蛋白结晶的形成从而减轻肾脏损伤。④双侧腰封,并用热水袋热敷双侧腰部,以解除肾血管痉挛而保护肾脏。⑤严密观察生命体征及出入量,若出现尿少、尿闭等急性肾衰竭症状,配合医生进行透析治疗。⑥若出现休克症状,应积极配合抗休克治疗。⑦心理护理,安慰患者,以缓解恐惧和焦虑。

(2) 血管外溶血:多由 Rh 因子系统不同引起血管外溶血。临床常见 Rh 系统反应中,绝大多数是由 D 抗原与其相应的抗体相互作用产生抗原抗体免疫反应所致。溶血症状出现缓慢,较少见,一般输血几天后或更长才发生反应。抗原抗体免疫反应破坏红细胞后,释放出游离的血红蛋白转化为胆红素,循环至肝脏后迅速分解,随粪便排出体外。因此,血管外溶血的患者常有轻度的发热伴乏力,血胆红素升高等症状。

4. 与大量输血有关的反应 大量输血一般是指在 24 h 内紧急输血量大于或相当于患者血液的总量。常见反应有出血倾向、枸橼酸钠中毒等。

(1) 出血倾向反应:

1) 常见原因:长期反复输入库存血或短时间大量输入库存血。因为库存血中的血小板基本已被破坏,凝血因子减少,使凝血功能障碍,导致出血。

2) 临床表现:皮肤和黏膜瘀点、瘀斑,如静脉穿刺部位的皮肤出现大块瘀斑、手术伤口或切口处渗血、牙龈出血等。

3) 预防措施:①大量输入库存血,应间隔输入新鲜血液、血小板浓缩悬液或凝血因子,以防出血发生。一般每输入 3~5 个单位,应补充 1 个单位的新鲜血液。②密切观察患者出血倾向,注意皮肤、黏膜及伤口处有无出血、渗血。③观察患者生命体征、意识状态等。

(2) 枸橼酸钠中毒反应:

1) 原因:大量输血后血钙下降。因大量输血,使体内枸橼酸钠过量,如患者肝功能不全,枸橼酸钠尚未完全氧化,即可与血中游离钙结合,使血钙下降,导致凝血功能障碍、毛细血管张力降低、血管收缩不良和心肌收缩无力等。

2) 临床表现:手足搐搦、出血倾向、血压下降,甚至心跳骤停。

3) 预防措施:输入库存血 1 000 mL 以上时,须静脉注射 10% 葡萄糖酸钙或氯化钙 10 mL,以补充钙离子,减少低血钙的发生。同时,严密观察病情变化及患者输血后的反应。

六、输液器材类型及护理操作

(一) 输液器的种类

(1) 根据按治疗需要输液方式分为:泵用输液器、非泵用输液器。
(2) 根据输入液体的物理性质分为:避光式输液器、非避光式输液器。
(3) 根据输液器外型分为:直型输液器、Y 形输液器、袋式输液器。
(4) 根据输入液体的种类分为:输血器、输液器。
(5) 根据输液控速模式分为:微量输液器(带滴管)、精密输液器等。

(二) 输液泵的使用

输液泵因药剂量精确、速度均匀、操作便捷而广泛应用于临床,用于输注各种药物、胃肠外静脉营养液和输血等。输液泵的驱动原理因各生产厂家的品牌不同而异,通常有指状蠕动,旋转挤压,双活塞挤压等方式;输液泵设有报警系统,对各种输液故障及时报警,包括空气报警、阻塞报警、输液错误报警,以及电压不足、泵门未关等报警,为安全输液提供保证。

(三) 注射泵的使用

注射泵又称微量泵,主要结构是一根制作极为精细的螺杆,螺杆上配有一个随着螺杆旋转向前移动的推动装置,通过设定的旋转速度,可调整其对注射器针栓的推进速度,从而调整所给的药物剂量。当患者所用药物需要以静脉途径精确、微量、缓慢地或长时间恒定地注入时,使用微量泵可准确地恒速微量注射。

(四) 普通输液器与抗肿瘤专配输液器的区别

部分抗肿瘤药物的包装中配有专用输液器,供静脉用药时使用,不可用普通输液器代替。通常化疗药液中存在的微粒绝大多数直径在 $10~\mu m$ 以下,目前普通输液器过滤介质孔径为 $15~\mu m$,不能有效地滤除药液中的不溶性微粒,微粒进入人体后,可能形成血栓和静脉炎,导致疼痛、麻木,严重时血管变硬、变色。紫杉醇不能接触含聚氯乙烯的塑料制品,因此需用玻璃容器和玻璃注射器存放和抽取药液,滴注时输液装置使用特制的聚乙烯输液器,输液器内配滤过装置,防止紫杉醇溶液中的细小微粒进入人体。

(五) 根据药物的选择输液器材

药物与输注装置(输液器)的相容性是药物静脉输液安全的重要影响因素,根据药物的理化特性正确选择输液器是药物有效和安全的重要保障。

1. **根据临床药物选择输液器材质** 传统输液器多以 PVC 为原料制作,PVC 是有氯乙烯在引发剂作用下聚合而成的热塑性树脂。临床上使用的 PVC 输液器具有价格便宜、体积小、重量轻、临床应用方便等优点而得到广泛应用。某些特殊药物若使用 PVC 材质输液器会发生药物吸附或塑化剂 DEHP 析出,因此建议使用非 PVC 材质输液器输注。

2. **根据临床药物选择是否采用避光输液器** 临床上许多药物如:硝普钠、硝酸甘油、氟罗沙星等,输注过程中如果受到光照,可加速氧化,引起药物光化降解,降低药物的效价,可产生变色和沉淀,影响药物的质量,甚至增加药物的毒性。一些稳定性差的药物,常制成粉针剂避光密闭保存,溶解后由于其稳定性低,加上光照作用,药品可发生氧化、分解、变色等反应。因此,光敏性药品在生产、运输、贮存过程中需要避光,个别药物在滴注过程也要求避光。

3. **根据临床药物选择输液器过滤孔径** 由于药物的特性及输液生产工艺的局限性,会产生微粒,为减少微粒对人体的伤害,使用终端带有过滤装置的精密输液器是减少微粒进入人体的有效方法。国内现有的普通一次性使用输液器的过滤膜仅仅能够过滤直径 $\geqslant 15~\mu m$ 的微粒,随着新型药物的研发,对输液器也提出了新的要求,临床需要能够过滤直径为 $5~\mu m$ 及更小微粒的输液器。

(六) 各类血管通道输液的操作要点

1. **外周静脉留置针(peripheral venous catheter, PVC)输液**

(1) 经外周静脉留置针输注药物前宜用 0.9%氯化钠注射液 $3\sim 5~mL$ 回抽血和脉冲式冲洗导管,确定导管在静脉内;如果抽吸无回血或者遇到阻力,应进一步确定导管的通畅性，不应强行冲洗导管。

（2）输注完毕用0.9%氯化钠注射液或专用封管液正压封管。

（3）每日观察穿刺点及周围皮肤的完整性。

（4）无菌透明敷料至少每7日更换1次，无菌纱布敷料至少每2日更换1次。若穿刺部位发生渗液、渗血时应及时更换敷料；穿刺部位的敷料发生松动、污染等完整性受损时应立即更换。

（5）外周静脉留置针应72～96 h更换1次。

（6）定时巡视观察静脉穿刺部位，根据患者病情、导管留置时间、并发症等因素进行评估，尽早拔管，拔除后应检查导管的完整性。

2. 中心静脉导管（central venous catheter, CVC）输液

（1）CVC输注药物前宜通过抽回血来确定导管在静脉内。

（2）CVC的冲管和封管应使用10 mL以上注射器或专用封管液。

（3）CVC给药前应抽回血和用0.9%氯化钠注射液或专用封管液脉冲式冲洗导管，如果遇到抽吸无回血或者有阻力，应进一步确定导管的通畅性，不可强行冲洗导管。

（4）输注刺激性、腐蚀性药物过程中，注意观察回血情况，确保导管在静脉管腔内。

（5）输注完毕用0.9%氯化钠注射液或封管液正压封管。

（6）每日观察穿刺点及周围皮肤的完整性。

（7）无菌透明敷料至少每7日更换1次，无菌纱布敷料至少每2日更换1次。若穿刺部位发生渗液、渗血时应及时更换敷料；穿刺部位的敷料发生松动、污染等完整性受损时应立即更换。

（8）定时巡视观察静脉穿刺部位，根据患者病情、导管留置时间、并发症等因素进行评估，尽早由临床医生拔管；拔除后应检查导管的完整性，并保持穿刺点24 h密闭。

3. 经外周静脉置入中心静脉导管（peripherally inserted central catheter, PICC）输液

（1）经PICC输注药物前宜通过抽回血来确定导管在静脉管腔内。

（2）PICC的冲管和封管应使用10 mL以上注射器或一次性专用冲洗装置。

（3）PICC给药前宜用0.9%氯化钠注射液10～20 mL脉冲式冲洗导管，如果遇到阻力或者抽吸无回血，应进一步确定导管的通畅性，不应强行冲洗导管。

（4）输注刺激性、腐蚀性药物过程中，注意观察回血情况，确保导管在静脉管腔内。

（5）输入血制品、白蛋白、肠外营养液、脂肪乳剂、甘露醇等黏滞性药物后须立即冲洗导管。

（6）普通PICC导管输注完毕用0.9%氯化钠注射液10～20 mL脉冲式冲洗导管后正压封管；耐高压PICC导管输注完毕予0.9%氯化钠注射液10～20 mL脉冲式冲洗导管后，用0～10 U/mL肝素稀释液3～5 mL正压封管。

（7）PICC导管在治疗间歇期间应至少每周维护1次。

（8）每日观察穿点及周围皮肤的完整性。

（9）无菌透明敷料至少每7日更换1次，无菌纱布敷料至少每2日更换1次。若穿刺部位发生渗液、渗血时应及时更换敷料；穿刺部位的敷料发生松动、污染等完整性受损

时应立即更换。

(10) PICC 导管留置时间不宜超过 1 年或遵照产品使用说明书。

(11) 定时巡视观察静脉穿刺部位,根据患者病情、导管留置时间、并发症等因素进行评估,尽早由静脉治疗专科护士拔管,拔除后应检查导管的完整性,并保持穿刺点 24 h 密闭。

4. 静脉输液港(implantable venous access port, PORT)输液

(1) 经 PORT 输注任何药物前宜通过抽回血来确定导管在静脉管腔内。

(2) PORT 的冲管和封管应使用 10 mL 及以上注射器或一次性专用冲洗装置。

(3) PORT 给药前用 0.9%氯化钠注射液 10~20 mL 脉冲式冲洗导管,如果遇到阻力或者抽吸无回血,应一步确定导管的通畅性,不应强行冲洗导管。

(4) 输注刺激性、腐蚀性药物过程中,注意观察回血情况,确保导管在静脉内。

(5) 输血、输入血制品、白蛋白、肠外营养液、脂肪乳剂、甘露醇等黏滞性药物后需再次冲洗导管。

(6) 接 PORT 时应使用专用的无损伤针穿刺,持续输液时无损伤针每 7 天更换一次。

(7) PORT 在治疗期应至少每 4 周维护 1 次。

(8) 每日观察穿刺点及周围皮肤的完整性。

(9) 无菌透朋敷料至少每 7 日更换 1 次,无菌纱布敷料至少每 2 日更换 1 次。若穿刺部位发生渗液、渗血时应及时更敷料;穿刺部位的敷料发生松动、污染等完整性受损时应立即更换。

(10) 定时巡视察静脉穿刺部位,根患者病情、PORT 留置时间、并发症等因素进行评估,尽早由专科护士拔管,拔除后应检查 PORT 完整性,并保持穿刺点 24 h 密闭。

(11) 输液结束,用 0.9%氯化钠注射液或 0~10 U/mL 肝素稀释液 10 mL 及以上脉冲式正压封管;输液间歇期维护:脉冲式注入 0.9%氯化钠注射液 10 mL 以上后,100 U/mL 肝素稀释液 3~5 mL 正压封管,夹闭拇指夹。

(苏　伟　季单单)

第四节　肌内注射的护理

一、注射部位的选择

定位:注射部位一般选择肌肉丰富且距大血管、大神经较远处。其中,最常选择的部位为臀大肌,其次为臀中肌、臀小肌、股外侧肌及上臂三角肌。

(一) 臀大肌注射定位

(1) "十"字法:从臀裂顶点向左或向右侧作一水平线,然后从髂嵴最高点作一垂直线,将一侧臀部分为 4 个象限,其外上象限为注射区。

(2) 连线法:从髂前上棘至尾骨作一连线,其外 1/3 处为注射部位。

(二)臀中肌、臀小肌注射定位

(1) 以示指指尖和中指指尖分别置于髂前上棘和髂嵴下缘处,在髂嵴、示指、中指之间构成一个三角形区域,其中示指和中指构成的内角区域为注射区。
(2) 髂前上棘外侧 3 横指处:以患者的手指宽度为准。

(三)股外侧肌注射定位

在大腿中段外侧。一般成人可取髋关节下 10 cm 至膝关节上 10 cm 的范围。此处神经、大血管干很少通过,且注射范围广,可供多次注射,尤其适用于 2 岁以下幼儿。

(四)上臂三角肌注射定位

在上臂外侧,肩峰下 2~3 横指处。此处肌肉较薄,只能进行小剂量注射。

二、常用特殊制剂的注意事项

(1) 配置时使用溶媒的种类和剂量正确。
(2) 溶解药物时轻轻旋转瓶口,避免剧烈震荡产生泡沫,抽吸药液完全。
(3) 注射油性悬浊液、微细结晶悬浊液和药性强劲的药物时,垂直进针后必须确定无回血。

三、并发症的预防与处理

(一)局部结块、感染

1. 预防

(1) 严格执行无菌操作。
(2) 粉剂药物要先充分溶解。
(3) 经常更换注射部位。

2. 处理

(1) 一旦发生皮下硬结,按医嘱局部用 50% 硫酸镁外敷患处。
(2) 必要时也可局部进行理疗。
(3) 发生局部感染者遵医嘱对症处理。

(二)出血、断针

1. 预防

(1) 选择质量有保证的注射器。
(2) 注射时注意避开浅静脉。

2. 处理

(1) 发生穿刺针眼处出血,可用消毒干棉签局部按压 2~3 min 至不出血为止。若针筒里回抽出血液,立即拔出针头并按压至出血停止。
(2) 发生断针时,使患者保持安静,用手固定断针处皮肤,用止血钳拔出断针。

(三)周围神经损伤

1. 预防

(1) 注射时选位准确。

(2) 重视患者主诉。

2. 处理

(1) 一旦发生立即报告医生,并遵医嘱局部对症处理。

(2) 遵医嘱使用营养神经的药物。

(四) 晕厥

1. 预防　避免空腹注射。

2. 处理

(1) 立即使患者平卧,解开衣领,吸氧。

(2) 心电监护密切观察生命体征变化。

(3) 报告医生,根据病情做相应处理并做好记录。

(五) 过敏反应

1. 预防

(1) 注射前询问有无过敏史。

(2) 注射后观察 30 min。

(3) 再次核对患者药物过敏史。

2. 处理　快速、正确评估患者病情。

(1) 一般过敏反应时安抚患者,通知医生,遵医嘱对症处理。

(2) 过敏性休克应立即停药,将患者就地平卧抢救,呼叫援助,吸氧并注意保暖,快速建立有效静脉通道;通知医生立即皮下注射或肌内注射 0.1% 盐酸肾上腺素 1 mL;心搏骤停者立即行闭胸心脏按压、心肺复苏,并通知麻醉科,做好气管插管准备;密切观察病情并记录。

(苏　伟　季单单)

第五节　皮内注射与皮下注射的护理

一、注射部位的选择

(一) 皮内注射

1. 皮内试验　前臂掌侧下段 1/3 尺侧,该处皮肤较薄,易于注射,且易辨认局部反应。

2. 预防接种　上臂三角肌下缘。

3. 局部麻醉　局部麻醉处。

(二) 皮下注射

常选用上臂三角肌下缘、两侧腹壁、后背、大腿前侧和外侧。

二、常用特殊制剂的注意事项

(1) 配置时正确使用溶媒的种类和剂量。

(2) 溶解药物时轻轻旋转瓶口，避免剧烈震荡产生泡沫，可完全抽吸药液。

三、并发症的预防与处理

(一) 疼痛

1. 预防

(1) 针头刺入角度不宜超过 45°，以免刺入肌层。

(2) 凡对组织刺激性强的药物不可用作皮下注射。

(3) 根据注射药物剂量，选择合适注射器和针头，注射做到"二快一慢"：进针快、推药慢、出针快。

2. 处理　拔针后给予冷、热敷。

(二) 注射部位血肿，硬结

1. 预防

(1) 经常注射者，应更换部位，制订交替注射部位的计划。

(2) 注意进针和注射技巧。

2. 处理　遵医嘱局部用药处理，用 50% 硫酸镁湿敷，也可用中药金黄散加醋外敷。

（苏　伟　季单单）

第六节　其他注射给药途径的护理

一、脊椎腔注射

将药物注入脊椎四周蛛网膜下腔内。由于神经组织比较敏感，脊髓液循环较慢，易出现渗透压的紊乱，能很快引起头痛和呕吐，所以应严格控制脊椎腔注射产品质量，注射液渗透压应与脊椎液相等，且为 pH 与脊髓液相当的水溶液，不得含有微粒等异物，注射量不超过 10 mL。

二、心内注射

适用于心脏骤停复苏抢救，心内注射用药物：肾上腺素、异丙基肾上腺素、利多卡因、氯化钙、阿托品等。

三、局部病灶注射

系将中药注射剂直接注射于肿瘤、痔核等部位，使病灶局部药物浓度高，疗效较好。如莪术注射液注入病灶组织，治疗宫颈癌；银黄注射液注射于眼球结膜，治疗树枝状角膜炎。

四、穴位注射

小剂量中药注射剂穴位注射，兼有针灸治疗的基本特点。如复方当归动脉注射注射液小剂量注射,对各种急慢性劳损、关节疼痛等均有一定的疗效。

（苏 伟 季单单）

第七节 局部给药途径的护理

局部给药是将药物直接应用于特定部位的一种给药方式,如皮肤、眼、耳、鼻、口腔、阴道、尿道、直肠等,优点在于可以消除或减少全身吸收,直接作用于病变部位使药效更强。

一、局部制剂的分类

(1) 按用药范围可分为:皮肤用药、黏膜用药和腔道用药。
(2) 按制剂类型可分为:①半固体制剂:皮肤用软膏、眼软膏、栓剂、中药药膏。②液体制剂:眼用溶液及滴眼剂、滴鼻剂及滴耳剂、气雾剂、腹膜透析液、阴道尿道冲洗剂、含嗽剂、洗剂与擦剂。

二、经皮给药

经皮给药操作者先清洁双手,帮助患者清洁给药部位,在皮肤表面上涂上薄薄的一层,用药后或遵医嘱患处给予敷料包扎。

三、眼部给药

眼科局部操作者先清洁双手,患者取平卧位或坐位,头后仰,用消毒棉球或棉签擦拭患者眼睑、睫毛及眼部分泌物,吸干泪液,嘱患者向上注视;操作者用一手指或棉签拉开患者下眼睑,另一手持滴管或眼药水将药液滴入下穹隆的结膜囊内;滴入药液1~2滴,用手指将上睑轻轻提起,用棉球压迫泪囊部2~3 min;嘱患者闭眼1~2 min,转动眼球数次使药液在结膜囊内弥散,保持原体位5 min后再起床活动;用消毒棉球或棉签擦去流出的药液;

滴入阿托品、毛果芸香碱等药品时应压迫泪囊部2~3 min,以免经鼻腔黏膜吸收引起全身反应;滴数种眼药时,需间隔3~5 min,不可同时滴入;如眼药水与眼药膏同用,应先滴眼药水,30 min后再涂眼药膏;滴入眼药为混悬液时,应摇匀后再使用;眼药水宜专人专用。

四、耳道给药

耳道给药时,患者取侧卧位,先用小棉签清洗耳道。滴药时,成人患者应将耳廓拉向后上方,儿童应将耳廓拉向后下方,使外耳道变直,滴管指向鼓室,使药液滴于外耳道。每次3~5滴,并轻轻拉耳道或在耳屏上加压使空气排出,使药液流入,然后用棉球塞入外耳道口。滴药后,嘱患者保持原体位5~10 min。若两耳均需滴药,应先滴一侧,过几分钟后再滴另一侧;滴药 3～4 日后应洗出药液,时间不可过长,以免刺激外耳道;同时应向患者说明滴药后耵聍软化,可能引起耳部发张不适;软化耵聍时不可同时进行。

五、吸入给药

吸入给药法是指用雾化装置将药物分散成细小的雾滴,使其悬浮在气体中经鼻或口吸入的给药方法。吸入药物除了直接作用于局部鼻黏膜绒毛上皮及其固有层毛细血管和气管、支气管平滑肌而起局部作用,还可通过鼻腔、口腔、咽喉黏膜或透过肺组织吸收入血液循环而发挥全身作用。肺泡为致密的毛细血管,是气体与血液瞬间进行交换的场所;肺泡壁极薄,由一层扁平上皮细胞构成,而且肺泡与肺泡之间有极丰富的毛细血管网,因此肺部是药物吸收的良好器官,药物经肺的吸收速度不亚于静脉注射。吸入给药的剂型主要是气雾剂、干粉吸入剂和雾化吸入剂。

六、直肠给药

将药物通过肛门送入直肠、乙状结肠,通过直肠黏膜吸收,达到治疗局部或全身疾病的目的。严格执行查对制度;注意保护患者的隐私部位;指导患者放松及配合的方法;使用通便剂后,观察患者的通便情况;若栓剂不慎脱出肛门外,可给予重新纳入。

七、阴道给药

阴道给药是指将药物放入阴道内,用于治疗阴道感染、缓解阴道不适症状的给药方法。操作者先用温水清洗双手;患者应先清洁阴道或外阴;采取仰卧位,双腿曲起并分开双膝;操作者需戴指套或用器械将栓剂、片剂或胶囊送入患者阴道深处,也可指导患者自行用药;用药后,嘱患者平卧 20 min 后方可起床活动,确保药物在局部发挥作用。

(苏 伟 季单单)

第二篇 各论

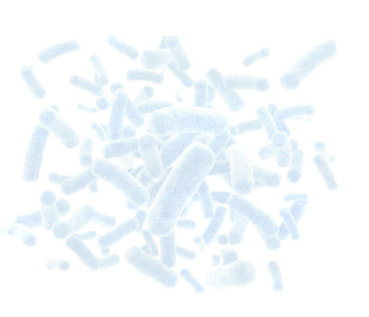

第一章 心血管系统药

第一节 强 心 药

一、洋地黄类

(一) 地高辛

1. **药理作用** 地高辛是洋地黄类强心苷药物。通过直接作用和间接作用增加心肌收缩力,降低心率,降低房室结传导率。

2. **适应证与禁用人群**

(1) 适应证:①高血压、瓣膜性心脏病、先天性心脏病等急性和慢性心功能不全。②伴快速心室率的心房颤动、心房扑动及室上性心动过速。

(2) 禁用人群:①对本药所含任何成分过敏者。②任何洋地黄类制剂中毒者。③室性心动过速、心室颤动患者。④肥厚型梗阻性心肌病患者。⑤预激综合征伴心房颤动或扑动患者。

3. **不良反应**

(1) 常见不良反应包括心律失常、胃纳不佳或恶心、呕吐、下腹痛,异常的无力、软弱。其中心律失常最为主要,最常见者为室性期前收缩。其次为房室传导阻滞、阵发性或非阵发性交界性心动过速、阵发性房性心动过速伴房室传导阻滞、室性心动过速、窦性停搏、心室颤动等。

(2) 少见反应包括视力模糊或色视、腹泻、中枢神经系统反应。

(3) 罕见反应包括嗜睡、头痛、皮疹、荨麻疹。

4. **用药护理要点**

(1) 评估:

1) 在开始治疗前,获取病史,了解患者过去是否有洋地黄类药物应用史,有无过敏及中毒史。评估患者心率、心律、血压情况,心率<60 次/分钟告知医生。

2) 评估患者体重、年龄、肾功能及电解质情况。对低体重、高龄或肾功能受损、低钾血症、高钙血症或低镁血症者应特别关注。警惕低钾血症、不完全性房室传导阻滞、高钙血症、甲状腺功能低下、缺血性心脏病、心肌梗死、心肌炎、肾功能损害,有上述情况者慎用。

3) 对于经地高辛治疗且出现相应体征或症状,需检测血清地高辛水平,必要时中断给药或调整剂量。定期评估血电解质和肾功能。

4）成人心力衰竭患者有一些与地高辛中毒相同的症状，区分地高辛中毒和心力衰竭有一定难度，因此应测量血清地高辛水平。

（2）用药方法：

1）口服或静脉注射给药，不宜与酸、碱类配伍。禁与钙盐注射剂合用。

2）口服给药：常用 0.125～0.5 mg，每日 1 次，7 日可达稳态血药浓度。若达快速负荷量，可每 6～8 h 给药 0.25 mg，总剂量 0.75～1.25 mg/日；维持量，每日 1 次 0.125～0.5 mg。

3）注射给药：静脉注射，0.25～0.5 mg，用 5% 葡萄糖注射液稀释后缓慢注射，以后可用 0.25 mg，每 4～6 h 按需注射，但总量不超过 1 mg/日；不能口服者需静脉注射，维持量 0.125～0.5 mg，每日 1 次。

（3）不良反应观察与处理：

1）轻度毒性反应：及时停药，并停止或纠正致毒性反应的因素，如停止合并应用的排钾类利尿药物，纠正水电解质和酸碱平衡失调，酌情口服或静脉补充钾盐。

2）严重毒性反应：若引起心律失常，除停药外，视具体情况进行治疗：①快速性心律失常时可选用氯化钾稀释后静脉滴注，对消除异位心律有效。对严重过速型心律失常可选用苯妥英缓慢静脉注射。室性心律失常时常选用利多卡因，成人用 50～100 mg 加入葡萄糖注射液中静脉注射，必要时可重复应用。此外，β 受体拮抗剂能通过阻滞 β 受体而发挥抗交感作用，减轻洋地黄中毒症状，心动过缓、严重心力衰竭、支气管哮喘者禁用。②缓慢性心律失常，可以皮下或静脉注射阿托品 0.5～1 mg，或以异丙肾上腺素 1 mg 加入 5% 葡萄糖液 250 mL 中静脉滴注，控制滴速使心室率维持在 60～70 次/分钟。药物无效时可行临时起搏器置入术。③如为严重地高辛中毒可选用特异性的地高辛抗体，使心肌中地高辛迅速与抗体结合，使之灭活解毒，其解毒效应迅速可靠。

（4）其他注意事项：

1）应用本药期间，静脉注射钙剂可产生危及生命的心律失常。

2）利血平可增加洋地黄对心脏的毒性作用，引起心律失常。

3）本药与神经肌肉拮抗剂-琥珀胆碱合用可使患者出现严重心律失常。

4）本药与 β 受体拮抗剂合用，能减慢窦房结自律性及房室交界传导，故有潜在洋地黄中毒的患者，对普萘洛尔非常敏感，易引起严重的心动过缓。合用时应严密观察患者反应及其心电图。

5）用药期间应注意随访检查：血压、心率及心律、心电图、心功能监测、电解质（尤其是钾、钙、镁）、肾功能。疑有本药中毒时，应做血药浓度测定。过量时，由于蓄积性小，一般于停药后 1～2 日中毒表现可以消退。

6）应用本药剂量应个体化。

5. **特殊人群用药**

（1）妊娠期妇女用药可能有害。

（2）哺乳期妇女用药较安全。

(3) 没有发现老年和年轻患者在应答或不良反应方面存在差异。

(4) 儿童用药：①口服：饱和量，<2岁，0.06~0.08 mg/kg；>2岁，0.04~0.06 mg/kg，口服分3~6次完成，1~2日用完，以后用上述量的1/4为一日维持量。②静脉注射：饱和量，<2岁，0.04~0.06 mg/kg；>2岁，0.02~0.04 mg/kg。

(5) 肝、肾功能不全者用药：①肝功能不全者，无需调整剂量。②肾功能不全者，要根据肌酐清除率考虑用药剂量。

6. 健康指导

(1) 向患者解释使用本药的目的、可能出现的不良反应的症状。

(2) 每天监测和记录心率和血压，用药过程中如出现下列情况应报告医生：①心率<60次/分钟或>110次/分钟，或出现间歇、停顿，或节律发生改变。②出现食欲不振或厌食、恶心、呕吐、腹泻，以及视力障碍如视力模糊、黄绿视症等。③体重显著增加，如增量超过1 kg。

(3) 告知患者应按医嘱规则服药，不漏服、不加倍服，尽量在每天同样时间服药。若不慎忘记服药，请立即补服，但若已接近下一次服药时间，在下次用药时间服药即可。

(4) 服药期间请勿饮用咖啡或酒精饮料，勿与钙剂或牛奶同服。建议长期服药的患者固定每日补充高钾食物，如香蕉、木瓜、橙子、菠菜、空心菜、茼蒿、地瓜叶等。

(5) 告知患者许多药物可与地高辛片相互作用，在服用任何非处方药（包括草药）或开始使用新处方时告知医生和药剂师。

(6) 告知父母或看护人，在婴儿和儿科患者中，地高辛片剂量过高的症状可能难以识别。体重减轻、婴儿发育迟缓、腹痛和行为障碍等症状可能是地高辛中毒的症状。

(二) 去乙酰毛花苷

1. 药理作用　本药为快速强心苷药物，能加强心肌收缩力，减慢心率和传导，对冠状动脉收缩作用及心脏传导系统作用很小。

2. 适应证与禁用人群

(1) 适应证：①心力衰竭。②伴快速心室率的心房颤动、心房扑动。③室上性心动过速。

(2) 禁用人群：参阅"地高辛"。

3. 不良反应　较常见的有：食欲不振、恶心、呕吐、腹痛、无力、出现新的心律失常；较少见的有视力模糊或黄视、绿视、腹泻、抑郁或精神错乱；罕见的反应包括嗜睡、头痛、皮疹、荨麻疹；其中最严重的是心脏反应，如心动过缓、室性心动过速、期前收缩、二联律或三联律及房室传导阻滞等。

4. 用药护理要点

(1) 评估：

1) 评估患者心率、心律，用药前心率>60次/分钟。用药前应了解患者症状、体征、电解质、肝功能、肾功能、心电图表现，用药后须对照。

2) 观察血钾，血钾低时应口服或静脉补钾，停用排钾利尿剂。

3) 以下情况慎用：①低钾血症。②不完全性房室传导阻滞。③高钙血症。④甲状腺功能低下。⑤缺血性心脏病。⑥急性心肌梗死早期。⑦心肌炎活动期。⑧肾功能损伤。

(2) 用药方法：静脉注射：成人用5%葡萄糖注射液稀释后缓慢静脉注射，负荷首日总量不超过1.6 mg。首剂0.4～0.6 mg，以后每2～4 h可再给0.2～0.4 mg。2周内用过洋地黄制剂者，剂量酌减。

(3) 不良反应观察与处理：静脉注射时严格控制速度，推注时间＞10～15 min，避免注射过快引起心律失常。推注时密切观察患者心率、心律。用药期间要密切观察患者治疗反应，有不适及时停用。发生不良反应处理同"地高辛"。

(4) 药物相互作用：

1) 与皮质激素或排钾利尿剂如布美他尼、依他尼酸等同用时，可引起低血钾而致洋地黄中毒。

2) 与抗心律失常药、钙盐注射剂、可卡因、泮库溴铵、萝芙木碱、琥珀胆碱及拟肾上腺素类药同用时，可因作用相加而导致心律失常。

3) 与维拉帕米、地尔硫䓬、胺碘酮合用，由于降低肾及全身对地高辛的清除率而提高其血药浓度，可引起严重心动过缓。

5. 特殊人群用药

(1) 妊娠期、哺乳期妇女应用需权衡利弊。

(2) 老年患者使用时应谨慎给药。

(3) 儿童用药：按下列剂量分2～3次或每3～4 h给予：早产儿和足月新生儿或肾功能减退、心肌炎患儿，每日0.022 mg/kg；2个月～3岁，每日0.025 mg/kg。静脉注射获得满意疗效后，可改用地高辛常用维持量。儿童最大初始剂量应不超过0.4～0.6 mg，以后每2～6 h可再给0.2～0.4 mg，每日总量1～1.6 mg。

(4) 肝、肾功能不全者注意减量。

6. 健康指导

(1) 向患者解释使用本药的目的、可能出现的不良反应的症状。

(2) 如出现下列情况应及时报告：①心率＜60次/分钟或＞110次/分钟，或出现间歇、停顿，或节律发生改变。②食欲不振或厌食、恶心、呕吐、腹泻、腹痛、视力障碍如视力模糊、黄绿视症等。

(3) 血钾低时可适当补充含钾丰富的食物，如香蕉、木瓜、橙子、南瓜、菠菜、空心菜、茼蒿、地瓜叶等。

二、磷酸二酯酶抑制剂

下面以米力农为例做介绍。

1. 药理作用　本药兼有正性肌力作用和血管扩张作用，耐受性较好，对动脉血压和心率无明显影响。其小剂量时主要表现为正性肌力作用，大剂量可有扩张血管作用。

2. 适应证与禁用人群

(1) 适应证：对洋地黄、利尿剂、血管扩张剂治疗无效或效果欠佳的各种原因引起的急、慢性顽固性充血性心力衰竭。

(2) 禁用人群：对本药过敏者禁用。

3. 不良反应 轻微胃肠道反应、心律失常、低血压、肝功能损伤、头痛、发热、胸痛。过量时可有低血压、心动过速。长期大剂量应用可引起血小板减少。

4. 用药护理要点

(1) 评估：

1) 用药史：评估是否曾因强效利尿治疗导致心脏充盈压明显下降，如有则谨慎使用本药，并监测血压、心率、心律和临床症状。

2) 评估患者电解质、肾功能指标。尤其是在使用利尿剂的患者，可能造成钾的丢失，而发生心律不齐。因此使用本药前或使用期间，应通过补钾来纠正低钾血症；肾功能损害者需根据肌酐清除率调整用药剂量。

3) 评估心律情况。对心房颤动或心房扑动，因其可增强房室传导，宜先控制心室率。

4) 评估患者血容量情况。用药前应补足血容量，并维持血钾正常水平。

(2) 用药方法：静脉滴注：成人，$12.5 \sim 75\ \mu g/(kg \cdot min)$。一般开始 10 min 予负荷剂量 $50\ \mu g/kg$，然后以 $0.375 \sim 0.75\ \mu g/(kg \cdot min)$ 维持。每日最大剂量不超过 $1.13\ mg/kg$。

(3) 不良反应观察与处理：

1) 大剂量长期使用可引起血小板减少，减量或停药后可好转。

2) 本药静脉滴注速度过快可致室性期前收缩和室性心动过速，应注意观察，若发生心律失常应及时通知医生。

3) 治疗期间应监测血压、心率、心律和肝功能，如发现异常立即停药。由于本药的不良反应较常见，不宜长期应用。

4) 静脉注射本药应仔细观察输注部位，避免外渗。

(4) 其他注意事项：

1) 药物相互作用：与丙吡胺同用可导致血压过低；与硝酸异山梨酯合用有相加效应；本药有加强洋地黄的正性肌力作用，故使用期间不必停原用的洋地黄。

2) 严重主动脉瓣或肺动脉瓣狭窄患者、急性心肌梗死或其他急性缺血性心脏病者、妊娠期妇女、哺乳期妇女慎用。

3) 注射和口服本药会增加心室异位，包括非持续性室性心动过速。多种药物或药物组合可增加充血性心力衰竭患者发生心律失常的可能性。患者在输注期间应密切监测心率及心律。

4) 用药期间应监测血压、血小板计数，以及肝、肾功能，必要时调整剂量。保持水、电解质平衡。

5) 低血压、心动过速者慎用。

6) 不稳定型心绞痛患者慎用。当合用强利尿药时，会使左室充盈压过度下降，且易引起水、电解质失衡。

7) 本药不能用含右旋糖酐或葡萄糖的溶液稀释，静脉注射液用 0.9% 氯化钠注射液稀释成 $1 \sim 3\ mg/mL$。

8) 呋塞米不应在含有本药的静脉输液管路中使用。

5. 特殊人群用药

（1）妊娠期妇女用药可能有害。哺乳期妇女用药可能危险。

（2）老年人中应用的证据尚不足。

（3）儿童用药时负荷量 25~75 μg/kg，缓慢静脉注射。以后按 0.25~0.5 μg/(kg·min) 速度维持 2~3 日，疗程应<2 周。

（4）肾功能不全者需调整剂量。肝功能不全者慎用。

6. 健康指导

（1）向患者解释使用本药的目的、可能出现的不良反应的症状。

（2）本药可能引起头痛和心律失常，嘱患者及其家属如出现不适及时告知医护人员。

（3）告知患者静脉注射本药时最好取卧位，监测血压，避免出现低血压状态。

（4）告知患者治疗期间进食富钾食品，避免低钾血症。

（5）告知患者长期使用本药应定期检查血小板和肝、肾功能。

三、血管活性药

（一）盐酸多巴胺

1. 药理作用　作用于多巴胺受体及β肾上腺素受体，小剂量选择性作用于多巴胺受体，使肾、肠系膜、冠状血管及脑血管扩张，肾血流增加，稍高剂量时直接激动 $β_1$ 受体而兴奋心脏，使心输出量增加。

2. 适应证与禁用人群

（1）适应证：①心肌梗死、创伤、内毒素败血症、心脏手术、肾衰竭、充血性心力衰竭等引起的休克综合征。②补充血容量效果不佳的休克。③洋地黄及利尿药无效的心功能不全。

（2）禁用人群：嗜铬细胞瘤、未控制的快速型心律失常、心室颤动患者。

3. 不良反应　胸痛、呼吸困难、心律失常、无力、心绞痛及头痛。亦可引起心动过缓、传导异常、竖毛反应和血尿素氮升高、缺血和坏疽。

4. 用药护理要点

（1）评估：

1）评估用药史、过敏史。对其他拟交感胺类药高度敏感的患者，可能对本药也异常敏感。

2）用药前评估患者容量状态至关重要。大多数脓毒性休克患者需要静脉容量复苏，从而使血管加压药发挥最大作用。而急性呼吸窘迫综合征或急性心力衰竭、肺水肿患者则需限制液体。存在容量不足的患者使用本药前应补充血容量、纠正低钾血症及酸中毒。

3）评估患者病史，血管闭塞者慎用本药。

4）评估患者血压、心率、心律情况，快速型心房颤动先控制心室率。

5）评估血管通路。多巴胺优选中心静脉导管给药，注意观察防止药液外渗。

(2) 用药方法：静脉滴注前必须稀释，稀释液可以用 5% 葡萄糖或 0.9% 氯化钠注射液。稀释液的浓度取决于所需剂量及个体需要的液体量。静脉滴注，10 mg～20 mg/次，开始速度为 1～5 μg/(kg·min)，可增加至 5 μg～10 μg/(kg·min)，以患者的血压、心输出量、尿量而定。极量，静脉滴注 20 μg/(kg·min)，静脉注射 5 μg/(kg·min)。

(3) 不良反应观察与处理：

1) 观察患者在本药使用过程中，有无恶心、呕吐、胸痛、心悸、呼吸困难、头痛等不良反应，如出现上述症状，暂停用药并通知医生。

2) 用药期间监测患者心率及心律，多巴胺 $β_1$ 肾上腺素能受体引起正性肌力和正性变时作用，可增加心肌缺血的发生风险。大剂量时使用心律失常发生率增加，最多见的是心房颤动。

3) 注意观察合并基础外周闭塞性血管病患者用药情况，长时间、大剂量地用药可出现手足发冷或疼痛，甚至可致局部坏死，必要时可联合使用 α 受体拮抗剂治疗。

4) 监测血压、尿量、心率及心律等，有血管过度收缩引起舒张压不成比例升高和脉压减小、尿量减少、心率增快或出现心律失常时，必须减慢或暂停滴注。

5) 当采用外周静脉注射时应密切观察局部静脉，可能会发生药液外渗，引起局部血管痉挛、收缩，导致组织缺血甚至坏死。一旦发生外渗，应立即停止该部位输液，早期可采用 25% 硫酸镁湿敷，严重时可采用酚妥拉明稀释液进行局部皮下浸润注射，防止发生局部组织坏死。

(4) 其他注意事项：

1) 药物相互作用：①与硝普钠、异丙肾上腺素、多巴酚丁胺合用，注意心排血量的改变。②大剂量多巴胺与 α 受体拮抗剂，如酚苄明、酚妥拉明、妥拉唑林等同用，后者的扩血管效应可被本药的外周血管收缩作用拮抗。③与全麻药合用，可引起室性心律失常。④与 β 受体拮抗剂同用，可阻滞多巴胺对心脏的 $β_1$ 受体作用。⑤与硝酸酯类药同用，可减弱硝酸酯的抗心绞痛及多巴胺的升压效应。⑥与利尿药同用，可增加利尿作用。⑦与胍乙啶同时应用，可导致高血压及心律失常。⑧与三环类抗抑郁药同用，可引起心律失常、心动过速、高血压。⑨与单胺氧化酶抑制药同用，可延长及加强本药的效应。⑩与苯妥英钠同时静脉注射可产生低血压与心动过缓，在用多巴胺时，如必须用苯妥英钠抗惊厥治疗时，则须考虑两药交替使用。

2) 静脉滴注时应观察患者血压、心率、尿量和一般状况。

3) 本药不可与静脉用头孢菌素类药物及碳酸氢钠等碱性溶液配伍。

4) 下列情况慎用：①闭塞性血管病。②肢端循环不良。③频繁的室性心律失常。

5) 在静脉滴注本药时须进行血压、心排血量、心电图及尿量的监测。

6) 药品逾量时的反应为严重高血压，此时应停药，必要时给 α 受体拮抗剂。

7) 静脉滴注时，尽量使用输液泵控制滴速，滴速和时间需根据血压、心率、尿量、外周血管灌流情况、异位搏动出现与否等而定。

8) 休克纠正后应减慢滴速。

9) 如在静脉滴注多巴胺时血压继续下降或经调整剂量仍持续低血压，应停用多巴胺,改用更强的血管收缩药。

10）突然停药可产生严重低血压,故停用时应逐渐递减。

11）大剂量多巴胺使皮肤血管收缩,会降低皮下注射给药药物的生物利用度,可能需要增加这些药物的剂量或改变其给药途径。

5. 特殊人群用药

（1）妊娠期妇女应用时必须权衡利弊。

（2）哺乳期妇女用药比较安全。

（3）老年人用药应从小剂量开始,逐渐增加剂量。

（4）儿童用药时须根据病情及时调整剂量。

（5）肝、肾功能不全者从小剂量开始逐渐调整剂量。

6. 健康指导

（1）向患者解释使用本药的目的、可能出现的不良反应的症状。

（2）因血管活性药物可能导致血压、心率的变化,建议患者输注药液时卧床休息。

（3）指导患者向医护人员报告用药期间不适情况的发生,如胸痛、呼吸困难、心悸、头晕、头痛等。

（4）药液使用输液泵按规定速度进行输注,告知患者不能自行调节输液泵,如有机器报警音请按呼叫器,由医护人员处理报警。

（5）告知患者注射部位若出现疼痛、局部肿胀,请及时告知医护人员,避免静脉反应进一步加剧。

（6）告知低钾血症患者适当补充含钾丰富的食物,尤其是同时使用排钾利尿剂的患者。

（二）盐酸多巴酚丁胺

1. 药理作用　本药主要作用于 β_1 受体,对 β_2 及 α 受体作用相对较小。能够直接激动心脏 β_1 受体以增强心肌收缩和增加搏出量,使心排血量增加,且通常不伴随心率增加。

2. 适应证与禁用人群

（1）适应证:急性心肌梗死、肺梗死引起的心源性休克及术后低血容量综合征,慢性充血性心力衰竭。

（2）禁用人群:梗阻性肥厚型心肌病患者。

3. 不良反应

（1）心率加快、血压升高及心室异位搏动。

（2）低血压。

（3）静脉输注部位的反应。

（4）恶心、头痛、胸痛、气短。

（5）偶有皮疹、发热、嗜酸性粒细胞增多及支气管痉挛。

4. 用药护理要点

（1）评估:

1) 在开始治疗前,应评估用药史、过敏史,注意交叉过敏反应。
2) 评估血容量情况,纠正低血容量。
3) 评估心率、心律、血压情况,监测血钾,纠正低钾血症。
4) 评估血管通路部位,管路是否通畅,有条件建议采用中心静脉导管输注。

(2) 用药方法:静脉滴注:250 mg 加入 5%葡萄糖注射液 250 mL 或 500 mL 中滴注,滴速为 2.5~10 μg/(kg·min)。能够使心排血量增加的滴速范围为 2.5~10 μg/(kg·min)。要使血流动力学得到适当的改善,滴速常常需要高达 20 μg/(kg·min)。在极少数情况下,滴速高达 40 μg/(kg·min)。

(3) 不良反应观察与处理:
1) 如出现收缩压增高 10~20 mmHg 以上或心率加快 10~15 次/分钟以上,应认为过量,宜减量或暂停给药。
2) 剂量超过 20 μg/(kg·min),可使心率增加 10%,超过 40 μg/(kg·min) 可能会导致中毒,宜减量或暂停给药。
3) 注意观察注射部位有无静脉反应,避免缺血坏死及药物外渗。出现注射局部外渗、肿胀时,应立即更换注射部位,局部可采用 25%硫酸镁湿敷对症治疗。
4) 出现恶心、头痛、胸痛、气短等情况,严密监测患者生命体征,宜减量或暂停给药。

(4) 其他注意事项:
1) 药物相互作用:①与全麻药,尤其是环丙烷或氟烷等同用,室性心律失常发生的可能性增加。②与β受体拮抗剂同用,可导致外周血管的总阻力加大。③与硝普钠同用,可导致心排血量微增,肺动脉楔压略降。④不得与碳酸氢钠等碱性药物混合使用。⑤不得与其他药物或含有亚硫酸氢钠及乙醇的稀释液共同注射。
2) 肥厚型梗阻性心肌病不宜使用,以免加重梗阻。
3) 下列情况慎用:①心房颤动,本药能加快房室传导,心室率加速,如须用本药,应先给予洋地黄类药。②高血压可能加重。③本药不能改善如严重的主动脉瓣狭窄这类明显的机械性梗阻现象。④低血容量时应用本药可加重,故用前须先加以纠正。⑤室性心律失常可能加重。⑥心肌梗死后,使用大量本药可能使心肌氧需增加而加重缺血。⑦含有葡萄糖的溶液应慎用于已知的处于亚临床或明显的糖尿病患者。
4) 用药期间应监测心电图、血压、心排血量,必要时监测肺动脉楔压。
5) 在连续输注时间延长时会发生对本药的部分耐受。充血性心力衰竭患者,连续输注本药 72 h 心排血量的反应相当于输注 2 h 末时的 70%。
6) 通常应逐渐减量,不应突然停药。
7) 连用 3 日后可因β受体下调而逐渐失效。
8) 溶液出现浑浊或密封不严时禁止使用。
9) 根据滴速通过输液泵控制给药速度。

5. 特殊人群用药
(1) 妊娠期妇女用药可能安全。
(2) 哺乳期妇女用药比较安全。

(3) 老年人中应用的证据尚不足。

(4) 儿童用药从小剂量开始,视病情调整剂量。

(5) 肝、肾功能不全者用药剂量调整证据仍不足。

6. 健康指导　参阅"盐酸多巴胺"。

四、钙增敏剂

下面以左西孟旦为例做介绍。

1. 药理作用　本药以钙离子浓度依赖的方式与心肌肌钙蛋白C结合而产生正性肌力的作用,增强心肌收缩力,但不影响心室舒张。本药可同时使冠状动脉阻力血管和静脉容量血管舒张,改善冠状动脉的血流供应。

2. 适应证与禁用人群

(1) 适应证:传统治疗疗效不佳,并且需要增加心肌收缩力的急性失代偿心力衰竭的短期治疗。

(2) 禁用人群:①对左西孟旦过敏的患者。②显著影响心室充盈和(或)射血功能的机械性阻塞性疾病。③严重的肝、肾功能损伤的患者。④严重低血压和心动过速患者。⑤有尖端扭转型室性心动过速病史的患者。

3. 不良反应　包括:①临床中最常见的不良反应是头痛、低血压和室性心动过速。②常见的有低钾血症、失眠、头晕、心动过速、室性期前收缩、心力衰竭、心肌缺血、恶心、便秘、腹泻、呕吐、血红蛋白减少。

4. 用药护理要点

(1) 评估:

1) 治疗前须评估禁忌证:过敏、显著影响心室充盈和(或)射血功能的机械性阻塞性疾病,严重的肝、肾功能损伤的患者,严重低血压和心动过速患者、有尖端扭转型室性心动过速病史的患者禁用。

2) 治疗前须评估血容量情况,应纠正严重的血容量减少症状,如果出现血压或心率过度变化,应降低输注速率或停止输注。

3) 治疗初期可能引起收缩压和舒张压的降低,使用前及使用中须评估血压情况,对于基础收缩压或舒张压较低的患者应谨慎使用。

4) 在使用前及使用中应评估血钾浓度变化,发现异常及时纠正。

5) 使用中须监测心电图,要及时发现心动过速、心房颤动、或致命性心律失常的变化,对于冠状动脉缺血发病期须评估是否存在长Q-T间期。

(2) 用药方法:

1) 本药仅用于住院患者,使用时应当有医疗监测设备并且具有使用正性肌力药物的经验。治疗剂量和持续时间应根据患者的情况进行调整。

2) 本药仅用于静脉输注。

3) 以5%葡萄糖液稀释,起始以12 mg/kg负荷剂量静脉注射10 min,而后以每分钟0.1 mg/kg的剂量滴注。用药30~60 min后,观察药物的疗效。

4) 对处于急性失代偿期的严重慢性心力衰竭患者持续给药时间通常为 24 h。

5) 稀释后的左西孟旦输液须单独输注,输液配制后应在 24 h 内使用。

(3) 不良反应观察与处理:

1) 治疗过程中必须对心电图、血压、心率进行监测,同时监测尿量。如果出现严重的血容量减少症状、血压或心率过度变化,应降低输注速率或停止输注。

2) 本药可引起血钾浓度的降低,因此在治疗中应监测血钾浓度变化。

3) 输注本药可能会引起血红蛋白和红细胞压积降低,因此缺血性心脏病合并贫血的患者应慎用,使用中须监测血常规。

4) 使用中须监测心电图、血压、心率、尿量的各项指标,发现心动过速、心房颤动、或致命性心律失常时须立即告知医生予以处理。对于冠状动脉缺血发病期、任何原因的长 Q-T 间期患者,或同时使用延长 Q-T 间期药物者,尤应注意心电图变化。

(4) 药物相互作用:

1) 本药有引起低血压的风险,与其他血管活性药物同时输注时应谨慎。

2) 与单硝酸异山梨酯同用时发生直立性低血压的反应明显增强。

5. 特殊人群用药

(1) 妊娠期及哺乳期妇女慎用。

(2) 儿童禁用。

(3) 老年患者无需调整剂量。

(4) 轻、中度肝、肾功能损伤者慎用,严重肝、肾功能损伤患者禁用。

6. 健康指导

(1) 向患者解释使用本药的目的、可能出现的不良反应和症状。

(2) 告知患者在使用过程中需配合监测心电图、血压、心率、尿量的各项指标,医生会根据患者情况和临床表现调整药物治疗剂量和持续时间。指导患者配合监测时的各项注意事项。

(3) 告知患者本药需通过外周静脉留置针或中心静脉导管输注给药使用。在使用中发现异常(如红、肿、热、痛、渗出等)须立即呼叫医护人员进行处理。

(4) 告知患者药物常见的不良反应,症状加重立即通知医生采取措施。

(5) 使用药物时要加强安全告知,需警惕体位性低血压导致的跌倒,加强有效看护。

(张 贤 董忻悦)

第二节 抗心律失常药

一、Ⅰ类(钠通道拮抗剂)

(一) 盐酸利多卡因(Ⅰb)

1. 药理作用 利多卡因可促进心肌细胞内钾离子外流,降低心肌的自律性,而具有抗室性心律失常作用。

2. 适应证与禁用人群

(1) 适应证：室性期前收缩和室性心动过速，洋地黄类中毒、心脏外科手术及心导管引起的室性心律失常。

(2) 禁用人群：①阿-斯综合征、预激综合征、严重心传导阻滞患者。②对局部麻醉药过敏者。

3. 不良反应

(1) 低血压及心动过缓：血药浓度过高，可引起心房传导速度减慢、房室传导阻滞，以及抑制心肌收缩力和心输出量下降。

(2) 本药可作用于中枢神经系统，引起嗜睡、感觉异常、肌肉震颤、惊厥昏迷及呼吸抑制等不良反应。

4. 用药护理要点

(1) 评估：

1) 获取病史：①既往史：患者起病、诊治经过、发作诱因、发作起止与持续时间、伴随症状等。②用药史：既往用药情况，药物类型、剂量等。③过敏史：既往过敏药物或食物。既往阴性的患者仍然可能有过敏反应。④婚育史：评估育龄妇女是否处在孕期或哺乳期。⑤家族史：了解家族中有无心律失常病史。

2) 评估患者心理及一般身体状况（神志、生命体征、营养状况等）。

3) 辅助检查：①心电图检查、动态心电图（Holter）检查、心电监护情况等。②血液检查：如血常规、电解质，以及肝、肾功能等。③影像学检查：心脏彩超、电生理、血管造影等。

4) 用药评估：①患者病情，药物性能、用法、用量及不良反应。②在用药开始和整个过程中及用药后评估心血管、胃肠道及其他相关系统症状（心律失常、恶心呕吐、皮疹等）。③对于同时使用的药物，评价相互作用及配伍禁忌。

(2) 用药方法：

1) 常用量：静脉注射一般以 50~100 mg 作第一次负荷量，静脉注射 2~3 min，必要时每 5 分钟后重复静脉注射 1~2 次，1 h 之内总量不得超过 300 mg。

2) 静脉滴注：一般以 5% 葡萄糖注射液配成 1~4 mg/mL 药液滴注或用输液泵给药。在用负荷量后可继续以 1~4 mg/min 速度静滴维持。老年人、心力衰竭者、心源性休克者、肝血流量减少者、肝或肾功能障碍者应减少用量。

3) 极量：静脉注射 1 h 内最大负荷量 300 mg，最大维持量为 4 mg/min。

(3) 不良反应观察与处理：监测心血管系统的体征和症状，如发现窦性心动过缓、低血压、严重房室传导阻滞及心肌收缩力减低，须及时停药，必要时用阿托品，异丙肾上腺素或起搏器治疗。血压下降时，使用升压药，保持气道通畅等其他辅助措施。如发生心脏骤停，应立即行心肺复苏术。

(4) 药物相互作用：胺碘酮、β受体拮抗剂可降低利多卡因的清除率，导致血浆浓度升高，毒性增加。合用此类药物时，应密切监测，酌情调整利多卡因的剂量。

(5) 饮食对药物的影响：①西兰花可能会降低CYP1A2底物的血清浓度。②吸烟可能会降低本药的血清浓度。

5. **特殊人群用药**

(1) 本药透过胎盘，且与胎儿蛋白结合高于成人，妊娠期妇女用药后可导致胎儿心动过缓或过速，亦可导致新生儿高铁血红蛋白血症。

(2) 老年人用药应根据需要及耐受程度调整剂量，>70岁患者剂量应减半。

(3) 新生儿用药可引起中毒，本药在早产儿的半衰期较正常儿长，应慎用。

6. **健康指导**

(1) 向患者解释使用本药的目的、可能出现的不良反应和症状。

(2) 静脉滴注过程中严密观察患者的血压和心电图的变化，若血压下降、心率减慢，及时报告医生，立即减量或停药，防止引起严重不良反应。

(3) 服药前，如患者有皮肤红疹或发炎、肝脏疾病、妊娠、哺乳或有服用其他药物，应告知医生。

(4) 观察患者神经系统不良反应，如出现头晕、视线模糊、精神恍惚、指尖发麻等，应及时报告医生，遵医嘱给予正确护理措施。

(二) 盐酸美西律（Ⅱb）

1. **药理作用** 本药属Ⅱb类抗心律失常药，可以抑制心肌细胞钠内流，降低动作电位0相除极速度，缩短浦氏纤维的有效不应期。本药具有抗心律失常、抗惊厥及局部麻醉作用。

2. **适应证与禁用人群**

(1) 适应证：室性心律失常，如室性期前收缩、室性心动过速。

(2) 禁用人群：患心源性休克和二度或三度房室传导阻滞者。

3. **不良反应**

(1) 常见不良反应：恶心、呕吐等胃肠道反应，或有头晕、视力模糊、心悸、心律失常、胸痛、胸闷及皮疹等。

(2) 严重不良反应：心源性休克、充血性心力衰竭恶化、严重肝功能受损、肺纤维化、剥脱性皮炎及超敏反应等。

4. **用药护理要点**

(1) 评估：参阅"盐酸利多卡因"。

(2) 用药方法：片剂，100～300 mg，每日3～4次，口服。

(3) 不良反应观察与处理：

1) 观察患者胃肠道的体征和症状，如出现消化不良、恶心呕吐、食欲下降、食管炎等情况，可使用质子泵抑制剂（proton pump inhibitor，PPI）等对症治疗。

2) 观察患者神经系统的体征和症状，如出现头晕、头痛、感觉异常、失眠等情况，可遵医嘱调整药物或对症治疗。

3) 监测心血管系统的体征和症状，如出现室性心律失常、低血压、心力衰竭症状加重等情况，及时停药。

(4) 药物相互作用:

1) 本药与奎尼丁、普萘洛尔或胺碘酮合用治疗效果更好。可用于单用一种药物无效的顽固室性心律失常,但不宜与Ⅰb类药物合用。

2) 在急性心肌梗死早期,吗啡使本药吸收延迟并减少,可能与胃排空延迟有关。

5. 特殊人群用药

(1) 本药对胎儿有毒副作用,服药过程中不建议母乳喂养。

(2) 老年人用药需监测肝功能。

(3) 未确定在儿童患者中的安全性和有效性。

(4) 肾功能不全者一般不需要调整剂量;严重肝功能受损者可能需要较低的剂量。

6. 健康指导

(1) 向患者解释使用本药的目的、可能出现的不良反应和症状。

(2) 在达到药物效应之前,患者应避免需要协调能力的活动。

(3) 告知患者如出现胸闷、气促、心悸、低血压、胸痛等情况及时告知医生。

(4) 告知患者本药与食物或抗酸剂同时服用,以尽量减少胃部不适。患者用药期间,应该注意随时检查血压、心电图、血药浓度。

(5) 指导患者正确用药,不可突然停药。

(三) 盐酸普罗帕酮(Ⅰc)

1. 药理作用　本是Ⅰc类抗心律失常药,具有局部麻醉作用,对心肌膜细胞有直接稳定作用。

2. 适应证与禁用人群

(1) 适应证:阵发性室性心动过速、阵发性室上性心动过速及预激综合征伴室上性心动过速、心房扑动或心房颤动的预防。

(2) 禁用人群:①心脏衰竭者。②心源性休克者。②没有人工起搏器的情况下产生和传导的窦房、房室和心室内的冲动障碍者。④已知的布鲁加达综合征患者。⑤心动过缓者。⑥明显的低血压患者。⑦支气管痉挛性疾病或严重阻塞性肺疾病患者。⑧明显的电解质失衡患者。

3. 不良反应

(1) 常见不良反应:恶心、呕吐、便秘、头晕、头痛、疲劳、味觉失调、心律失常及皮肤瘙痒等。

(2) 严重不良反应:充血性心力衰竭。

4. 用药护理要点

(1) 评估:参阅"盐酸利多卡因"。

(2) 用药方法:

1) 口服给药:每日450～600 mg,可根据需要增加至900 mg/日;

2) 注射给药:常用量1～1.5 mg/kg 或以70 mg 加5％葡萄糖液稀释,于10 min 内缓慢注射,必要时10～20 min 重复一次,总量不超过210 mg。静脉注射起效后改为静脉滴注,滴速0.5～1.0 mg/min 或口服维持。

(3) 不良反应观察与处理：

1) 观察患者胃肠道的体征和症状(恶心呕吐、便秘、腹泻、厌食症)，可使用 PPI 等对症治疗。

2) 观察患者神经系统的体征和症状(头晕、头痛、疲劳)，可遵医嘱调整药物或对症治疗。

3) 监测心血管系统的体征和症状(心动过缓、室性心律失常、房室分离、低血压)，须立即停药，输注多巴胺和异丙肾上腺素对控制异常的心律和血压是有效的。如出现窦房或房室传导高度阻滞，可注射乳酸钠、阿托品、异丙肾上腺素或间羟肾上腺素等解救。

(4) 药物相互作用：

1) 与奎尼丁合用可以减慢代谢过程。与局麻药合用增加中枢神经系统不良反应的发生。本药可以增加血清地高辛浓度，并呈剂量依赖型。

2) 与普萘洛尔、美托洛尔合用可以显著增加其血浆浓度和消除半衰期，而对普罗帕酮没有影响。与华法林合用时可增加华法林血药浓度和凝血酶原时间。与西咪替丁合用可使本药血药稳态水平提高，但对其电生理参数没有影响。

5. 特殊人群用药

(1) 妊娠期妇女使用需权衡利弊。

(2) 哺乳期妇女禁用。

(3) 老年患者使用无特殊。

(4) 在儿童中使用的安全性和有效性尚不清楚。

(5) 肾功能不全者一般不需要调整剂量；严重肝功能受损者可能需要较低的剂量。

6. 健康指导

(1) 向患者解释使用本药的目的、可能出现的不良反应和症状。

(2) 服用本药前，患者应该告知医生是否存在肝脏、肾脏、呼吸、消化系统等的症状，告知医生正在服用的所有药物，避免发生药物相互作用，严格按照处方服用。用药期间，不宜食用葡萄柚。

(3) 为减轻胃肠反应，指导患者口服片剂宜在餐后与饮料或食物同时吞服，不得嚼碎。

(4) 老年患者及衰弱者，应特别注意有无眩晕及血压下降，宜卧床，防止直立性低血压。

(四) 盐酸莫雷西嗪(Ⅰc)

1. 药理作用　本药属Ⅰc类抗心律失常药。可抑制钠离子快速内流，具有膜稳定作用，缩短2相和3相复极及动作电位时间，缩短有效不应期。对窦房结自律性影响很小，但可延长房室及希氏-浦肯野系统的传导。

2. 适应证与禁用人群

(1) 适应证：室性心律失常，包括室性期前收缩及室性心动过速。

(2) 禁用人群：①二或三度房室传导阻滞及双束支传导阻滞且无起搏器者。②心源性休克与过敏者。

3. **不良反应** 有头晕、恶心、头痛、乏力、嗜睡、腹痛、消化不良、呕吐、出汗、感觉异常、口干、复视等。

4. **用药护理要点**
(1) 评估:参阅"盐酸利多卡因"。
(2) 用药方法:剂量应个体化。口服,成人常用量每日 150～300 mg,每 8 h 1 次,极量为每日 900 mg。
(3) 不良反应观察与处理:
1) 观察患者胃肠道的体征和症状(恶心、呕吐、腹痛、消化不良),可使用 PPI 等对症治疗。
2) 观察患者神经系统的体征和症状(头晕、头痛、嗜睡、感觉异常),可遵医嘱调整药物或对症治疗。
3) 监测心血管系统的体征和症状(室性心律失常、低血压、心室颤动),及时调整药物剂量。如果发生心脏骤停,应立即心肺复苏。
(4) 药物相互作用:
1) 西咪替丁可使本药血药浓度增加,同用时应减少本药剂量。
2) 本药可使茶碱类药物清除增加,半衰期缩短。
3) 与华法林共用时可改变后者对凝血酶原时间的作用,在华法林稳定抗凝的患者开始用本药或停用本药时应进行监测。

5. **特殊人群用药**
(1) 本药对妊娠期妇女和胎儿的安全性不详。
(2) 老年人因心脏以外的不良反应停药者多。
(3) 尚无本药在 18 岁以下儿童应用的报道。
(4) 下列情况应慎用:①肝或肾功能不全;②严重心力衰竭。

6. **健康指导**
(1) 向患者解释使用本药的目的、可能出现的不良反应和症状。
(2) 为了减轻胃肠反应,指导患者口服片剂宜在餐后与饮料或食物同时吞服,不得嚼碎。
(3) 告知老年患者及衰弱者,应特别注意有无眩晕及血压下降,宜卧床,防止直立性低血压。
(4) 告知患者用药期间应注意随访检查血压、心电图、肝功能。

二、Ⅱ类(β受体拮抗剂)

下面以盐酸艾司洛尔为例做介绍。

1. **药理作用** 本药是一种快速起效的作用时间短的选择性的 $β_1$ 受体拮抗剂。可降低正常人运动及静息时的心率,对抗异丙肾上腺素引起的心率增快。

2. **适应证与禁用人群**
(1) 适应证:心房颤动、心房扑动、围手术期高血压、窦性心动过速。

(2) 禁用人群：①支气管哮喘或有支气管哮喘病史者。②严重慢性阻塞性肺病患者。③窦性心动过缓患者。④二至三度房室传导阻滞患者。⑤难治性心功能不全患者。⑥心源性休克患者。⑦对本药过敏者。

3. 不良反应 大多数为轻度、一过性。最重要的不良反应是低血压。其他常见不良反应有乏力、恶心、呕吐、头痛、头晕及注射部位炎症水肿等。

4. 用药护理要点

(1) 评估：

1) 参阅"盐酸利多卡因"。

2) 在用药开始和整个过程中评估一般症状、呼吸系统、心血管系统及神经系统的症状（疲劳、胸痛、水肿、咳嗽、头晕、头痛、失眠）。

(2) 用药方法：静脉注射或滴注，成人负荷量 0.5 mg/kg，缓慢注射，继以 0.1 mg/(kg·min)维持。儿童，开始缓慢注射 0.1～0.5 mg/kg，继以 0.05 mg～0.25 mg/(kg·min)维持。

(3) 不良反应观察与处理：

1) 高浓度给药会造成严重的静脉反应，包括血栓性静脉炎，故应尽量经大静脉给药。

2) 本药酸性代谢产物经肾脏消除，故肾衰竭患者使用本药需注意监测。

3) 糖尿病患者使用时应小心，本药可掩盖低血糖反应。

4) 支气管哮喘患者应慎用。

5) 用药期间监测血压、心率、心功能变化。

(4) 药物相互作用：

1) 与交感神经节阻断剂合用，会有协同作用，应防止发生低血压、心动过缓、晕厥。

2) 与华法林、地高辛、吗啡合用时，会使本药血药浓度升高。

3) 与琥珀胆碱合用可延长琥珀胆碱的神经肌肉阻滞作用 5～8 min。

4) 会降低肾上腺素的药效。

5) 与异搏定合用于心功能不良患者会导致心脏停搏。

5. 特殊人群用药

(1) 妊娠期妇女尚未明确。

(2) 哺乳期妇女应慎用。

(3) 本药在老年人应用未经充分研究。但老年人对降压、降心率作用敏感，肾功能较差，应用本药时需慎重。

(4) 儿童用药尚不明确。

6. 健康指导

(1) 向患者解释使用本药的目的、可能出现的不良反应和症状。遵医嘱正确用药。

(2) 告知患者如出现头晕、黑蒙等低血压的表现，需要及时告知医生，并卧床休息。

(3) 建议患者保持情绪的稳定，勿激动。

(4) 建议患者避免进食咖啡、浓茶等刺激性食物。

三、Ⅲ类（延长动作电位时程药）

（一）盐酸胺碘酮

1. **药理作用** 本药的电生理效应主要是延长各部心肌组织的动作电位及有效不应期，有利于消除折返激动。抑制心房及心肌传导纤维的钠离子快速内流，减慢传导速度。

2. **适应证与禁用人群**

（1）适应证：室性期前收缩、室性心动过速、房性期前收缩、室上性心动过速（尤其是伴有预激综合征）、心绞痛等。

（2）禁用人群：①心源性休克患者。②病态窦房结综合征，二度或三度房室传导阻滞，心动过缓导致晕厥，且起搏器无法正常运行的患者。③各种原因引起的肺间质纤维化患者。④对药物或其任何成分有超敏反应的患者。

3. **不良反应**

（1）常见不良反应：甲状腺功能异常、头晕、心悸、恶心、呕吐、视觉异常、心律失常、肝功能损伤及皮肤光敏性等。

（2）严重不良反应：肺间质纤维化、心律失常加重等。

4. **用药护理要点**

（1）评估：

1）参阅"盐酸利多卡因"。

2）在用药开始和整个过程中评估消化系统、心血管系统、神经系统的症状（恶心、呕吐、胃灼热、心悸、室性心律失常、头晕、震颤、协调困难、共济失调、甲状腺功能低下）；监测甲状腺功能及电解质变化。

（2）用药方法：成人，口服 0.2 g/次，每日 3 次，1～2 周后根据需要改为 0.2 g/次，每日 1～2 次维持；静脉推注 0.15 g/次（或 3 mg/kg），缓慢注射；静脉滴注 5 mg/kg。

（3）不良反应观察与处理：

1）观察患者胃肠道的体征和症状（恶心、厌食），可适当调整剂量或可使用 PPI 等对症治疗。

2）观察神经系统及皮肤情况（头晕、视觉模糊、光敏性），一般与剂量相关，减量可减轻或消除症状或皮肤科用药。

3）监测心血管系统的体征和症状（心律不齐、心动过缓），须立即停药，给予阿托品、异丙肾上腺素或其他正性变时性药物，必要时植入心脏起搏器。

（4）其他注意事项：

1）药物相互作用：①合并使用不同种类的抗心律失常药时需要密切监测心电图变化。严禁合并使用可诱发尖端扭转型室性心动过速的抗心律失常药。②在接受 β 受体拮抗剂或钙离子通道拮抗剂治疗的患者中，应慎用，有发生心动过缓、窦性停搏和 AV 阻滞的可能；在患有重度心动过缓或窦性停搏的患者中，在植入起搏器之后可继续应用本药。③与华法林联用可能导致严重或致命性出血。④在接受地高辛治疗的患者中，口服本药可导致血清地高辛浓度增加。

2）静脉滴注本药需注意配伍禁忌，使用时需注意输注速度。

5. 特殊人群用药

（1）本药物禁用于妊娠中3个月和后3个月期间；用药期间禁忌实施母乳喂养。

（2）老年患者用药需谨慎，建议从最低剂量开始给药。

（3）不推荐儿童用药。

6. 健康指导

（1）向患者解释使用本药的目的、可能出现的不良反应和症状。指导患者不要突然停药，遵医嘱正确用药。

（2）静脉用药必须在监护下进行，并尽量采用大静脉或中心静脉滴注，推注速度不宜过快，以免引起低血压或慢性心律失常。

（3）指导患者用药过程中，定期随访肝功能、肾功能、电解质、心电图，若出现低钾血症，应遵医嘱进行饮食或药物干预措施，以免诱发心律失常。

（4）指导患者服药后避免在日光下曝晒，应做好防御措施，以免出现皮肤红斑。

（5）告知患者若出现肺毒性、心律失常恶化、心动过缓、视觉障碍、甲状腺功能减退或亢进的体征和症状，应及时就医。

（6）告知女性患者妊娠期服用本药对胎儿的潜在危险。女性患者若确认发生妊娠或疑似妊娠应告知其医生。

（二）盐酸索他洛尔

1. 药理作用 本药同时具有Ⅱ、Ⅲ类抗心律失常药特性。可减慢心率，延长AH间期和房室结传导。通过延缓、抑制外向钾电流而延长心脏动作电位过程，并通过延长缺血心肌内折返环的复极，而使慢钙离子通道的失活时间延长，从而增加心脏每搏时细胞内钙离子和心肌收缩力，提高心室颤动阈值，最终达到抗心律失常和抗颤动的作用。

2. 适应证与禁用人群

（1）适应证：①预防室上性心动过速。②心房扑动、心房颤动。③各种室性心律失常，包括室性期前收缩，持续性及非持续性室性心动过速。

（2）禁用人群：①窦性心动过缓，病态窦房结综合征或没有起搏器的二度或三度房室传导阻滞者。②先天性或获得性长Q-T间期综合征者。③心源性休克、代偿性心力衰竭者。④血清钾<4 mmol/L者。⑤支气管哮喘或相关支气管痉挛性疾病患者。⑥已知对本药过敏者。

3. 不良反应 常见心动过缓、呼吸困难、疲劳、Q-T间期延长及低血压。严重的有心律失常，包括尖端扭转型室性心动过速。

4. 用药护理要点

（1）评估：

1）参阅"盐酸利多卡因"。

2）在用药开始和整个过程中评估消化系统、心血管系统、神经系统的症状（包括恶心、呕吐、胃灼热、心悸、室性心律失常、头晕、震颤、协调困难、共济失调、甲状腺功能低下）；监测甲状腺功能及电解质变化。

(2) 用药方法：口服，成人：开始 80 mg/次，每日 2 次，每隔 2～3 日调整剂量，视情况增至 240～320 mg/日，严重者可增至 480～640 mg/日。

(3) 不良反应观察与处理：

1) 观察患者胃肠道的体征和症状（恶心、便秘、食欲下降），在开始服用负荷量时易出现，减量后服用维持量时，症状通常可缓解。

2) 观察神经系统及皮肤情况（畏光、视觉模糊、光敏感），减量可减轻或消除症状。

3) 静脉用药必须在监护下进行，并尽量采用大静脉或中心静脉滴注，推注速度不宜过快，以免引起低血压或慢性心律失常。如出现 Q-T 间期延长、房室传导阻滞等情况，须立即停药，必要时植入永久起搏器。

(4) 药物相互作用：

1) 与其他 Ⅰa、Ⅱ、Ⅲ 类抗心律失常药同用时有协同作用。

2) 与钙离子通道拮抗剂同用会抑制心室功能，降低血压。

3) 与儿茶酚胺类药同用产生低血压和严重心动过缓。

4) 有血糖增高的作用，降血糖药物的剂量需要调整。

5. **特殊人群用药**

(1) 可用于治疗妊娠期妇女室性心律失常、心房颤动、心房扑动或室上性心动过速。

(2) 哺乳期妇女禁用。

(3) 老年患者用药须谨慎，特别是肾功能不全、电解质紊乱者。

(4) 不推荐儿童用药。

6. **健康指导**

(1) 向患者解释使用本药的目的、可能出现的不良反应和症状。指导患者不要突然停药，遵医嘱正确用药。

(2) 指导患者用药过程中，定期随访肝功能、肾功能、电解质、心电图，若出现低钾血症，可进食橘子、香菇等含钾高的食物，以免诱发心律失常。

(3) 指导患者服药后避免在日光下曝晒，应做好防御措施，以免出现皮肤红斑。

(4) 告知患者若出现肺毒性、心律失常恶化、心动过缓、视觉障碍、甲状腺功能减退或亢进的体征和症状，应及时就医。

(5) 告知妊娠期女性本药对胎儿的潜在危险。女性患者若确认发生妊娠或疑似妊娠应告知其医生。

四、Ⅳ类（钙离子通道拮抗剂）

下面以盐酸维拉帕米为例做介绍。

1. **药理作用**　本药是一种钙离子内流的抑制剂。抑制钙离子内流可降低心脏舒张期自动去极化速率，而使窦房结的发放冲动减慢，也可减慢传导。可减慢前向传导，因而可以消除房室结折返。可增加冠脉流量，改善心肌供氧。

2. **适应证与禁用人群**

(1) 适应证：阵发性室上性心动过速、房性期前收缩、心房颤动、心房扑动、心绞痛、高血压。

(2) 禁用人群：①严重的左心功能不全者。②低血压或心源性休克者。③病态窦房结综合征患者。④二度或三度房室传导阻滞者。⑤患有心房扑动或心房颤动，并伴有旁路通道的患者。⑥已知对本药过敏的患者。

3. 不良反应 口服可有恶心、呕吐、便秘、心悸、眩晕等不良反应。静脉推注可致低血压，偶可致窦性心动过缓、窦性停博、二或三度房室传导阻滞。一般反应可以减量或停用。严重不良反应须紧急治疗。

4. 用药护理要点

(1) 评估：

1) 参阅"盐酸利多卡因"。

2) 在用药开始和整个过程中评估感染症状(生命体征、感染伤口灶、痰、尿、粪、白细胞数)。

(2) 用药方法：

1) 静脉用药：一般起始剂量为 5～10 mg，稀释后缓慢静脉推注至少 2 min。静脉滴注给药，5～10 mg/h，加入氯化钠注射液或 5% 葡萄糖注射液中静脉滴注，一日总量不超过 50～100 mg。

2) 口服给药：①缓释或控释胶囊：每日 1 次，每次 180 mg。②缓释或控释片：成人推荐剂量为每日服用 240～480 mg，分 1～2 次服用或遵医嘱。初始每日早晨服用 240 mg，如疗效不足，晚上加服 120～240 mg。根据治疗效果逐渐调整给药剂量，增加剂量应在上一剂量后 24 h 进行。③片剂：慢性心房颤动服用洋地黄治疗的患者，每日总量为 240～320 mg，分 3～4 次/口服。预防阵发性室上性心动过速成人的每日总量为 240～480 mg，分 3～4 次/口服。

(3) 不良反应观察与处理：

1) 观察患者过敏的体征和症状(皮疹、瘙痒)。如出现这些症状，及时告知医生调整药物剂量或停药。

2) 观察患者胃肠道的体征和症状(便秘、消化不良)，可使用 PPI 或缓泻剂等对症治疗。

3) 监测心血管系统的体征和症状(浮肿、心悸、心绞痛、传导阻滞)，严重不良反应须紧急治疗，心动过缓、传导阻滞或心脏停搏可静脉给阿托品、异丙肾上腺素、去甲肾上腺素或人工心脏起搏器。心动过速发生在预激或 L-G-L 综合征者可以直流电转复心律，静脉注射盐酸利多卡因。低血压者可以静脉给予异丙肾上腺素、间羟胺或去甲肾上腺素。

(4) 药物相互作用：

1) 苯巴比妥可能增加本药的清除率。

2) 异烟肼可能显著降低本药的生物利用度。

3) 合用西咪替丁可使本药的清除率下降或不变。

4) 与 β 受体拮抗剂合用可能增强对房室传导的抑制作用。

5) 与其他降血压药合用时，降压作用叠加。

6）与盐酸胺碘酮合用可能增加心脏毒性。

7）本药可增加卡马西平、环孢素的血药浓度。

8）本药可能增加患者对锂剂的敏感性，两药合用时需密切监测。

9）吸入性麻醉剂通过减少钙离子内流抑制心血管活动，与本药合用时，需仔细调整两药剂量，避免过度抑制心脏。

10）避免同时使用丙吡胺。

5. **特殊人群用药**

（1）妊娠期前 6 个月不得服用本药。妊娠期后 3 个月应权衡利弊而且必需的情况下才能使用，服药过程中不建议母乳喂养。

（2）老年患者应由较低的起始剂量开始使用。

（3）儿童适用于与地高辛合用控制慢性心房颤动和（或）心房扑动时的心室率，预防阵发性室上性心动过速的反复发作。

6. **健康指导**

（1）向患者解释使用本药的目的、可能出现的不良反应的症状。

（2）建议患者在药效完全消失之前避免从事需要保持警觉或协调性的活动，因为本药可能导致头晕和目眩。

（3）建议患者报告起始用药时和剂量变化时的低血压症状，每天规律性的测量脉搏与血压，若血压或脉搏低于医生所告知之的标准时，请按照医嘱处理或尽快就医。

（4）警告患者避免饮酒和饮用葡萄柚汁。

（林　颖　黄晨旭）

第三节　抗高血压药

一、α受体拮抗剂

（一）盐酸特拉唑嗪

1. **药理作用**　特拉唑嗪通过阻滞 $α_1$ 肾上腺素受体，舒张血管，减少总外周血管阻力，以达到降低血压的效果。

2. **适应证与禁用人群**

（1）适应证：轻度或中度高血压（可与噻嗪类利尿剂或其他抗高血压药物合用，也可单独使用），良性前列腺增生。

（2）禁用人群：对本药或类似药物过敏者。

3. **不良反应**　最常见的不良反应为低血压。其他不良反应有乏力、心悸、恶心、眩晕、嗜睡、视觉模糊和鼻充血等。

4. **用药护理要点**

（1）评估：

1）用药前评估患者的心血管疾病史、诊治经过、用药治疗情况、过敏史、既往史,患者对疾病和药物的了解程度、遵医行为、经济状况等。评估育龄妇女是否处于孕期或哺乳期。

2）对患者生命体征的评估(特别是血压、心率)贯穿治疗全程,必要时行动态血压监测。

3）实验室检查:根据患者的疾病状况,在治疗前及随访过程中抽取血液标本进行检查,包括血常规、电解质、肝功能、肾功能等指标,及时发现药物的不良反应。

4）辅助检查:如心电图检查、动态心电图检查、X线检查、超声心动图检查等,以便监测在治疗期间的心功能变化及药物的不良反应。

(2) 用药方法:采用口服给药。用于治疗高血压时,初始剂量为睡前服用 1 mg,且不应超过,以尽量减少首剂低血压事件的发生。1 周后,每日单剂量可加倍以达预期效应。常用的维持剂量为每日 1 次,2~10 mg。

(3) 不良反应观察与处理:

1）在使用本类药物初期或突然增加剂量的情况下,容易出现体位性低血压而引起起立时眩晕、头晕、恶心、胸部不适、呼吸困难等症状。因此,当患者从坐位或卧位站起来时应小心,指导患者起身、如厕时注意安全,缓慢起身。如有头晕、晕厥或心悸等不适,应当告诉医生,以便考虑调整剂量。

2）血压过度下降可能引起晕厥和暂时性失去意识,应停止服药,并进行处理。特别是正进行血液透析的患者、严格进行限盐疗法的患者、最近开始服用利尿降压药的患者,可能会出现血压的迅速降低。因此,这些患者使用本药治疗应从较低的剂量开始服用。

3）密切观察病情,观察血压、心率的变化,定期测体重,并认真记录。严密观察头痛、头晕、胸痛等情况,是否有呕吐、抽搐、昏迷等神经系统症状出现,如有异常应及时通知医生。

4）监测患者电解质情况,如出现高钾血症应立即停止用药。

(4) 其他注意事项:

1）药物相互作用:与血管紧张素抑制剂或利尿剂合用时,更易出现眩晕或其他相关不良反应,应当注意观察,避免发生显著低血压,可减少使用剂量并在必要时重新制订用药计划;与磷酸二酯酶抑制剂合用会发生低血压。

2）首剂或前几剂量给药时容易出现明显的血压降低,尤其是体位性低血压及晕厥。如果中断数剂以上,重新开始用药时也会产生类似效应。因此本药治疗应始终从 1 mg 剂量开始,逐渐增加,以减少"首剂"效应发生。

3）服用此类药物时不宜嚼碎,因容易引起一过性血药浓度升高,从而使出现不良反应的可能性增大。

4）有排尿性晕厥史患者不能使用。

5. 特殊人群用药

(1) 妊娠期妇女禁用,哺乳期妇女使用时应停止哺乳。

(2) 老年患者一般不需做剂量调整。

(3) 前列腺癌患者可能需要遵医嘱调整剂量。

6. 健康指导

(1) 告知患者所用药物的名称及作用,给药的剂量、方法及时间。

(2) 告知患者药物可能出现的不良反应及处理方法,使其学会自我观察及护理。特别是出现体位性低血压时的自我安全维护,比如遵循"3个30 s原则",缓慢起身,抓紧周围可扶握的物品以稳定身姿,如感头晕应及时告知医护人员并让陪护人员协助自己。用药期间有明显血压下降导致头晕、晕厥、视物模糊者应避免驾驶、操作机械等活动。

(3) 指导患者坚持服药治疗,不可根据自我感觉随意增减或停服降压药物。

(4) 指导有妊娠计划的患者在孕前来医院及时调整治疗方案,若已发现妊娠则指导立即停止使用本类药物,并及时来院调整治疗方案

(5) 指导患者学会自我监测血压的方法,监测血压前避免活动,可休息5 min后再进行测量,同时需做到"四定",定部位、定时间、定肢体、定血压计,以及时、正确地监测自身血压情况。

(6) 应进食低脂、低盐和高维生素的易消化食物。减少腌制品,如酱瓜、酱菜、腐乳等;减少摄入含胆固醇高的食物,如动物的内脏、蛋黄等,同时避免刺激性食物,戒烟酒。

(7) 避免长期过度的紧张工作和劳累,保证充足的睡眠。

(8) 根据自身体能情况进行一定强度的运动,避免剧烈运动。

(9) 保持情绪平和,避免情绪激动及过度紧张、焦虑,以维持稳定的血压。

(10) 按照医嘱定期复查。

(二) 甲磺酸酚妥拉明

1. 药理作用　本药具有阻滞血液循环中肾上腺素和去甲肾上腺素的作用,使血管扩张而降低周围血管阻力,从而使血压下降;降低外周血管阻力,使心脏后负荷降低,左心室舒张末期压力与肺动脉压下降,使心排血量增加。

2. 适应证与禁用人群

(1) 适应证:①用于诊断嗜铬细胞瘤及治疗其所致的高血压发作。②左心室衰竭。③去甲肾上腺素静脉给药外溢,防止皮肤坏死。

(2) 禁用人群:严重动脉粥样硬化及肾功能不全、低血压、冠心病、心肌梗死、胃炎或胃溃疡,以及对本药过敏者。

3. 不良反应　较常见的有体位性低血压、心动过速或心律失常、鼻塞、恶心、呕吐等。晕厥和乏力较少见。突然胸痛、神志模糊、头痛、共济失调、言语含糊等极少见。

4. 用药护理要点

(1) 评估:参阅"盐酸特拉唑嗪"。

(2) 用药方法:口服:25～100 mg/次,每日4～6次;肌内注射或静脉注射:5 mg/次,每日1～2次;静脉滴注:5 mg/次,以0.3 mg/min速度滴注。

(3) 不良反应观察与处理:参阅"盐酸特拉唑嗪"。

(4) 其他注意事项:

1) 药物相互作用:本药与其他血管扩张剂合用会增加低血压危象;与多巴胺或多巴

酚丁胺合用,可使心率增快更明显;与其他抗高血压药物联用会增加其降血压作用;与神经松弛剂合用可能增加本药的降血压作用。

2)冠心病、脑血管病患者应慎用,因本药引起的低血压可导致心肌梗死和脑血栓形成。血容量不足者必须纠正后方可应用。有血压过低、心肌梗死、心绞痛或其他显著的冠状动脉疾病患者、胃炎或胃溃疡患者及孕妇慎用。

5. **特殊人群用药**

(1)妊娠期妇女使用时应权衡利弊。哺乳期妇女慎用。

(2)老年人对降压作用敏感,损伤肾功能,应用本药物时需慎重。

(3)血压过低、心肌梗死、心绞痛患者应慎用。

6. **健康指导**　参阅"盐酸特拉唑嗪"。

(三) 盐酸乌拉地尔

1. **药理作用**　本药对 α_1 受体具有阻断作用,并具轻微的 β_1 受体阻断活性及对 α_2 受体的阻断作用,兼有中枢性降压作用,降低外周阻力,降低血压,在降压同时不会引起反射性心动过速,而心排血量略增加或不变,肾、脾脏血流增加。乌拉地尔还能使充血性心力衰竭患者的外周血管阻力、肺动脉压和左室舒张末压降低,每搏指数和心脏指数增加,改善充血性心力衰竭患者的血流动力学。

2. **适应证与禁用人群**

(1)适应证:①注射剂用于治疗高血压危象、重度和极重度高血压以及难治性高血压;控制围手术期高血压。②缓释片用于治疗原发性高血压、肾性高血压、嗜铬细胞瘤引起的高血压。③充血性心力衰竭。

(2)禁用人群:主动脉峡部狭窄或动静脉分流患者、对本药过敏者、妊娠期及哺乳期妇女。

3. **不良反应**　最常发生在开始用药时,可能出现头痛、头晕、恶心、呕吐、疲劳、出汗、烦躁、乏力、心悸、心律不齐、上胸部压迫感或呼吸困难。过敏反应如瘙痒、皮疹少见。偶有食欲缺乏、胃部不适、腹泻、水肿等。

4. **用药护理要点**

(1)评估:参阅"盐酸特拉唑嗪"。

(2)用药方法:

1)口服:开始时60mg/次,早晚各服1次,如血压逐渐下降,可减量为30mg/次。维持量30~180mg/日。

2)静脉注射:一般剂量为25~50mg,如用50mg,应分2次给药,间隔时间为5min。

3)静脉滴注:将250mg溶于输液500mL中,开始滴速为6mg/分钟,维持剂量滴速平均为120mg/h。

(3)不良反应观察与处理:参阅"盐酸特拉唑嗪"。

(4)其他注意事项:

1)药物相互作用:若同时使用其他抗高血压药物,饮酒或患者存在血容量不足的情况,如腹泻、呕吐,可增强本药的降压作用;同时应用西咪替丁,可使本药的血药浓度上升。

2）本药注射剂不能与碱性液体混合,本药的缓释片不宜咀嚼或咬碎后服用。

3）药物连续使用时间不超过7日。

4）如联合其他降压药物使用,应间隔一定的时间,必要时调整本药的剂量。血压骤降可能引起心动过缓,甚至心脏停搏,应密切观察及时处理。

5）过敏患者出现皮肤瘙痒、潮红、皮疹,应及时停药。

6）本药物可影响驾驶或操纵能力,故驾驶或操纵机器者应谨慎使用。

5. 特殊人群用药

(1) 妊娠早、中期用药的安全性尚不明确。妊娠期妇女仅在必要时方可使用本药;哺乳期妇女应慎用。

(2) 老年患者慎用。

6. 健康指导　参阅"盐酸特拉唑嗪"。

二、β受体拮抗剂

(一) 盐酸普萘洛尔

1. 药理作用　本药可阻断心肌的β受体,减慢心率,抑制心脏收缩力与传导、循环血量减少、心肌耗氧量降低。

2. 适应证与禁用人群

(1) 适应证:室上性和室性心动过速、心绞痛、高血压、肥厚型心肌病、心肌梗死,以及嗜铬细胞瘤引起的心动过速、甲状腺功能亢进症引起的心率过快等。

(2) 禁用人群:①支气管哮喘。②心源性休克。③Ⅱ度或Ⅲ度房室传导阻滞。④重度或急性心力衰竭。⑤窦性心动过缓。

3. 不良反应　服用本药可出现眩晕、神志模糊、精神抑郁、反应迟钝、头昏,心率过慢等不良反应;较少见的有支气管痉挛及呼吸困难、充血性心力衰竭。不良反应持续存在时,须格外警惕雷诺症样四肢冰冷、腹泻、倦怠、眼口或皮肤干燥、恶心、指(趾)麻木、异常疲乏等。

4. 用药护理要点

(1) 评估:参阅"盐酸特拉唑嗪"。

(2) 用药方法:

1）抗心律失常口服,每日10～30 mg,分3～4次服用,根据需要及耐受程度调整用量。严重心律失常应急时可静脉注射1～3 mg,以不超过1 mg/分钟的速度注射,必要时2 min后可重复一次,以后隔4 h 1次。

2）心绞痛口服,开始用量为5～10 mg/次,每日3～4次,每3日可增加10～20 mg,渐增至每日200 mg。

3）高血压病口服,5～10 mg/次,每日3～4次,按需要及耐受程度逐渐调整,至症状被控制。

4）肥厚型心肌病口服,10～20 mg/次,每日2～4次,按需要及耐受程度逐渐调整。

(3) 不良反应观察与处理：

1) 大剂量使用可能引起心动过缓、房室传导阻滞甚至窦性停搏等不良反应，本药物需从小剂量开始，严密观察患者反应，有无心悸、头晕、黑矇等表现，监测心电图的变化。

2) 本药不宜突然停药，撤药时要注意逐渐递减剂量，每 2～3 日剂量减半，整个撤药时间应至少持续 2 周。

3) 本药还可以引起支气管平滑肌痉挛及糖脂代谢异常，而加重支气管哮喘及糖尿病，需注意观察患者有无气促等表现，监测血糖，如有异常及时通知医生处理。

(4) 其他注意事项：

1) 药物相互作用：与西咪替丁、氟卡尼、肼屈嗪、普罗帕酮、奎尼丁等同用，可升高本药血药浓度。单胺氧化酶抑制剂、维拉帕米、丙吡胺、肼屈嗪、硝苯地平等可增强本药作用和毒性反应，不宜合用。口服避孕药、环丙沙星、舍曲林、氟西汀、哌唑嗪、胰岛素等药可增强本品作用。与茶碱相互拮抗，可拮抗高血糖素的作用，增强胰岛素、磺酰脲类降糖药的作用，可使非去极化肌松药如氯化筒箭毒碱、加拉碘铵等增效，时效也延长；与利血平同用可能出现心动过缓及低血压。可升高华法林等的血药浓度。

2) 首次使用本药，须从小剂量开始，逐渐增加剂量，并密切观察反应，以免发生意外。

3) 冠心病患者使用本药不宜骤停，否则可出现心绞痛、心肌梗死或室性心动过速。

4) 甲状腺功能亢进症患者服用本药不可骤停，否则可使甲状腺功能亢进症状加重。

5) 长期应用本药，撤药须逐渐递减剂量，至少经过 3 日，一般为 2 周。

6) 长期应用本药，少数患者可出现心力衰竭，可用洋地黄苷类和（或）利尿药纠正，并逐渐递减剂量，最后停用。

7) 本药可引起糖尿病患者血糖降低，但非糖尿病患者无降糖作用，故糖尿病患者应定期检查血糖。

8) 服用期间，应定期检查血常规、血压、心功能、肝功能、肾功能等。

5. 特殊人群用药

(1) 妊娠期及哺乳期妇女慎用。

(2) 因老年患者对药物代谢与排泄能力低，使用时应适当调整剂量。

6. 健康指导

(1) 为患者进行疾病知识指导，使其了解自己的病情，包括症状、危险因素及治疗情况。

(2) 指导患者正确服用药物，强调长期服药重要性，口服剂量根据医嘱执行，告知有关药物的名称、剂量、用法、作用及不良反应。

(3) 不能擅自突然停药。更改药物品种及剂量需至医院就诊，由医生根据具体病情进行调整。

(4) 教会患者如何正确自测脉搏，当出现脉搏明显改变或有头晕、乏力、晕厥等不适要及时就医。

(5) 指导患者学会自我监测血压的方法，监测血压前避免活动，可休息 5 min 后再进行测量,同时需做到"四定",定部位、定时间、定肢体、定血压计,以及时、正确地监测自身血压情况。

(6) 应进食低脂、低盐和高维生素的易消化食物,减少腌制品,如酱瓜、酱菜、腐乳等;减少摄入含胆固醇高的食物,如动物的内脏、蛋黄等,同时避免刺激性食物,戒除烟酒。

(7) 避免长期过度的紧张工作和劳累,保证充足睡眠。

(8) 根据自身体能情况进行一定强度的运动,避免剧烈运动。

(9) 保持情绪平和,避免情绪激动及过度紧张、焦虑,以维持稳定的血压。

(10) 按照医嘱定期复查。

(二) 酒石酸美托洛尔

1. 药理作用　美托洛尔对 β_1 受体有选择性阻断作用,对 β_2 受体阻断作用很弱。可降低心率,减少心排出量,降低血压。

2. 适应证与禁用人群

(1) 适应证:

1) 口服给药:①用于治疗高血压、心绞痛、心肌梗死、肥厚型心肌病、主动脉夹层、心律失常、甲状腺功能亢进症、心脏神经官能症等。②用于心力衰竭的治疗。

2) 注射给药:①用于治疗室上性快速型心律失常。②用于预防和治疗心肌缺血、急性心肌梗死伴快速型心律失常和胸痛。

(2) 禁用人群:①窦性心动过缓和心源性休克患者。②对本药和相关衍生物或任何赋形剂过敏者;对其他 β 受体拮抗剂过敏者。③病态窦房结综合征患者。④严重的外周动脉循环障碍者。⑤心率<45 次/分钟的心肌梗死患者;二度和三度心脏传导阻滞患者;明显的一度心脏传导阻滞(PR 间期≥0.24 秒)患者;收缩压<100 mmHg 者;中至重度心力衰竭患者。

3. 不良反应　低血压、心动过缓、房室传导阻滞、乏力、眩晕、睡眠障碍、幻觉、头痛、头晕、视力障碍等。

4. 用药护理要点

(1) 评估:参阅"盐酸特拉唑嗪"。

(2) 用药方法:

1) 口服给药:①片剂:剂量应个体化,以避免发生心动过缓。应空腹服药,进餐时服药可使本药的生物利用度增加40%,易引发心动过缓。②控释片:每日0.1g,早晨顿服或遵医嘱。

2) 注射给药:室上性快速型心律失常,开始时以 1~2 mg/min 的速度静脉给药,用量可达5mg。这一剂量可在间隔5min后重复给予,直到取得满意效果。总剂量达10~15 mg 通常足以见效。

(3) 不良反应观察与处理:参阅"盐酸普萘洛尔"。

(4) 药物相互作用:

1) 洋地黄和 β 受体拮抗剂合用可减慢房室传导,减少心室率,会增加心动过缓的风险。

2) 本药与钙离子通道拮抗剂同用可能会因为负性节律和肌力作用,导致对心肌收缩力的抑制产生相加作用。

5. **特殊人群用药**
(1) 除非必要,一般不得用于妊娠期及哺乳期妇女。
(2) 老年人谨慎用药。
(3) 儿童使用本药的临床数据有限。

6. **健康指导** 参阅"盐酸普萘洛尔"。

三、血管紧张素转换酶抑制药

(一) 卡托普利

1. **药理作用** 本药为竞争性血管紧张素转换酶抑制剂(angiotensin converting enzyme inhibitor,ACEI),使血管紧张素Ⅰ不能转化为血管紧张素Ⅱ,从而降低外周血管阻力,并通过抑制醛固酮分泌,减少水钠潴留。本药还可通过干扰缓激肽的降解扩张外周血管。

2. **适应证与禁用人群**
(1) 适应证:高血压、心力衰竭。
(2) 禁用人群:①对本药物或其他 ACEI 过敏者。②肾功能不全、严重自身免疫性疾病患者。③妊娠期及哺乳期妇女。④中性粒细胞减少、粒细胞缺乏症患者。⑤双侧肾动脉狭窄或类似病变者、有低血压病史、严重主动脉狭窄或梗阻性心肌病患者。

3. **不良反应** 包括:①较常见皮疹、心悸、心动过速、胸痛、咳嗽、味觉迟钝。②较少见蛋白尿、眩晕、头痛、昏厥、血管性水肿、面部潮红或苍白。③少见白细胞减少,伴有发热、寒战。

4. **用药护理**
(1) 评估:参阅"盐酸特拉唑嗪"。
(2) 用药方法:给药剂量须遵循个体化原则,按疗效予以调整。

1) 治疗高血压:口服,每次 12.5 mg,每日 2~3 次,按需要 1~2 周内增至每次 50 mg,每日 2~3 次,疗效不满意时可加用其他降压药。

2) 治疗心力衰竭:开始时每次口服 12.5 mg,每日 2~3 次,必要时逐渐增至 50 mg,每日 2~3 次,若需进一步加量,宜观察疗效 2 周后再考虑;对近期大量服用利尿药,处于低钠、低血容量,而血压正常或偏低状态的患者,初次剂量宜用 6.25 mg,每日 3 次,逐步增加至常用量。

(3) 不良反应观察与护理:

1) ACEI 抑制醛固酮的释放,可以引起高血钾症,尤其在肾功能不全或合用保钾利尿药或口服补钾药物时更容易发生,故肾衰竭患者在血肌酐增高或血钾增高时应慎用或禁用本药,并定时做肾功能和血钾检测。

2) 临床上最常见的不良反应是咳嗽,女性多见。常于用药 1 周~6 个月时发生,致使不能耐受者中断用药,一般在停药后 4 日干咳消失。首次应用宜从小剂量开始试用,并密切监测。当患者出现头晕、黑矇、低血压时,应调整剂量或停止用药。

3)当发现有血管性水肿症(如面部、眼、舌、喉、四肢肿胀、吞咽或呼吸困难、声音嘶哑)时,应立即停药,以防出现气管阻塞,导致死亡。如有上述症状应立即皮下注射盐酸肾上腺素等药物进行紧急治疗。面部、口腔黏膜、唇、四肢的血管性水肿,一般停药后即可消失。必要时,也应用药物治疗。

4)遵医嘱正确用药,做好生命体征的监测,并定时监测白细胞计数、肾功能、电解质等实验室指标。

(4)其他注意事项:

1)药物相互作用:①与利尿药同用使降压作用增强,应从小剂量开始,逐渐调整剂量。②与其他扩血管药同用可能致低血压,如拟合用,应从小剂量开始。③与保钾药物如螺内酯、氨苯蝶啶、阿米洛利同用可能引起血钾过高。④与内源性前列腺素合成抑制剂如吲哚美辛同用,可引起降压作用减弱。⑤与其他降压药合用,降压作用加强;与引起肾素释出或影响交感活性的药物合用呈相加作用;与β受体拮抗剂呈小于相加的作用。

2)严格限钠饮食或透析者,首剂易发生突然而严重的低血压。

3)用于肾素型高血压患者时,剂量不宜过大,以免血压过度下降。

4)肾功能差者应采用小剂量或减少给药次数,缓慢递增;在用本药前1周,要停服利尿药。若需同时用利尿药,血尿素氮和肌酐增高时,应将本药减量或同时停用利尿剂。

5)最好于饭前1h服药,因食物可减少本药的吸收。

5. 特殊人群用药

(1)妊娠期妇女禁用;哺乳期女性使用必须权衡利弊。

(2)本药用于婴儿可引起血压过低,伴少尿与抽搐,故仅限于其他降压治疗无效者应用。

(3)老年人对降压作用较敏感,应用时须酌情减少剂量。

6. 健康指导

(1)指导患者及家属了解疾病相关知识,如病因、临床表现及危险因素等,并告知患者及家属药物名称、作用、用法及不良反应,向患者强调长期服药的重要性,需根据医嘱服药,不可自行更改药量或停药。

(2)教会患者及家属测量血压并做好记录,监测血压前避免活动,避免进食刺激性食物,可休息5 min后再进行测量,同时需做到"四定",定部位、定时间、定肢体、定血压计,及时、正确地监测自身血压情况。

(3)应进食低脂、低盐和高维生素的易消化食物,减少腌制品,如酱瓜、酱菜、腐乳等;减少摄入含胆固醇高的食物,如动物内脏、蛋黄等,同时避免刺激性食物,戒除烟酒。

(4)指导患者调整心态,学会自我心理调节,要保持轻松、稳定的情绪,家属应给患者以理解、宽容和安慰。

(5)嘱患者定期到医院门诊复诊。

(二)马来酸依那普利

1. 药理作用　参照"卡托普利",本药作用效果更持久。

2. 适应证与禁用人群

(1) 适应证:中、重度高血压,充血性心力衰竭。

(2) 禁用人群:①对本药或其他 ACEI 过敏者。②双侧肾动脉狭窄者。③血管神经性水肿患者。④肾移植患者。⑤原发性醛固增多症患者。

3. 不良反应 常见胸痛、心动过速、眩晕、头痛、疲乏、咳嗽、心悸。亦有低血压、腹痛、瘙痒、皮疹、血管神经性水肿、感觉异常、肌肉痉挛、阳萎、肾功能损伤等。

4. 用药护理要点

(1) 评估:参阅"盐酸特拉唑嗪"。

(2) 用药方法:

1) 治疗高血压:口服,每次 5 mg,每日 1 次,以后随血压反应调整剂量至每日 10~40 mg,分 2~3 次服,如疗效仍不满意,可加用利尿药。

2) 治疗心力衰竭:开始剂量为每次 2.5 mg,每日 1~2 次,给药后 2~3 h 内注意血压,尤其合并用利尿药者,以防低血压。一般每日用量 5~20 mg,分 2 次口服。

(3) 不良反应观察与护理:参阅"卡托普利"。

(4) 其他注意事项:

1) 本药可升高地高辛、锂剂的血药浓度。其余参阅"卡托普利"。

2) 肾功能不全、糖尿病或同时使用保钾利尿药的患者,应注意使用后可能引起血钾过高。

3) 用 ACEI 治疗的患者,在采用高通透性膜进行血液透析时,可能发生低血压反应,应避免联用。

4) 本药可能影响患者反应能力,故在驾驶和操作机械时应谨慎。

5. 特殊人群用药

(1) 不推荐妊娠期妇女使用。

(2) 哺乳期妇女慎用。

(3) 儿童用药尚不明确。

(4) 老年患者应用本药时应严密观察血压变化,初始剂量宜小,并根据病情调整剂量。

(5) 肾功能不全者慎用。

6. 健康指导 参阅"卡托普利"。

(三) 盐酸贝那普利

1. 药理作用 本药是一种前体药,水解后成为活性物质贝那普利拉。药理作用参阅"卡托普利"。

2. 适应证与禁用人群

(1) 适应证:高血压、充血性心力衰竭,以及作为对洋地黄和(或)利尿药反应不佳的充血性心力衰竭患者(NYHA Ⅱ~Ⅳ级)的辅助治疗。

(2) 禁用人群:①已知对本药、相关化合物或本药的任何辅料过敏者。②有 ACEI 引起或非 ACEI 引起的血管性水肿病史者。③妊娠期及哺乳期妇女。

3. **不良反应** 主要为头痛、头晕、乏力、咳嗽、恶心、失眠、体位性低血压、面部及唇部肿胀、肌痛、鼻炎、咽炎、呼吸道阻塞和背痛等。少数患者给予本药后血中尿素氮和血清肌酸酐升高,停用后即可自行恢复。

4. **用药护理**

(1) 评估:参阅"盐酸特拉唑嗪"。

(2) 用药方法:

1) 治疗高血压:未用利尿剂者开始治疗时,每日推荐剂量为 10 mg,每日 1 次,若疗效不佳,可加至每日 20 mg。必须根据血压的反应来调整剂量。治疗高血压的每日最大推荐剂量为 40 mg,1～2 次服用。

2) 治疗充血性心力衰竭:推荐的初始剂量为 2.5 mg,每日 1 次。首次服用本药时需严密监视,若未出现症状性的低血压等不良反应,且心力衰竭的症状未能有效缓解,可在 2～4 周后将剂量调整为 5 mg,每日 1 次。

(3) 不良反应观察与护理:参阅"卡托普利"。

(4) 其他注意事项:

1) 药物相互作用:①参阅"马来酸依那普利"。②糖尿病患者接受胰岛素或口服降糖药治疗同时服用本药,可能发生低血糖反应,需进行监测。

2) 进食后服药会延迟本药的吸收,但不影响吸收量和转变,因此可以餐中或两餐间服用。

5. **特殊人群用药**

(1) 妊娠期、哺乳期妇女禁用。

(2) 儿童用药不推荐。

(3) 老年患者使用本药应注意剂量并监测肾功能。

(4) 肾功能不全者使用本药需定期监测肾功能。

6. **健康指导**

(1) 参阅"卡托普利"。

(2) 应指导使用降糖治疗的患者在使用本药物期间,加强血糖监测,以防发生低血糖,并指导患者如何鉴别低血糖症状及其处理方法。

四、血管紧张素Ⅱ受体拮抗剂

(一) 氯沙坦

1. **药理作用** 本药阻滞血管紧张素Ⅱ与其受体 AT_1 结合,从而抑制血管收缩和醛固酮释放,产生降压作用。

2. **适应证与禁用人群**

(1) 适应证:高血压。

(2) 禁用人群:①对本药过敏者。②孕期、哺乳期妇女。③主动脉瓣或左房室瓣狭窄、梗阻性肥厚型心肌病、高钾血症、双肾动脉狭窄、血管神经性水肿、肝功能及肾功能不全、需进行全身麻醉手术的患者。

3. 不良反应 可有头晕、头痛、心悸、心律不齐、低血压、咳嗽、呼吸困难、高钾血症及胃肠道反应等，一般不需停止治疗。

4. 用药护理要点

（1）评估：参阅"盐酸特拉唑嗪"。

（2）用药方法：采取口服给药。原发性高血压通常起始和维持剂量为每次50 mg，每日1次。食物对服药无影响。

（3）不良反应观察与处理：

1）密切观察患者服药期间血压、心率的变化，避免剧烈运动。服药后血压过度下降可能引起晕厥和暂时性失去意识，若出现该情况，应停止服药，并配合医生进行对症处理。对于正在进行血液透析的患者、严格进行限盐疗法的患者、最近开始服用利尿药的患者，可能会出现服药后血压迅速下降的情况，若使用本药治疗应从较低剂量开始，循序渐进。

2）患者服药初期，可通过卧位快速转为立位的血压对比，询问和观察患者是否有头晕、视物模糊、晕厥，明确是否有直立性低血压。若有，需做好健康宣教，指导患者起身、如厕时注意安全，缓慢起身，起床时遵循"3个30 s原则"，即醒来先平躺30 s，再坐起30 s，床旁站立30 s，没有头晕不适再开始行走。

3）严密观察患者头痛、头晕等情况，注意是否出现呕吐、抽搐、昏迷等神经症状，昏迷患者若伴有呕吐，应安置患者去枕平卧头偏向一侧防止误吸，并及时通知医生。

4）监测患者的电解质情况，如出现高钾血症要立即停止用药，及时告知医生处理。

（4）其他注意事项：

1）药物相互作用：①本药与保钾利尿药、补钾药、含钾药物合用可导致血清钾升高。②与锂剂合用可致血清锂升高并出现毒性作用。③与非甾体抗炎药合用可使本药抗高血压作用减弱。④与麻黄、吲哚美辛、利福平合用可减弱降压作用。

2）心力衰竭患者使用强心苷类药物与利尿药后若存在水、钠不足，应纠正后开始使用本药。

5. 特殊人群用药

（1）妊娠中、晚期用药可引起胎儿损伤或死亡，一旦发现妊娠，应尽快停药。

（2）肝、肾功能不全，以及血液透析患者无需调整剂量。

6. 健康指导

（1）向患者解释血管紧张素Ⅱ受体拮抗剂的作用，目前所用药物的具体名称、给药剂量与时间。让患者了解疗效出现的时间和表现，可协助医务人员判断治疗是否有效。

（2）提醒患者注意药物的不良反应，学会自我观察及护理。特别是出现体位性低血压时的自我安全维护，比如遵循"3个30 s原则"，缓慢起身，抓紧周围可扶握的物品以稳定身姿，如感头晕应及时告知医护人员并让陪护人员协助自己。用药期间有明显血压下降导致头晕、晕厥、视物模糊者应避免驾驶、操作机械等活动。

（3）指导患者坚持服药治疗，建立长期治疗的思想准备，不可随意增减或停服药物。只有坚持治疗才能控制血压，减少并发症。

(4) 指导有妊娠计划的患者在孕前来医院及时调整治疗方案,若已发现妊娠则指导立即停止血管紧张素Ⅱ受体拮抗剂,及时来医院调整治疗方案。

(5) 告知患者饮食方面以低盐、低脂肪为原则,食盐摄入不超过 5 g/日,减少摄入含胆固醇高的食物,如动物的内脏、蛋黄等。肥胖者应减少每日热量的摄入以减轻体重,戒除烟酒。

(6) 告知患者避免长期过度的紧张工作和劳累,保证充足的睡眠。

(7) 告知患者根据自身体能情况进行一定强度的运动,但应避免过度剧烈的运动。

(8) 告知患者保持情绪平和,避免情绪激动及过度紧张、焦虑,以维持稳定的血压。

(9) 告知患者按照医嘱定期复查,了解自身的血压、血钾等指标的变化情况,以便随时调整药物剂量。

(二) 厄贝沙坦

1. **药理作用**　参阅"氯沙坦"。

2. **适应证与禁用人群**

(1) 适应证:原发性高血压、合并高血压的 2 型糖尿病肾病。

(2) 禁用人群:参阅"氯沙坦"。

3. **不良反应**　常见不良反应有低血压、心悸、高钾血症、头晕、血红蛋白轻度下降等,偶有蛋白尿、上呼吸道感染、焦虑等,罕有肾功能损害、皮疹、血管性神经水肿等。

4. **用药护理要点**

(1) 评估:参阅"盐酸特拉唑嗪"。

(2) 用药方法:本药主要采用口服给药法,高血压患者推荐初始剂量和维持剂量为每次 150 mg,每日 1 次,可单独使用,也可与其他降压药合用。食物对服药无影响。

(3) 不良反应观察与处理:参阅"氯沙坦"。

(4) 其他注意事项:

1) 药物相互作用:①与保钾利尿药、补钾药、含钾药物合用可导致血清钾升高。②与锂剂合用可致血清锂升高并出现毒性作用。③与非甾体抗炎药合用可使本药抗高血压作用减弱。④与麻黄制剂、育亨宾合用可减弱降压作用。

2) 若首次使用本药前已使用过高剂量利尿药,可能造成容量消耗和低血压,用药前应先补充血容量。

5. **特殊人群用药**

(1) 妊娠中、晚期用药可引起胎儿损伤或死亡,一旦发现妊娠,应尽快停药。

(2) 患者有肝、肾功能不全无需调整剂量。

(3) 年龄在 75 岁以上者、血液透析患者应从较低初始剂量开始。

6. **健康指导**　参阅"氯沙坦"。

(三) 缬沙坦

1. **药理作用**　参阅"氯沙坦"。

2. **适应证与禁用人群**

(1) 适应证:轻至中度原发性高血压、心力衰竭、心肌梗死。

(2) 禁用人群:严重肾衰竭患者,其他参阅"氯沙坦"。

3. **不良反应**　常见头晕、头痛、乏力、心悸、低血压、高钾血症等。偶有上呼吸感染、咳嗽及胃肠道反应等。

4. **用药护理要点**
(1) 评估:参阅"特拉唑嗪"。
(2) 用药方法:采用口服给药法,抗高血压治疗推荐每次80 mg,每日1次。
(3) 不良反应观察与处理:参阅"氯沙坦"。
(4) 注意事项:

1) 药物相互作用:①与保钾利尿药、补钾药、含钾药物合用可导致血清钾升高。②与锂剂合用可致血清锂升高并出现毒性作用。③与麻黄制剂合用可减弱降压作用。④与双氯芬酸钠等非甾体类药物合用时应监测血小板等血细胞计数。

2) 所有在子宫内接触过本药的新生儿应接受密切观察,监测血压,保证足够的尿量、防止高血钾症,必要时可进行水化清除药物。

5. **特殊人群用药**　参阅"氯沙坦"。

6. **健康指导**　参阅"氯沙坦"。

五、钙离子通道拮抗剂

(一) 硝苯地平

1. **药理作用**　本药为二氢吡啶类钙离子通道拮抗剂,通过阻断钙离子进入血管平滑肌细胞和心肌细胞,从而改变血管张力和心肌收缩力,起到降低血压的作用,同时本药能扩张冠状动脉,起到缓解心绞痛的效果。

2. **适应证与禁用人群**
(1) 适应证:口服用于治疗高血压,注射液用于高血压急症,此外,还用于各种类型的心绞痛、肥厚型心肌病、雷诺综合征、肺动脉高压等。
(2) 禁用人群:对本药过敏、心源性休克、有直肠结肠切除后作回肠造口的患者、儿童、妊娠期妇女。

3. **不良反应**　常见心悸、便秘、踝足小腿肿胀。少见头晕、头痛、呼吸困难、咳嗽、低血压、肝功能异常及胃肠道反应等。

4. **用药护理要点**
(1) 评估:参阅"盐酸特拉唑嗪"。
(2) 用药方法:

1) 治疗高血压时采取口服给药,使用缓释剂药品,初始剂量为每次30/60 mg,每日1次,最大剂量为每日120 mg。

2) 治疗高血压急症时静脉滴注,每次2.5~5 mg,溶解于5%葡萄糖注射液250 mL中,根据病情调整滴速及用量,24 h最大量为15~30 mg,重复使用不宜超过3日,此后建议口服治疗。

3) 缓解心绞痛时采用速释剂舌下含服,初始剂量每次10 mg,每日3次,最大剂量为每次30 mg，每日180 mg。后续可采用缓释剂维持。

(3) 不良反应观察与处理：

1) 本药速释剂用药后可能出现血压下降过快的情况，并带来低血压反应，如头晕、晕厥、反射性心动过速、血压波动偏大等。要密切关注患者血压、心率情况，必要时行心电监护。同时，注意患者安全，嘱患者用药后卧床休息，如厕需专人陪护，以防意外。

2) 初始用药阶段，少数患者会出现面部潮红、头痛、下肢凹陷性水肿，这些不良反应与药物的扩血管作用相关，一般不影响治疗，向患者做好解释和教育工作。

3) 患者出现牙龈增生时应停药，嘱患者及时来医院就诊，更换治疗药物。

(4) 其他注意事项：

1) 药物相互作用：①与其他降压药同时使用可致血压过低。②与胺碘酮合用可进一步抑制窦性心律或加重房室传导阻滞。③与β受体拮抗剂合用可导致血压过低、心功能抑制、心力衰竭。④与硝酸酯类药物合用，治疗心绞痛的作用增强。⑤与西咪替丁等合用时会使本药的血药浓度峰值增加。⑥与蛋白结合率高的药物如双香豆素、洋地黄、苯妥英钠等合用时，可使这些药的游离浓度发生改变。

2) 长期治疗过程中药物不宜骤停，以免发生停药综合征而出现反跳现象。

3) 心肺分流术、术中大出血、麻醉中血管舒张可导致严重低血压和液体需求增加，大手术前应慎用本药。

5. **特殊人群用药**

(1) 老年人群不推荐使用速释剂型硝苯地平。

(2) 哺乳期妇女应用需权衡利弊。

(3) 接受透析的恶性高血压患者、心力衰竭患者、肝及肾功能不全患者、低血压患者、需要调整治疗的糖尿病患者、重度胃肠道狭窄患者、重度主动脉瓣狭窄患者慎用。

6. **健康指导**

(1) 向患者解释此类药物的作用，目前所用药物的具体名称、给药剂量与时间。让患者了解疗效出现的时间和表现，可协助医务人员判断治疗是否有效。

(2) 提醒患者注意药物的不良反应，学会自我观察及护理。告知患者若出现血压降低，导致头痛、头晕、晕厥时应尽量卧床休息，如厕需专人陪护；如头晕等不良反应常出现，应避免从事高空作业、驾驶等危险性机械操作。提醒患者用药期间可能出现面部潮红、头痛、下肢凹陷性水肿，此为正常现象，若不能耐受，则在复诊时与医生说明，根据情况更换治疗药物。

(3) 指导患者坚持服药治疗，建立长期治疗的思想准备，不可根据自己的感觉随意增减或停服降压药物。只有坚持治疗才能控制血压，减少并发症。

(4) 多数钙离子通道拮抗剂并不适合妊娠期妇女使用，应告知怀孕女性避免使用；另外因药物多可通过乳汁排泄，应告知哺乳期妇女避免使用或避免哺乳。

(5) 告知患者饮食方面以低盐、低脂为原则，食盐摄入不超过5克/日，减少摄入含胆固醇高的食物，如动物的内脏、蛋黄等。肥胖者应减少每日热量的摄入以减轻体重，戒除烟酒。

(6) 告知患者避免长期过度的紧张工作和劳累,保证充足的睡眠。

(7) 告知患者根据自身体能情况进行一定强度的运动,但应避免过度剧烈的运动。

(8) 告知患者保持情绪平和,避免情绪激动及过度紧张、焦虑,以维持稳定的血压。

(9) 告知患者按照医嘱定期复查。

(二) 苯磺酸氨氯地平

1. **药理作用** 本药为二氢吡啶类钙离子通道拮抗剂,药理作用与"硝苯地平"类似,起到降低血压和扩张冠状动脉的作用,并且对窦房结和房室结无影响。

2. **适应证与禁用人群**

(1) 适应证:高血压、心绞痛。

(2) 禁用人群:对本药过敏者、严重低血压患者、重度主动脉瓣狭窄患者。

3. **不良反应** 常见头晕、头痛、心悸、颜面潮红、踝和足的外周水肿及恶心不适等。少见心绞痛、心率失常、低血压、乏力、关节疼痛及皮疹等。

4. **用药护理要点**

(1) 评估:参阅"盐酸特拉唑嗪"。

(2) 用药方法:采用口服给药,治疗高血压时起始剂量为每次 5 mg,每日 1 次,最大剂量为每次 10 mg,每日 1 次。

(3) 不良反应观察与处理:

1) 药物带来低血压反应时,如头晕、晕厥、反射性心动过速、血压波动偏大等。要密切关注患者的情况,测量血压、心率,必要时行持续心电监护。同时,注意患者安全,要求患者用药后卧床休息,如厕需专人陪护,以防意外。

2) 初始用药阶段,少数患者会出现面部潮红、头痛、下肢凹陷性水肿,这些不良反应与本药的扩血管作用相关,一般不影响治疗,向患者做好解释和教育工作。

(4) 其他注意事项:

1) 药物相互作用:①与胺碘酮合用可进一步抑制窦性心律或加重房室传导阻滞。②与吸入烃类麻醉剂合用可引起低血压。③与非甾体抗炎药同用可减弱降压作用。④与β受体拮抗剂合用可引起低血压。⑤与雌激素合用可增加液体潴留而增高血压。⑥与锂剂合用可引起神经中毒。⑦拟肾上腺素药可减弱本药的降压作用。

2) 少数患者在开始使用本药或增加剂量时会出现心绞痛频率增加、时间延长和程度加重的情况,医护人员需加以密切观察,及时对症处理。

5. **特殊人群用药**

(1) 在老年患者中应用时,本药清除率降低,宜使用较低起始剂量。

(2) 以下情况慎用:充血性心力衰竭患者、肝功能不全者、梗阻性肥厚型心肌病患者。

6. **健康指导** 参阅"硝苯地平"。

(三) 盐酸贝尼地平

1. **药理作用** 本药为二氢吡啶类钙离子通道拮抗剂,药理作用基本同"硝苯地平"。

2. 适应证与禁用人群

(1) 适应证:高血压、心绞痛。

(2) 禁用人群:心源性休克患者、妊娠期妇女。

3. 不良反应　主要有头痛、皮肤潮红、和心悸;少见乏力、皮疹、食欲缺乏、恶心,以及肝、肾功能异常等。

4. 用药护理要点

(1) 评估:参阅"盐酸特拉唑嗪"。

(2) 用药方法:口服给药,治疗高血压时每次 2~4 mg,每日 1 次,早餐后服用。

(3) 不良反应观察与处理:参阅"苯磺酸氨氯地平"。

(4) 其他注意事项:

1) 药物相互作用:①与其他降压药合用会出现血压过度降低。②与地高辛合用可能引起洋地黄中毒,应调整地高辛剂量或停用本药。③与西咪替丁合用可使血压过度降低。④与利福平合用可能减弱本药的降压作用。

2) 药物食物相互作用:与西柚汁共同服用会抑制本药在肝脏的代谢,升高血药浓度。

5. 特殊人群用药

(1) 在老年人群中使用宜从小剂量开始,高龄患者慎用。

(2) 哺乳期妇女不宜使用本药,不得已用药时应停止哺乳。

6. 健康指导　参阅"硝苯地平"。

(四) 盐酸地尔硫䓬

1. 药物作用　本药为硫氮䓬类钙离子通道拮抗剂,可抑制心肌细胞和血管平滑肌除极时的钙离子内流,从而起到扩张冠状动脉,缓解心绞痛的作用;同时本药还可减慢传导,使心率下降,并有负性肌力作用,减少心肌需氧量;另外可使血管平滑肌松弛、周围血管阻力降低、血压下降。

2. 适应证与禁用人群

(1) 适应证:各型心绞痛和高血压,也用于室上性快速心律失常。

(2) 禁用人群:对本药过敏者、严重低血压患者、病态窦房结综合征患者、Ⅱ或Ⅲ度房室传导阻滞患者、心源性休克患者、急性心肌梗死伴肺充血患者、严重充血性心力衰竭患者、严重心肌病患者、妊娠期妇女。

3. 不良反应　常见浮肿、头痛、恶心、眩晕、皮疹、无力。罕见房室传导阻滞、窦性停搏、食欲缺乏、便秘、弱视及皮疹等。

4. 用药护理要点

(1) 评估:参阅"盐酸特拉唑嗪"。

(2) 用药方法:

1) 口服给药:治疗高血压时,使用缓释片,初始剂量为每次 180~240 mg,每日 1 次,最大日剂量为 540 mg,若使用缓释胶囊,剂量同缓释片,于早晨空腹服用。

2) 静脉注射:用于手术中的异常高血压,通常单次 10 mg,1 min 内缓慢注射。

3)静脉滴注:本药使用 0.9%氯化钠注射液或 5%葡萄糖溶液溶解、稀释,治疗高血压急症时通常以 5~15 μg/(kg·min)的速度滴注。

(3) 不良反应观察与处理:

1) 对心脏传导有抑制作用,静脉给药或调整口服剂量时需注意心率和心律,监测心电图,注意患者是否出现心率过慢、房室传导阻滞等问题,若出现相关问题,应暂停药物,及时通知医生。

2) 初始用药阶段,少数患者会下肢水肿,与药物的扩血管作用密切相关,一般不影响治疗,需做好解释和教育工作。

(4) 其他注意事项:

1) 药物相互作用:①与其他抗高血压药合用可增强降压作用。②与胺碘酮、β受体拮抗剂、地高辛和甲氟喹合用时可加重心脏传导的抑制,导致心动过缓和房室传导阻滞。③本药可使地高辛血药浓度增加,合用时应监测地高辛血药浓度。④与麻醉药有协同作用,合用时需仔细调整剂量。

2) 静脉用药前,需明确宽 QRS 复合波是室性还是室上性的,本药主要针对室上性心动过速。

5. **特殊人群用药**

(1) 肾功能不全者无需调整剂量,但应谨慎。

(2) 进行血液透析、腹膜透析或持续动静脉血滤后不需要补充药物剂量。

(3) 肝硬化患者每日用量在 90 mg 以下相对安全。

(4) 老年患者应用本药时应减少剂量或延长给药间期。

6. **健康指导**

(1) 教会患者用药期间自测心率,心率过慢(<50 次/分钟)应来医院调整药物。

(2) 其他参阅"硝苯地平"。

六、中枢性降压药

下面以盐酸可乐定为例做介绍。

1. **药理作用** 本药是 $α_2$ 受体激动剂,激活延脑突触后膜上的 $α_2$ 肾上腺素受体,使中枢交感冲动传出减少,周围血管阻力降低,心率减慢;同时,本药激活周围血管 $α_2$ 受体,使得儿茶酚胺释放减少,以上机制共同起到降血压的作用。

2. **适应证与禁用人群**

(1) 适应证:高血压、高血压急症、偏头痛、绝经期潮热、痛经、阿片瘾。

(2) 禁用人群:对本药过敏者。

3. **不良反应** 大多数不良反应轻且连续治疗有减轻趋势。最常见的是口干、瞌睡、头晕、便秘和镇静。极少数出现虚弱、心悸、恶心呕吐及皮疹等。过量使用会出现呼吸困难、眩晕、晕厥、心跳缓慢、乏力。

4. **用药护理要点**

(1) 评估:

1) 参阅"盐酸特拉唑嗪"。

2) 治疗过程中需评估药物对患者神经/精神的影响,包括焦虑、抑郁、睡眠情况等。同时了解药物带来的胃肠功能的影响,比如恶心、呕吐、便秘等。

(2) 用药方法:治疗高血压的口服常用量,每次服 0.075~0.15 mg,每日 3 次;可逐渐增加剂量,通常维持剂量为每日 0.2~0.8 mg。极量,每次 0.6 mg。缓慢静脉注射的每次 0.15~0.3 mg,加入到 50% 葡萄糖液 20~40 mL 中(多用于三期高血压及其他危重高血压病)推注。

(3) 不良反应观察与处理:

1) 本药突然停用会造成反跳性高血压,因而停药应在 1~2 周内逐步减量,减量期间应做好密切的血压监测,并遵医嘱使用其他降压药,防止血压波动。

2) 与 β 受体拮抗剂合用时,停用后会出现较强的反跳性高血压,因而合用停药时应先停用 β 受体拮抗剂,之后再于几日内逐渐停用本药,期间做好血压监测。

3) 对药物相关的神经(精神)反应,如焦虑、抑郁、兴奋等,若患者出现相关的反应,护士应及时评估其严重程度,要求患者卧床休息,做好安全防护。

4) 患者出现恶心、呕吐等胃肠道反应,观察药物有无被吐出,若吐出应要求患者补服。

(4) 其他注意事项:

1) 药物相互作用:①与巴比妥类药物、镇静药等中枢神经抑制药同用可使中枢抑制作用加强,与酒精同用亦有此反应。②与其他降压药同用可使降压作用加强。③与 β 受体拮抗剂同用后停药,可使本药的撤药综合征危象发生增多,宜先停用 β 受体拮抗剂,再停用本药。④与三环类抗抑郁药同用会使本药的降压作用减弱。⑤与非甾体抗炎药同用可使本药的降压作用减弱。

2) 突然停药或连续漏服数剂药物,可发生反跳性血压升高,多于停药后 12~48 h 出现,可持续数日,部分患者会伴有精神紧张、胸痛、头痛、失眠、面红、恶心、呕吐、唾液增多、手指颤动等症状。因而停药应在 1~2 周内逐步减量,并考虑其他降压药。

5. 特殊人群用药

(1) 肾功能不全的患者应根据肾损害程度调整本药剂量。

(2) 老年患者应用本药时需从较低初始剂量开始。

(3) 血液透析患者无需调整剂量。

(4) 妊娠期、哺乳期妇女用药时,应权衡利弊。

6. 健康指导

(1) 向患者解释中枢性降压药的作用,所用药物的名称、给药剂量与时间。

(2) 告知患者不可随意停药,以防发生反跳性高血压。

(3) 提醒患者注意药物的不良反应,学会自我观察及护理。告知患者若用药后出现头痛、头晕时应尽量卧床休息,如厕需专人陪护;若精神状况较用药前有明显变化,如焦虑、抑郁、烦躁等,应及时就医;若出现恶心、呕吐等胃肠道症状,应少食多餐、清淡饮食,若一段时间仍无法缓解,应及时就医,更换治疗方案。

(4) 指导患者坚持服药治疗,建立长期治疗的思想准备,不可根据自己的感觉随意增减或停服降压药物。只有坚持治疗才能控制血压,减少并发症。

(5) 告知患者饮食方面以低盐、低脂为原则,食盐摄入不超过每日5g,减少摄入含胆固醇高的食物,如动物的内脏、蛋黄等。肥胖者应减少每日热量的摄入以减轻体重,戒除烟酒。

(6) 告知患者避免长期过度的紧张工作和劳累,保证充足的睡眠。

(7) 告知患者根据自身体能情况进行一定强度的运动,但应避免过度剧烈的运动。

(8) 告知患者保持情绪平和,避免情绪激动及过度紧张、焦虑,以维持稳定的血压。

(9) 告知患者按照医嘱定期复查,了解自身的健康指标变化情况。

(刘睿艳 孙鹰英 徐晓华)

第四节 抗心绞痛药

一、硝酸酯类

(一) 硝酸甘油

1. **药理作用** 主要药理作用是松弛血管平滑肌,调节平滑肌收缩状态,引起血管扩张。外周静脉扩张,使血液潴留在外周,回心血量减少,左室舒张末压降低。扩张动脉使外周阻力降低。动静脉扩张使心肌耗氧量减少,缓解心绞痛。

2. **适应证与禁用人群**

(1) 适应证:治疗或预防心绞痛,亦可作为血管扩张药治疗充血性心力衰竭。

(2) 禁用人群:心肌梗死早期、严重贫血、青光眼、颅内压增高和已知对本药过敏的患者。

3. **不良反应** 常见低血压引起的头晕、昏厥和面颊、颈部潮红,严重时出现持续的头痛、恶心、呕吐、心动过速、烦躁;皮疹、视力模糊,口干则少见。

4. **用药护理要点**

(1) 评估:

1) 获取病史:①既往史:患者起病、诊治经过等。②用药史:既往用药情况,药物类型、剂量等。③过敏史:既往过敏药物或食物。④婚育史:评估育龄妇女是否处在孕期或哺乳期。⑤家族史:了解家族中有无相关病史。

2) 评估患者心理及一般身体状况(神志、生命体征、营养状况等)。

3) 辅助检查:①心电图检查、动态心电图检查、心电监护情况等。②血液检查:如血常规、电解质、肝功能、肾功能等。③影像学检查:心脏彩超、电生理、血管造影等。

4) 用药评估:①患者病情,药物性能、用法、用量及不良反应。②在用药开始和整个过程中及用药后评估心血管、胃肠道及其他相关系统的症状。③对于同时使用的药物,评价相互作用及配伍禁忌。

(2) 用药方法:成人,含于舌下,一次 0.25～0.5 mg,按需 5 min 后可再用,不超过 2 mg/日。静脉滴注,控制性降压或治疗心力衰竭,开始剂量按 5 μg/min,可每 3～5 min 增加 5 μg/min 以达到满意效果。敷贴剂,每日 1 次,将膜敷贴于皮肤上。

(3) 不良反应观察与处理:常见低血压、心动过速、心动过缓、传导阻滞、心悸、搏动性头痛、眩晕、脸红与出汗、恶心与呕吐、腹痛与腹泻、视力障碍、颅内压增高等,严重者可因循环衰竭导致死亡。

小剂量用药也可能发生严重的低血压,尤其在直立位时,因此服药时应取坐位;本药引起的头痛常与剂量有关,尤其是在治疗开始时,剂量过大可引起剧烈头痛。这种头痛可能很严重且持续存在,如出现视力模糊或口干,应停药,通常在持续使用后会减轻。

(4) 其他注意事项:

1) 药物相互作用:①与乙酰胆碱、组胺或去甲肾上腺素同用时,疗效可减弱。②与降压药或扩张血管药同用时,可使本药的直立性降压作用增强。③与三环类抗抑郁病同用时,可加剧抗抑郁药的低血压和抗期碱效应。④禁止与磷酸二酯酶 5 抑制剂合用,两者合用可发生显著低血压。

2) 片剂用于舌下含服,不可吞服。

3) 舌下含服用于缓解心绞痛急性发作,如 15 分钟内用过 3 片后未能缓解,应立即就诊。

4) 大量或长期使用后需停药时,应逐渐递减用量,以防撤药时出现心绞痛反跳。

5) 静脉滴注本药注射液使用前必须稀释,用 5% 葡萄糖注射液或 0.9% 氯化钠注射液,并彻底混合,不得直接用做静脉注射,不能和其他药物混合。

6) 持续用药可出现耐药性,此时可逐渐加大剂量,并采用间断用药。

7) 本药应注意避光,密封,在阴凉处保存,勿冷藏。

5. 特殊人群用药

(1) 妊娠期及哺乳期妇女用药风险未分级。

(2) 儿童患者的安全性及有效性尚未建立。

(3) 老年患者取剂量范围内的最低值为初始剂量。

6. 健康指导

(1) 向患者解释使用本药的目的,所用药物的名称、给药剂量与时间。

(2) 指导患者了解相关不良反应,如头痛、头晕等低血压反应,面部潮红、皮疹及感觉异常等需及时就诊。

(3) 本药可引起头晕,在药效发挥前,告知患者避免从事需要保持警觉性或协调性的工作。

(4) 使用缓释胶囊、软膏或贴膜应告知患者每日用药时间间隔为 10～12 h 以避免引起耐药。使用贴膜时告知患者切忌突然停药,因戒断作用可能包括胸痛及心肌梗死;告知患者行 MRI 检查前应移除贴膜。

(5) 使用舌下片剂及喷雾时指导患者需取坐位休息。

(6) 告知患者服药期间应限酒,因其可加重低血压。

（二）硝酸异山梨酯

1. 药理作用　硝酸异山梨酯主要药理作用是松弛血管平滑肌。使外周动脉和静脉扩张，对静脉的扩张作用更强。由于容量血管扩张，静脉回心血流量减少，降低心脏前负荷，同时外周阻力血管扩张，血压下降，左心室射血阻力减少，又使心脏后负荷下降，心脏前后负荷的降低使心肌耗氧量减少，以缓解心绞痛。

2. 适应证与禁用人群

（1）适应证：冠状粥样硬化性心脏病心绞痛，急性心肌梗死和充血性心力衰竭的治疗、预防与急救。

（2）禁用人群：贫血、头部创伤、脑出血、严重低血压和血容量不足及硝酸盐类药物敏感的患者；青光眼患者。

3. 不良反应　常见头痛、头晕、低血压、渐强性心绞痛和反跳性高血压等。

4. 用药护理要点

（1）评估：参阅"硝酸甘油"。

（2）用药方法：缓解心绞痛，舌下给药 5 mg/次。预防心绞痛，口服，5～10 mg/次，2～3 次/日。气雾剂，每次口腔喷雾 1～3 次，每次需屏气 30s，切不可吸入。缓释片，口服 40～80 mg/次，2～3 次/日。心力衰竭，口服 5～20 mg/次，3～4 次/日。静脉滴注，10 mg 加入 5％葡萄糖注射液 250 mL 静滴，根据反应调节剂量。

（3）不良反应观察与处理：参阅"硝酸甘油"。

（4）其他注意事项：药物相互作用参阅"硝酸甘油"。

5. 特殊人群用药

（1）妊娠期妇女用药可能有害。

（2）哺乳期妇女用药应权衡利弊。

（3）儿童用药的安全性和有效性尚未明确。

（4）老年患者应从最小剂量开始用药。

6. 健康指导

（1）向患者解释使用本药的目的、可能出现的不良反应的症状。

（2）嘱患者按医嘱用药，勿擅自停药。

（3）若忘记服药，请尽快服用；若已接近下次服药的时间，只要服用下次的用药就好，不可一次服用双倍药量。

（4）服用本药时应避免抽烟、喝酒及剧烈运动。

（5）服用本药可能引起步态不稳或头晕，易造成跌倒，若卧床期间需下床活动时，需请他人协助。

（6）向患者解释若出现恶心、呕吐、胃肠不适等勿太惊慌，这些症状会随时间慢慢改善。上述症状若持续且加重，或出现食欲不振、异常疲倦、虚弱，甚至出现眼睛及皮肤泛黄、尿液颜色变深等症状，请尽快就医。

（章雯珺　陈　盛）

第五节 抗休克血管活性药

一、α、β 受体激动剂

(一) 盐酸肾上腺素

1. **药理作用** 肾上腺素直接兴奋肾上腺素 α 和 β 受体,通过兴奋支气管平滑肌 $β_2$ 受体能缓解支气管痉挛,舒张支气管,改善通气功能,并抑制过敏介质的释放,产生平喘效应。兴奋心脏血管 $β_1$ 受体,可使心肌收缩力加强,心率加快,心排血量增加。

2. **适应证与禁用人群**

(1) 适应证:①因支气管痉挛所致严重呼吸困难,可迅速缓解药物等引起的过敏性休克。②延长浸润麻醉用药的作用时间。③各种原因引起的心脏骤停进行心肺复苏的主要抢救用药。

(2) 禁用人群:高血压、器质性心脏病、冠状动脉疾病、糖尿病、甲状腺功能亢进症、洋地黄中毒、外伤性及出血性休克、心源性哮喘等患者。

3. **不良反应** 包括①胸痛、心律失常为较少见的反应,但出现时即须引起注意,多见于给予大剂量时。②头痛、焦虑不安、烦躁、失眠、面色苍白、恐惧、震颤、眩晕、多汗、心跳异常增快或沉重感,持续存在时必须引起注意。

4. **用药护理要点**

(1) 评估:

1) 在开始治疗前,获取病史,以前是否使用肾上腺素及用药反应。

2) 在用药开始和整个过程中评估疗效及不良反应。

(2) 用药方法:根据不同的临床需求,肾上腺素可以通过注射给药、外用药。

1) 常用量:皮下注射,0.25~1 mg/次;极量,皮下注射,1 mg/次。

2) 抢救过敏性休克:如青霉素等引起的过敏性休克皮下注射或肌内注射 0.5~1 mg,也可用 0.1~0.5 mg 缓慢静脉注射。

3) 抢救心脏骤停:可用于麻醉和手术中的意外、药物中毒或心脏传导阻滞等原因引起的心脏骤停,将 0.25~0.5 mg 以 10 mL0.9%氯化钠注射液稀释后静脉注射(或心内注射),同时进行心脏按压、人工呼吸、纠正酸中毒。

4) 支气管哮喘:皮下注射 0.25~0.5 mg,3~5 min 见效,必要时每 4 h 可重复注射 1 次。

5) 与局麻药合用:加少量(1:500 000~1:200 000)于局麻药中,在混合药液中,本药浓度为 2~5 μg/mL,总量不超过 0.3 mg,可减少局麻药的吸收而延长其药效,并减少不良反应。

(3) 不良反应观察与处理:①本药过量可能会导致动脉压极度升高,从而导致脑血管出血。②本药可收缩外周血管和激动心脏,过量时可能引起肺水肿。③本药过量还可能导致短暂性心动过缓,随后出现心动过速,并可能伴有潜在的致命性心律失常。④注射本药后的 1 min 内,可能出现室性期前收缩,随后可能出现多源性室性心动过速。心室颤动效应消退后,可能出现房性心动过速,偶尔还会出现房室传导阻滞。

出现不良反应后主要采取支持性治疗措施:①肺水肿的治疗包括使用快速起效的 α 受体拮抗剂和呼吸支持。②心律失常的治疗包括使用 β 受体拮抗剂。③如有必要,可使用快速起效的血管扩张药或 α 受体拮抗剂抵消本药的升压作用。

(4) 其他注意事项:

1) 药物相互作用:①与 α 受体拮抗剂,如吩噻嗪、酚妥拉明、酚苄明和妥拉唑林及各种血管扩张药等合用时,可对抗本药的加压作用。②与全麻药如三氯甲烷、环丙烷、氟烷等同用,可使心肌对拟交感胺类药反应更敏感,有发生严重室性心律失常的危险,必须同用时本药用量须减少;用于指(趾)部位做局麻时,药液中不宜加用肾上腺素,以免肢端组织血供不足导致坏死。③与洋地黄类合用可导致心律失常。④与麦角胺、麦角新碱或缩宫素合用,可加剧血管收缩,导致严重高血压或外围组织缺血。⑤与胍乙啶合用时,胍乙啶的降压作用减弱,而肾上腺素的效应增强,导致高血压及心动过速。⑥与降糖药合用可使降糖效应减弱。⑦与 β 受体拮抗剂如普萘洛尔合用,两者的疗效相互抵消,β 受体阻滞后 α 受体作用明显,可有高血压与心动过缓,β 受体拮抗剂还能阻滞本药的支气管扩张作用,增强肾上腺素收缩血管的作用,合用时须慎重。⑧与三环类抗抑郁药合用可加强肾上腺素对心血管的作用,产生心律失常、高血压或心动过速。与其他拟交感胺类药合用,两者的心血管作用加剧,容易出现不良反应。⑨与硝酸酯类药合用,本药升压作用被抵消,发生低血压,硝酸酯类药的抗心绞痛效应也会减弱。

2) 尽量在中心静脉导管或大静脉中输注。如为皮下或肌肉注射,不要在同一部位重复注射,以防血管收缩可能导致的组织坏死。

5. **特殊人群用药**

(1) 妊娠期妇女用药可能有害;哺乳期妇女用药较安全。

(2) 老年患者的剂量选择应谨慎,通常从低剂量范围开始。

(3) 儿童应慎用本药。

6. **健康指导**

(1) 向患者解释使用本药的目的、可能出现的不良反应的症状,包括心跳加快、心跳加重、心悸、出汗、恶心和呕吐、呼吸困难、面色苍白、眩晕、无力或颤抖、头痛、恐惧、紧张或焦虑。上述症状或体征通常会迅速消失,尤其是在休息、安静状态或卧位时。

(2) 应向对初次治疗反应良好的患者做出过敏反应症状可能会复发的警告,并在症状复发时指导患者就医。

(3) 告知糖尿病患者在使用肾上腺素后可能出现血糖水平升高。

(4) 使用肾上腺素治疗过敏反应时,注射部位可能会发生罕见的严重皮肤及软组织感染、坏死性筋膜炎和肌坏死。告知患者若出现感染症状和体征,注射部位持续发红、发热、肿胀或压痛,应及时就医。

(二) 盐酸多巴胺

详见本章第一节,盐酸多巴胺。

二、α 受体激动药

(一) 重酒石酸去甲肾上腺素

1. **药理作用**　本药是强烈的 α 受体激动药,对 β_1 受体作用较弱,对 β_2 受体几乎无作用。通过 α 受体的激动作用,可引起小动脉和小静脉血管收缩,使心肌收缩力增强,心率加快,心排血量增加。

2. **适应证与禁用人群**

(1) 适应证:

1) 某些急性低血压状态。

2) 心脏骤停和严重低血压(辅助治疗手段)。

(2) 禁用人群:正使用含卤素的麻醉剂和其他儿茶酚胺类药物的患者、可卡因中毒及心动过度患者。

3. **不良反应**　因具有强烈收缩血管作用,可使重要脏器器官血流减少,可能出现尿量减少、组织缺氧及酸中毒等。静脉给药药物外渗时可出现外渗性损伤、坏死。药物过量可出现严重头痛、高血压、心率缓慢、呕吐及抽搐等症状。

4. **用药护理要点**

(1) 评估:

1) 在开始治疗前,获取病史,以前是否使用去甲肾上腺素及用药反应。

2) 在用药开始和整个过程中评估疗效及不良反应。

(2) 用药方法:静脉滴注,以 5% 葡萄糖注射液稀释。成人,滴速为 $8\sim12\,\mu g/min$,维持量 $2\sim4\,\mu g/min$;儿童,$0.02\sim0.1\,\mu g/(kg\cdot min)$,按需要调节滴速。

(3) 不良反应观察与处理:

1) 注射部位的外渗性坏死:输注时应选择大静脉,加强观察,避免药液外渗,本药的血管收缩作用可能导致局部坏死。如有外渗,应尽快给予酚妥拉明局部浸润封闭注射。

2) 组织缺血:对因血容量不足而出现低血压的患者,可能发生严重的外周和内脏血管收缩、肾灌注减少和尿量减少、组织缺氧、乳酸酸中毒。应避免用于肠系膜或外周血管血栓的患者,因为这可能会加剧缺血和扩大梗死面积。肢体坏疽见于闭塞性或血栓性血管疾病患者,或接受长期或高剂量输注的患者。应监测患者四肢皮肤的变化。

3) 突然停药后低血压:突然停止输注速率可能导致明显低血压。停止输注时,应逐渐降低输注速率,同时用静脉补液扩大血容量。

4) 心律失常:本药可升高细胞内钙浓度,引起心律失常,对心律失常患者进行连续心脏监测。

5) 高血压:药物过量可能会引发高血压,用药过程中监测血压,密切关注滴速,注意有无头痛。

(4) 其他注意事项：

1) 药物相互作用：①与全麻药如氯仿、环丙烷、氟烷等同用，容易发生室性心律失常，故不宜同用，必须同用时应减量给药。②与β受体拮抗剂同用，各自的疗效降低，可发生高血压、心动过缓。③与降压药同用可抵消或减弱降压药的作用，与甲基多巴同用会使本药加压作用增强。④与洋地黄类同用，易致心律失常，需严密注意心电监测。⑤与其他拟交感胺类同用，心血管作用增强。⑥与麦角制剂如麦角新碱或缩宫素同用，促使血管收缩作用加强，引起严重高血压、心动过缓。⑦与三环类抗抑郁药合用，因为抑制组织吸收本药或增强肾上腺素受体的敏感性，可加强本药的心血管作用，引起心律失常、心动过速、高血压或高热，如必须合用，则本药的起始剂量需小，并监测生命体征。⑧与甲状腺激素同用使两者作用均加强。⑨与妥拉唑林同用可引起血压下降，继以血压过度反跳上升，故妥拉唑林逾量时不宜用本药。

2) 在开始使用本药治疗之前，先解决低血容量问题。

3) 尽量在中心静脉或大静脉输注。

4) 停止输液时，逐步减慢流速，避免突然停药。

5) 避免接触铁盐、碱或氧化剂。

5. 特殊人群用药

(1) 妊娠期及哺乳期妇女慎用。

(2) 老年患者的剂量选择应谨慎，通常从低剂量范围开始。

(3) 儿童用药常用剂量：开始按体重以 $0.02\sim0.1\,\mu g/(kg\cdot min)$ 速度滴注，按需要调节滴速，选粗大静脉注射并需更换注射部位。

6. 健康指导

(1) 向患者解释使用本药的目的、可能出现的不良反应的症状。

(2) 用药期间需密切观察心率、血压等生命体征，监测动脉压、中心静脉压、尿量及心电图。

(3) 告知患者静脉用药期间需定期更换注射部位，如药液外溢，可引起局部血管严重收缩，导致组织坏死或红肿硬结形成脓肿；若发现注射部位有红肿热痛等异常感觉及时告知医护人员。

(二) 重酒石酸间羟胺

1. 药理作用 本药主要作用于α受体，直接兴奋α受体，较去甲肾上腺素作用为弱但较持久，对心血管的作用与去甲肾上腺素相似。

2. 适应证与禁用人群

(1) 适应证：防治椎管内阻滞麻醉时发生的急性低血压及心源性休克或菌血症所致的低血压，也可用于其他低血压状态的辅助治疗。

(2) 禁用人群：对本药的任何成分过敏者。

3. 不良反应 常见有头痛、眩晕、震颤、恶心、呕吐等；少见心律失常，升压过快引起肺水肿、心脏骤停、局部组织缺血坏死。长期使用骤然停药时可能发生低血压。

4. 用药护理要点

(1) 评估：

1) 在开始治疗前，获取病史，以前是否使用间羟胺及用药反应。

2) 在用药开始和整个过程中评估疗效及不良反应。

(2) 用药方法：成人极量 100 mg/次。

1) 肌内或皮下注射：2~10 mg/次，在重复用药前对初始量效应至少应观察 10 min。

2) 静脉注射：初量 0.5~5 mg，继而静滴，用于重症休克。

3) 静脉滴注：将间羟胺 15~100 mg 加入 5%葡萄糖液或氯化钠注射液 500 mL 中滴注，调节滴速以维持合适的血压。

(3) 不良反应观察与处理：有甲状腺功能亢进症、高血压、冠心病、充血性心力衰竭、糖尿病患者和疟疾病史的患者慎用。血容量不足者应先纠正血容量后再用本药。本药有蓄积作用，如用药后血压上升不明显，须观察 10 min 以上再决定是否增加剂量。给药时应选用较粗大静脉注射，避免药液外溢。短期内连续使用，出现快速耐受性，作用会逐渐减弱。

(4) 其他注意事项：

1) 药物相互作用：①与环丙烷、氟烷或其他卤化烃类麻醉药合用，易致心律失常。②与单胺氧化酶抑制剂并用，使升压作用增强，引起严重高血压。③与洋地黄或其他拟肾上腺素药并用，可致异位心律。④不宜与碱性药物共同滴注，因可引起本药分解。

2) 因其血管收缩作用，心脏病或甲状腺疾病、高血压或糖尿病患者慎用。

5. 特殊人群用药

(1) 妊娠期及哺乳期妇女用药尚不明确。

(2) 老年患者的剂量选择应谨慎，通常从低剂量范围开始。

(3) 儿童用药常用剂量：肌内或皮下注射按 0.1 mg/kg，用于严重休克，静脉滴注 0.4 mg/kg 或按体表面积 12 mg/m^2。用氯化钠注射液稀释至每 25 mL 中含间羟胺 1 mg 溶液，滴速以维持适合的血压水平为度。

6. 健康指导

(1) 向患者解释使用本药的目的、可能出现的不良反应的症状。

(2) 用药期间需密切观察心率、呼吸、血压、氧饱和度等生命体征。

(3) 告知患者静脉用药期间需定期更换注射部位，如药液外溢，可引起局部血管严重收缩，导致组织坏死或红肿硬结形成脓肿；若发现注射部位有红肿热痛等异常感觉及时告知医护人员。

三、β 受体激动药

(一) 盐酸异丙肾上腺素

1. 药理作用　异丙肾上腺素是一种 β 兴奋剂，对 $β_1$ 和 $β_2$ 受体均有强大激动作用，使心肌收缩力增强，心率加快，传导加速，心排血量和心肌耗氧量增加。

2. 适应证与禁用人群

(1) 适应证：支气管哮喘及心脏房室传导阻滞；心源性或感染性休克；完全性房室传

导阻滞、心搏骤停。

(2) 禁用人群：心肌梗死、嗜铬细胞瘤及心房颤动患者。

3. **不良反应**

(1) 常见不良反应：口咽发干、心悸不安。

(2) 少见不良反应：头晕、目眩、面色潮红、恶心、心率增速、震颤、多汗、乏力等。舌下含化本药时可引起周身反应，同时常有口腔溃疡。

4. **用药护理要点**

(1) 评估：

1) 在开始治疗前，获取病史，以前是否使用异丙肾上腺素及用药反应。

2) 在用药开始和整个过程中评估疗效及不良反应。

(2) 用药方法：

1) 口服给药：片剂。10～15 mg/次，每日 3 次。舌下含化。

2) 喷雾吸入：常用量：以 0.25% 气雾剂每次吸入 0.175～0.35 mg，每日 2～4 次，喷吸间隔时间不得少于 2 h。极量：喷雾吸入 0.4 mg/次，每日 2.4 mg。

3) 注射给药：注射剂救治心脏骤停，心腔内注射 0.5～1 mg。Ⅲ度房室传导阻滞，心率<40 次时，可予本药 0.5～1 mg 加在 5% 葡萄糖注射液 200～300 mL 内缓慢静脉滴注。

(3) 不良反应观察与处理：患者用药后可能出现口咽发干，心悸不安等不良反应。使用本药时需要心电监测，一旦发生多形性期前收缩或室性心动过速等情况需要减量。本药仅在血容量恢复后使用，以防低血容量昏倒，用药期间须卧床休息，变换体位时动作应缓慢。甲状腺功能亢进症的患者谨慎使用。

(4) 其他注意事项：

1) 药物相互作用：①与其他拟肾上腺素药物合用可增效，但不良反应也会增多。②并用普萘洛尔时本药的作用受到拮抗。③与拟肾上腺素药物、茶碱、甲状腺制剂同时应用，将增加本药的毒性作用。

2) 遇有胸痛及心律失常应及早重视。

5. **特殊人群用药**

(1) 妊娠期妇女用药可能有害，应慎用。

(2) 哺乳期妇女用药中等安全。

(3) 老年患者的剂量选择应谨慎，通常从低剂量范围开始。

(4) 儿童使用气雾剂：常用量（婴幼儿除外）：0.25% 喷雾吸入。极量：喷雾吸入 0.4 mg/次，每日 2.4 mg。

(5) 对其他肾上腺素类药物过敏者对本药也有交叉过敏。

(6) 冠心病、高血压、甲状腺功能亢进症、心动过速、糖尿病等患者慎用。

6. **健康指导**

(1) 向患者解释使用异丙肾上腺素目的、可能出现的不良反应的症状，若有焦虑、睡眠质量不佳、恶心、便秘、腹泻、胃不适、排尿不顺、体重增加、性欲降低、对温度敏感、视觉模糊,请勿太惊慌,这些症状会随时间慢慢减弱。

(2) 上述症状若持续且加重,或出现发热、出汗、肌肉僵硬、无法控制的肌肉运动、严重头痛、吞咽困难、癫痫、不正常出血,应立即就诊。

(3) 舌下含化本药时也可引起周身反应,注意口腔卫生,防止口腔溃疡。

(4) 服用本药可能会影响注意力及反应速度,故开车或操作机器时需特别小心。

(5) 可能引起步态不稳或头晕,易造成跌倒,请特别小心自身行动,若卧床期间需下床活动时,务必请他人协助。

(二) 盐酸多巴酚丁胺

详见本章第一节,盐酸多巴酚丁胺。

(林　颖　章雯珺　陈　盛)

第六节　血脂调节药

一、他汀类

(一) 洛伐他汀

1. **药理作用**　本药通过抑制 HMG-CoA 还原酶催化的胆固醇合成的限速步骤来减少胆固醇的合成。

2. **适应证与禁用人群**

(1) 适应证:高胆固醇血症和混合型高脂血症及缺血性脑卒中。

(2) 禁用人群:

1) 妊娠期或哺乳期妇女。

2) 已知对本药或药物的其他任何成分过敏的患者。

3) 活动性肝病或持续不能解释的转氨酶升高患者。

3. **不良反应**　一般较轻,如头痛、倦怠、胃肠道反应、皮疹等。偶有白细胞、血小板减少,肝功能异常等。可有肌痛、磷酸肌酸激酶增加。

4. **用药护理要点**

(1) 评估:

1) 在开始治疗前,评估患者是否有过敏史。

2) 在开始治疗前,需评估患者的家族史。单纯家族性高胆固醇血症,因患者完全缺乏低密度脂蛋白(low-density lipoprotein, LDL)受体,故本类药物无效应予排除。

3) 在用药开始和整个过程中评估感染症状,出现严重感染和各种明显应激状态时最好停药。

(2) 用药方法:口服,成人 10～20 mg/次,每日 1 次,晚餐时服用。

(3) 不良反应观察与处理:

1) 服药的最初数周内应注意复查肝功能指标,如有丙氨酸氨基转移酶(alanine

aminotransferase，ALT)、天冬氨酸氨基转移酶(aspartate aminotransferase，AST)增高达3倍正常高限，或肌酸激酶显著增高或有肌炎，应停用本药。

2）服药中若出现肌肉酸痛，须及时就诊。

3）出现轻度恶心、食欲减退等不适时，一般不需停药，连续用药后可自行消失。

4）应用本药时如有低血压、严重急性感染、创伤、代谢紊乱等情况，需注意可能出现的继发于肌溶解后的肾功能衰竭，需注意对肾功能的监测。

(4) 药物相互作用：

1）与抗凝药同用可使凝血酶原时间延长。

2）考来替泊、考来烯胺可使本药的生物利用度降低，故应在服前者4 h后服本药。

3）与环孢素、红霉素、吉非罗齐、烟酸、免疫抑制药同用使肌溶解和急性肾功能衰竭的机会增加。

5. **特殊人群用药**

(1) 妊娠期和哺乳期妇女禁用。

(2) 老年患者适当减量。

(3) 在儿童中有限地应用本药虽未见异常，但长期安全性未确立。

(4) 应用本药时ALT可能增高，有肝病史者用本药治疗期间应定期监测。肾功能减退时本药剂量应减少。

6. **健康指导**

(1) 向患者解释使用洛伐他汀的目的、可能出现的不良反应和症状。

(2) 指导患者在应用本药调血脂治疗时，配合正确的饮食和运动方案，才可以达到较好的调脂效果。

(3) 建议患者在出现过敏反应、中枢神经系统反应、消化道反应等不良反应及症状时，立即通知医护人员。

(4) 建议患者在用药期间随访检查血胆固醇、肝功能及肌酸激酶指标，发现异常或出现肌肉症状需立即通知医务人员，如在使用过程中出现ALT、AST增高达3倍正常高限、肌酸激酶显著增高或有肌病，应立即停用本药。

(5) 哺乳期、老年人及儿童等特殊人群需用药者应严格按医嘱用药并定期随访。

(6) 由于胆固醇的合成主要在夜间进行，与饮食共进以利吸收，指导患者最好在晚餐时服用。

(二) 辛伐他汀

1. **药理作用** 本药是一种药物前体，在肝脏代谢形成活性β-羟基衍生物。该活性代谢产物通过抑制HMG-CoA还原酶来抑制HMG-CoA转变成甲羟戊酸。本药能降低总胆固醇、低密度脂蛋白胆固醇和甘油三酯水平，并升高高密度脂蛋白胆固醇水平。

2. **适应证与禁用人群**

(1) 适应证：高胆固醇血症和混合型高脂血症，以及冠心病和缺血性脑卒中。

(2) 禁用人群：参阅"洛伐他汀"。

3. **不良反应** 参阅"洛伐他汀"。

4. 用药护理要点

(1) 评估:参阅"洛伐他汀"。

(2) 用药方法:口服,成人 10~20 mg/次,每日 1 次,晚餐时服用。高危患者,起始剂量可从 20 mg,甚至 40 mg 开始,每日 1 次。剂量可按需要调整,但最大剂量不宜超过每日 40 mg。

(3) 不良反应观察与处理:参阅"洛伐他汀"。当中度肾功能不全时,本药剂量可不减少;但严重肾功能不全者应减少剂量,小心使用。

(4) 药物相互作用:参阅"洛伐他汀"。

5. 特殊人群用药 参阅"洛伐他汀"。

6. 健康指导 参阅"洛伐他汀"。

二、贝特类

(一) 非诺贝特

1. 药理作用 本药通过增强脂蛋白脂酶活性,加快极低密度脂蛋白的代谢,同时提高高密度脂蛋白的水平,降低血浆甘油三酯的水平。

2. 适应证与禁用人群

(1) 适应证:Ⅱb、Ⅲ、Ⅳ型高脂蛋白血症。

(2) 禁用人群:哺乳期妇女;胆石症、肝及肾功能不全患者。

3. 不良反应 少而轻,患者多耐受良好。少数患者用药后可见转氨酶升高,停药 2~4 周后可恢复正常。偶见乏力、口干、食欲减退、皮疹、腹泻大便增多等。

4. 用药护理要点

(1) 评估:

1) 在开始治疗前,评估患者是否有过敏史。

2) 在开始治疗前,需评估禁用人群:如哺乳期妇女,肝、肾功能不全患者,以及胆石症患者禁忌使用。

3) 在用药开始和整个过程中评估:全血细胞及血小板计数、肝功能、血胆固醇、三酰甘油或低密度与极低密度脂蛋白。

(2) 用药方法:口服,成人常用量 100 mg/次,每日 3 次;维持量 100 mg/次,每日 1~2 次。

(3) 不良反应观察与处理:

1) 在服药期间血小板计数、血尿素氮、血清氨基转移酶、血钙等可能会增高;血碱性磷酸酶、谷氨酰转肽酶及胆红素可能会降低,需监测全血细胞及血小板计数、肝功能、胆固醇、三酰甘油或低密度与极低密度脂蛋白的指标,发现异常因及时通知医生。

2) 本药与抗凝药同用会增强抗凝作用,因此需早期鉴别出血症状,发现有不明原因的瘀斑、齿龈出血加重、消化道出血等症状时必须停用本药并立即通知医生。

(4) 药物相互作用:与抗凝药同用增强抗凝作用,口服抗凝药用量应减半,以后按检查结果调整用量。

5. 特殊人群用药

(1) 哺乳期妇女禁用。

(2) 老年人如有肾功能不全需适当减少剂量。

(3) 在儿童中的安全性未确立,建议不用。

(4) 严重肝、肾功能不全患者禁用。

6. 健康指导

(1) 向患者解释使用本药的目的、可能出现的不良反应和症状。

(2) 在使用前需排除药物禁忌证:肝胆疾病、孕妇、儿童及肾功能不全者禁用。

(3) 指导患者在应用本药调血脂治疗时,配合正确的饮食和运动方案,以达到最好的调脂效果。

(4) 在服药期间血小板计数、血尿素氮、血清氨基转移酶、血钙等可能会增高;碱性磷酸酶(alkaline phosphatase,ALP)、γ-谷氨酰转移酶(glutamyl transpeptidase,GGT)及胆红素可能会降低,需监测全血细胞及血小板计数、肝功能、血胆固醇、三酰甘油或低密度与极低密度脂蛋白的指标,发现异常应及时通知医生。

(5) 本药与抗凝药同用抗凝作用会增强,因此需早期鉴别出血症状,发现有不明原因瘀斑、齿龈出血加重、消化道出血等症状时必须停用本药并立即通知医生。

(6) 本药宜与饮食同进,以防止刺激胃部。

三、烟酸类

(一) 烟酸片

1. 药理作用　烟酸是维生素 B_3 衍生物,能与辅酶烟酰胺腺嘌呤二核苷酸和烟酰胺腺嘌呤二核苷酸磷酸结合,参与多种细胞代谢。烟酸还具有降低血清总胆固醇、低密度脂蛋白胆固醇、极低密度脂蛋白胆固醇和甘油三酯,升高高密度脂蛋白胆固醇的作用。

2. 适应证与禁用人群

(1) 适应证:

1) Ⅲ、Ⅳ、Ⅴ型高脂蛋白血症。

2) 高胆固醇血症。

3) 混合型高脂血症。

(2) 禁用人群:

1) 对本药有过敏史者。

2) 活动性溃疡病患者。

3) 显著或不能解释的肝功能异常患者。

4) 痛风或显著高尿酸血症患者。

3. 不良反应　常见感觉温热、皮肤发红,特别在脸面和颈部、头痛等血管扩张反应。大剂量用药可导致腹泻、头晕、乏力、皮肤干燥、瘙痒、眼干燥、恶心、呕吐、胃痛、高血糖、高尿酸、心律失常、肝毒性反应。

4. 用药护理要点

(1) 评估：

1) 开始治疗前,评估患者是否有过敏史。

2) 开始治疗前,需评估禁用人群:活动性溃疡病、显著或不能解释的肝功能异常、痛风或显著高尿酸血症者禁用。

3) 本药不良反应较多,在使用过程中需评估皮肤、溃疡、肝功能(ALT、AST)、尿酸、血糖指标的变化。

4) 与扩血管药物合用时需评估血压。

(2) 用药方法：

1) 普通片:宜自小剂量开始,50～100 mg/次,每日 3 次,饭间服用可减轻胃部刺激症状,1～3 周逐步增加剂量,最大剂量每日 2～3 g。

2) 缓释片:一般开始 370～500 mg/次,每日 1 次,睡前服药,每 2～4 周加量,每次加量 500 mg,最大剂量每日 2 g,耐受性优于普通制剂。

(3) 不良反应观察与处理：

1) 本药在使用过程中需评估皮肤、溃疡、肝功能(ALT、AST)、尿酸、血糖指标的变化,发现异常应及时通知医生。

2) 烟酸可能使荧光计测定的尿儿茶酚胺产生假阳性,也可使尿糖假阳性,因此做该类项目检查时需要鉴别。

3) 与其他调脂药物合用可增强降脂效果应减少本药用量,但与他汀类合用需注意发生肌病可能,一旦出现不明原因的肌痛、肌肉触痛或无力等症状,立即通知医生。

4) 大剂量使用烟酸普通制剂常出现皮肤潮红。

(4) 药物相互作用:可使降压药及吩噻嗪衍生物的作用加剧,并能使纤维蛋白酶失活。与肾上腺拮抗剂合用可引起体位性低血压。

5. 特殊人群用药

(1) 妊娠期、哺乳期妇女慎用。

(2) 在儿童中的安全性未确立,故不宜应用。

(3) 糖尿病和代谢综合征患者慎用。

6. 健康指导

(1) 向患者解释使用本药的目的、可能出现的不良反应和症状。

(2) 指导患者在应用本药调血脂治疗时,应配合正确的饮食和运动方案,才可以达到较好的调脂效果。

(3) 告知患者本药不良反应较多,在使用过程中需注意皮肤、溃疡、肝功能、尿酸、血糖指标的变化。

(4) 告知患者大剂量使用烟酸普通制剂常出现皮肤潮红,其发生可能是前列腺素所致,如预先 30 min 服阿司匹林,可显著减轻潮红。

(5) 告知有饮酒或肝病史的患者在服药期间避免饮酒。

(6) 告知患者普通片宜自小剂量开始饭间服用可减轻胃部刺激症状;缓释制剂需睡

前服用,从小剂量开始逐步增量,可减轻皮肤潮红等不良反应发生反应。

(林　颖　张　贤　董忻悦)

第七节　周围血管扩张药

一、钙离子通道拮抗剂

下面以马来酸桂哌齐特为例做介绍。

1. **药理作用**　本药通过阻止钙离子跨膜进入血管平滑肌细胞内,使血管平滑肌松弛,脑血管、冠状血管和外周血管扩张,从而缓解血管痉挛、降低血管阻力、增加血流量。

2. **适应证与禁用人群**

(1) 适应证:

1) 脑血管疾病:脑动脉硬化、一过性脑缺血发作、脑血栓形成、脑栓塞、脑出血后遗症和脑外伤后遗症。

2) 心血管疾病:冠心病、心绞痛。

3) 外周血管疾病:下肢动脉粥样硬化病、血栓闭塞性脉管炎、动脉炎、雷诺氏病等。

(2) 禁用人群:

1) 脑内出血后止血不完全者。

2) 白细胞减少者。

3) 有服用本药造成白细胞减少史的患者。

4) 对本药过敏的患者。

3. **不良反应**

(1) 血液系统:粒性白细胞减少、白细胞减少,偶有血小板减少。

(2) 消化系统:腹泻、腹痛、便秘、胃痛、胃胀等肠胃道功能紊乱等。

(3) 神经系统:头痛、头晕、失眠、神经衰弱等症状,偶尔有瞌睡症状。

(4) 皮肤:皮疹、发痒、发疹症状。

(5) 肝脏:出现肝酶值升高,如 AST、ALT、尿素氮,偶有碱性磷酸酶(ALP)升高。

(6) 肾脏:出现尿素氮升高。

4. **用药护理要点**

(1) 评估:

1) 开始治疗前,获取病史,以前是否使用本药,其他血管扩张药及用药反应。

2) 在用药开始和整个过程中评估疗效及不良反应。

(2) 用药方法:静脉给药,每次 4 支,稀释于 10% 葡萄糖注射液或 0.9% 氯化钠注射液 500 mL 中,静脉滴注,速度为 100 mL/h,每日 1 次。

(3) 不良反应观察与处理:

1) 本药存在引发粒细胞缺乏症的可能,在使用过程中注意观察是否有炎症、发热、溃疡等症状。一旦此类症状发生应停止使用本药;用药过程中定期进行血液学检查;避免与可能引起白细胞减少的其他药物合用。

2) 应用本药期间,考虑临床效果及不良反应的程度再慎重决定是否继续用药。给药1~2周后,若未见效果可停止使用。

5. 特殊人群用药

(1) 妊娠期及哺乳期妇女慎用。

(2) 尚无儿童安全性的资料,不推荐儿童使用。

(3) 老年人用药应适当减低用药剂量。

6. 健康指导

(1) 向患者解释使用本药的目的、可能出现的不良反应的症状。若出现胃道功能紊乱、头晕、头疼等,请勿过分惊慌,这些症状会随时间慢慢减弱。

(2) 告知患者上述症状持续存在且逐渐加重,或出现炎症、发热、溃疡等症状出现时,可能发生粒性白细胞减少,应尽快就医。

(3) 告知患者服本药过程中要定期进行血液学检查。

二、前列腺素类

下面以前列地尔为例做介绍。

1. 药理作用 本药有抑制血小板聚集、血栓素 A_2 生成、动脉粥样脂质斑块形成及免疫复合物的作用,并能扩张外周和冠脉血管。

2. 适应证与禁用人群

(1) 适应证:

1) 慢性动脉闭塞症引起的四肢溃疡及微小血管循环障碍引起的四肢静息疼痛(改善心脑血管微循环障碍)。

2) 脏器移植术后的抗栓治疗(可抑制移植后血管内的血栓形成)。

3) 动脉导管依赖性先天性心脏病,用以缓解低氧血症,保持导管血流以等待时机行手术治疗。

4) 慢性肝炎的辅助治疗。

(2) 禁用人群:

1) 严重心功能不全患者。

2) 妊娠或可能妊娠的妇女,哺乳期妇女。

3) 对本药有过敏史的患者。

3. 不良反应 常见输注部位疼痛、红斑、水肿、头痛、面部潮红及胃肠道反应等。严重反应可发生休克、心力衰竭加重及肺水肿等。

4. 用药护理要点

(1) 评估:

1) 开始治疗前,获取病史,以前是否使用本药,或其他前列腺素类药及用药反应。

2) 在用药开始和整个过程中评估疗效及不良反应。

(2) 用药方法：成人，每日 1 次，本药 5～10 μg 溶于 10 mL 0.9% 氯化钠注射液缓慢静脉注射；静脉滴注，治疗心肌梗死，每日剂量 100～200 μg，重症可适当增加，但不得超过 400 μg。

(3) 不良反应观察与处理：

1) 观察患者用药后的不良反应的症状体征，如出现低血压、反射性心动过速、晕厥、面色苍白、多汗、恶心和呕吐时应停止用药。

2) 用药期间注意监测心率、血压，必要时采取升压措施。

3) 观察注射局部有无疼痛、水肿和发红，长期使用应定期更换注射部位。

(4) 其他注意事项

1) 药物相互作用：本药可增强抗高血压药物、血管扩张剂和治疗冠心病药物的作用，与这些药物同时使用应密切监测心功能；同时使用延迟血液凝固的药物可增加这些患者的出血倾向；避免与血浆增溶剂混合。

2) 注射用前列地尔给药前必须稀释，与输液混合后在 2 h 内使用。

5. **特殊人群用药**

(1) 妊娠期及哺乳期妇女禁用。

(2) 儿童用注射给药：小儿先天性心脏病患者用药，输注速度为 5 ng/(kg·min)。

1) 先天性心脏缺陷新生儿在接受治疗后可能会出现呼吸暂停，通常出现在药物输注的第 1 小时。

2) 在整个治疗过程中应监测呼吸状态，并在可马上获得通气辅助的情况下使用本药。

(3) 老年患者应慎用。

6. **健康指导**

(1) 向患者解释使用本药的目的、可能出现的不良反应，若出现注射部位疼痛、血管炎、发红、偶见发硬、瘙痒等这些症状，不必过分担心，一般会随停药而慢慢减弱。

(2) 上述症状若持续且加重，或出现胸闷、气促、呼吸困难、血压下降、胃肠道不适、头晕、头痛等可能提示有加重心力衰竭、肺水肿、青光眼、胃溃疡、间质性肺炎等症状，应尽快就医。

（章雯珺　陈　盛）

第八节　抗肺动脉高压药

一、内皮素受体拮抗剂

(一) 安立生坦

1. **药理作用**　本药是一种与内皮素 A 型受体（endothelin type A receptor，ET_A）高度结合的受体拮抗剂，可减少 ET-1 及其两种受体亚型（ET_A 和 ET_B）参与血管收缩、纤维化等不良效应。

2. 适应证与禁用人群

(1) 适应证：肺动脉高压。

(2) 禁用人群：

1) 妊娠期妇女。

2) 特发性肺纤维化伴或不伴继发性肺动脉高压患者。

3) 重度肝功能损害者。

4) 对本药或安立生坦片中任何一种辅料、大豆过敏者。

3. 不良反应

(1) 血液及淋巴系统：常见有贫血，血红蛋白、血小板、白细胞减少。

(2) 免疫系统：过敏反应如皮疹、皮肤瘙痒或血管性水肿。

(3) 神经系统：头痛、晕厥。

(4) 眼部：视物模糊。

(5) 心血管系统：心悸、面部潮红、低血压等。

(6) 呼吸系统：鼻充血。

(7) 胃肠道系统：腹泻、肝功能异常、伴肝炎的转氨酶升高、黄疸、肝硬化等。

(8) 皮肤组织：皮肤红斑。

(9) 全身情况：水肿、体液潴留。

4. 用药护理要点

(1) 评估：

1) 开始治疗前，获取病史，排除妊娠。治疗期间每月进行妊娠检测。

2) 开始治疗前，评估患者肝功能。有右心力衰竭合并肝脏疾病，需监测转氨酶。

3) 开始治疗前和使用过程中，应监测自身免疫性肝炎。

4) 开始治疗后应监测体液潴留体征，需要做好相应的评估以确定原因。

(2) 用药方法：口服给药。起始剂量为空腹或进餐后口服，5 mg/次，每日 1 次；如果耐受可调整为 10 mg/次，每日 1 次。

(3) 不良反应观察及处理：

1) 观察血液和淋巴系统反应，如出现贫血貌，应注意卧床休息。必要时遵医嘱口服铁剂或严重者输血。

2) 观察水肿症状及体征，可使用利尿剂、限制液体摄入等。

3) 观察过敏体征和症状。如出现症状，立即停药。

4) 观察血管类症状：如出现心悸、面色潮红、低血压，做好血压监测及病情观察，及时通知医生，必要时调整药物剂量。

5) 观察神经系统反应：如发生头痛，应立即卧床休息。遵医嘱给予吸氧。必要时可使用止痛剂。

6) 观察呼吸系统症状：如出现呼吸鼻充血、呼吸困难，给予鼻腔冲洗，吸氧等对症治疗。

(4) 其他注意事项:

1) 可空腹或进餐后服用。整片服用,勿压碎、咀嚼。

2) 定期检测血红蛋白。如出现伴有临床意义的贫血,则不推荐使用本药。

3) 急性肺水肿:接受血管扩张剂初期发生急性肺水肿,应考虑肺静脉闭塞性疾病,如确诊,应停药。

4) 本药含有乳糖,有罕见的半乳糖耐受遗传问题,乳糖酵素缺乏或葡萄糖-半乳糖吸收障碍的患者不能使用。

5. 特殊人群用药

(1) 妊娠期妇女禁用,不推荐哺乳期妇女用药。

(2) 儿童用药未知。

(3) 老年患者治疗效果较年轻患者差。

6. 健康指导

(1) 向患者解释使用本药的目的,可能出现的不良反应的症状。

(2) 对本药中任何成分过敏者、肝功能不全者应事先告知医护人员。

(3) 建议育龄女性采取适宜的避孕措施,哺乳期女性停止哺乳。

(4) 指导患者向医护人员报告外周性水肿、腹痛、恶心等,医生给予对症治疗。

(5) 告知患者每月监测肝功能及血红蛋白的重要性。

(6) 告知患者药物应整片服用,勿压碎、咀嚼。

(7) 告知患者忘记服药,可当下立即补服药。如已经接近下次服药时间,则不补服。不可1次服用2倍剂量。

(二) 马昔腾坦

1. 药理作用 本药为内皮素受体拮抗剂,可阻止ET-1与ET_A和ET_B受体结合。

2. 适应证与禁用人群

(1) 适应证:原发性肺动脉高压。

(2) 禁用人群:妊娠期妇女。

3. 不良反应

(1) 胚胎-胎儿毒性。

(2) 胃肠系统疾病:肝转氨酶升高和肝损伤。

(3) 全身性疾病及给药部位各种反应:体液潴留。

(4) 血红蛋白降低。

(5) 各类免疫系统疾病:超敏反应(血管性水肿、瘙痒和皮疹)。

(6) 呼吸系统、胸及纵隔疾病:鼻塞。

(7) 心脏疾病:症状性低血压。

4. 用药护理要点

(1) 评估:参阅"安立生坦"。

(2) 用药方法:口服给药。推荐剂量是10 mg/次,每日1次,口服。可随餐或空腹服用。不建议患者将药片掰半、压碎或咀嚼服用。

(3) 不良反应观察与处理:参阅"安立生坦"。

(4) 其他注意事项:

1) 使用本药时发生肺水肿体征,需考虑相关肺静脉闭塞症(pulmonary veno-occlusive disease,PVOD)的可能性。

2) 以对精子生成产生不良效应。应告知男性患者本药对生育力的潜在影响。

5. **特殊人群用药**　参阅"安立生坦"。

6. **健康指导**　参阅"安立生坦"。

二、5型磷酸二酯酶抑制剂

下面以枸橼酸西地那非为例做介绍。

1. **药理作用**　本药是一种选择性5型磷酸二酯酶抑制剂,能刺激一氧化氮释放,发挥扩血管作用,降低肺血管阻力,降低平均动脉压。

2. **适应证与禁用人群**

(1) 适应证:

1) 肺动脉高压。

2) 治疗勃起障碍。

(2) 禁用人群:

1) 对药品活性成分和赋形剂过敏者。

2) 存在非动脉炎性前部缺血性视神经病变引起单眼视力丧失的患者。

3) 严重肝损害、近期有卒中或心肌梗死史、初始严重低血压(血压低于 90/50 mmHg)患者。

4) 儿童。

3. **不良反应**

(1) 神经系统疾病:头痛、感觉异常。

(2) 肌肉骨骼和结缔组织:四肢痛、肌肉痛、背痛。

(3) 感染和传染:蜂窝织炎、流感、支气管炎、鼻炎、胃肠炎。

(4) 血液和淋巴系统:贫血。

(5) 代谢和营养:液体潴留。

(6) 精神疾病:失眠、焦虑。

(7) 眼部疾病:视网膜出血、视力缺损、视觉模糊、畏光等。

(8) 耳和迷路疾病:眩晕。

(9) 血管疾病:面部潮红十分常见。

(10) 消化系统:腹泻、腹胀、消化不良。

(11) 皮肤和皮下组织:脱发、红斑。

(12) 呼吸系统:鼻出血、咳嗽。

(13) 泌尿系统:血尿。

(14) 全身情况:发热。

4. 用药护理要点

(1) 评估：

1) 治疗前获取病史，评估患者的心血管状况，因药物具有全身血管扩张特性，导致仰卧位血压短暂下降。

2) 治疗前评估患者是否有左室流出道梗阻相关疾病，如主动脉瓣狭窄，此类疾病对血管扩张剂的作用特别敏感。

3) 治疗前评估患者过去 6 个月内是否发生过心肌梗死，中风、危及生命的心律失常，如有应慎重用药。

4) 治疗前评估患者的血压情况，血压<90/50 mmhg 或血压>170/110 mmhg，慎用本药。

5) 治疗前评估患者是否有心力衰竭、冠脉疾病导致的不稳定型心绞痛，谨慎给药。

6) 治疗前知晓患者是否使用 α-受体拮抗剂，因两者合用会明显降低血压。

7) 治疗中若出现非动脉炎性前部缺血性视神经病变，建议停用药物治疗。

8) 治疗中，出现突发性听力损失，建议停药。

(2) 用药方法：治疗肺动脉高压：25 mg/次口服，每日 3 次。

(3) 不良反应观察与处理：

1) 观察神经系统症状：出现头晕、头痛等，予卧床休息，吸氧，必要时给予止痛药物对症治疗，调整药物用量。

2) 观察血管类症状：出现心悸、面色潮红等，做好生命体征监测及病情观察，及时通知医生，必要时调整药物剂量。

3) 观察消化系统症状，出现恶心、呕吐、腹泻、腹痛等，给予清淡饮食，止吐、止泻等对症治疗。

4) 观察肌肉骨骼：出现四肢痛、肌肉痛等，应密切做好病情观察，必要时调整药物剂量。

(4) 其他注意事项：

1) 禁止与硝酸酯类药物同用。

2) 如视网膜色素变性，不推荐使用。

3) 谨慎用于阴茎解剖变形、引起勃起障碍的疾病患者。

4) 由于硝酸盐类药物具有降压效应，因此禁与一氧化氮供体或任何形式的硝酸盐合用。

5) 禁与鸟苷酸活化酶刺激剂合用，因为可能导致症状性低血压。

6) 禁与最强效的 CYP3A4 抑制剂合用。

5. 特殊人群用药

(1) 育龄期妇女应避孕，哺乳期妇女停止哺乳。

(2) 儿童禁用。

(3) 老年患者用药起始剂量以 25 mg 为宜。

6. 健康指导

(1) 向患者解释使用本药的目的,可能出现的不良反应。

(2) 对本药中任何成分过敏,肝、肾功能不全者应事先告知医护人员。

(3) 指导患者向医护人员报告头晕、头痛、心悸、胸痛、肌肉痛、恶心等不良反应。

(4) 告知患者服药期间不能服用任何剂型的硝酸酯类药物。

(5) 告知患者服药期间注意饮食卫生,不要吃辛辣刺激以及过于油腻的食物,以免影响药效。

(6) 告知男性患者,如有勃起异常立即告知医生。

(林 颖 黄晨旭 余 园)

第二章 呼吸系统药

第一节 祛痰药

一、黏液溶解剂

(一) 溴己新

1. **药理作用** 有较强溶解黏痰的作用,可使痰中的多糖纤维素裂解,稀化痰液。抑制杯状细胞和黏液腺体合成糖蛋白使痰液中的唾液酸减少,减低痰黏度,便于排出。

2. **适应证与禁用人群**

(1) 适应证:慢性支气管炎及其他呼吸道疾病如哮喘、支气管扩张、矽肺等有黏痰,不易咳出的患者。

(2) 禁用人群:对本药过敏者。

3. **不良反应**

(1) 最常见的不良反应:头痛、头昏、恶心、呕吐、胃部不适、腹痛、腹泻等,减量或停药后可消失。

(2) 罕见的不良反应:皮疹、遗尿。

4. **用药护理要点**

(1) 评估:在开始治疗前,询问病史,是否有过敏及近期的身体状况、基础疾病以及用药情况等,排除用药禁忌。

(2) 用药方法:

1) 肌内注射:加注射用水 2 mL 溶解,溶解后注射,每次 4 mg,每日 8~12 mg。

2) 静脉滴注:静脉滴注时用 5% 葡萄糖注射液稀释后使用,每次 4 mg,每日 8~12 mg。

3) 口服:每次 4~8 mg,每日 2~3 次。

(3) 不良反应观察与处理:一般症状较为轻微,减量或者停药后症状就可以消失,个别患者在使用期间可有血清转氨酶一过性升高的现象,患者出现严重的不良反应,如皮疹、遗尿,较为罕见。

(4) 其他注意事项:

1) 药物相互作用:本药与四环素类抗生素合用,可增加抗菌作用;与阿莫西林合用可增加其在肺组织的分布浓度。

2) 偶见血清氨基转移酶短暂升高,但能自行恢复。

3) 多用于年长儿(年龄>6岁)。

4) 肌内注射时,如发生注射部位疼痛的情况下,应改为静脉滴注,并尽可能缓慢静滴。

5) 本药溶液显酸性,与多种碱性药物有配伍反应,临床使用应单独给药;需合并使用其他药物时,两组药物之间需用5%葡萄糖注射液充分冲管或更换输液管。

6) 如发现药液混浊切勿使用。

7) 配液时首选玻璃输液瓶装葡萄糖注射液溶解本品。

8) 建议临床使用时应首选接触层材料为PE的输液器具。

5. **特殊人群用药**

(1) 对于妊娠妇女或可能妊娠妇女,只有当获益被判定超过风险时,才可以给药。妊娠期间的用药安全性尚未确定。

(2) 儿童慎用,尤其不推荐婴幼儿使用。

(3) 老年人的各项生理功能下降,注意减少用量。

(4) 脓性痰患者需加用抗生素控制感染。

(5) 胃炎或胃溃疡患者慎用。

6. **健康指导**

(1) 向患者解释使用本药的目的,可能出现的不良反应的症状。

(2) 告知患者本药宜在饭后服用。

(二) 氨溴索

1. **药理作用** 溶解黏痰。促进排痰,改善呼吸状况。

2. **适应证与禁用人群**

(1) 适应证:

1) 伴有痰液分泌异常或排痰功能不良的急、慢性支气管肺疾病的祛痰,尤其是慢性支气管炎急性发作、喘息性支气管炎、支气管哮喘等病症引起的痰液黏稠、咳痰困难。

2) 手术后肺部并发症(预防性治疗)。

3) 早产儿及新生儿的婴儿呼吸窘迫综合征。

(2) 禁用人群:对氨溴索或配方中其他任何成分过敏者。

3. **不良反应**

(1) 轻微的上消化道不良反应:胃部灼热、消化不良,偶见恶心、呕吐。

(2) 偶见过敏反应如皮疹。

(3) 严重的急性过敏反应:过敏性休克较为罕见。

4. **用药护理要点**

(1) 评估:参阅"溴己新"。

(2) 用药方法:口服,本品不同剂型、不同规格的用法用量可能存在差异,遵医嘱用药。

(3) 不良反应观察与处理:在使用本品过程中,可能出现胃肠道及呼吸系统不适的症状,以及出现神经系统紊乱,如恶心、呕吐、食欲减退、腹痛、腹泻或者胸闷不适、口干、咽干、咽部感觉迟钝、味觉发生异常等,一般停药之后都能够缓解。对于急性过敏可给予抗组胺药、肾上腺皮质激素、肾上腺素或其他升压药并吸氧和保持气道通畅(必要时可气管插管)。

(4) 其他注意事项:

1) 药物相互作用:本品与某些抗生素(阿莫西林、头孢呋辛、红霉素、多西环素)合用可升高抗生素在肺组织的分布浓度。

2) 注意配伍用药,特别注意避免与头孢菌素类抗生素、中药注射剂等配伍应用。

3) 若静脉用药时注射速度过快,极少数患者可能会出现头痛、疲劳、精疲力竭、下肢沉重等感觉。

4) 如果患者在用药后新出现皮肤或者黏膜损伤,应及时报告医生并停用本品。

5) 无医护人员指导监管,禁用于 2 岁以下儿童。

5. **特殊人群用药**

(1) 妊娠前 3 个月禁用本品。哺乳期和其他妊娠时期的妇女,需要在医生的指导下谨慎使用本品。

(2) 儿童应慎用,用法用量需要咨询医生或药师,并在成人监护下服用。

(3) 以下人群慎用本品:①肾功能受损或重度肝病者。②胃溃疡患者。③支气管纤毛运动功能受阻及呼吸道出现大量分泌物的患者(恶性纤毛综合征患者等,可能有出现分泌物阻塞气道的危险)。④青光眼患者。

6. **健康指导**

(1) 建议在饭后服用本药。因为对胃肠道有一定刺激性,饭后服用可以减轻恶心、呕吐等胃肠不适反应。

(2) 如果自行服药 7 日后,病情仍未见好转,请及时咨询医生。

(3) 由于部分厂家生产的本药含有乳糖,不建议用于罕见的遗传性半乳糖不耐受、Lapp 乳糖酶缺乏症或葡萄糖-半乳糖吸收不良的患者。

(4) 盐酸氨溴索注射液(pH 5.0)不能与 pH>6.3 的其他溶液混合,因为 pH 增加会导致盐酸氨溴索注射液游离碱沉淀。

(5) 本药注射液均为慢速静脉注射。或将药物加入到葡萄糖注射液(或 0.9%氯化钠注射液)中,静脉滴注使用。

(二) 乙酰半胱氨酸

1. **药理作用** 本药化学结构中的巯基(—SH)可使黏蛋白的双硫(—S—S—)键断裂,降低痰黏度,使黏痰容易咳出。

2. **适应证与禁用人群**

(1) 适应证:痰液粘稠引起的呼吸困难、咳痰困难。浓稠黏液分泌物过多的呼吸道疾病,如急性支气管炎、慢性支气管炎及其病情恶化者、肺气肿、粘稠物阻塞症,以及支气管扩张症。

(2) 禁用人群:

1) 对本药过敏者。

2) 患有苯丙酮酸尿症者。

3. **不良反应** 偶有过敏反应,如荨麻疹和罕见的支气管痉挛。可出现胃肠道刺激,如恶心、呕吐。吸入本品可造成支气管痉挛。

4. **用药护理要点**

(1) 评估:参阅"溴己新"。

(2) 用药方法:

1) 口服:①颗粒剂:成人,200 mg/次,每日 2～3 次。②泡腾片:成人,600 mg/次,每日 1～2 次,用温开水(温度 40 ℃)溶解,最好在晚上服用。

2) 喷雾吸入:临用前,用 0.9%氯化钠注射液使其溶解成 10%溶液,1～3 mL/次,每日 2～3 次。

(3) 不良反应观察与处理:乙酰半胱氨酸是一种有硫化氢气味的物质。有的患者可引起严重的持续性咳嗽、支气管痉挛、头晕、恶心、呕吐等不同程度的不良反应。停药后上述症状可以缓解。

(4) 其他注意事项:

1) 本药可减低青霉素、头孢菌素、四环素等的药效,不宜混合或并用,必要时可间隔 4 h 交替使用。

2) 与硝酸甘油合用可增加低血压和头痛的发生。

3) 与碘化油、糜蛋白酶、胰蛋白酶配伍禁忌。

4) 应用喷雾剂时应新鲜配制,剩余的溶液需保存在冰箱内,48 h 内用完。

5) 部分患者可能会引起支气管痉挛,对严重支气管哮喘患者,应用时需在严密监测下使用。

6) 可与支气管扩张剂和血管收缩剂等药物合用。如果本品与支气管扩张剂或其他药物混合时,应立即使用,不能存放。当局部使用乙酰半胱氨酸和抗生素时,由于可能出现不相容现象,应与抗生素分开使用。

7) 与镇咳药不应同时服用,因为镇咳药对咳嗽反射的抑制作用可能会导致支气管分泌物的积聚。

5. **特殊人群用药**

(1) 妊娠期和哺乳期妇女只有在非常必要时,在医生指导下才可使用。

(2) 儿童用药方法如下:

1) 喷雾(10%浓度):3 mL/次,每日 1～2 次。

2) 气管滴入(5%浓度):0.5～2 mL/次,每日 2～6 次。

3) 口服:100 mg/次,每日 2～4 次。

4) 雾化吸入:300 mg/次,每日 1～2 次。

(3) 对支气管哮喘或有支气管痉挛史、胃溃疡、胃炎患者慎用。

6. **健康指导**

(1) 告知患儿家属,儿童用于雾化时,可能对呼吸道黏膜产生刺激,导致支气管痉挛。

(2) 告知患者开启安瓿时虽可闻到硫磺味,但不影响产品质量。用于或放入喷雾器中贮存,药液呈粉红色但不影响本品的疗效和安全性。

(3) 告知患者由于本药与橡胶、铁、铜等发生反应,所以做喷雾吸入治疗时应采用塑胶和玻璃制喷雾器。药物在使用后应清洗喷雾器。

(四) 福多司坦

1. **药理作用** 使痰液的黏滞性降低,易于咳出。增加浆液性气管分泌作用,对气管炎症有抑制作用。

2. **适应证与禁用人群**

(1) 适应证:支气管哮喘、慢性喘息性支气管炎、支气管扩张、肺结核、尘肺、慢性阻塞性肺气肿、非典型分枝杆菌病、肺炎、弥漫性支气管炎等呼吸道疾病。

(2) 禁用人群:对本品过敏者。

3. **不良反应**

(1) 消化系统反应:常见食欲不振、恶心、呕吐、腹痛、腹泻、便秘等,有时还引起胃痛、胃部不适、胃部烧灼感、腹胀、口干等。

(2) 感觉器官反应:包括耳鸣和味觉异常。

(3) 神经系统反应:头痛、麻木、眩晕等。

(4) 肝功能损害:AST(GOT)、ALT(GPT)、ALP 升高,有时还可引起严重的黄疸。

(5) 皮肤黏膜反应:表现为皮疹、红斑、瘙痒、荨麻疹等。

(6) 其他反应:发热、面色潮红、乏力、胸闷、尿频、惊悸、浮肿、中毒性表皮坏死症。

4. **用药护理要点**

(1) 评估:参阅"溴己新"。

(2) 用药方法:口服。通常成年人每次 0.4 g,每日 3 次,餐后服用。根据年龄、症状适当调整剂量或遵医嘱。

(3) 不良反应观察与处理:一般停药后不良反应即可消失。

5. **特殊人群用药**

(1) 对妊娠期妇女只有在判断治疗的有益性大于危险性时才能给予本药。因动物试验中发现本药可进入乳汁,哺乳期妇女用药时应停止哺乳。

(2) 儿童用药:尚未对福多司坦在儿童患者中使用的安全性和有效性进行评价。

(3) 老年人用药:老年患者因生理功能低下,应注意减量服用或遵医嘱。

(4) 过敏体质者慎用。

(5) 肝功能不全、心功能异常患者慎用。

6. **健康指导**

(1) 告知患者用药前向医生详细描述自己的特殊过敏史、身体状况、基础疾病,以及近期用药情况等,排除用药禁忌,避免出现严重的用药风险。

(2) 告知患者本药可能会使肝功能恶化,患有肝功能不全者应谨慎使用,并且在用药期间定期去医院检测肝功能。

(3) 告知心脏功能异常的患者谨慎使用本药,若病情需要,请在医生的指导下使用,并且在用药期间定期监测心功能,若出现任何不适,请及时咨询医生。

(4) 告知患者用药期间出现任何严重、持续或进展性的症状,应及时就医。

二、刺激性祛痰剂

(一) 氯化铵

1. **药理作用**　主要成分氯化铵对黏膜的化学性刺激,反射性地增加痰量,使痰液易于排出,本品被吸收后,氯离子进入血液和细胞外液使尿液酸化。

2. **适应证与禁用人群**

(1) 适应证:干咳及痰不易咳出,酸化尿液,纠正代谢性碱中毒。

(2) 禁用人群:

1) 对本品过敏者。

2) 肝、肾功能严重损害者,如肝昏迷、肾功能衰竭、尿毒症者。

3) 镰状细胞贫血者、代谢性酸中毒者。

3. **不良反应**　可引起恶心、呕吐、胃痛等刺激症状。过量或长期服用可造成酸中毒和低钾血症。

4. **用药护理要点**

(1) 评估:参阅"溴己新"。

(2) 用药方法:成人常用量:①口服祛痰,每次 0.3~0.6 g,每日 3 次。②酸化尿液,每次 0.6~2 g,每日 3 次。

(3) 不良反应观察与处理:一般停药后不良反应即可消失。

(4) 其他注意事项:

1) 应置于儿童不能接触到的地方,以防误服。

2) 本品与磺胺嘧啶、呋喃妥因呈配伍禁忌。

3) 本品性状发生改变时禁止使用。

4) 如正在使用其他药品,使用本品前请咨询医生或药师。

5. **特殊人群用药**

(1) 儿童在医生指导下使用。

(2) 妊娠期和哺乳期妇女只有在非常必要时,在医生指导下才可使用。

(3) 消化道溃疡患者慎用。

6. **健康指导**

(1) 告知消化道溃疡患者应在医生指导下使用。

(2) 告知患者用药 3~7 日,若症状未缓解,请咨询医生或药师。

(3) 告知患者按规定剂量服用本药,过量则可能引起恶心、呕吐。

(4) 告知患者用药期间禁烟、禁酒、禁食辛辣食物。

(秦　琦　张　婷　郑　峥)

第二节 镇咳药

一、中枢性镇咳药

(一) 磷酸可待因

1. 药理作用　镇咳、镇痛、镇静作用。能抑制支气管腺体的分泌,故不宜用于多痰及痰液粘稠的患者。

2. 适应证与禁用人群

(1) 适应证:用于较剧烈的频繁干咳;中度以上的疼痛;局麻或全麻时。

(2) 禁用人群:

1) 妊娠期妇女。

2) 对本药过敏者。

3) 多痰患者。

4) 18 岁以下青少年及儿童。

3. 不良反应

(1) 常见的不良反应:心理异常(抑郁、恐惧、多疑等)或幻想,呼吸微弱、缓慢或不规则,心率或快或慢、异常。

(2) 少见的不良反应:惊厥、耳鸣、震颤、荨麻疹、瘙痒、皮疹或颜面水肿等过敏反应等。

(3) 长期使用可引起依赖性。常用量较其他吗啡类药物弱。典型的症状为:鸡皮疙瘩、食欲缺乏、腹泻、心率增速、情绪激动或原因不明的发热等。

(4) 逾量时临床表现:头晕、嗜睡、不平静、精神错乱、瞳孔缩小如针尖、癫痫、低血压、心率过缓、呼吸微弱、神志不清。

4. 用药护理要点

(1) 评估:

1) 用药前,了解其他药物与本品是否存在配伍禁忌。了解肝、肾功能,以及有无药物过敏史。

2) 严格遵医嘱给药。

3) 用药过程中评估患者有无药物不良反应。

4) 评估患者咳嗽咳痰情况,用药后评估症状有无缓解。

(2) 用药方法:

1) 口服或皮下注射:15～30 mg/次;每日 30～90 mg。

2) 极量:口服,100 mg/次,每日 250 mg。

(3) 不良反应观察与处理:

1) 观察用药不良反应,若出现症状,应立即停用药并通知医生。对于急性过敏应立即停药,并抗过敏治疗,密切观察生命体征。

2) 药物过量的处理:①对呼吸困难患者予吸氧,必要时行气管插管辅助通气。②经诱导呕吐或洗胃。③给予阿片拮抗药物(如纳洛酮单剂量 400 μg,静脉给药)。④给予静脉补液和(或)血管升压药。

(4) 其他注意事项:

1) 药物相互作用:①本药与抗胆碱药合用时,可加重便秘或尿潴留的不良反应。②与美沙酮或其他吗啡类药合用时,可加重中枢性呼吸抑制作用。③与肌肉松弛药合用时,呼吸抑制更为显著。

2) 以下情况应慎用:①支气管哮喘。②急腹症。③胆结石,可引起胆管痉挛。④原因不明的腹泻,可使肠道蠕动减弱、减轻腹泻症状而误诊。⑤颅脑外伤或颅内病变,本药可引起瞳孔变小、视物模糊的临床症状和体征。⑥前列腺增生病例,因本品易引起尿潴留而加重病情。

5. 特殊人群用药

(1) 妊娠及哺乳期妇女禁用。

(2) 老年患者慎用。

6. 健康指导

(1) 用药前向患者解释使用本药的目的、可能出现的不良反应的症状。

(2) 指导患者谨遵医嘱服用药物,切勿超剂量使用。

(3) 指导患者向医护人员报告不良反应的发生。

(4) 告知患者用药期间避免驾驶车辆、操作机器、高空作业及引用酒精类或含咖啡因饮料。

(5) 告知患者长期服用本药应定期进行造血功能和肝、肾功能检查。

(6) 告知患者药品应置于儿童接触不到的地方。

(二) 氢溴酸右美沙芬

1. 药理作用 中枢性镇咳药。通过抑制延髓咳嗽中枢而镇咳。

2. 适应证与禁用人群

(1) 适应证:各种原因引起的干咳。

(2) 禁用人群:

1) 对本药过敏者。

2) 妊娠前 3 个月内妇女、哺乳期妇女。

3) 有精神病史者。

3. 不良反应 偶有头晕、轻度嗜睡、口干、便秘、恶心和食欲缺乏。大剂量用药会出现意识模糊。

4. 用药护理要点

(1) 评估:参阅"磷酸可待因"。

(2) 用药方法:

1) 成人用法与用量:口服:①片剂,10～20 mg/次;一日 3～4 次。②颗粒制剂:5～

10 mg/次(含右美沙芬15～30 mg)，每日3～4次。③糖浆制剂:15～30 mg/次，每日3～4次。④缓释片:30 mg/次，每日2次。不可掰碎服用。

2) 儿科用法与用量:口服,2.5～5 mg/次(2～6岁)，每次5～10 mg(6～12岁)，每日3～4次。

(3) 不良反应观察与处理:参阅"磷酸可待因"。

(4) 其他注意事项:

1) 与胺碘酮、奎尼丁合用，可使本药的血药浓度升高、毒性增加。

2) 与弗西汀、帕罗西汀等选择性5-羟色胺再摄取抑制剂和吗氯贝胺等单胺氧化酶抑制剂合用，可使本药的不良反应增强。

3) 与中枢系统抑制剂和乙醇合用，可使本药的中枢抑制作用增强。

5. **特殊人群用药**　2岁以下儿童不宜使用；宜用于无痰干咳的年长儿。

6. **健康指导**

(1) 参阅"磷酸可待因"。

(2) 告知患者片剂极易吸湿，应密封置于干燥处保存；合剂放置后可有少量沉淀，服用前应摇匀。

二、外周性镇咳药

下面以那可丁为例做介绍。

1. **药理作用**　解除支气管平滑肌痉挛、抑制肺牵张反射引起的咳嗽。

2. **适应证与禁用人群**

(1) 适应证:镇咳，主要用于刺激性干咳。

(2) 禁用人群:参阅"磷酸可待因"。

3. **不良反应**

(1) 神经系统症状:轻度嗜睡、头痛、眩晕。

(2) 消化系统症状:轻微恶心。

(3) 其他:过敏性鼻炎、皮疹、结膜炎。

4. **用药护理要点**

(1) 大剂量可能兴奋呼吸，引起支气管痉挛，用药过程中注意观察。

(2) 遮光、密封保存。

5. **特殊人群用药**

(1) 本药对痰量多者效果较差，为了提高疗效，应先祛痰，再止咳。

(2) 儿童应在医生或药师指导下正确服用。

6. **健康指导**

(1) 因服用本药可产生嗜睡，应告知驾驶车、船等行业的工作人员，在工作时间内不宜服用本药，以防发生事故。

(2) 服用本药后若咳嗽症状无改善，应停止服用，到医院就诊。

三、其他类

(一) 复方甘草合剂(mixture glycyrrhizin compound)

1. **药理作用** 本药通过减少局部感觉神经末梢所受刺激而发挥镇咳作用。刺激胃黏膜反射性引起支气管黏膜腺体分泌增加,使黏痰易于咳出。

2. **适应证与禁用人群**

(1) 适应证:上呼吸道感染、支气管炎和感冒时所产生的咳嗽、咳痰。

(2) 禁用人群:对本药任一成分过敏者。

3. **不良反应**

(1) 胃肠系统:口干、恶心、呕吐、腹胀、腹痛、腹泻等。

(2) 皮肤及其附件:多汗、瘙痒、皮疹等。

(3) 心血管系统:潮红、心悸、血压升高等。

(4) 呼吸系统:胸闷、气促、呼吸困难等。

(5) 中枢及外周神经系统:头晕、头痛、嗜睡、抽搐、颤抖、失眠、精神异常等。

(6) 泌尿系统:尿潴留、面部水肿等。

(7) 全身性损害:过敏样反应、过敏性休克、潮热等。

4. **用药护理要点**

(1) 遮光、密封,在阴凉干燥处(不超过 20 ℃)保存。

(2) 本药口服溶液放置后可有少量沉淀,服用前应摇匀。

(3) 避免同时服用强力镇咳药。

(4) 本药含乙醇,与头孢菌素类或易产生双硫仑反应的药物合用可使血中乙酰醛浓度上升,出现双硫仑反应(面部潮红、头痛、眩晕、腹痛、胃痛、恶心呕吐、气促、心率加快等),应避免与此类药物同时服用。

(5) 甘草有弱皮质激素样作用,长期、大剂量应用可能会引起水、钠潴留和低血钾的假性醛固酮增多、高血压和心脏损害的危险性,使用时应注意观察有无水肿体征,并关注患者血压、体重及尿量的变化。

5. **特殊人群用药**

(1) 儿童必须在成人监护下使用。

(2) 老年人代谢缓慢,对此类药物耐受性差,使用本药务必严格遵照医嘱。

(3) 高血压患者服用本药期间注意监测血压。

(4) 孕妇及哺乳期妇女慎用。

(5) 运动员慎用。

(6) 胃炎、胃溃疡者慎用。

(7) 慢阻肺合并呼吸功能不全者慎用。

6. **健康指导**

(1) 告知患者本药久用可成瘾,不宜长期服用,因此服用 1 周症状未缓解者,应及时就医;如服用过量或发生严重不良反应,应立即就医。

(2) 告知患者服用本药时,注意避免同时服用强力镇咳药。

(3) 告知患者因本药含有酒精,服用本药后不得操作及驾驶车辆。

(4) 告知患者应避免本药同头孢菌素类药物或易产生双硫仑反应的药物同时服用。

(5) 告知患者本药口服溶液放置后有少量沉淀属正常情况,服用前应充分摇匀。

(6) 告知高血压患者服用本药期间应密切关注血压的变化。

(7) 告知患者当本药性状发生改变时,应禁止使用。

(二) 细辛脑

1. 药理作用　增强气管微纤毛运动,降低痰液黏滞,达到祛痰的作用;缓解支气管痉挛起到平喘作用;抑制咳嗽中枢,松弛支气管平滑肌;有抗菌消炎的作用;提高大脑皮质的电刺激阈,达到镇静抗惊厥的作用。

2. 适应证与慎用人群

(1) 适应证:

1) 成人和儿童细菌性肺炎、肺内感染、急慢性支气管炎、支气管哮喘、阻塞性肺气肿、肺心病、支气管扩张及支气管肺癌,以及感冒引起的咳嗽、咳痰、喘息。

2) 癫痫大发作和小发作。

(2) 慎用人群:

1) 妊娠期妇女、肝脏病、肾脏病等严重患者、过敏体质者。

2) 6岁以下儿童。

3. 不良反应

(1) 消化系统:口干、恶心、胃不适及便秘等。

(2) 呼吸系统:呼吸困难、胸闷、喉头水肿。

(3) 心血管系统:心慌、心悸、心动过速、头晕。

(4) 全身不良反应:过敏性休克、过敏样反应及发绀等。

(5) 皮肤及附件反应:面部水肿等。

4. 用药护理要点

(1) 遮光,密封,在干燥处保存。

(2) 本药与利血平或氯丙嗪合用,对中枢的作用有协同作用,能增强巴比妥类的催眠作用,与此类药物同时使用时,应酌情减少剂量、密切观察患者病情变化。

(3) 给药期间密切观察患者,一旦出现过敏性休克,应立即停药及给予适当的救治措施。

(4) 医护人员应严格按照说明书规定的用法用量给药,不得超剂量使用。

(5) 在使用注射剂时尽量单独用药,以减少严重不良反应的发生。谨慎联合用药。

(6) 采用5%或10%葡萄糖注射液为溶媒进行配制,进行静脉注射或者静脉滴注。滴注时速度应缓慢,以免出现心慌表现。

5. 特殊人群用药　本药注射剂含苯甲醇,儿童禁止肌内注射。

6. 健康指导

(1) 告知患者使用本药可能出现的不良反应,当自觉不良反应发生时,及时告知医护人员。

(2) 使用本药静脉滴注时,应速度缓慢,告知患者不要随意调节滴注速度。

(张华文　张瑞莉　李静怡)

第三节　平　喘　药

一、β_2 肾上腺素受体激动剂

(一) 沙丁胺醇

1. **药理作用**　激动支气管 β_2 肾上腺素受体,松弛平滑肌,激活腺苷环化酶,促进环磷腺苷生成。

2. **适应证与禁用人群**

(1) 适应证:支气管哮喘或喘息性慢性支气管炎等伴有支气管痉挛的呼吸道疾病。

(2) 禁用人群:对本药过敏者。

3. **不良反应**

(1) 较常见:震颤、恶心、心率增快或心搏异常强烈。

(2) 较少见:头晕、目眩、口咽发干。

(3) 逾量中毒的早期征兆表现:胸痛,头晕,持续严重的头痛,严重高血压,持续恶心、呕吐,持续心率增快或心搏强烈,情绪烦躁不安等。

4. **用药护理要点**

(1) 评估:

1) 用药前评估,是否使用过本药及有无过敏反应。

2) 在用药开始和整个过程中评估患者全身症状。

(2) 用法用量:

1) 成人:①气雾吸入 0.1~0.2 mg/次,必要时每 4~6 h 1 次。②口服 2~4 mg/次,每日 3 次。③静脉滴注 0.4 mg/次,用 5% 葡萄糖注射液 100 mL 稀释后滴注。④缓释片:口服 2 mg/次,每日 2 次。本药应用温水将整片吞服,不得咀嚼。⑤硫酸沙丁胺醇粉雾剂:成人吸入 0.2~0.4 mg/次,每日 4 次。

2) 儿童:①口服每次 0.1~0.15 mg/kg,每日 2~3 次;控释片,4 mg/次(3~12 岁),每日 2 次。②气雾吸入每次 1~2 喷(0.1~0.2 mg),每 4 h 1 次。③雾化吸入 12 岁以下儿童最小起始剂量:0.5 mL 雾化溶液(含 2.5 mg 沙丁胺醇),以注射用 0.9% 氯化钠注射液稀释至 2~2.5 mL。间歇疗法可每日重复 4 次。

(3) 不良反应观察与处理:

1) 少数人可见恶心、头痛、头晕、心悸、手指震颤等。剂量过大时,可见心动过速和血压波动。一般减量即恢复,严重时应停药。

2) 对其他肾上腺素受体激动剂过敏者可能对本药呈交叉过敏。

3）长期用药亦可形成耐受性，不仅疗效降低，且可能使哮喘加重。

4）应用本药疗效欠佳时，可酌情更换其他扩张支气管的 β_2 受体激动剂或茶碱类药，不可过量增加本药的用量。

5）反复过量使用偶可引起支气管痉挛，如有发生，应立即停用并改变治疗方案。

(4) 其他注意事项：

1）药物相互作用：①同时应用其他肾上腺素受体激动药者，其作用可增加，不良反应也可能加重。②并用茶碱类药时，可增加松弛支气管平滑肌的作用，也可能增加不良反应。

2）心血管功能不全、冠状动脉供血不足、高血压、糖尿病、甲状腺功能亢进症患者慎用。

5. **特殊人群用药**

(1) 妊娠期妇女：只有在预计母亲获益大于胎儿潜在风险时才可以使用本药。

(2) 哺乳期妇女：不推荐。

(3) 老年人：老年患者的起始用药剂量应低于推荐的成年患者量。若没有达到充分的支气管扩张作用，应逐渐增加剂量。

(4) 儿童用药：用于缓解哮喘急性发作。

6. **健康指导**

(1) 向患者解释使用本药的目的、可能出现的不良反应的症状。

(2) 本药吸入溶液的作用可持续 6 h 或更久，其使用频次不应超过推荐的频次。在未向医生咨询的情况下，不要自行增加剂量或频次。

(3) 告知患者若使用后减轻症状的疗效降低、症状更加严重和/(或)需要更频繁地使用，出现心悸、胸痛、心跳加快、震颤或紧张不安等，应立即就医。

(4) 告知患者掌握正确的用药方式。每次开启药瓶时避免药瓶滴管尖端与任何表面的接触，包括喷雾器储雾罐和相关的通气装置。若药液发生变色或浑浊，禁止使用。

(5) 若处于妊娠期或哺乳期，应向医生咨询具体的用法。

(6) 告知患者本药宜在阴凉处保存(20 ℃以下)，但不允许冷藏、冷冻。应放在儿童接触不到的地方。

(二) 特布他林

1. **药理作用** 选择性兴奋 β_2 受体而舒张支气管平滑肌。

2. **适应证与慎用人群**

(1) 适应证：用于预防和缓解支气管哮喘、慢性支气管炎、肺气肿及其他肺部疾病所合并的支气管痉挛。

(2) 慎用人群：高血压、冠心病、糖尿病、甲状腺功能亢进症患者及妊娠期妇女。

3. **不良反应** 主要为震颤、强直性痉挛、心悸等。

4. **用药护理要点**

(1) 评估：

1）用药前评估是否存在特布他林或该药任何成分过敏。过敏史阴性的患者仍然可能有过敏反应。

2) 在用药开始和整个过程中评估感染症状(生命体征、痰)。

(2) 用药方法：

1) 短期间断应用，以吸入为主，重症哮喘发作时才可静脉应用。使用时注意肾上腺皮质激素等抗炎药物的联用。

2) 新配制的溶液能在室温下保持其物理及化学稳定性达 6 h，或在 2~8 ℃冰箱里保持 24 h，配制后的溶液一般应立刻使用。

3) 雾化吸入：雾化液只能通过雾化器给药，无需稀释备用。成人及 20 kg 以上儿童：经雾化器吸入 1 个小瓶即 5 mg(2 mL)的药液，可以每日给药 3 次；20 kg 以下的儿童：经雾化器吸入半个小瓶即 2.5 mg(1 mL)的药液。每日最多可给药 4 次。本品可在雾化器中稳定存放 24 h。

4) 静脉滴注：注射液 0.25 mg 加入 0.9%氯化钠注射液 100 mL 中，以 0.002 5 mg/min 的速度缓慢静脉滴注。成人每日 0.5~0.75 mg，分 2~3 次给药。

(3) 不良反应观察与处理：

1) 不良反应的程度和剂量相关。全身性的不良反应的发生率低。多数为拟交感神经胺类的特性反应，一般在用药 1~2 周后逐渐消退。

2) 观察患者有无中枢神经系统及心血管症状，如有异常，立即给予氧气吸入，暂停本药的使用，立即报告医生对症处理。

(4) 其他注意事项：

1) 并用其他肾上腺素受体激动药、茶碱类药可增加疗效，不良反应也可加重。

2) 非选择性 β 受体拮抗药可部分或全部抑制该药的作用。

5. 特殊人群用药

(1) 妊娠期前 3 个月慎用。

(2) 哺乳期妇女慎用。

(3) 无足够的临床试验证实老年人使用该药的安全性和有效性，本药静脉滴注时不推荐在>60 岁的老年人中使用。

(4) 儿童用药：静脉滴注时不推荐在<12 岁的儿童中使用。

6. 健康指导

(1) 解释使用本药的用药目的、可能出现的不良反应的症状。

(2) 告知患者出现过敏反应或神经系统反应的症状时，应立即通知医护人员。

(3) 告知女性患者若计划怀孕或怀疑怀孕时，应告知医护人员。

(4) 告知患者静脉给药时，如剂量过大或速度过快可出现血管灼热感、疼痛，严重者可致血栓性静脉炎。

(三) 克伦特罗

1. 药理作用　本药是 $β_2$ 受体激动药，平喘作用较强，有增强纤毛运动、溶解黏液的作用。

2. 适应证与禁用人群

(1) 适应证:参阅"特布他林"。

(2) 禁用人群:下尿路梗阻的患者(服用本药可能会加重下尿路的梗阻)。

3. 不良反应

(1) 严重不良反应:血清钾水平严重下降。

(2) 过敏:皮疹、瘙痒。

(3) 神经系统:震颤、肌肉痉挛、头痛、四肢麻木、烦躁、兴奋、失眠、头晕、昏昏欲睡。

(4) 循环系统:心动过速、心律失常、血压升高。

(5) 消化系统:恶心、食欲不振、腹痛、腹泻、便秘、口干。

(6) 肝脏:ALT 和 AST 升高。

(7) 泌尿系统:排尿障碍。

(8) 其他:全身疲乏、水肿、潮热。

4. 用药护理要点

(1) 评估:

1) 用药前评估患者是否患有心脏病、高血压或甲状腺功能亢进症。

2) 在用药开始和整个过程中评估有无不良反应的发生。

(2) 用药方法:

1) 口服:20~40 μg/次,每日 3 次。

2) 舌下含服:60~120 μg/次,先舌下含服,待哮喘缓解后,将所余部分用温开水服下。

3) 气雾吸入:10~20 μg/次,每日 3 次。

4) 直肠给药:60 μg/次(1 枚),每晚睡前 1 次。

(3) 不良反应观察与处理:

1) 少数患者可见轻度心悸、手指震颤、头晕、口干等,一般用药过程中自行消失。

2) 若出现急性中毒症状(心悸、面颈部肌肉震颤、手抖甚至不能站立),立即停止使用并及时就医,口服后即洗胃、输液,促使毒物排出;在心电图监测及电解质测定下使用保护心脏类药物。

5. 特殊人群用药

(1) 妊娠期妇女或可能妊娠的妇女只有在判断治疗效果超过风险的情况下才可用药。

(2) 哺乳期妇女使用本药期间应避免哺乳。

(3) 老年人用药从低剂量开始(如 10 μg,2 次/日)。

(4) 儿童用药:口服,每次 0.5~1.5 μg/kg,每日 2~3 次。

(5) 心脏病、甲状腺功能亢进症患者慎用。

6. 健康指导

(1) 向患者解释使用本药的目的、可能出现的不良反应的症状。

(2) 告知患者用药期间出现轻度的心悸、手指震颤、头晕、口干等不必担心,一般可自行消失。若出现心悸、面颈部肌肉震颤、手抖甚至不能站立时,应立即停药并通知医护人员。

(3) 告知患者生活中避免误食含本药(瘦肉精)的猪肉。

(4) 告知患者由于本药不能替代吸入性类固醇等抗炎药物,使用本药症状改善后不得自行减量或停用吸入类类固醇等药物,本药不可单独使用。

(5) 告知患者若用药量增加或效果变差,应尽快就医治疗。

(6) 告知患者定期监测电解质,避免发生低钾血症,可以进食富含钾的食物(如香蕉、橙子、香菇等)。

(四) 沙美特罗

1. **药理作用**　长效 β_2 受体激动剂,一次剂量作用可持续 12 h,可抑制吸入抗原诱发的早期和迟发相反应,降低气道高反应性。

2. **适应证与慎用人群**

(1) 适应证:支气管哮喘、喘息性支气管炎和慢性阻塞性肺部疾病所致的喘息症状。

(2) 慎用人群:

1) 甲状腺功能亢进症、高血压、心脏病和糖尿病患者。

2) 妊娠期妇女、婴幼儿。

3. **不良反应**

(1) 常见不良反应:恶心、呕吐、肌肉震颤。

(2) 少见不良反应:头痛、心悸、低血钾,偶可引起异常的支气管痉挛、喉痉挛。

4. **用药护理要点**

(1) 评估:用药前评估,根据之前的治疗情况,呼吸道的感染情况、是否畅通,有无支气管平滑肌的收缩、痉挛、气道黏膜的水肿状况,有无假牙和异物在口腔时,应及时清理。

(2) 用药方法:仅适用于吸入给药。

(3) 不良反应观察与处理:用药后可能出现支气管异常痉挛并立即出现喘鸣加重。应立即使用快速短效的吸入性支气管扩张剂进行治疗,同时应立即停用本品,并对患者进行评估,如果必要,选择其他治疗。

(4) 其他注意事项:

1) 避免与肾上腺素、异丙肾上腺素等合用。

2) 本品有抗过敏作用,应考虑本药对皮试的影响。

3) 遮光密闭保存。

5. **特殊人群用药**

(1) 妊娠期用药:可能会影响子宫收缩力。不受控制的哮喘与妊娠不良事件(增加围产儿死亡率、先兆子痫、早产、低出生体重儿的风险)有关。

(2) 哺乳期用药:较安全。目前对哺乳期妇女用药研究显示,本药并不能明显增加婴儿的不良反应。

(3) 老年人用药:不必调整剂量。

(4) 儿童用药:吸入给药。4岁及以上儿童:每次 1 吸(50 μg 沙美特罗和 100 μg 丙酸氟替卡松),每日 2 次;尚无 4 岁以下儿童使用本药的资料。

6. 健康指导

(1) 向患者解释使用本药的目的、可能出现的不良反应的症状。

(2) 告知患者每次治疗后必须立即漱口,防止念珠菌感染。

(3) 告知女性患者如果计划怀孕或怀疑怀孕,应告知医护人员。

(4) 告知患者采取适当的吸入技术,用药不应超过推荐剂量。

(5) 告知患者使用本药时勿合用其他长效 $β_2$ 受体激动剂。

(6) 告知患者本药必须每天使用才能获得理想益处,即使无症状时也必须如此。

(7) 告知患者安排合理饮食,以清淡易消化为主,禁食用辛辣刺激食物。若患者为过敏体质,应减少动物蛋白质类食物的摄入,多食用大豆蛋白,同时保证每天水的摄入量。

二、M 胆碱受体拮抗剂

(一) 异丙托溴铵

1. 药理作用　控制支气管痉挛的发生。

2. 适应证与禁用人群

(1) 适应证:为支气管痉挛维持期治疗的支气管扩张剂,适用于慢性支气管炎、肺气肿、哮喘等慢性阻塞性肺疾病。

(2) 禁用人群:对阿托品类药物过敏者。

3. 不良反应　主要有口干、苦味感,偶见干咳、喉部不适。

4. 用药护理要点

(1) 评估:

1) 用药前评估,有无过敏反应。

2) 在用药开始和整个过程中评估有无不良反应症状。

(2) 用药方法:定量雾化吸入,40～80 μg/次,每天 3～4 次。溶液雾化吸入,50～125 μg/次,经雾化器给药。

(3) 不良反应观察与处理:

1) 常见的不良反应:神经质、头晕、头痛、恶心、胃不适、视物模糊、光敏、口干、咽喉疼痛、咳嗽、心悸、药疹、口腔刺激等,应加强观察,必要时对症处理。

2) 一般不良反应:心率加快、排尿困难、手足麻木及刺痛感、定向障碍、瘙痒、面部潮红、脱发、便秘、震颤、疲劳和失眠、声音嘶哑,可进行对症治疗。

3) 少见的不良反应:青光眼恶化、眼部疼痛、低血压、严重皮肤过敏,应引起重视。

4) 成人及学龄儿童推荐剂量:2 喷/次,每日 4 次。需要增加药物剂量者,一般每天的剂量不宜超过 12 喷。如果药物治疗不能产生明显的病情改善或患者的状况恶化,应就诊以寻求新的治疗计划。若发生急性呼吸困难或呼吸困难迅速恶化,应马上就诊。

(4) 其他注意事项:

1) 药物相互作用:预先使用 β 肾上腺素能兴奋剂或黄嘌呤类制剂,可加强其支气管扩张作用。

2）极少数可能会立即发生过敏反应,如出现荨麻疹、血管性水肿、皮疹、支气管痉挛和咽喉部水肿。

3）眼部并发症:有个别病例报告发生眼部并发症(如瞳孔散大、眼内压增加、闭角型青光眼、眼痛)。与眼结膜充血和角膜水肿相关的眼痛或不适、视力模糊、虹视或有色成像等可能是急性闭角型青光眼的征象。若上述症状加重,需开始缩瞳治疗并立即就诊治疗。

5. **特殊人群用药**

(1) 妊娠期妇女用药:妊娠期前3个月用药必须谨慎。

(2) 哺乳期妇女用药:本药是否会进入乳汁目前尚不清楚。尽管非脂溶性的四价铵可进入乳汁,但吸入给药时进入婴儿体内的药物量不会很多。

(3) 老年人用药:目前尚无特殊注意事项。

(4) 儿童用药:儿童使用时应遵医嘱并在成人监护下进行。

6. **健康指导**

(1) 向患者解释使用本药物的目的和可能出现的不良反应的症状。

(2) 本药是一种支气管扩张剂,用于维持治疗与慢性阻塞性肺疾病相关的支气管痉挛,不适用于快速反应需要抢救治疗的支气管痉挛急性发作的初始治疗。

(3) 在使用本药后可能发生过敏反应,包括荨麻疹、血管性水肿、皮疹、支气管痉挛、过敏反应和口咽水肿。告知患者立即停药并咨询医生。

(4) 本药可产生可能危及生命的支气管痉挛。如果发生反常支气管痉挛,患者应立即停药。

(5) 本药的作用应持续 2~4 h。在未咨询医生的情况下不要增加本药的剂量或频率。

(6) 预充本药对确保每次按时按量使用药物是必不可少的。在使用前不必摇晃药罐。

(二) 噻托溴铵

1. **药理作用** 长效抗胆碱药,舒张支气管平滑肌,药效可持续 24 h。

2. **适应证与禁用人群**

(1) 适应证:慢性阻塞性肺疾病、支气管哮喘。

(2) 禁用人群:对阿托品类药物过敏者。

3. **不良反应**

(1) 常见:口干、便秘。

(2) 偶见:心率增快、头晕等。

4. **用药护理要点**

(1) 评估:参阅"异丙托溴铵"。

(2) 用药方法:仅用于口服吸入。请勿吞咽胶囊制剂。胶囊的内容物只能与吸入设备一起使用。

(3) 不良反应观察与处理：

1) 服用本药后可能立即发生过敏反应，包括荨麻疹、血管神经性水肿（包括嘴唇、舌头或喉咙肿胀）、皮疹、支气管痉挛、过敏反应或瘙痒。若发生，应立即停止治疗。鉴于阿托品与本药具有相似的结构式，对阿托品或其衍生物有超敏反应史的患者，应密切关注其使用本药是否有类似的超敏反应。此外，对牛奶蛋白严重过敏的患者应慎重使用本药。

2) 吸入性药物，包括本药胶囊制剂，可能会引起反常的支气管痉挛。若发生应立即使用吸入性短效 β_2 激动剂，如沙丁胺醇。应当停止使用本药的治疗，并考虑其他治疗方法。

(4) 其他注意事项：

1) 药物相互作用：与西咪替丁合并用药，可能减少本药的新陈代谢。

2) 储存在 25 ℃；允许在 15～30 ℃ 的范围内进行波动。

3) 胶囊制剂不应暴露于极端温度或湿气中。

4) 请勿将胶囊制剂存放在吸入粉设备中。

5. **特殊人群用药**

(1) 妊娠期妇女用药：在动物生殖研究中观察到不良反应。

(2) 哺乳期妇女用药：本类药物只有在权衡对婴儿的利大于弊后才可使用。

(3) 老年人用药：老年患者可以按推荐剂量使用本药。

(4) 儿童用药：年龄<18 岁的患者不推荐使用本药。

6. **健康指导**

(1) 告知患者本药作为每日 1 次维持治疗的支气管扩张药，不应用作支气管痉挛急性发作的初始治疗，即抢救治疗药物。

(2) 告知患者在吸入本药粉末后有可能立即发生过敏反应，可能引起吸入性支气管痉挛。

(3) 告知窄角型青光眼、前列腺增生或膀胱颈梗阻的患者应慎用本药。

(4) 告知患者胶囊应该密封于囊泡中保存，仅在用药时取出，取出后应尽快使用，否则药效会降低，不小心暴露于空气中的胶囊应丢弃。

(5) 告知患者注意避免将药物粉末弄入眼内。可引起或加重窄角型青光眼、眼睛疼痛或不适、短暂视力模糊、视觉晕轮或彩色影像并伴有结膜充血引起的红眼和角膜水肿的症状。

(6) 告知患者口干是由抗胆碱能治疗引起的，长期服用可引起龋齿。

(7) 告知患者使用不得超过每日 1 次。

三、黄嘌呤类药物

(一) 多索茶碱

1. **药理作用** 是甲基黄嘌呤的衍生物，可直接作用于支气管，松弛支气管平滑肌，从而达到抑制哮喘的作用。

2. 适应证与禁用人群

(1) 适应证：支气管哮喘、慢性喘息性支气管炎及其他支气管痉挛引起的呼吸困难。

(2) 禁用人群：

1) 对多索茶碱或黄嘌呤衍生物类药物过敏者。

2) 急性心肌梗死者。

3. 不良反应　使用本药及其他黄嘌呤衍生物可能引起恶心、呕吐、上腹部疼痛、头痛、失眠、心动过速、期前收缩、呼吸急促、高血糖、蛋白尿。如过量使用还会出现严重心律失常、阵发性痉挛等。此表现为初期中毒症状，此时应暂停用药。

4. 用药护理要点

(1) 评估：

1) 用药前评估，是否使用过本药，过敏史阴性的患者仍然可能有过敏反应。

2) 在开始治疗前，患者出现喘息困难或憋喘。

3) 在用药开始和整个过程中评估用药疗效（生命体征、憋喘症状有无缓解）。

(2) 用药方法：成人 200 mg/次，每 12 h 1 次，以 25% 葡萄糖注射液稀释至 40 mL 缓慢静脉滴注，时间应在 20 min 以上，5～10 日为一疗程或遵医嘱，也可将本药 300 mg 加入 5% 葡萄糖注射液或 0.9% 氯化钠注射液注射液 100 mL，缓慢静脉滴注，每日一次。

(3) 不良反应观察与处理：出现不良反应时，应暂停用药，报告医生处理。监测血药浓度，上述中毒迹象和症状完全消失后仍可继续使用。

(4) 其他注意事项：

1) 静脉滴注速度不宜过快，一般应在 45 min 以上。

2) 本药在低温放置时会有析出现象，使用前应认真检查，如发现药物浑浊切勿使用。

3) 在外界温度较低时，使用本药前应将其放置到室温使用。

5. 特殊人群用药

(1) 妊娠期妇女慎用，哺乳期妇女禁用。

(2) 老年患者使用过程中应行血药浓度监测。

(3) 患心脏病、高血压、慢性肺心病、甲状腺机能亢进症、肝病、消化道溃病、肾功能不全或合并感染的患者慎用。

6. 健康指导

(1) 向患者解释使用本药的目的、可能出现的不良反应的症状。

(2) 告知患者茶碱治疗期间出现恶心、呕吐、持续性头痛、失眠或心跳加快时立即就医。应避免服用含咖啡因的食物，如巧克力、浓茶等，以免增加药物作用和毒性。

(3) 告知患者不得自行改变剂量、给药时间或给药频率。若漏服一剂，应在计划时间服用下一剂，不得补漏服的剂量。

(4) 告知患者建议随餐服用茶碱（无水）缓释片。如在禁食状态下服用，则应常规禁食。

(5) 告知患者避开过敏源，如花粉、粉尘、过敏的食物等，以免引发哮喘发作。避免剧烈运动,注意气候变化,防寒保暖。

(6) 告知患者饭后服用,不可露置空气中,以免变黄失效。告知肝、肾功能不全,甲状腺功能亢进症、活动性消化道溃疡患者慎用本药。

(二) 二羟丙茶碱

1. **药理作用** 松弛呼吸道平滑肌,增强膈肌收缩力,改善呼吸功能;兴奋心肌,增加心排血量。

2. **适应证与禁用人群**

(1) 适应证:参阅"多索茶碱",尤适用于伴有心动过速的哮喘患者,也可用于心源性肺水肿而致的喘息。

(2) 禁用人群:心肌梗死急性期、低血压、冠状动脉硬化等患者。

3. **不良反应**

(1) 常见:恶心、胃部不适、呕吐、食欲减退,也可见头痛、烦躁、易激动。

(2) 中毒时其表现为心律失常、心率增快、肌肉颤动或癫痫。由于胃肠道受刺激,可见血性呕吐物或柏油样便。

4. **用药护理要点**

(1) 评估:参阅"多索茶碱"。

(2) 用药方法:本药的用量需根据患者的症状及反应进行调整。成人常用量:①肌内注射,每次 0.25~0.5 g,每日 2 次。②静脉滴注,每次 0.25~0.73 g,以 5% 或 10% 葡萄糖注射液稀释,每日 1 次。

(3) 不良反应观察与处理:若出现上述不良反应时,应予以停药。大剂量可致中枢兴奋,预服镇静药可防止。个体差异大,应定期监测血药浓度。

(4) 其他注意事项:

1) 对诊断的干扰:本药可使血清尿酸及尿儿茶酚胺的测定值增高。

2) 肌内注射时应避免在同一部位重复注射。

3) 其余参阅"多索茶碱"。

5. **特殊人群用药** 本药可通过胎盘屏障,使新生儿血清茶碱浓度升高到危险程度,使用时需加以监测,本药还可随乳汁排出,哺乳期妇女使用可引起婴儿易激动或出现其他不良反应。故孕妇及哺乳期妇女使用本药时需慎用。

6. **健康指导** 参阅"多索茶碱"。

四、过敏介质阻释剂

(一) 色甘酸钠

1. **药理作用** 通过抑制细胞内环磷腺苷磷酸二酯酶,致使细胞内 cAMP 的浓度增加,阻止过敏反应介质的释放。

2. **适应证与禁用人群**

(1) 适应证:支气管哮喘发作(预防)。过敏性鼻炎,季节性花粉症。

(2) 禁用人群:对本药及赋形剂过敏者。

3. 不良反应

(1) 胃肠道:口腔异味,腹泻。

(2) 神经系统:头痛。

(3) 眼:烧灼感。

(4) 呼吸系统:咳嗽,喘息。

(5) 严重不良反应:过敏症,超敏反应。

4. 用药护理要点

(1) 评估:同"多索茶碱"。

(2) 用药方法:喷吸前先摇匀液体。气雾吸入,3.5～7 mg/次,每日 3～4 次。

(3) 不良反应观察与处理:本药不良反应较少,吸入后若出现口干、咽部刺激感、声音嘶哑,用药后漱口可避免这些不良反应。

(4) 其他注意事项:

1) 当药品性状改变时禁止使用。

2) 停药应在医生指导下逐渐减量,以预防因突然停药致哮喘复发。

3) 避光干燥处保存。

5. 特殊人群用药

(1) 妊娠期及哺乳期妇女应慎用。

(2) 肝功能不全者慎用。

6. 健康指导

(1) 向患者解释使用本药的目的、可能出现的不良反应的症状。

(2) 告知患者本药不适合用于急性哮喘发作。

(3) 告知患者不得中途突然停药,以免引起哮喘复发。使用吸入制剂的患者可能直到开始治疗多达 4 周后症状才能得到最大程度的改善。

(4) 告知患者使用后应将药瓶盖拧紧,以免瓶口污染。用前应洗净双手。

(5) 告知患者接触已知诱因明确的过敏原前使用,可对支气管产生保护作用,避免哮喘发作。

(6) 告知患者运动前 10～15 min 单剂量吸入 20～40 mg 可预防运动性哮喘的发作。

(7) 告知患者吸入制剂可能会导致口腔异味、咳嗽、喉部不适或支气管痉挛。

(二) 酮替芬

1. 药理作用 本药是一种组胺 H_1 受体拮抗剂。抑制参与Ⅰ型即时过敏反应的细胞释放介质,减少嗜酸性粒细胞的趋化、活化和脱颗粒。

2. 适应证与禁用人群

(1) 适应证:支气管哮喘、过敏性鼻炎,过敏性支气管哮喘。

(2) 禁用人群:对本药过敏者。

3. 不良反应 常见嗜睡、倦怠、口干、恶心等胃肠道反应。偶见头痛、头晕、迟钝以及体重增加。

4. 用药护理要点

(1) 评估:参阅"多索茶碱"。

(2) 用药方法:

1) 片剂:口服,每次 1 mg,每日 2 次,早晚服用。

2) 分散片:口服或含于口中吮服,也可加水分散后服用,每次 1 mg,每日 2 次。

3) 滴鼻液:滴鼻,每次 1~2 滴,每日 1~3 次。

4) 鼻喷雾剂:鼻腔喷雾,每次 0.15~0.30 mg,一日 1~3 次。

5) 鼻吸入气雾剂:喷雾吸入。每次 0.15~0.30 mg,每日 2~3 次。

(3) 不良反应观察与处理:本药不良反应较轻,停药症状即可缓解。

(4) 其他注意事项:

1) 睡前服用。

2) 不得与口服降血糖药并用。

3) 不宜与茶碱类药物合用,避免药物作用相互抵消。

4) 与多种中枢神经抑制剂或酒精并用,可增强本品的镇静作用,应予避免。

5. 特殊人群用药

(1) 妊娠期及哺乳期妇女慎用。

(2) 过敏体质者慎用。

6. 健康指导

(1) 向患者解释使用本药的目的,可能出现的不良反应的症状。

(2) 告知患者服药期间不得驾驶飞机、车、船,不得从事高空作业、机械作业及操作精密仪器。

(3) 告知患者本药性状改变时禁止使用。

(4) 告知患儿家属,儿童需在成人监护下使用。

(5) 告知患者如与其他药物同时使用可能会发生药物相互作用,详情请咨询医生或药师。

(6) 告知患者应用滴眼剂期间不宜佩戴隐形眼镜。

五、糖皮质激素

(一) 布地奈德

1. 药理作用　本药是非卤化皮质激素,有抗过敏和抗炎作用,能缓解支气管阻塞。对于气道高反应性患者,本药能降低气道对组胺和乙酰胆碱的反应。

2. 适应证与禁用人群

(1) 适应证:

1) 支气管哮喘。

2) 可替代或减少口服类固醇治疗。

(2) 禁用人群:对本药或任一成分过敏者。

3. 不良反应

(1) 最常见:口咽部念珠菌感染、肺炎(针对慢性阻塞性肺疾病患者)、震颤、头痛、心悸、轻度喉部刺激、咳嗽、声音嘶哑。

(2) 偶见:攻击行为、精神功能运动亢进、焦虑、睡眠障碍、头晕、视物模糊、心动过速、恶心、瘀斑、肌肉痉挛。

(3) 罕见:速发和迟发型超敏反应,如皮疹、荨麻疹、瘙痒、皮炎、血管性水肿,以及速发过敏反应、心律失常(如心房颤动、室上性心动过速、期外收缩)、支气管痉挛、低钾血症。

(4) 十分罕见:库欣综合征、肾上腺抑制、生长迟缓、骨密度下降、白内障和青光眼、抑郁、行为异常(主要见于儿童)、心绞痛、Q-T间期延长、血压变化、高血糖症、矛盾性支气管痉挛。

4. 用药护理要点

(1) 评估:同"多索茶碱"。

(2) 用药方法:

1) 吸入:儿童平均日剂量 400 μg,成人平均日剂量 800 μg(标定剂量)。

2) 起始剂量严重哮喘期或减少口服糖皮质激素时的剂量:①成人:1~2 mg/次,每天 2 次。②儿童:0.5~1 mg/次,每天 2 次。

3) 维持剂量应个体化,应是使患者保持无症状的最低剂量。建议剂量:成人:0.5~1 mg/次,每天 2 次。儿童:0.25~0.5 mg/次,每天 2 次。

(3) 不良反应观察与处理:

1) 本药可能会导致严重的低钾血症,在急性严重哮喘时,注意监测血钾浓度。

2) 对糖尿病患者需要增加对血糖的控制。

3) 对于长期使用吸入皮质激素的儿童,定期监测身高情况。

4) 用药过程中若出现严重的全身性不良反应,如支气管异常痉挛并出现喘鸣加重时,应立即使用快速短效的支气管扩张剂进行治疗,并立即停用本药。

(4) 其他注意事项:

1) 与其他吸入性哮喘药合用时,可出现支气管痉挛,并伴有哮鸣的即时性加重。若给药后出现了急性支气管痉挛,立即使用速效吸入性支气管扩张剂进行治疗,中断本药治疗并制订代替治疗方案。

2) 当长期使用高于推荐剂量的患者处于危机时期(例如重度感染或择期手术时),应考虑给予额外皮质激素全身治疗。

3) 如果发生哮喘恶化,布地奈德每天用药次数和(或)总量需要增加。

4) 应避免同时使用伊曲康唑、利托那韦或其他 CYP3A4 强抑制剂。

5) 吸入用布地奈德混悬液应现配现用,配置后 30 min 内使用。

5. 特殊人群用药

(1) 运动员慎用。

(2) 以下疾病患者慎用:6 岁以下儿童、甲状腺毒症、嗜铬细胞瘤、糖尿病、未治疗的低钾血症、肥厚型阻塞性心肌病、特发性瓣膜下主动脉狭窄、严重高血压、动脉瘤、严重心血管疾病、活动性肺结核、呼吸道真菌及病毒感染患者。

(3) 妊娠期及哺乳期妇女用药：

1) 妊娠期妇女吸入本药会对胚胎及新生儿产生不良作用，应谨慎用药。

2) 哺乳期妇女用药：本药可分泌到入乳汁内，治疗剂量对乳儿不会产生影响。

6. 健康指导

(1) 向患者解释使用本药的目的、可能出现的不良反应的症状。

(2) 告知患者使用后用水漱口。

(3) 告知患者本药可作为常规维持治疗的药物，另配快速起效的支气管扩张剂作为缓解药，需随身携带。

(4) 本药不是支气管扩张剂，应告知患者不应用于快速缓解急性支气管痉挛或者其他哮喘急性发作。

(5) 告知患者在本药治疗期间，如果哮喘患者对常用量的支气管扩张剂无响应时，应立即与医生联系。

(6) 告知患者和其他吸入治疗一样，用药后可能会立即出现反常的支气管痉挛。如发生严重反应，应及时就医，对治疗进行重新评估，必要时制订替代治疗方案。

(二) 氟替卡松

1. 药理作用 与糖皮质激素受体结合，局部抗炎活性更强。

2. 适应证与禁用人群

(1) 适应证：

1) 持续性哮喘的长期治疗。具有轻度持续性哮喘以上程度即可使用。

2) 预防和治疗季节性过敏性鼻炎（包括枯草热）和常年性过敏性鼻炎。

(2) 禁用人群：尚不明确。

3. 不良反应

(1) 非常常见：鼻衄。

(2) 常见：与其他鼻吸入剂一样，使用后有令人不愉快的味道和气味，头痛并可引起鼻、喉部干燥、刺激等。

(3) 非常罕见：过敏（过敏样）反应、支气管痉挛、皮疹、面部或舌部水肿、鼻中隔穿孔、青光眼、眼压升高及白内障等。

4. 用药护理要点

(1) 评估：参阅"多索茶碱"。

(2) 用药方法：

1) 鼻腔喷入。成人和12岁以上儿童：每个鼻孔各2喷，每日1次（每日200 μg），以早晨用药为好。部分患者需每个鼻孔各2喷，每日2次，早晚各1次直至症状改善。当症状得到控制时，维持剂量为每个鼻孔1喷，每日1次。每日最大剂量为每个鼻孔不超过4喷。

2) 吸入：①轻度持续，一日200～500 μg，分2次给予。②中度持续，一日500～1 000 μg，分2次给予。③重度持续，一日1 000～2 000 μg，分2次给予。

(3) 不良反应观察与处理：如发生上述不良反应，应停止使用。若存在或伴随发生皮肤感染，可适当使用抗真菌或抗菌剂。

(4) 其他注意事项：

1) 应在接触过敏原之前使用本药。

2) 正在服用其他糖皮质激素药物的患者、糖尿病患者、妊娠期及哺乳期妇女、鼻孔感染或感冒发热的患者，需在医生指导下使用。

3) 主要用于哮喘急性发作的抗炎治疗，不适用于单独给药；紧急情况下作为糖皮质激素的代替药物；应避免与利托那韦合用。

4) 本药不得经静脉给药。

5. 特殊人群用药

(1) 过敏体质者、运动员慎用。

(2) 妊娠期及哺乳期妇女应用时应咨询医生或药师。

6. 健康指导

(1) 向患者解释使用本药的目的、可能出现的不良反应的症状。

(2) 告知患者应规律用药，在治疗 3～4 日后才能达到最佳疗效。

(3) 12 岁以下儿童如需长期使用应规律地监测身高。

(4) 若连续使用 7 日，症状仍无改善或虽然症状有改善但不能完全控制，则需停药并去医院检查。

(5) 未经医生许可连续使用本药不得超过 3 个月。

(6) 告知鼻孔感染或感冒发热的患者应在医生指导下使用。

(三) 倍氯米松

1. 药理作用 本品为人工合成的强效肾上腺皮质激素类药物，有抗炎、抗过敏、止痒、抑制支气管渗出物、消除支气管黏膜肿胀、解除支气管痉挛的作用。

2. 适应证与禁用人群

(1) 适应证：哮喘、支气管阻塞，鼻息肉外科手术切除后复发，过敏性、非过敏性、季节性或常年性鼻炎。

(2) 禁用人群：

1) 活动期或静止期局部病毒和结核感染的患者。

2) 对本药中任一成分过敏的患者。

3. 不良反应

(1) 最常见：喉炎、咽炎、口腔念珠菌病。

(2) 过敏反应：皮疹、荨麻疹、瘙痒、红斑，以及眼睛、面部、嘴唇和咽喉水肿。可能发生的精神障碍包括精神亢奋、睡眠障碍、焦虑、抑郁、行为改变(主要为儿童)。

(3) 罕有：眼、脸、唇和喉水肿(血管性水肿)等严重超敏反应。

(4) 偶有反常性支气管痉挛伴随喘鸣增多、气短、咳嗽。

(5) 长期高剂量给药时，可能出现吸入性糖皮质激素的全身性效应：包括肾上腺功能抑制、库欣综合征、类库欣综合征、骨矿物质密度降低、儿童和青少年成长迟缓、白内障和青光眼。

(6) 气道敏感性极高的患者,可能会引起咳嗽加剧和声音嘶哑或咽喉刺激。

4. 用药护理要点

(1) 评估:参阅"多索茶碱"。

(2) 用药方法:本药的剂量应个体化,根据哮喘患者的综合评估选择合适的剂量,并在治疗过程中密切监护哮喘控制水平,根据具体情况调整吸入剂量。

1) 成人:单剂量药瓶经雾化器给药,0.8 mg/次,每天 1~2 次。

2) 儿童:单剂量药瓶的半剂量经雾化器给药,0.4 mg/次,每天 1~2 次。单剂量药瓶上用刻度标记出半剂量,使用前请充分摇匀。

(3) 不良反应观察与处理:

1) 口腔念珠菌感染可用 2%~4%碳酸氢钠或氯己定溶液漱口,必要时应用抗真菌药物。

2) 高剂量使用时可能出现肾上腺功能受损,一旦发生应停止使用本药,并立即采取适当的全身治疗以减少肾上腺功能抑制的影响。

(4) 其他注意事项:

1) 声音嘶哑不可逆转,停用治疗和(或)嗓音休息后症状消失。

2) 本药能控制绝大多数季节性过敏性鼻炎,但对于异常高的过敏原刺激可能需要给予适当的辅助治疗。

3) 如仅需 0.5 支剂量,剩余药量必须于 2~8 ℃贮存,并在开启后 12 h 内使用。

5. 特殊人群用药 妊娠期及哺乳期妇女谨慎用药。

(1) 妊娠前 3 个月内不宜使用本药。在此后妊娠期及在婴儿出生初期如确实需要使用本品,应直接在医学监测下使用。如妊娠期有必要治疗,本药应采用最低有效剂量。

(2) 哺乳期间可使用本药,如需使用高剂量则应避免给药后哺乳。

6. 健康指导

(1) 吸入后用水冲洗口部,降低口念珠菌感染的发生概率。

(2) 建议患者避免突然停药。

(3) 声音嘶哑不可逆转,停用治疗和(或)嗓音休息后症状消失。

(4) 告知患者可能不会在几周内出现症状的改善。

(5) 告知哮喘患者药物仅用于预防,而不能终止哮喘发作,也不能用于哮喘急性发作。

(6) 建议患者用药期间避免接种,除非经提供卫生保健人员批准。

(四) 地塞米松

详见第六章第二节。

(五) 甲泼尼龙

详见第六章第二节。

(六) 泼尼松龙

详见第六章第二节。

(郑 峥 汤 莉 姚 利)

第三章 消化系统药

第一节 抑酸药

一、质子泵抑制剂

(一) 奥美拉唑

1. 药理作用 能特异性地作用于胃壁细胞质子泵(氢离子-钾离子-ATP酶)所在部位,抑制该酶活性,使壁细胞内的氢离子不能转运到胃腔中,使胃液中的胃酸量大为减少。此外,由于对质子泵的抑制作用是不可逆的,抑酸作用时间长。

2. 适应证与禁用人群

(1) 适应证:

1) 胃、十二指肠溃疡,并可与抗菌药合用治疗胃幽门螺杆菌相关性消化性溃疡。

2) 反流性食管炎。

3) 胃泌素瘤引起的高胃酸分泌。

4) 消化性溃疡急性出血,如急性胃黏膜病变出血。

5) 溃疡样症状及酸相关性消化不良。

(2) 禁用人群:

1) 对本药过敏者。

2) 严重肾功能不全者。

3) 婴幼儿。

3. 不良反应

(1) 消化系统:可有口干、轻度恶心、呕吐、腹胀、便秘、腹泻、腹痛等;丙氨酸氨基转移酶、天门冬氨酸氨基转移酶和胆红素可有升高,一般是轻微和短暂的,大多不影响治疗。

(2) 神经与精神系统:可有感觉异常、头晕、头痛、嗜睡、失眠、周围神经炎等。

(3) 代谢与内分泌系统:长期应用本药可导致维生素 B_{12} 缺乏。

(4) 致癌性:动物实验表明本药主要可引起胃底部和胃体部内分泌细胞-肠嗜铬细胞增生,长期用药还可发生胃部类癌。

(5) 其他:可有皮疹、男性乳房发育、白细胞减少、溶血性贫血等。

4. 用药护理要点

(1) 评估:

1）在开始治疗前,获取病史,以前是否使用本药及用药反应。

2）用药前、后及用药时应当进行疗效监测及毒性监测。

（2）用药方法：

1）口服给药：①胃、十二指肠溃疡：20 mg/次,清晨 1 次服。十二指肠溃疡疗程通常为 6 周,胃溃疡的疗程为 8 周。对难治性消化性溃疡者可用 20 mg/次,每日 2 次,或 40 mg/次,每日 1 次。②反流性食管炎：每日 20～60 mg,每日 1～2 次,晨起顿服或早晚各 1 次,疗程通常为 4～8 周。

2）静脉注射：用于治疗消化性溃疡出血时,可予静脉注射,40 mg/次,每 12 h 1 次,连用 3 日。首次剂量可加倍。

3）静脉滴注：出血量大时可用首剂 80 mg 静脉滴注,之后改为 8 mg/h 维持治疗,直至出血停止。

（3）不良反应观察与处理：

1）观察用药过量的表现：包括视物不清、意识模糊、出汗、嗜睡、口干、颜面潮红、头痛、恶心及心动过速或心律不齐。如果出现用药过量,主要进行对症和支持治疗。

2）使用本药注射剂时,先将 10 mL 专用溶剂完全抽出,然后打进有冻干药物的小瓶内,溶化后即组成静脉注射液,应在 4 h 内使用。推注速度不宜过快(每 40 mg 不可少于 25 min)。配制静脉滴注液时,可将专用溶剂注入冻干粉小瓶内溶解药物后加入氯化钠注射液或 5% 葡萄糖注射液 100 mL 40 mg 奥美拉唑稀释后滴注时间不少于 20 min。

5. **特殊人群用药**

（1）妊娠期妇女用药：美国食品药品监督管理局（food and drug administration,FDA）妊娠期用药安全性分级为口服给药及肠道外给药。

（2）哺乳期妇女用药：尽管动物实验中并未发现本药对哺乳期妇女有不良影响,但建议哺乳期妇女尽可能不用。

（3）老年人用药：无需调整剂量。

（4）儿童用药：口服、静脉注射,每次 0.5～2 mg/kg,每日 1～2 次。严重肾功能衰竭患儿禁用,婴儿慎用。严重肝功能不全患儿禁用。静脉注射剂溶解于氯化钠溶液,一次滴注时间需超过 20～30 min。

（5）肾功能不全及肝功能严重不全者慎用。

6. **健康指导**

（1）向患者解释使用本药的目的、可能出现的不良反应的症状,定期随访肝功能、肾功能、血常规等指标。

（2）指导患者本药的口服制剂是缓释胶囊或肠溶片,服用时需注意不要咬碎或掰开,以防止药物颗粒过早在胃内释放而影响疗效或失去缓释作用意义。

（3）建议患者在出现过敏反应迹象和症状时,应立即通知医护人员。

（4）告知患者本药性状发生改变时禁止使用,晨起及睡前空腹状态为最佳服药时机。

（二）泮托拉唑

1. **药理作用**　本药是一种不可逆的质子泵抑制剂,作用同奥美拉唑。静脉应用

80 mg 几乎可使胃酸分泌完全抑制,并可持续 20 h 以上。由于本药对细胞色素 P450 酶系的亲和力较低,并有Ⅱ(罗文数字)期代谢途径,故其他通过该酶系代谢的药物与本药相互作用影响较小。

2. 适用证与禁用人群

(1) 适应证:

1) 消化性溃疡。

2) 反流性食管炎。

3) 胃泌素瘤。

4) 与2种抗生素合用,根除胃幽门螺杆菌治疗,减少消化性溃疡复发。

(2) 禁用人群:

1) 对本品过敏者。

2) 哺乳期妇女。

3. 不良反应

(1) 偶有头痛、失眠、嗜睡、恶心、腹泻、便秘、上腹痛、腹胀、皮疹、瘙痒及头晕等症状。极个别病例出现水肿、发热和一过性视力障碍(视物模糊)。

(2) 大剂量使用时可出现心律失常、氨基转移酶升高、肾功能改变、粒细胞减少等。

4. 用药护理要点

(1) 评估:在开始治疗前,获取病史,以前是否使用过泮托拉唑及有无用药反应。

(2) 用药方法:

1) 成人常用量一般用法:口服,一次 40 mg,每日 1 次,最好于早餐前服用。治疗十二指肠溃疡的一般疗程为 2~4 周,胃溃疡及反流性食管炎疗程 4~8 周。治疗胃幽门螺杆菌感染:一次 40 mg,每日 2 次,并需联合 2 种抗生素治疗,疗程 1~2 周。

2) 静脉注射或滴注推荐剂量为每日 1 次,一次 40 mg,疗程可根据临床需要酌情掌握,但通常不超过 8 周。将 10 mL 0.9%氯化钠注射液注入装有泮托拉唑干燥物的小瓶中制成待用液,此液可直接静脉注射(至少持续 2 min),或将之与 100 mL 0.9%氯化钠注射液混合静脉滴注(时间为 15~30 min)。不宜用上述之外的体配制,配制液的 pH 值为 9。配制液需在 3 h 内使用。

(3) 不良反应观察与处理:

1) 观察病人是否有头痛、失眠、嗜睡、恶心、腹泻、便秘、上腹痛、腹胀、皮疹、瘙痒及头晕等症状,如果出现这些症状,及时通知医生进行处理。

(4) 其他注意事项:

1) 药物相互作用:①可降低伊曲康唑、铜康唑等药物的胃肠道吸收,降低其药效。②在肝脏内通过细胞色素 P450 酶系代谢,因此凡通过该酶系代谢的其他药物均不能除外与之有相互作用的可能性。然而目前对许多这类药物进行专门检测,如卡马西平、咖啡因、地西泮、双氯芬酸、地高辛、乙醇、格列本脲、美托洛尔、硝苯地平、新双香豆素、苯妥英、茶碱、华法林和口服避孕药等,却未观察到泮托拉唑与之发生具有明显临床意义的相互作用。

2）用药前须除外胃、食管的恶性病变，以免因症状缓解而延误诊断。

3）注射剂只能用氯化钠注射液或专用溶剂进行溶解和稀释，禁止用其他溶剂或药物溶解和稀释。药品溶解和稀释后必须在 3 h 内用完。

4）人类应用过量后的症状尚不清楚，个别病例静脉应用 240 mg 耐受良好。如果一旦发生本药过量并出现中毒的临床症状，处理中毒的原则亦适用于该种情况。

5. 特殊人群用药

（1）妊娠期用药：美国 FDA 妊娠期用药安全性分级为口服给药及肠道外给药 B。

（2）哺乳期用药：动物实验中可见少量药物分泌入乳汁。只有权衡其对母体带来的益处超过其对婴儿的潜在危害时，才可考虑在哺乳期使用本药。

（3）老年人用药：剂量不宜超过一日 40 mg；但在根除胃幽门螺杆菌治疗时，老年患者在 1 周疗法中也可使用常规剂量，即一次 40 mg，每日 2 次。

（4）儿童用药：尚无儿童用药经验。

（5）肝肾功能不全者用药：

1）肝/肾功能不全者慎用。

2）肾功能不全时剂量不宜超过一日 40 mg。

3）肝功能不全时剂量严重肝功能衰竭患者应减少至隔日 40 mg。

4）对于严重肝功能障碍者，用药期间应定期监测肝功能酶学变化。

6. 健康指导

（1）肠溶制剂服用时切勿咀嚼。

（2）向患者解释使用泮托拉唑的目的、可能出现的不良反应的症状。

（3）建议病人在出现过敏反应迹象和症状时，应立即通知医护人员。

（4）告知患者本品性状发生改变时禁止使用，晨起及睡前空腹状态为最佳服药时机。

（三）兰索拉唑

1. 药理作用　兰索拉唑与奥美拉唑的化学结构很相似，不同之处为本药在吡啶环上多一个氟。本药由血液进入壁细胞后并不直接作用于质子泵，而是在壁细胞微管的酸性环境中，形成活性亚硫酰胺代谢物，如 AG－1812 和 AG－2000，这些活性代谢物将质子泵的巯基氧化而使其失去活性，从而抑制胃酸分泌，作用同奥美拉唑。

本药可使胃内 pH 值明显增高，因而能使促胃液素的分泌增加。停药 1～12 周之后血清促胃液素可恢复正常。

2. 适用证与禁用人群

（1）适应证：胃十二指肠溃疡、吻合口溃疡、幽门螺杆菌感染、反流性食管炎及佐林格-埃利森综合征等。

（2）禁用人群：对本药过敏者禁用。

3. 不良反应

（1）消化系统：可出现腹泻、口干、恶心、食欲缺乏、便血、便秘、腹胀等症状，偶见 ALT、AST、ALP、LDH 及 γ－谷氨酰转移酶（GGT）升高。口服本药可致胃黏膜轻度肠嗜铬样细胞增生,停药后可恢复正常。

(2) 神经与精神系统:常见头痛、头晕、嗜睡,偶见焦虑、失眠、抑郁等。

(3) 血液系统:偶有白细胞减少、嗜酸性粒细胞百分比增高、贫血等,罕见血小板减少。

(4) 泌尿生殖系统:可出现尿频、蛋白尿、阳痿等。

(5) 过敏反应:可出现皮疹、荨麻疹和皮肤瘙痒等。

(6) 致癌性:有研究指出大白鼠经口给药(剂量约为临床用量的100倍)实验中,其精巢间细胞瘤发生率会增加,且发现一例胃部类癌的发生。

(7) 其他可出现发热、乏力、肌痛等,也可出现总胆固醇及尿酸升高。

4. 用药护理要点

(1) 评估:

1) 在开始治疗前,获取病史,以前是否使用过兰索拉唑及有无用药反应。

2) 用药前后及用药时应该检查或监测:①疗效监测。本药用于胃幽门螺杆菌感染时,应进行尿素呼气试验,以确定胃幽门螺杆菌是否已经被根除;应注意的是,治疗期间,尿素呼气试验可能出现假阴性。本药用于佐林格-埃利森综合征时,应注意观察消化不良的症状是否缓解,并进行内镜检查以了解溃疡是否愈合,并检测基础胃酸分泌是否减少。本药用于消化性溃疡时,为了解治疗效果,应监测疼痛是否缓解,并进行内镜检查以了解溃疡是否愈合;应注意的是,疼痛的缓解与溃疡的愈合并非完全一致。②毒性监测。应定期进行全血细胞计数,肝、肾功能检查,血清促胃液素水平的检测。

(2) 用药方法:

1) 成人常用量:①胃十二指肠溃疡、反流性食管炎。一次30 mg,每日1次,于清晨口服。治疗十二指肠溃疡的疗程为4周,胃溃疡为4~6周,反流性食管炎为8~10周。②合并胃幽门螺杆菌感染的胃或十二指肠溃疡。口服,一次30 mg,每日1~2次,与2种抗生素联合应用,1~2周为1个疗程。③佐林格-埃利森综合征:治疗剂量因人而异,可加大至每日120 mg。

(3) 不良反应观察与处理:在治疗过程当中,轻度不良反应不影响继续用药,但如发生过敏反应、肝功能异常或较为严重的不良反应时应及早停药或采取适当措施。

(4) 其他注意事项

1) 药物相互作用:①与对乙酰氨基酚合用时,可使后者的血浆峰值浓度升高,达峰时间缩短。②红霉素类与本品合用时,红霉素类在胃中的局部浓度增加,两者用于治疗胃幽门螺杆菌感染时具有协同作用。③与抗酸药合用能使兰索拉唑的生物利用度减小。其机制可能为胃内pH的增加妨碍了兰索拉唑颗粒的溶解。故两者如需合用,应在使用抗酸药后1 h再给予兰索拉唑。④与茶碱联用时可轻度减少茶碱的血清浓度。两者联用时应在开始或停用兰索拉唑的时候,仔细监测茶碱的血清浓度。⑤可以显著而持久的抑制胃酸分泌,从而使伊曲康唑、酮康唑的吸收减少。故两者应避免同时使用。⑥硫糖铝可干扰兰索拉唑的吸收,使其生物利用度减少,故兰索拉唑应在服用硫糖铝前至少30 min服用。⑦与克拉霉素合用时有发生舌炎口腔炎和舌头变黑的报道。其确切机制不清。两者合用时应监测口腔黏膜的变化,必要时停用克拉霉素,同时减少兰索拉唑的剂量。⑧如需与地西泮及苯妥英合用时应慎重,注意调整本药剂量并仔细观察患者反应。

2)实验室检测影响:可使血清促胃液素水平升高;治疗期间尿素呼气试验可能出现假阴性。

3)用药前后及用药时应该检查或监测:①疗效监测。本药用于胃幽门螺杆菌感染时,应进行尿素呼气试验,以确定胃幽门螺杆菌是否已经被根除。应注意的是,治疗期间,尿素呼气试验可能出现假阴性。本药用于佐林格-埃利森综合征时,应注意观察消化不良的症状是否缓解,并进行内镜检查以了解溃疡是否愈合,并检测基础胃酸分泌是否减少。本药用于消化性溃疡时,为了解治疗效果,应监测疼痛是否缓解,并进行内镜检查以了解溃疡是否愈合;应注意的是,疼痛的缓解与溃疡的愈合并非完全一致。②毒性监测。应定期进行全血细胞计数,肝、肾功能检查,血清促胃液素水平的检测。

4)长期使用经验不足,国内不推荐维持治疗。

5)有可能掩盖胃癌症状,故应在排除恶性肿瘤的基础上再使用。

6)治疗佐林格-埃利森综合征的目标为基础胃酸分泌量在无胃部手术史的患者为 10 mmol/h 以下;在有胃部手术史的患者为 5 mmol/h 以下。

5. 特殊人群用药

(1)妊娠期用药:美国 FDA 妊娠期用药安全性分级为口服给药 B。

(2)哺乳期用药:曾有报告指出,在动物试验中本药可分泌入乳汁,故哺乳期妇女不宜使用本药。如必须使用,应停止哺乳。

(3)老年人用药:老年患者的胃酸分泌能力和其它生理功能均会下降,而对本药的清除时间会延长,故老年人应慎用,用药期间注意调整剂量,并密切观察。

(4)儿童用药:小儿用药的安全性尚未确定,不推荐使用。

(5)肝肾功能不全者用药:肝/肾功能不全时剂量一次 15 mg,每日 1 次。肝功能障碍者慎用。

6. 健康指导

(1)向患者解释使用兰索拉唑的目的、可能出现的不良反应的症状。

(2)由于在酸性环境下本药不稳定,必须使用肠溶制剂。口服时应吞服整个片剂或胶囊,不应压碎或咀嚼。

(四)雷贝拉唑

1. 药理作用 雷贝拉唑为苯并咪唑类化合物,是第二代质子泵抑制药,通过特异性地抑制胃壁细胞 H^+、K^+-ATP 酶系统而阻断胃酸分泌的最后步骤。该作用呈剂量依赖性,并可使基础胃酸分泌和刺激状态下的胃酸分泌均受抑制。本品对胆碱能受体和组胺 H_2 受体无拮抗作用。

2. 适用证与禁用人群

(1)适应证:

1)口服用于胃十二指肠吻合口溃疡、胃食管反流病、胃泌素瘤。

2)静脉注射可用于治疗消化性溃疡出血以及应激状态下引起的急性胃黏膜损伤和

出血。

(2) 禁用人群：

1) 有对本药及其成分过敏史者。

2) 有苯并咪唑类药物过敏史者。

3) 哺乳期妇女。

4) 儿童不建议使用。

3. **不良反应**

(1) 血液系统：可引起红细胞与淋巴细胞减少、白细胞减少或增多、嗜酸性粒细胞与中性粒细胞增多。如出现此类异常状况时，应停药并采取适当措施。

(2) 消化系统：可引起便秘、腹泻、腹胀感、恶心、下腹疼痛、消化不良及肝功能酶学指标(如氨基转移酶、碱性磷酸酶等)升高。

(3) 心血管系统：可有心悸。

(4) 精神与神经系统：可有头痛、眩晕、困倦、四肢乏力感觉迟钝、握力低下、口齿不清、步态蹒跚等。国外有导致既往并发肝性脑病的肝硬化患者精神错乱，识辨力丧失和嗜睡的个案报道。

(5) 致癌性：在给大鼠按 5 mg/kg 以上用量，连续 2 年口服给药的毒性试验中，观察到雌鼠中胃部发生类癌病变。

(6) 其他：可有皮疹、荨麻疹、瘙痒、水肿、血总胆固醇及尿素氮升高、蛋白尿等。如出现此类异常状况时，应停药并采取适当措施。

4. **用药护理要点**

(1) 评估：

1) 在开始治疗前，获取病史，以前是否使用过雷贝拉唑及有无用药反应。

2) 用药前、后及用药时应当检查或监测：①用药间应定期进行血液生化检查，如发现异常，应采取停药等适当措施。②大鼠口服给药 25 mg/kg 以上时，可引起甲状腺重量及血中甲状腺激素的增加，故用药时应注意监测甲状腺功能。在开始治疗前，获取标本用于培养和监测药物敏感性。第一次用药可能在收到检测结果之前。

3) 治疗时应密切观察其临床动态，根据病情将用药量控制在治疗所需的最低限度内。

(2) 用药方法：

1) 口服给药：①活动性十二指肠溃疡：一次 10～20 mg，每日 1 次，早晨服用，连服 4～8 周。②活动性胃溃疡：一次 20 mg，每日 1 次，早晨服用，连服 6～12 周。③胃食管反流病：一次 20 mg，一 1 次，早晨服用，连服 4～8 周。

2) 静脉注射、静脉滴注推荐用于不能口服时。一旦可以口服用药须立即停止注射。推荐剂量为每日一瓶(20 mg)。不能进行注射以外的非胃肠道给药。

(3) 不良反应观察与处理：

1) 监测病人是否出现红细胞与淋巴细胞减少、白细胞减少或增多、嗜酸性粒细胞与中性粒细胞增多。如出现此类异常状况时，应停药并采取适当措施。

2) 监测神经系统的体征和症状(可有头痛、眩晕、困倦、四肢乏力感觉迟钝、握力低下、口齿不清、步态蹒跚等),如出现此类症状,及时通知医生处理。

(4) 其他注意事项:

1) 药物相互作用:①由于可升高胃内 pH 值,与地高辛合用时,可促进地高辛的吸收并导致其血中浓度升高,合用时应监测地高辛浓度。②与含氢氧化铝、氢氧化镁的制酸剂同时服用,或在服抗酸剂 1 小时后再服用时,本药的平均血浆浓度和 AUC 分别下降 8% 和 6%。③可减少酮康唑、伊曲康唑的胃肠道吸收,使后者疗效丧失。④雷贝拉唑钠与环孢素之间有相互作用。

2) 慎用:①既往应用兰索拉唑、奥美拉唑、泮托拉唑等药物时发生过敏反应或其他不良反应者。②肝脏疾病。③老年人。

3) 用药前、后及用药时应当检查或监测:①用药间应定期进行血液生化检查,如发现异常,应采取停药等适当措施。②大鼠口服给药 25 mg/kg 以上时,可引起甲状腺重量及血中甲状腺激素的增加,故用药时应注意监测甲状腺功能。

4) 可能掩盖胃癌引起的症状,应在排除恶性肿瘤的前提下再行给药。

5) 治疗时应密切观察其临床动态,根据病情将用药量控制在治疗所需的最低限度内。

6) 无足够的长期使用经验,不宜用于维持治疗。

7) 注射用雷贝拉唑使用前,药物须用 5 mL 无菌注射用水溶解 5~15 min。①滴注:溶液须进一步稀释,并于 15~30 min 滴注完毕。②与各种注射液的相容性:本品可溶解于葡萄糖注射液、葡萄糖氯化钠注射液。③不同人群的用药剂量:老年患者、肾损伤患者和轻至中度肝损伤患者无需调整用药剂量。轻至中度肝损伤患者使用雷贝拉唑钠可增加暴露量和减少消除量。缺乏重度肝损伤患者使用雷贝拉唑钠的临床数据,建议此类人群慎用。④补液:本品需用 5 mL 注射用水制成溶液后进行注射。溶液配制好后需在 4 小时内使用,未用完部分弃去。注射用药物的混合物、补充液或进一步稀释的溶液需检查颜色、沉淀物、澄清度等性状的变化,未用完部分弃去。补液后的 pH 值为 8.5~10.5。

5. 特殊人群用药

(1) 妊娠期用药:美国 FDA 妊娠期用药安全性分级为口服给药 B。

(2) 哺乳期用药:药物对哺乳影响动物实验中观察到本药向乳汁转移,哺乳期妇女应避免应用,如必须用药时应停止哺乳。

(3) 老年人慎用。

(4) 儿童不建议使用。

(5) 肝功能不全时剂量:重症肝炎患者应慎用本药,必须使用时应从小剂量开始并监测肝功能。

6. 健康指导

(1) 肠溶片剂需整片吞服。

(2) 向患者解释使用雷贝拉唑的目的、可能出现的不良反应的症状。

二、钾离子竞争性酸阻断剂

下面以伏诺拉生为例做介绍。

1. **药理作用**　以钾离子竞争性方式可逆性抑制氢离子、钾离子-ATP 酶活性,可长时间停留于胃壁细胞部位而抑制胃酸的生成,可有效抑制胃肠道上部黏膜损伤的形成。

2. **适应证与禁用人群**

(1) 适应证:用于胃、十二指肠溃疡,抑制服用小剂量阿司匹林导致的胃溃疡或十二指肠溃疡的复发,抑制服用非甾体抗炎药时导致的胃溃疡或十二指肠溃疡的复发,协助根除幽门螺杆菌、反流性食管炎。

(2) 禁用人群:

1) 对本品中任何成分过敏的患者。

2) 正在接受阿扎那韦或利匹韦林治疗的患者。

3. **不良反应**　常见腹泻、便秘,偶见恶心、腹胀、头痛、皮疹、水肿。上市后有药物超敏反应(包括过敏性休克)、药物性皮炎、荨麻疹、肝毒性、黄疸、多形性红斑、史蒂文斯-约翰逊综合征、中毒性表皮坏死松解症。

4. **用药护理要点**

(1) 评估:

1) 在开始治疗前,询问有无过敏史。

2) 在开始治疗前,询问是否处于妊娠期或哺乳期。评估肝、肾功能。

3) 治疗用药时的临床症状(反酸、烧心等)有无减轻或消失。

(2) 用药方法:口服:成人每日 1 次,10~20 mg/次。治疗胃溃疡最长为 8 周,十二指肠溃疡最长为 6 周,治疗反流性食管炎最长为 8 周,根治幽门螺杆菌用药持续时间 7 日。

(3) 不良反应观察与处理:

1) 观察患者症状(腹泻、便秘、恶心、腹胀、头痛、皮疹、水肿)。如果出现这些症状,立即停止用药并通知医生,对症处理。

2) 监测患者是否出现过敏、药物性皮疹、荨麻疹。遵医嘱使用抗过敏药物。

3) 用药后若出现肝毒性症状或体征(如发热、乏力、食欲差、皮肤巩膜黄染、瘙痒等)应立即停药,遵医嘱予降温、保肝退黄、激素冲击等治疗。

(4) 其他注意事项:注意药物相互作用。

5. **特殊人群用药**

(1) 妊娠期用药:妊娠期妇女应避免选用该药。

(2) 哺乳期用药:哺乳期妇女避免服用该药。

(3) 老年人用药:由于老年患者的整体生理机能(如肝肾功能)下降,老年患者应慎用本品。

(4) 儿童用药:尚不明确。

6. 健康指导

(1) 向患者解释使用本药的目的、可能出现的不良反应的症状。

(2) 在医护人员指导下使用。

(3) 告知患者出现过敏反应或药物不良反应的症状时,立即通知医护人员。

(4) 女性患者如果计划怀孕或哺乳,或怀疑怀孕,应告知医护人员。

(5) 告知患者应用本药物期间避免使用阿扎那韦、利匹韦林、奈非那韦、伊曲康唑、吉非替尼、尼洛替尼、厄洛替尼、地高辛、甲基地高辛、他克莫司、氯吡格雷、克拉霉素等药物。

(6) 告知患者应用本药物期间定期监测血常规、肝功能。

三、选择性胆碱受体拮抗剂

下面以哌仑西平为例做介绍。

1. 药理作用　选择性抗 M 胆碱能受体药,本药对胃蛋白酶也有抑制作用,并能明显降低空腹、试餐或 L -氨基酸刺激后血清促胃液素水平,对胃黏膜细胞也有直接保护作用。

2. 适应证与禁用人群

(1) 适应证:各种酸相关性疾病,如胃和十二指肠溃疡、应激性溃疡、急性胃黏膜出血、胃食管反流病及胃泌素瘤等。

(2) 禁用人群:对本药过敏者及妊娠期妇女。

3. 不良反应　较轻而可逆,抗毒蕈碱样不良反应与剂量有关。每日 150 mg 比每日 100 mg 的不良反应为多。常见有口干、眼睛干燥、视物模糊、便秘、恶心、腹泻、头痛、精神错乱、嗜睡、头晕和震颤等,一般较轻,2%患者需停药。个别患者可出现虚弱、疲劳、胃灼热、饥饿感、食欲缺乏、呕吐、瘙痒、心动过速、尿潴留、复视等。

4. 用药护理要点

(1) 用药方法:

1) 口服给药:50～75 mg/次,每日 2 次,于早、晚饭前 1.5 h(或更长时间)服用。或 50 mg/次,每日 3 次,于餐前空腹时服用。症状严重者可加大至每日 150 mg,分 2 次服用,疗程 4～6 周,维持治疗每日 50～100 mg,疗程 6～12 个月。

2) 静脉注射或肌内注射:10 mg/次,每日 2 次,好转后改口服。

(2) 注意事项:

1) 注意药物相互作用。

2) 因不良反应的出现与用量有关,故用药过程中根据患者不同反应,可酌情增减剂量。对超剂量使用本药而引起中毒者,无特殊解毒药,可进行对症治疗。

5. 特殊人群用药

(1) 妊娠期妇女应禁用。

(2) 哺乳期妇女慎用,用药前应权衡利弊。

(3) 老年患者如有肝、肾功能不全慎用。

(4) 儿童慎用。

(5) 慎用：肝、肾功能不全患者；青光眼和前列腺肥大患者、儿童、心血管疾病患者（应避免高剂量用药）。

6. 健康指导

(1) 向患者解释使用本药的目的、可能出现的不良反应的症状。

(2) 告知患者出现过敏反应或药物不良反应的症状时，立即通知医护人员。

(3) 告知患者应用本药期间避免使用西咪替丁等 H_2 受体拮抗药、普鲁卡因胺、西沙必利等药物。应用本药期间和以后数天内，应避免饮酒、咖啡和服含乙醇的药。

(4) 告知患者应用本药物期间定期监测肝、肾功能。

（王　颖　庞　怡　朱秋萍）

第二节　抗酸药及胃黏膜保护剂

一、抗酸药

下面以铝碳酸镁为例做介绍。

抗酸药为碱性物质，口服后通过中和胃酸而达到降低胃酸目的，此类药物的作用特点是作用时间短、服药次数多、不良反应大。

1. 药理作用　本药可中和胃酸、保护胃黏膜。

2. 适应证与禁用人群

(1) 适应证：

1) 颗粒剂：①急、慢性胃炎。②胃、十二指肠溃疡。③反流性食管炎。④与胃酸有关的胃部不适症状，如胃痛、胃灼热、酸性嗳气、饱胀等。⑤预防非甾体类药物引起的胃黏膜损伤。

2) 片剂、混悬液：①慢性胃炎。②与胃酸有关的胃部不适症状，如胃痛、胃灼热感（烧心）、酸性嗳气、饱胀等。

(2) 禁用人群：

1) 对本品中任何成分过敏者。

2) 严重肾功能不全（肌酐清除率<30 mL/min）患者。

3) 低磷血症者。

3. 不良反应

(1) 发生率：0.01%～0.1%（罕见）。

1) 消化系统：大便粘稠和胃肠道不适（如腹泻）。

2) 内分泌系统及代谢：磷酸盐缺乏综合征。

(2) 发生率：<0.01%（非常罕见）。

免疫系统：过敏性反应。

4. 用药护理要点

(1) 评估:在使用该药品前,评估患者有无禁忌证、过敏史,以及是否符合适应证。

(2) 用药方法:

1) 颗粒剂:①直接口服或温水冲服,1~2袋/次,每日3~4袋。除非另有医嘱,一般成人在餐后1~2h、睡前或胃不适时服用。病情严重者遵医嘱增加剂量。②治疗胃和十二指肠溃疡时,在症状缓解后,至少维持4周。

2) 片剂:口服(咀嚼后服用)。0.5~1.0 g/次,每日3次。餐后1~2h、睡前或胃部不适时服用。

3) 混悬液:口服。10 mL/次,每日4次。餐后1~2h、睡前或胃部不适时服用。

(3) 不良反应观察与处理:

1) 大剂量服用可导致软糊状便、大便次数增多、腹泻和呕吐,偶见便秘,口干和食欲不振。

2) 长期服用可导致血清电解质变化。免疫系统疾病:过敏反应。如果出现上述症状,立即停药并通知医生及时处理。

(4) 其他注意事项:

1) 抗酸剂一般不应长期和大剂量服用。

2) 对于轻度至中度肾功能不全患者,应定期控制尿液和血清铝浓度。

3) 血清中铝浓度不应超过 40 μg/L。

4) 严重和持续的症状可能是胃或十二指肠溃疡或恶性肿瘤的迹象。

5) 对于胃溃疡和十二指肠溃疡患者,应考虑进行幽门螺杆菌检查。

6) 患有罕见的果糖不耐受遗传问题的患者不应因胃灼热而服用铝碳酸镁咀嚼片。

5. 特殊人群用药

(1) 妊娠期用药:

1) 风险总结:①在妊娠期间使用本药治疗之前,应进行仔细的风险收益评估。②没有关于在妊娠期间使用本药造成有害影响的报告。③在动物实验中,铝盐的施用会对后代产生有害影响。

2) 临床注意事项:妊娠期间本药用量尽量少,且只能短时间使用,以免胎儿接触铝。

(2) 哺乳期用药:铝化合物会进入母乳,然而,由于吸收水平低,预计不会对新生儿造成风险。

(3) 儿童用药:颗粒剂,口服给药。儿童遵医嘱服用。

(4) 肝、肾功能不全者用药:

1) 肝功能不全者:①由于铝和镁排泄不足而导致肝功能受损的患者,应谨慎使用本药咀嚼片,不得长期使用。②使用过程中应定期检查患者血清或尿液中的镁、铝含量,并及时调整剂量。

2) 肾功能不全者:①对于轻度至中度肾损害(肌酐清除率在89~30 mL/min)的患者,应谨慎使用铝碳酸镁咀嚼片,不得长期使用。②使用过程中应定期检查患者血清或尿液中的镁、铝含量,并及时调整剂量。

6. 健康指导

(1) 指导患者每日服用铝碳酸镁的总剂量不应超过 6 g。

(2) 指导急腹症患者应首先到医院就诊,在诊断明确后再决定是否服用本药。

(3) 告知低磷饮食患者应避免高剂量或长期服用本药。

(4) 告知患者家属阿尔茨海默病或其他痴呆症患者应避免高剂量或长期服用本药。

(5) 告知患者如服用过量或出现严重不良反应,请立即就医。

(6) 告知患者当药物性状发生改变时禁止使用。

(7) 告知患者请将本药放在儿童接触不到的地方。

(8) 告知患者未见对驾驶和使用机器的能力产生影响。

(9) 告知患者如连续使用本品 7 日内症状未缓解,请咨询医生或药师。

二、胃黏膜保护剂

胃黏膜保护剂是指预防和治疗胃黏膜损伤,保护胃黏膜,促进组织修复和溃疡愈合的药物。

(一) 硫糖铝

1. 药理作用　本药通过形成附着于溃疡表面的复合物,使溃疡部位免受胃酸、胃蛋白酶和胆盐的损伤而发挥抗溃疡作用。

2. 适应证与禁用人群

(1) 适应证:

1) 活动性十二指肠溃疡。

2) 十二指肠溃疡的维持治疗。

3) 预防应激性溃疡。

(2) 禁用人群:已知对活性物质或任何辅料有过敏反应者。

3. 不良反应

(1) 胃肠道症状:便秘、腹泻、恶心、呕吐、胃不适、消化不良、胃肠胀气、口干。

(2) 神经系统:头晕、失眠、嗜睡、眩晕。

(3) 皮肤:皮肤瘙痒、皮疹。

(4) 过敏反应:嘴唇肿胀、瘙痒、皮疹和荨麻疹、支气管痉挛、喉部水肿、口腔水肿、咽部水肿、呼吸道水肿和面部肿胀(<1%)。

(5) 其他:背痛、头痛。

(6) 严重不良反应:过敏反应、呼吸困难。

4. 用药护理要点

(1) 评估:使用该药品前,评估患者有无禁忌证、过敏史,是否符合适应证。

(2) 用药方法:

1) 口服给药:①混悬液:口服。10~20 mL/次(2~4 g),每日 2~4 次,餐前 1 h 及睡前服用,服时摇匀。疗程 4~6 周,或遵医嘱。②胶囊:成人 1 克/次,一日 4 次,餐前 1 h 及睡前服用。③咀嚼片:成人,口服。1 克/次,每日 4 次,饭前 1 h 及睡前空腹嚼碎服用。

④凝胶剂:本品为特殊的混悬凝胶剂,具有很强的生物粘附性,每日服用2次即可保证其临床疗效(一般用量:每日2次,每次1克/次,晨起饭前1h及晚间休息前空腹服用。维持及巩固用量:可酌情减半,每次服用量不变,服药次数可减少。如每日服用1次,最好在晚间服用。每次服用后可服用饮料1杯。

2) 分散片:餐前1h及临睡前将药片置少许温水中,摇匀后饮用。成人0.5g/次,每日3～4次。疗程4～6周,或遵医嘱。

(3) 不良反应观察与处理:

1) 观察患者过敏的体征和症状(皮疹、瘙痒、喉水肿、喘息)。如果出现这些症状,立即停止用药并通知医生。

2) 监测胃肠道及中枢神经系统的体征和症状。

(4) 注意事项:药物的相互作用。

5. **特殊人群用药**

(1) 妊娠期妇女用药:本药只在口服后最低限度吸收。根据现有数据,本药在妊娠早期使用不会增加胎儿不良事件的风险。本药可用于治疗妊娠期十二指肠溃疡或反流。

(2) 哺乳期妇女用药:大量哺乳期妇女用药研究发现,本药并不明显增加婴儿的不良反应,这类药物可能对哺乳婴儿的危害甚微。

(3) 老年人用药:从剂量范围的下限开始用药。

(4) 儿童用药:儿童用量请咨询医生或药师,必须在成人监护下使用。

(5) 慢性肾功能衰竭和透析患者用药:同时使用本药和其他含铝产品,如含铝抗酸剂,可能会增加全身的铝负担。本药在慢性肾功能衰竭患者中应慎用。

6. **健康指导**

(1) 告知患者本药可导致便秘,胃结石形成,以及铝相关毒性反应。

(2) 建议患者空腹服药。

(3) 患者在服用本药30 min内不得服用制酸剂。

(4) 告知患者在服用本药2h内避免服用西咪替丁、环丙沙星、地高辛、诺氟沙星、氧氟沙星及雷尼替丁。

(5) 老年患者的剂量选择应谨慎,通常从给药范围的低端开始,反映出肝、肾或心脏功能下降,以及伴随疾病或其他药物治疗的频率较高。使用前请摇匀,避免冻结。

(二) 枸橼酸铋钾

1. **药理作用**

(1) 本药为胃黏膜保护药。在胃酸条件下产生沉淀,形成弥散性的保护层覆盖于溃疡面上,阻止胃酸、酶及食物对溃疡的侵袭,促进溃疡黏膜再生和溃疡愈合。本品还具有降低胃蛋白酶的活性、保护胃黏液的消化性降解,增加黏蛋白分泌、促进黏膜释放PGE等作用。具有细胞保护作用,可防止急性胃黏膜损伤。

(2) 本药能杀灭幽门螺杆菌。具体作用机制还不清楚,可能的机制包括抑制细菌细胞壁合成、细胞膜功能、蛋白质合成以及ATP产生。

2. 适用证和禁用人群

(1) 适应证:胃、十二指肠溃疡及胃炎;与抗生素联用,根除幽门螺杆菌。

(2) 禁用人群:对本药过敏者禁用。妊娠期妇女及哺乳期妇女禁用。严重肾功能不全者禁用。

3. 不良反应　在常规剂量下和服用周期内,本药比较安全。

(1) 消化系统:服用本药期间,口中可能带有氨味,并可使舌苔及大便呈灰黑色,易与黑粪症状混淆;个别患者服用时可出现恶心、呕吐、食欲缺乏、腹泻、便秘等症状。上述表现停药后可自行消失。

(2) 神经系统:少数患者可出现轻微头痛、头晕、失眠等,但可耐受。当血药浓度>100 ng/mL 时,有可能导致铋性脑病。

(3) 泌尿系统本药长期服用可能引起肾脏毒性。

(4) 骨骼肌肉骨骼的不良反应常发生在不同部位,与骨内铋浓度过高有关,较常见的是与铋性脑病相关的骨关节病,常以单侧或双侧肩疼痛为先兆症状。

(5) 其他:个别患者可出现皮疹。

4. 用药护理要点

(1) 评估:

1) 在开始治疗前,获取病史,以前是否使用枸橼酸铋钾,有无过敏反应。

2) 在开始治疗前,询问有无用药禁忌证。

(2) 用药方法:成人口服。

1) 胃黏膜保护:每日 4 次,一次 110 mg(以含量计)前 3 次于三餐前半小时、第 4 次于睡前用温水服用;或每日 2 次,早晚各服 220 mg(以含铋量计)。连续服 28 日为 1 个疗程。如再继续服用,应遵医嘱。

2) 杀灭幽门螺杆菌与两种抗生素合用,每日 2 次,早晚各服颗粒剂 2 包(或胶囊 2 粒)。疗程 7~14 天,应遵医嘱。

(3) 不良反应观察与处理:服药期间口内可能带有氨味,并可使舌苔及大便呈灰黑色,停药后即自行消失;偶见恶心、便秘。

(4) 注意事项:

1) 慎用:肝功能不全者,儿童,急性胃黏膜病变时。

2) 如服用过量或发生严重不良反应时应立即就医。

3) 服用本品期间不得服用其他铋制剂,且不宜大剂量长期服用,长期使用本药的患者应注意体内铋的蓄积。

4) 服药时不得同时食用高蛋白饮食(如牛奶等),如需合用,应至少间隔半小时以上。

5) 不宜与抗酸药同时服用。如需合用,应至少间隔半小时以上。

6) 与四环素类同时服用会影响后者吸收。

5. 特殊人群用药

(1) 妊娠期用药:孕妇禁用。

(2) 老年及儿童用药:在医生或药师指导下用药。

(3) 肝肾功能不全者用药：严重肾病患者禁用。

6. **健康指导**

(1) 应用于保护胃黏膜时，需于餐前半小时或用 30～50 mL 温水送服。

(2) 治疗期间不应饮用含乙醇饮料或含碳酸的饮料，少饮咖啡、茶等。

(3) 除特殊情况外，连续用药不宜超过 2 个月，停用含铋药物 2 个月，可再继续下一个疗程。

(4) 用药过量的症状：大剂量服用本药会导致可逆性肾病，并于 10 d 内发作。

(5) 用药过量的治疗：应急救，洗胃，重复服用活性炭悬浮液及轻泻药。监测血、尿中铋浓度及肾功能，对症治疗。当血铋浓度过高并伴有肾功能紊乱时，可用二巯丁二酸或二巯丙醇的络合疗法治疗，严重肾衰竭者需进行血液透析。

（徐萍倩　陈文琪　李　娜　蒋佳燕）

第三节　促胃肠动力药

一、多巴胺受体拮抗剂

下面以甲氧氯普胺为例做介绍。

1. **药理作用**　本药主要通过抑制中枢催吐化学感受区中的多巴胺受体而提高其阈值，使传入自主神经的冲动减少，从而展现强大的中枢性镇吐作用。也可抑制胃平滑肌松弛，促使胃肠平滑肌对胆碱能的反应增加，使胃排空加快。

2. **适应证与禁用人群**

(1) 适应证：用于各种病因所致的恶心、呕吐、嗳气、消化不良、胃部胀满、胃酸过多等症状的对症治疗；反流性食管炎、胆汁反流性胃炎、功能性胃滞留、胃下垂等；残胃排空延迟症、迷走神经切除后胃排空延缓；糖尿病性胃轻瘫、尿毒症、硬皮病等胶原疾患所致胃排空障碍。

(2) 禁用人群：

1) 对普鲁卡因或普鲁卡因胺过敏者。

2) 癫痫患者（癫痫发作的频率及严重性均可因用药而增加）。

3) 胃肠道出血、机械性梗阻或穿孔。

4) 嗜铬细胞瘤（可因用药而出现高血压危象）。

5) 进行放疗或化疗的乳癌患者。

6) 抗精神病药致迟发性运动功能障碍史者。

3. **不良反应**

(1) 神经系统：躁动、嗜睡、疲劳和疲倦。锥体外系反应：急性肌张力障碍、帕金森氏样症状、迟发性运动障碍等。

(2) 生殖系统：溢乳、闭经、男性乳房发育、高催乳素血症继发性阳痿醛固酮短暂升高引起的体液潴留。

(3) 心血管系统:高血压、室上性心动过速、心动过缓、体液潴留、急性充血性心力衰竭和可能的房室传导阻滞。

(4) 胃肠道:恶心和肠功能紊乱,主要是腹泻。

(5) 肝脏:黄疸和肝功能异常。

(6) 肾脏:尿频和尿失禁。

(7) 血液系统:中性粒细胞减少、白细胞减少或粒细胞缺乏症。

(8) 过敏反应:少数有皮疹、荨麻疹或支气管痉挛的病例、尤其是有哮喘病史的患者。

(9) 其他:视觉障碍、卟啉病。

4. 用药护理要点

(1) 评估:

1) 在开始治疗前,获取病史,以前是否对本药过敏,以前服用本药是否有过敏反应。

2) 在开始治疗前,获取标本用于培养和监测药物敏感性。第一次用药可能在收到检测结果之前。

3) 在用药开始和整个过程中评估病因症状。

(2) 用药方法:

1) 口服、肌内注射或静脉给药。

2) 遇光变成黄色或黄棕色后毒性可增高。

3) 口服:一般性治疗 5~10 mg/次,每日 10~30 mg。饭前 30 min 服用。糖尿病性胃排空功能障碍于症状出现前 30 min 口服 10 mg,或于三餐前及睡前口服 5~10 mg,每日 4 次。

4) 肌内注射:10~20 mg/次。每日剂量不宜超过 0.5 mg/kg,否则易引起锥体外系反应。

5) 静脉滴注:10~20 mg/次,用于不能口服者或治疗急性呕吐。

(3) 不良反应观察与处理:

1) 观察患者过敏的体征和症状(正铁血红蛋白血症、中性粒细胞减少及骨髓发育不良)症状。如果出现这些症状,立即停止用药并通知医生。一般停药后得以恢复。

2) 药物过量可能引起以下症状:深度昏睡状态、神志不清、肌肉痉挛、双手颤抖摆动等椎体外系症状。此时应用抗胆碱药物、治疗帕金森病药物或抗组胺药,可有助于椎体外系反应的治疗。

(4) 其他注意事项:

1) 药物相互作用:如使乙醇和对乙酰氨基酚加快吸收,增加环孢素(cyclos-porin)的生物利用度,本药可以使缓释的地高辛制剂血药浓度降低 1/3,可以使奎尼丁的血药浓度升高 20%。

5. 特殊人群用药

(1) 妊娠期用药:可能安全。本药能穿过胎盘,妊娠期妇女仅在明确需要时方可使用。

(2) 哺乳期用药:较安全。

(3) 老年人用药:老年患者中使用本药时应减少剂量。

(4) 儿童用药:儿童患者中使用本药时应减少剂量。

6. 健康指导

(1) 向患者解释使用本药的目的、可能出现的不良反应的症状。

(2) 建议患者在没有咨询医疗专业人员的情况下不要进行治疗。

(3) 建议患者在出现过敏反应或神经系统反应迹象和症状时,应立即通知医护人员。

(4) 建议女性患者如果计划怀孕或怀疑怀孕或哺乳,应告知医护人员。

(5) 因本品可降低西咪替丁的口服生物利用度,若两药必须合用,间隔时间至少要1h。

(6) 指导患者在应用该药物期间,食用清淡易消化饮食,忌烟酒、浓茶、咖啡等。

(7) 肌内注射时,注射部位可能引起硬结、疼痛。

(8) 静脉给药时,如速度过快可出现躁动不安,随即进入昏睡状态。

二、5-羟色胺4受体激动剂

下面以莫沙必利为例做介绍。

1. 药理作用　本药为选择性5-羟色胺4($5-HT_4$)受体激动剂,通过兴奋$5-HT_4$受体,促进乙酰胆碱的释放,从而增强胃肠道运动,改善功能性消化不良患者的胃肠道症状,不影响胃酸的分泌。

2. 适应证与禁用人群

(1) 适应证:功能性消化不良伴有胃灼热、嗳气、恶心、呕吐、早饱、上腹胀等消化道症状,以及慢性胃炎伴有的消化系统症状。

(2) 禁用人群:

1) 对本药过敏者。

2) 出血、穿孔或肠梗阻等胃肠道疾病患者。

3. 不良反应　主要为腹泻和稀便,口干、疲倦感。严重不良反应:急性肝炎、肝功能障碍、黄疸。

4. 用药护理要点

(1) 评估:使用该药前,评估患者有无禁忌证、过敏史,以及是否符合适应证。

(2) 用药方法:成人通常用量为每日3次,每次1片(5 mg),饭前或饭后口服。

(3) 不良反应观察与处理:立即通知医生,遵医嘱是否继续服药。

(4) 其他注意事项:

1) 通常持续使用本药品一段时间(通常为2周)后,仍未见消化系统症状改善时,不应再长期盲目服药。

2) 服药时患者应将本品从PTP薄板中取出后再服用。

5. 特殊人群用药

(1) 妊娠期及哺乳期妇女用药:妊娠期妇女服用本品的安全性尚不明确;哺乳期妇

女应避免服用本品,如确需服用本品时,应停止哺乳。

(2) 儿童及老年人用药:高龄者的肝、肾等生理机能有所下降,所以应视老年患者的情况慎重使用。

(3) 肝、肾功能不全者用药:遵医嘱用药、谨慎用药。

6. 健康指导

(1) 服用本药一段时间(通常为2周)后,如功能性消化道症状无改善,应停止服药。

(2) 指导患者如与抗胆碱药合用时,应有一定的间隔时间。

(3) 告知患者本药与普鲁卡因、奎尼丁、氟卡尼、索他洛尔、三环类抗抑郁药等可延长Q-T间期的药物合用时应谨慎,以避免增加心律失常的危险。

(4) 告知患者本药与可引起低钾血症的药物合用时应谨慎,以避免增加心律失常的危险,如出现心悸、胸闷等症状建议及时就医。

(徐　奕　王宜赟　隋清欢)

第四节　止 吐 药

一、多巴胺受体拮抗剂

详见本章第三节"甲氧氯普胺"。

二、5-羟色胺3受体拮抗剂

下面以昂丹司琼为例做介绍。

$5-HT_3$ 受体拮抗剂,是指药物通过与外周胃肠嗜铬细胞和中枢的5-HT受体结合,抑制5-HT的释放及阻断向呕吐中枢的冲动传入,具有抑制呕吐发生的一类药物。

1. **药理作用**　本药是一种强效、高选择性的 $5-HT_3$ 受体拮抗剂。作用机制尚不完全明确。

2. **适应证与禁用人群**

(1) 适应证:①细胞毒性药物化疗和放射治疗引起的恶心呕吐。②预防和治疗手术后的恶心呕吐。

(2) 禁用人群:对本品过敏者、胃肠梗阻者。

3. **不良反应**　可有头痛,头部和上腹部有温热感,腹部不适、便秘、口干、皮疹、注射部位局部反应,偶见支气管哮喘或过敏反应,暂时性无症状转氨酶升高。偶见运动失调、癫痫发作,罕见胸痛、心律不齐、低血压及心动过缓等。

4. **用药护理要点**

(1) 评估:在开始治疗前,评估患者呕吐严重程度。给药剂量和途径应视呕吐严重程度而定。评估患者是否有使用药物的禁忌证。

(2) 用药方法:

1）静脉和肌内注射给药。

2）成人剂量一般每天 8 mg。

3）对于高度催吐的化疗药引起的呕吐在化疗前 30 min，化疗后 4 h、8 h 各静脉滴注本品 8 mg，停止化疗以后每 8～12 h 口服片剂 8 mg。

4）对催吐程度不太强的化疗药引起的呕吐，化疗前 30 min 静脉注本品 8 mg，以后每 8～12 h 口服片剂 8 mg，连用 5 日。

5）对于放射治疗引起的呕吐，首剂应于放疗前 1～2 h 口服片剂 8 mg，以后每 8 h 口服 8 mg。对于预防和治疗手术后呕吐，成人可于麻醉诱导同时静脉滴注本品 4 mg，对已出现术后恶心呕吐时，可缓慢静脉滴注本品 4 mg 进行治疗。输注时间应不小于 15 min。

(3) 不良反应观察与处理：观察患者有无头痛，头部和上腹部有温热感，腹部不适、便秘、口干、皮疹、等，若上述反应一般轻微，不需特殊处理。观察患者过敏的体征和症状（皮疹、瘙痒、喉水肿、喘息）。如果出现这些症状，立即停止用药并通知医生。

(4) 其他注意事项：本药不能与其他药物混于同一注射器中使用或同时输入。

5. 特殊人群用药

(1) 肝肾衰竭：肾衰竭患者无需调整剂量、用药次数和用药途径。

(2) 孕妇及哺乳期妇女用药：本药在人类怀孕期间使用的安全性尚未确定。

(3) 儿童用药：据国外临床研究文献报道，4 岁以上儿童可耐受本药。

(4) 老年患者：65 岁以上患者的用药疗程及对药物的耐受性与普通成年患者一样，无需调整剂量及用药途径。

6. 健康指导

(1) 向患者解释使用本药的目的、可能出现的不良反应的症状。

(2) 指导患者向医护人员报告头痛、腹部不适的发生。建议患者在没有咨询医疗专业人员的情况下不要进行治疗。

(3) 建议女性患者如果计划怀孕或哺乳，怀疑怀孕，应告知医护人员。

(4) 肌内注射时，告知患者注射部位可能引起硬结、疼痛。

（严梦茜　武瑞秋）

第五节　解　痉　药

一、胃肠道高选择性钙拮抗剂

下面以匹维溴铵为例做介绍。

1. 药理作用　本药是一种对胃肠道具有高度选择性解痉作用的钙拮抗剂，主要对结肠平滑肌具有高度选择作用，通过阻断钙离子进入肠壁平滑肌细胞，防止肌肉过度收缩而达到解痉作用。

2. 适应证及禁用人群

(1) 适应证：

1) 对症治疗与肠道功能紊乱有关的疼痛、排便异常和胃肠不适。

2) 对症治疗与胆道功能紊乱有关的疼痛。

3) 为钡灌肠做准备。

(2) 禁用人群：对本药或溴化物过敏者。

3. 不良反应　较少见。主要有以下几类：

(1) 过敏反应。

(2) 胃肠道反应：很少出现上腹痛或饱腹、恶心、胃灼热、腹泻。

(3) 中枢神经系统反应：很少发生头痛、嗜睡以及眩晕。

(4) 心血管反应：即使是相对较大的剂量，也很少会有或不存在心血管不良反应。

4. 用药护理要点

(1) 评估：开始治疗前，获取病史，以前是否使用本药或者其他溴化物药物及用药反应。

(2) 用药方法：

1) 口服给药：50 mg/次，每日 3 次，根据病情可增至 100 mg/次。

2) 片剂：应用足量水将整片药吞下，切勿咀嚼或掰碎药片，宜在进餐时用水吞服。

3) 不要在卧位时或临睡前服用。

4) 为钡灌肠做准备时，应于检查前 3 天开始用药，100 mg/次，每日 2 次，在检查前清晨再口服 100 mg。

(3) 不良反应观察与处理：

1) 观察患者过敏的体征和症状（皮疹、瘙痒等）。如果出现这些症状，立即停止用药并通知医生。

2) 监测神经系统及胃肠道反应的体征和症状。如果出现这些症状，立即通知医生并进行对症处理。

(4) 其他注意事项：

1) 药物相互作用：氯化钡、乙酰胆碱、去甲肾上腺素、卡巴胆碱，对以上药物引起的平滑肌收缩有依赖剂量的抑制作用；抗胆碱能药物（例如阿托品）的合用可增加解痉作用。

2) 本药含有乳糖，不建议给乳糖不耐受症、乳糖酶缺乏的患者使用。

3) 食管、胃及十二指肠溃疡者慎用。

5. 特殊人群用药

(1) 妊娠期用药：由于本药品含溴，在妊娠晚期给药很有可能影响新生儿的神经系统（低张和镇静），在妊娠过程中应禁止服用本药。

(2) 哺乳期用药：尚不明确。

(3) 老年人用药：据现有资料，本药可用于老年患者。

(4) 儿童用药：尚不明确。

(5) 肝、肾功能不全者用药：无需剂量调整。

6. 健康指导

(1) 向患者解释使用本药的目的、可能出现不良反应的症状。

(2) 指导患者向医护人员报告胃肠道症状的发生,特别是腹泻、胃灼热的情况。

(3) 建议患者在出现过敏反应或神经系统反应的迹象和症状时,应立即通知医护人员。

(4) 建议女性患者如果计划怀孕或哺乳、怀疑怀孕,应告知医护人员。

(5) 本药含有乳糖,不建议给乳糖不耐受症、乳糖酶缺乏的患者使用。

(6) 为避免可能的药物相互作用,告知医生或药剂师正在接受的其他医学治疗。

二、胆碱能受体拮抗剂

下面以阿托品为例做介绍。

1. **药理作用** 本药选择性阻断 M 胆碱受体,对 M 受体各亚型无选择性,大剂量也能阻断 N 胆碱受体。本药对多种内脏平滑肌具有松弛作用,可解除胃肠道平滑肌痉挛,降低蠕动收缩的幅度和频率,缓解胃肠绞痛。

2. **适应证与禁用人群**

(1) 适应证:

1) 平滑肌痉挛性疼痛:适用于各种内脏绞痛,对胃肠绞痛,膀胱刺激症状如尿频、尿急等疗效较好,但对胆绞痛或肾绞痛疗效较差,常需与阿片类镇痛药合用。

2) 腺体分泌过量:用于全身麻醉前给药,以减少呼吸道腺体及涎腺分泌,防止分泌物阻塞呼吸道及吸入性肺炎的发生。也可用于严重的盗汗及流涎症。

3) 眼科用药:①虹膜睫状体炎。②验光、检查眼底。

4) 缓慢型心律失常:用于治疗迷走神经过度兴奋所致缓慢型心律失常,如窦房阻滞、房室阻滞等。

5) 感染性休克:大剂量可用于暴发性流行性脑脊髓膜炎、中毒性菌痢、中毒性肺炎等所致的感染性休克患者的治疗。

6) 解救有机磷酸酯类中毒。

(2) 禁用人群:青光眼及前列腺肥大者、高热者。

3. **不良反应** 本药的作用广泛,各器官对其敏感性不同。不良反应与剂量密切相关,不同剂量所致的不良反应大致如下。

(1) 0.5 mg,轻微心率减慢,略有口干及少汗。

(2) 1 mg,口干、心率加速、瞳孔轻度扩大。

(3) 2 mg,心悸、显著口干、瞳孔扩大,有时出现视物模糊。

(4) 5 mg,上述症状加重,并有语言不清、烦躁不安、皮肤干燥发热、小便困难、肠蠕动减少。

(5) 10 mg 以上,上述症状更重,脉速而弱,中枢兴奋现象严重,呼吸加快加深,出现谵妄、幻觉、惊厥等;严重中毒时可由中枢兴奋转入抑制,产生昏迷和呼吸麻痹等。

(6) 最低致死剂量成人为 80~130 mg,儿童为 10 mg。用药过量表现为动作笨拙不稳、神志不清、抽搐、呼吸困难、心跳异常加快等。

4. 用药护理要点

(1) 评估：

1) 在治疗开始前，获取病史，是否有青光眼及前列腺肥大、是否发热，处于高热状态。

2) 在用药开始和整个过程中评估患者是否发生不良反应。

(2) 用药方法：

1) 皮下、肌内或静脉注射：成人常用量，0.3~0.5 mg/次，每日 0.5~3 mg；极量：每次 2 mg。儿童皮下注射，每次 0.01~0.02 mg/kg，每日 2~3 次。

2) 静脉注射：用于治疗阿-斯综合征，每次 0.03~0.05 mg/kg，必要时每 15 min 重复 1 次，直至面色潮红、循环好转、血压回升、延长间隔时间至血压稳定。

3) 抗心律失常：成人静脉注射 0.5~1 mg，按需可 1~2 h 1 次，最大量为 2 mg。

4) 解毒：①用于锑剂引起的阿-斯综合征，静脉注射 1~2 mg，15~30 min 后再注射 1 mg，如患者无发作，按需每 3~4 h 皮下或肌内注射 1 mg。②用于有机磷中毒时，肌内注射或静脉注射 1~2 mg（严重有机磷中毒时可加大 5~10 倍），每 10~20 min 重复，直到青紫消失，继续用药至病情稳定，然后用维持量，有时需 2~3 日。

5) 抗休克改善循环：成人一般按体重 0.02~0.05 mg/kg，用 50% 葡萄糖注射液稀释后静注或用葡萄糖水稀释后静脉滴注。

6) 麻醉前用药：成人术前 0.5~1 h，肌内注射 0.5 mg，小儿皮下注射用量为：体重 3 kg 以下者为 0.1 mg，7~9 kg 为 0.2 mg，12~16 kg 为 0.3 mg，20~27 kg 为 0.4 mg，32 kg 以上为 0.5 mg。

(3) 不良反应观察与处理：

1) 观察患者过敏的体征和症状（皮肤瘙痒、皮疹、腹痛、腹泻、恶心、呕吐、喉头水肿）。如果出现这些症状，立即停止用药并通知医生。皮肤症状者建议日常注意保持皮肤的清洁干燥，避免用手抓挠，以免出现皮损，必要时遵医嘱局部涂抹炉甘石洗剂帮助止痒。消化道症状者建议注意清淡饮食，并注意补充水分，以免引起水电解质失衡。如果患者出现呼吸道过敏反应，建议及时就医，遵医嘱予以氧气吸入，若症状较为严重，必要时可行气管插管治疗。

2) 监测神经系统的体征和症状（意识障碍，包括意识混乱、幻觉、麻木、昏迷），严重中毒时可由中枢兴奋转入抑制，产生昏迷和呼吸麻痹等。如果出现这些症状，立即停止用药并通知医生。对于轻症中毒，简单的对症处理即可，比如给患者大量的补液，用糖、维生素 C、促进代谢、利尿药物。因为本药半衰期比较短，经过补液促进代谢，大多数患者在短时间之内就能够恢复。对于比较危重的患者，如出现躁狂惊厥的患者，可使用镇静剂，如地西泮、水合氯醛等，禁止使用吗啡和长效巴比妥类药物；如果患者出现了呼吸抑制，需要保持呼吸道通畅，应给予吸氧，必要时气管插管、呼吸机辅助呼吸；对于呼吸节律不规整的患者，可给予呼吸兴奋剂，如尼可刹米；如果出现休克要尽早补液扩容，必要时使用血管活性药物提升血压，如儿茶酚胺；本药可导致汗液分泌明显减少，患者会出现高热,退热的方法主要是使用物理降温,也可以使用柴胡;如果口服本药中毒,要及时就医,除了使用药物治疗,还要尽早给予催吐,或进行洗胃,洗胃液选择清水或低浓度的高锰酸钾溶液。同时使用硫酸钠、甘露醇导泻,以促进本药排出,减少体内含量。

5. 特殊人群用药

(1) 妊娠期及哺乳期妇女用药:妊娠期妇女静脉注射本药可使胎儿心动过速。本药可分泌乳汁,并有抑制泌乳的作用,哺乳期妇女慎用,如确需使用,应选择停药或停止哺乳。

(2) 儿童用药:婴幼儿对本品的毒性反应极为敏感,特别是痉挛性麻痹与脑损伤的小儿,反应更强,环境温度较高时,因闭汗有体温急骤升高的危险,应用时要严密观察。

(3) 老年人用药:老年人容易发生抗 M 胆碱样不良反应,如排尿困难、便秘、口干(特别是男性),也易诱发未经诊断的青光眼,一经发现,应即停药。本品对老年人尤易致汗液分泌减少,影响散热,故夏天慎用。

(4) 下列情况应慎用:①脑损害,尤其是儿童。②心脏病,特别是心律失常,充血性心力衰竭、冠心病、二尖瓣狭窄等,心肌梗死应慎用或不用本品,因心动过速和缺氧而激发心室颤动。③反流性食管炎、食管与胃的运动减弱、下食管括约肌松弛,可使胃排空延迟,从而促成胃潴留,并增加胃-食管的反流。④青光眼患者禁用,20 岁以上患者存在潜隐性青光眼时,有诱发的危险。⑤溃疡性结肠炎,用量大时肠能动度降低,可导致麻痹性肠梗阻,并可诱发加重中毒性巨结肠症。⑥前列腺肥大引起的尿路感染(膀胱张力减低)及尿路阻塞性疾病,可导致完全性尿潴留。⑦重症肌无力患者不应使用本品,除非要减轻抗胆碱酯酶的有害的毒蕈碱作用。⑧对帕金森病患者进行症状性治疗时,如增加用量或转换其他治疗时应慎重缓慢逐步进行。⑨对其他颠茄生物碱不耐受者,对本药也不耐受。

6. 健康指导

(1) 向患者解释使用本药的目的、可能出现的不良反应的症状,过量用药可能出现语言不清、烦躁不安、皮肤干燥发热、小便困难、肠蠕动减少、谵妄、幻觉、惊厥、昏迷和呼吸麻痹等不良反应。

(2) 用药前确认患者是否存在青光眼、前列腺增生、高热,如果存在这些情况,则不能使用本药。

(3) 告知患者出现心跳减慢或加快、口干、少汗、瞳孔轻度扩大、心悸、视物模糊等不良反应应立即通知医护人员。

(4) 告知女性患者如果计划怀孕或哺乳、怀疑怀孕,应告知医护人员。

(5) 告知患者尽量避免驾驶等危险行为。本药可能导致视物模糊(尤其是看近距离的物体时)。用药期间请尽量避免驾驶、操作机械和进行其他有危险的活动。

(6) 告知患者戴太阳眼镜,用药后可能会出现畏光的症状。

(7) 告知患者抗酸药(如氢氧化镁、达喜)可能减少本药的吸收,降低其疗效。用药期间如需服用这类药物,请间隔至少 1 h。

(8) 告知患者本药可减少酮康唑(包括复方酮康唑、酮康他索)的吸收。如需合用,请在服用酮康唑后至少 2 h 再服用本药。

(9) 口服药物应密封保存,请勿置放于潮湿环境中。

三、直接平滑肌松解剂

下面以间苯三酚为例做介绍。

1. **药理作用** 本药能直接作用于胃肠道和泌尿生殖道平滑肌,是亲肌性非阿托品、非罂粟碱类纯平滑肌解痉药。

2. **适应证与禁用人群**

(1) 适应证:消化系统和胆道功能障碍引起的急性痉挛疼痛,急性痉挛性尿道、膀胱、肾绞痛,妇科痉挛性疼痛。

(2) 禁用人群:对该药过敏者。

3. **不良反应** 极少有过敏反应,例如皮疹、荨麻疹等。

4. **用药护理要点**

(1) 用药方法:

1) 肌内、静脉注射或静脉静滴。

2) 本药长期低温(10 ℃以下)存放可能析出晶体,使用前可微温(40～50 ℃)溶解,冷却至 37 ℃,仍可使用。

3) 肌内或静脉注射:40～80 mg/次,每日 40～120 mg。

4) 静脉静滴:每日剂量可达 200 mg,稀释于 5%或 10%葡萄糖注射液中静脉滴注。

(2) 注意事项:

1) 本药不能与安乃近在同一注射针筒混合使用。

2) 避免与吗啡及其衍生物合用,因其有致痉挛作用。

5. **特殊人群用药** 动物实验未发现本药有致畸作用。但妊娠期间使用本品仍应权衡利弊。哺乳期间应避免使用本药。

6. **健康指导**

(1) 向患者解释使用本药的目的、可能出现的不良反应的症状。

(2) 建议患者出现例如皮疹、荨麻疹等过敏反应时,立即通知医护人员。

(3) 女性患者如果计划怀孕或哺乳,怀疑怀孕,应告知医护人员。

(4) 避免与吗啡及其衍生物合用,因其有致痉挛作用。

(张晴雯 封佳妮 施滢颖)

第六节 泻 药

一、渗透性泻药

(一) 乳果糖

1. **药理作用** 本药在结肠中被消化道菌丛转化成有机酸,导致肠道内 pH 值下降,并通过保留水分,增加粪便体积。上述作用刺激结肠蠕动,保持大便通畅、缓解便秘,同时恢复结肠的生理节律。

2. 适应证与禁用人群

(1) 适应证:慢性或习惯性便秘,肝性脑病。

(2) 禁用人群:

1) 对本药及其成分过敏者。

2) 胃肠道梗阻者,急腹痛及与其他导泻剂同时使用,消化道穿孔或存在消化道穿孔的风险(例如急性炎症性肠病,如溃疡性结肠炎、克罗恩病)。

3) 半乳糖或果糖不耐受、乳糖酶缺乏、半乳糖血症或葡萄糖/半乳糖吸收不良综合症患者。

3. 不良反应

(1) 常见不良反应:肠胃胀气、肠绞痛、恶心和呕吐。

(2) 严重不良反应:腹泻、潜在并发症(体液流失、低血钾和高钠血症等)。

4. 用药护理要点

(1) 评估:

1) 用药前,获悉病史,评估是否有糖尿病、半乳糖血症、阑尾炎、肠梗阻及不明原因的腹痛。

2) 用药时,注意口服剂量是否准确。

3) 服药后,观察患者是否出现腹痛、腹泻等不良反应。

(2) 用药方法:口服给药

1) 慢性或习惯性便秘:成人起始剂量每日 30 mL,维持剂量每日 10~25 mL,根据软便及个人情况调整用量,每日 1 次。

2) 肝昏迷及昏迷前期起始剂量:30~50 mL,每日 3 次,维持剂量:应调至每日最多 2~3 次软便,大便 pH 值为 5.0~5.5。

(3) 不良反应观察与处理:

1) 胃肠道反应:观察患者有无腹痛,腹泻等情况。如果出现这些症状,此时应减少使用剂量。

2) 水、电解质、酸碱紊乱:立即停药,遵医嘱予以补充电解质。

(4) 其他注意事项:

1) 发生以下情况时,建议咨询医生:治疗开始前存在不明原因的腹痛症状。治疗数日后便秘症状无改善或反复出现。

2) 本药如用于乳糖酶缺乏症患者,需注意本品中乳糖的含量。

3) 本药在便秘治疗剂量下,不会对糖尿病患者带来任何问题。本药用于治疗肝昏迷或昏迷前期的剂量较高,糖尿病患者应慎用。

4) 已患有胃心综合征(勒姆里尔德综合征)的患者,只有在咨询医生后方可使用本药。如果服用本药后,这些患者发生胃肠胀气或腹胀等症状,则应减少用药剂量或者停止治疗。

5) 长期不正规剂量使用缓泻剂及滥用,可能会导致腹泻和电解质平衡紊乱。全身状况较差的患者和服用本品超过 6 个月的患者,应定期检查电解质水平。

6) 本药在治疗剂量下对驾驶和机械操作无影响。

7) 配伍禁忌:本品可导致结肠 pH 值下降,故可能引致结肠 pH 值依赖性药物的失活。

5. **特殊人群用药**

(1) 妊娠期及哺乳期妇女用药:鉴于乳果糖的全身暴露可忽略,预期在妊娠期间用药不会产生影响,在哺乳期间用药不会对儿童的健康产生有害影响;并且不会对生育产生影响,推荐剂量的本药可用于妊娠期和哺乳期。

(2) 老年人用药:尚无针对性资料。市场应用未显示任何有关老年人使用本药的安全性问题。老年患者长期使用或滥用可能导致腹泻和电解质紊乱,建议检查电解质水平,根据需要调整用药剂量。

(3) 儿童用药:仅在特殊情况下,才在儿童中使用缓泻剂,且需遵医嘱。患有罕见的常染色体隐性果糖不耐受的婴儿和较小儿童应慎用。应考虑到缓泻剂治疗期间排便反射可能会受到干扰。

6. **健康指导**

(1) 本药应直接吞服而不应在口中停留。

(2) 告知患者用药后一般 24~48 h 可起效。但用药后多久排便因人而异。如果患者平常大便基本正常,只是短期内出现排便困难或者便秘症状,在口服本药后,几小时到 1 日以内就会起效,开始排便;但如果患者为经常性便秘,需要 3~5 日甚至更久才能排大便 1 次,那么通常在口服本药 1~2 日以后才出现排便。

(3) 告知患者治疗初始几日内可能出现腹胀,通常继续治疗即可腹胀症状消失。若治疗 2~3 日后便秘症状仍未改善,亦或是反复出现便秘,及时咨询医生。

(4) 告知患者当用药剂量高于推荐治疗剂量时,可能会出现腹痛和腹泻,此时应停药或减少使用剂量。详情请咨询医生。

(5) 告知患者本药活性成分为乳糖的合成衍生物,胃和小肠中缺少其分解酶,因而不会被消化分解为单糖。糖尿病患者群可以服用,但注意不能大量服用。详情请咨询医生。

(6) 应用本药期间不宜与结肠 pH 值依赖性药物一起使用:如巴柳氮钠片、美沙拉秦缓释片等 5-氨基水杨酸类药物,与本药一起服用后可能会出现失活现象,降低药效。

(7) 指导患者在使用乳果糖治疗便秘时,可配合饮食调节,适当多吃高纤维素的食物,如蔬菜、水果等。

(8) 不建议患者长期服用。如果长期大剂量服用,患者可能会因腹泻出现电解质紊乱。

(二) 聚乙二醇

1. **药理作用** 聚乙二醇 4 000 为长链线性聚合物,口服后几乎不吸收、不分解,以氢键结合水分子,有效增加肠道体液成分、刺激肠蠕动,引起水样腹泻,达到清洗肠道的目的。

2. 适应证与禁用人群

(1) 适应证:

1) 术前肠道清洁准备。

2) 肠镜、钡灌肠及其他检查前的肠道清洁准备。

3) 慢性便秘。

(2) 禁用人群:

1) 对本药过敏患者。

2) 患有肾脏疾病患者。

3. 不良反应 本药在治疗便秘时,不良反应表现为腹泻,阵发性腹痛。在肠道准备时,大量服用可能出现恶心、腹胀,偶有腹部痉挛、呕吐和肛门不适。罕有过敏性反应(皮疹、荨麻疹,水肿),特例报道有过敏性休克。

4. 用药护理要点

(1) 评估:

1) 评估患者过敏史。

2) 评估患者肾功能指标。在有肾脏疾病的患者或合并使用可能影响肾功能药物的患者中应谨慎使用。

(2) 用药方法:

1) 复方聚乙二醇电解质散(Ⅳ):配制方法:取本品 A、B 两剂各 1 包,同溶于 125 mL 温水中成溶液。

服用方法及用量:①功能性便秘治疗:成人每次服用 125 mL 溶液,每日 2 次;老人开始时每日 1 次,必要时同成人剂量,或遵医嘱。②肠道准备:每次 250 mL,每隔 10～15 min 服用 1 次,直至排出水样清便。最多口服 3 L。

2) 复方聚乙二醇电解质散(Ⅰ):配制方法(每 1 000 mL):取本品 1 盒(内含 A、B、C 各 1 小包),将盒内各包药粉一并倒入带有刻度的杯(瓶)中,加温开水至 1 000 mL,搅拌使其完全溶解,即可服用。

服用方法及用量:①术前肠道清洁准备,用量为 3～4 L,第一次服用 600～1 000 mL,以后每隔 10～15 min 服用 1 次,每次 250 mL,直至排出水样清便。②肠镜、钡灌肠及其他检查前的肠道清洁准备,用量为 2～3 L,服法相同。

3) 复方聚乙二醇电解质散:将每袋内容物溶于 1 L 水中,搅拌直到粉末完全溶解。体重在 15～20 kg 的剂量约为 1 L 配制后溶液,即平均剂量为 3～4 L。该药可以一次服用(检查前一天晚上服 4 L)或分次服用(检查前一天晚上服 2 L 和检查当天早上服 2 L;通常建议在检查前 3～4 h 最后一次服用完)。或遵医嘱。

4) 聚乙二醇 4 000 散:10 克/次,每天 1～2 次;或每天 20 g,一次顿服。每袋内容物溶于一杯水(至少 50 mL)中后服用。每日剂量应根据患者服用后的临床效果进行调整,从隔日 1 袋(尤其是儿童)到每日 20 g 不等。服用后 24～48 h 显效。

(3) 不良反应观察与处理：如出现不良反应，应停用本药。

(4) 其他注意事项：

1) 服用本药时不要服用其他泻药。

2) 本药既不含糖也不含多元醇，可以用于糖尿病或需要无乳糖饮食的患者。

3) 除非医生建议，否则不要长期使用本药。

4) 偶尔便秘可能与近期生活规律改变（如旅游）有关，本药可用作此症状的短期治疗。但任何近期出现的非生活方式改变引起的便秘，以及任何伴有疼痛、发热和胃胀的便秘需遵医嘱。

5) 服用本药的过程中，可增加植物性食物（新鲜蔬菜、面食、水果），多饮水和果汁，加强身体锻炼（如步行等体育运动），加强排便反射训练，有时可在食物中添加麸质。

5. 特殊人群用药

(1) 妊娠期妇女用药：可能有害。动物繁殖性研究证明该药品对胎儿有不良反应。

(2) 哺乳期妇女用药：中等安全。本类药物只有在权衡对婴儿的利大于弊后才可使用。

(3) 儿童用药：国内批准适应证指出，用于8岁以上儿童（包括8岁）便秘的症状治疗。儿童应为短期治疗，最长疗程不应超过3个月。

(4) 肝、肾功能不全者用药：

1) 肝功能不全者：无。

2) 肾功能不全者：在有肾受损患者或合并使用可能影响肾功能药物的患者中谨慎使用本药。告知患者在使用本药之前、期间和之后充分补水的重要性，并考虑对这些患者进行基线和结肠镜检查后的实验室检查（电解质、肌酐和尿素氮）。

6. 健康指导

(1) 指导患者在摄入前用水复溶本药和电解质口服溶液。

(2) 告知患者服用本药和电解质口服溶液时不要服用其他泻药。

(3) 告知患者开始用药前1 h内或在服用本药和电解质口服溶液期间不要服用口服药物。

(4) 指导患者只服用透明液体，避免饮用红色和紫色液体。

(5) 指导患者在肠道准备期间和肠道准备完成后至结肠镜检查前遵医嘱禁食。

(6) 建议患者按照说明书中关于如何准备和给药的说明进行用药。

(7) 建议患者出现腹胀、重度腹胀或腹痛，请减缓或暂时停止饮用该溶液并通知医生。

(8) 建议患者出现脱水的体征和症状，或者意识改变或癫痫发作，请立即通知医生。

(9) 建议患者出现超敏反应症状，停止服用该溶液并通知医生。

二、润滑性泻药

下面以开塞露为例做介绍。

1. 药理作用
本药主要成分是甘油和山梨醇，这两种药物都是具有高渗作用的药物,可以在肠道保留大量的水分,同时刺激胃肠壁,形成便意,并且反射性刺激肠道蠕动。此外,甘油还有润滑作用,可以润滑肠道,从而帮助大便顺利排出。

2. **适应证与禁用人群**

(1) 适应证:偶发性便秘(不规律)。

(2) 禁用人群:

1) 直肠出血患者。

2) 使用泻药后无排便患者。

3. **不良反应** 可能引起直肠不适或灼热感。

4. **用药护理要点**

(1) 评估:询问患者有无开塞露过敏史。

(2) 用药方法:将容器瓶盖取下,涂以油脂少许,缓慢插入肛门,然后将药液挤入直肠内。①成人和6岁及以上儿童每日使用栓剂1支或遵医嘱使用,每日不超过1支。②2~6岁儿童使用儿童栓剂。③2岁以下儿童的栓剂咨询医生。

(3) 不良反应观察与处理:可能引起直肠不适或灼热感。除非有医生指导,否则不要在出现腹痛、恶心或呕吐的情况下使用。

(4) 其他注意事项:

1) 对本药过敏者禁用,过敏体质者慎用。

2) 本药性状发生改变时禁止使用。

3) 请将本药放在儿童不能接触的地方。

4) 儿童必须在成人监护下使用。

5) 如正在使用其他药品,使用本药前请咨询医生或药师。

6) 瓶口应光滑,以免擦伤肛门或直肠。

5. **特殊人群用药**

(1) 妊娠期及哺乳期用药应谨慎使用。

(2) 儿童用药:国内批准适应证指出,外用,用于清洁灌肠或便秘。便秘:60 mL/次,小儿用量酌减。清洁灌肠:110 mL/次,重复2~3次。

6. **健康指导**

(1) 告知患者请将本药放在儿童不能接触的地方,如果误吞,请寻求医疗帮助或马上联系毒物控制中心。

(2) 指导患者如病情严重,如直肠出血,使用泻药后无排便,请停止使用该产品并咨询医生。

(3) 建议患者以下情况请先咨询医生,如排便习惯突然改变,持续超过2周;已经使用泻药超过1周。

(4) 告知患者可能引起直肠不适或灼热感。

(5) 建议患者除非有医生指导,否则不要在出现腹痛、恶心或呕吐的情况下使用。

(杨秋晨　姚亚萍)

第七节 止 泻 药

一、肠黏膜保护剂

下面以蒙脱石散为例做介绍。

1. **药理作用** 本药微粒粉剂对消化道内的病毒、病菌及其产生的毒素、气体等有极强的固定、抑制作用,使其失去致病作用;此外,对消化道黏膜还具有很强的覆盖保护能力,修复、提高黏膜屏障对攻击因子的防御功能,具有平衡正常菌群和局部止痛作用。

2. **适应证与禁用人群**

(1) 适应证:成人及儿童急、慢性腹泻。

(2) 禁用人群:对本品过敏者禁用。

3. **不良反应** 少数人可能产生轻度便秘。

4. **用药护理要点**

(1) 评估:有无过敏史。

(2) 用药方法:

1) 口服:成人 3 g/次,每日 3 次。

2) 儿童:1 岁以下每日 3 g,分 3 次服;1~2 岁每日 3~6 g,分 3 次服;2 岁以上每日 6~9 g,分 3 次服,服用时将本品倒入半杯温开水(约 50 mL)中混匀快速服完。

3) 治疗急性腹泻时第一次剂量应加倍。

(3) 不良反应观察与处理:如出现便秘,需减少用量。

(4) 其他注意事项:

1) 治疗急性腹泻时,应注意纠正脱水。

2) 如出现便秘,可减少剂量继续服用。

3) 需同服肠道杀菌药时,请咨询医生。

5. **特殊人群用药**

(1) 妊娠期及哺乳期妇女可安全服用本药。

(2) 老年人可安全服用本药。

(3) 儿童可安全服用本药,但需注意过量服用易引起便秘。

(4) 过敏体质者慎用。

6. **健康指导**

(1) 指导患者本药应空腹服用,即胃内容物基本排空以后才服。清晨或饭后 2 h 服药为最佳时间,而且服药后至少 2 h 内不宜吃东西。在饭前 15~30 min、餐时、饭后 15~30 min 服用本药是无效的,因为食物会影响药物发挥作用。

(2) 本药服用后不被人体吸收,不进入血液循环,不影响胃肠蠕动,不影响食物的消化吸收,不影响 X 线检查,也不改变大便颜色。在规定剂量内服用是安全的,适用于包括妊娠期妇女在内的各种人群。

(3) 治疗急性腹泻时,应注意补液,预防脱水。

(4) 指导患者腹泻得到抑制,大便粪质变稠时,应及时停止服用本药。

(5) 过量服用本药易致便秘。若出现此状况,建议患者应及时就医。

(6) 本药吸附能力较强,与其他药物同时服用会影响其他药物的药效发挥,应单独服用。告知患者如必须联合服用其他药物,如抗菌药、微生态制剂等时,必须与其间隔 1~2 h。

(7) 本药不溶于水,是混悬液,要搅匀后服。幼儿服用药物时最好用杯子,用奶瓶时药可能会沉在下面,药物浓度不均匀,注意边搅边喂,保证药物浓度一致。服完药物后,可用少许温水清洗口腔。

(8) 儿童急性腹泻服用本药 1 日后、慢性腹泻服用 2~3 日后症状未改善,请咨询医生或药师。

(9) 告知患者本药性状发生改变时禁止使用。

(10) 告知患者将本药放在儿童不能接触的地方。

(11) 儿童必须在成人监护下使用。

二、盐酸小檗碱

下面以黄连素为例做介绍。

1. **药理作用** 本药抗菌谱广,体外对多种革兰氏阳性及阴性菌均具抑菌作用。
2. **适应证与禁用人群**

(1) 适应证:肠道感染,如胃肠炎。

(2) 禁用人群:

1) 溶血性贫血及葡萄糖-6-磷酸脱氢酶缺乏症的患者。

2) 对本药过敏的患者。

3. **不良反应** 口服不良反应较少,偶有恶心、呕吐、皮疹和药热,停药后消失。
4. **用药护理要点**

(1) 评估:询问患者有无过敏史。

(2) 用药方法:口服。

成人:0.1~0.3 g/次,每日 3 次。

儿童用量见下:

1) 1~3 岁,体重 10~15 kg:0.05~0.1 g/次,每日 3 次。

2) 4~6 岁,体重 16~21 kg:0.1 g/次,每日 3 次。

3) 7~9 岁,体重 22~27 kg:0.1~0.15 g/次,每日 3 次。

4) 10~12 岁,体重 28~32 kg:0.15~0.2 g/次,每日 3 次。

(3) 不良反应观察与处理:如出现有恶心、呕吐、皮疹和药热须停用,停药后症状消失。

(4) 其他注意事项：

1) 如服用过量或出现严重不良反应,应立即就医。

2) 过敏体质者慎用。

3) 本药性状发生改变时禁止使用。

4) 请将本药放在儿童不能接触的地方。

5) 儿童必须在成人监护下使用。

6) 如正在使用其他药品,使用本药前请咨询医生或药师。

5. 特殊人群用药

(1) 妊娠期前3个月口服黄连素是不安全的,应慎用。研究人员认为,黄连素可以穿过胎盘,可能会对胎儿造成伤害。接触黄连素的新生儿会出现核黄疸,这是一种脑损伤。

(2) 哺乳期妇女服用黄连素是不安全的。黄连素可以通过母乳传递给婴儿,可能会造成伤害。

(3) 虽然儿童可以服用,因本药可引起溶血性贫血以致黄疸,可服用的儿童需严格根据年龄和体重进行准确服用。

(4) 老年人用药尚不明确。

(5) 告知糖尿病患者如使用胰岛素或药物控制血糖,本药可能会导致血糖过低,糖尿病患者慎用。

(6) 低血压患者应慎用,使用本品时需监测血压。

6. 健康指导

(1) 告知患者本药需遮光保存。

(2) 指导患者如出现恶心、呕吐、皮疹等不良反应,停药后即消失,出现严重不良反应立即就医。

(3) 建议患者如正在使用其他药品,使用本药前请咨询医生或药师。

（陈　慧　姚亚萍）

第八节　微生态药物

一、地衣芽孢杆菌

1. 药理作用　本药是治疗肠道感染或菌群失调的一种安全可靠的微生态制剂,系采用我国首次分离的地衣芽孢杆菌制成的一种活菌制剂,能调整肠道菌群,拮抗致病菌的作用。

2. 适应证与禁用人群

(1) 适应证:急、慢性腹泻,各种肠炎及肠道菌群失调症。

(2) 禁用人群:对本药有过敏史者。

3. 不良反应　轻微,偶见大便干结、腹胀。大剂量服用可发生便秘。

4. 用药护理要点

(1) 评估:给药前询问过敏史,对本品过敏者禁用。

(2) 用药方法:口服。成人 0.5g/次,每日 3 次,首剂加倍。小儿减半,或遵医嘱。服用时将颗粒溶于水或牛奶中混匀后服用。

(3) 不良反应的观察和处理:用药过程中观察有无大便干结、腹胀等不良反应,如果出现这些症状,立即停止用药并通知医生。

(4) 药物相互作用:

1) 铋剂、鞣酸、药用炭、酊剂等能抑制吸附活菌,不能并用。

2) 如与其他药物同时使用可能发生药物相互作用,详情请咨询医生或药师。

(5) 其他注意事项:抗菌药与本药合用时可减低其疗效。

5. 特殊人群用药

(1) 儿童用药请咨询医生。

(2) 妊娠期及哺乳期妇女请在医生指导下服用。

(3) 过敏体质者慎用。

6. 健康指导

(1) 向患者解释使用本药的目的、方法,以及可能出现的不良反应的症状。

(2) 告知患者本药为活菌制剂,切勿将本品置于高温处,溶解时水温不宜超过 40℃。

(3) 告知患者避免与抗菌药同服,必要时需间隔 3h 服用。

(4) 建议患者在出现过敏反应迹象和症状时,应立即通知医护人员。

(5) 告知患者本药性状发生改变时禁止使用。

(6) 告知患者将本药放在儿童不能接触的地方,儿童必须在成人监护下使用。

(7) 告知患者如正在使用其他药品,使用本药前请咨询医生或药师。

二、双歧杆菌三联活菌散

1. 药理作用　本药可由双歧杆菌、嗜酸乳杆菌、粪链球菌,或由长双歧杆菌、保加利亚乳杆菌、嗜热链球菌经适当配合而成的活菌制剂。这些菌为健康人肠道正常菌群成员。给药后,通过重建宿主肠菌群间的微生态平衡,治疗由内源性或外袭性微生物引起的感染。

2. 适应证与禁用人群

(1) 适应证:各种原因引起的肠菌群失调所致的腹泻、腹胀、便秘,轻、中型急性腹泻及慢性腹泻。

(2) 禁用人群:对微生态制剂过敏史者。

3. 不良反应　本药不良反应尚不明确。

4. 用药护理要点

(1) 评估:给药前,询问过敏史,对本品过敏者禁用。

(2) 用药方法:

1) 胶囊剂:成人口服,一次 420～840 mg,重症加倍。儿童用药酌减。

2) 散剂:6岁以上儿童及成人口服,一次2g,每日3次或遵医嘱。6岁以下儿童,一次1g,每日3次。

(3) 药物相互作用:

1) 本品与抗菌药同服可减弱其疗效,应分开服用。

2) 铋剂、鞣酸、药用炭、酊剂等能抑制、吸附活菌,不能并用。

3) 如与其他药物同时使用可能发生药物相互作用,详情请咨询医生或药师。

5. **特殊人群用药**

(1) 儿童用药请咨询医生。

(2) 孕妇及哺乳期妇女请在医生指导下服用。

6. **健康指导**

见地衣芽孢杆菌。

(吴 芳 徐中慧)

第九节 助消化药

一、复方消化酶胶囊

1. **药理作用** 本药中胃蛋白酶能使蛋白质分解成蛋白胨和多肽,木瓜酶可水解动植物蛋白,提高蛋白质利用率,淀粉酶能直接使淀粉分解为易于吸收的糊精与麦芽糖,提高胰酶活性,从而促进食物消化,驱除肠内气体、消除腹部胀满。

2. **适应证和禁用人群**

(1) 适应证:食欲缺乏、消化不良,包括腹部不适、嗳气、早饱、餐后腹胀、恶心、排气过多、脂肪便,以及胆囊炎、胆结石及胆囊切除患者的消化不良。

(2) 禁用人群:急性肝炎患者、胆道完全闭锁患者,以及对本药过敏者。

3. **不良反应**

(1) 有呕吐、腹泻。

(2) 可能发生口内不快感。

4. **用药护理要点**

(1) 评估:给药前,询问过敏史,对本药过敏者禁用。

(2) 用药方法:口服1~2粒/次,每日3次,饭后服用。每粒复方消化酶胶囊含胃蛋白酶不少于144 U,胰蛋白酶不少于480 U,胰淀粉酶不少于5 700 U,胰脂肪酶不少于3 000 U。

(3) 药物相互作用:

1) 铝制剂可能影响本品疗效。

2) 如与其他药物同时使用可能发生药物相互作用,详情请咨询医生或药师。

5．特殊人群用药

（1）儿童用药请咨询医生。

（2）妊娠期及哺乳期妇女请在医生指导下服用。

（3）过敏体质者慎用。

6．健康指导

（1）向患者解释使用本药的目的及方法。

（2）告知患者服用时可将胶囊打开，但不可嚼碎药片。

（3）对本品过敏者禁用，过敏体质者慎用。

（4）告知患者本药性状发生改变时禁止使用。

（5）告知患者请将本药放在儿童不能接触的地方。

（6）儿童必须在成人监护下使用。

（7）告知患者如正在使用其他药品，使用本药前请咨询医生或药师。

二、胰酶肠溶胶囊

1．药理作用 本品是胰蛋白酶、胰淀粉酶、胰脂肪酶的混合物。在中性或弱碱性条件下活性较强，胰蛋白酶能使蛋白质转化为蛋白胨，胰淀粉酶能使淀粉转化为糖，胰脂肪酶则能使脂肪分解为甘油及脂肪酸，从而促进消化、增进食欲。

2．适应证与禁用人群

（1）适应证：用于消化不良。

（2）禁用人群：已知对猪源性胰酶制剂或对本品任一辅料过敏者禁用。

3．不良反应 最常见的不良反应主要为轻至中度胃肠道不适，少有患者出现皮肤过敏反应。

4．用药护理要点

（1）评估：给药前，询问过敏史，对本品过敏者禁用。

（2）用药方法：口服。成人一次 300～900 mg，每日 3 次，餐前半小时整粒吞服。

（3）不良反应的观察和处理：用药过程中观察有无胃肠道不适加重和皮肤过敏等不良反应，如果出现这些症状，立即停止用药并通知医生。

（4）药物相互作用：

1）本品不宜与酸性药物同服。

2）本品与等量碳酸氢钠同服，可增加疗效。

3）如与其他药物同时使用可能会发生药物相互作用，详情请咨询医生或药师。

5．特殊人群用药

（1）儿童用药请咨询医生。

（2）孕妇及哺乳期妇女请在医生指导下服用。

6．健康指导

（1）向患者解释使用本药的目的及方法。

（2）告知患者应整粒吞服，不得打开或溶解后服用。

(3) 对本品过敏者禁用,过敏体质者慎用。

(4) 告知患者本品性状发生改变时禁止使用。

(5) 告知患者将本品放在儿童不能接触的地方。

(6) 儿童必须在成人监护下使用。

(7) 告知患者如正在使用其他药品,使用本品前请咨询医生或药师。

三、米曲菌胰酶片

1. **药理作用** 本品为米曲霉菌提取物和胰酶的复方制剂,可以补充人体所需的消化酶。本品中米曲菌纤维素酶在胃中先期分解难于消化的植物细胞壁和骨架;淀粉酶将食物中的碳水化合物分解,并使得蛋白质的消化在小肠内可以继续进行。

2. **适应证与禁用人群**

(1) 适应证:用于消化酶减少引起的消化不良。

(2) 禁用人群:

1) 禁用于对本品中某一活性成份或其他成份过敏者。

2) 禁用于急性胰腺炎以及慢性胰腺炎活动期急性发作的患者。

3) 患有罕见遗传性果糖不耐症的患者,葡萄糖-半乳糖吸收障碍的患者或蔗糖酶-异麦芽糖酶不足的患者,禁用本品。

3. **不良反应:**

(1) 罕见(发生频率 0.019%~0.1%含 0.01%)。极少数人服用本品可能出现过敏性呼吸道反应和皮肤反应,职业性接触霉菌者也可能发生。

(2) 十分罕见(发生频率<0.01%)。

1) 胃肠道:服用本品可能出现胃肠道过敏反应;患有胰纤维性囊肿病的患者服用高剂量的胰酶制剂后,可能在回盲区和升结肠处形成狭窄。

2) 免疫系统:服用本品可能发生速发型过敏反应(如:皮疹、打喷嚏、流泪、支气管痉挛引起的呼吸困难)。

4. **用药护理要点**

(1) 评估:给药前,询问过敏史,对本品过敏者禁用。

(2) 用药方法:

1) 本品需整片吞服,不可咀嚼服用。

2) 成人和 12 岁以上的儿童请于饭中或饭后服用 220 mg,或遵医嘱。

(3) 不良反应的观察和处理:

1) 服用胰酶后,个别病例会出现过敏反应的最初症状(如皮疹、打喷嚏、支气管痉挛)。如果出现这些症状,立即停止用药并通知医生。对于急性过敏可给予抗组胺药、肾上腺皮质激素、肾上腺素或其他升压药并吸氧和保持气道通畅(必要时可气管插管)。

2) 极少数职业性接触霉菌的病例会发生过敏性呼吸道反应和皮肤反应。如果出现这些症状,立即停止用药并通知医生。

3) 给患者服用高剂量的胰酶制剂,个别病例会导致黏膜纤毛炎,回肠结肠炎和升结肠病症。如果出现这些症状,立即停止用药并通知医生。

（4）其他注意事项：

1）对本品过敏者禁用,过敏体质者慎用。

2）妊娠期妇女及哺乳期妇女用药尚不明确。

5. **特殊人群用药**

（1）儿童用药请咨询医生。

（2）孕妇及哺乳期妇女请在医生指导下服用。

6. **健康指导**

（1）向患者解释使用米曲菌胰酶片目的、方法以及可能出现的不良反应的症状。

（2）告知患者切勿将本品置于高温处,30 ℃以下保存。

（3）告知患者治疗1个月,症状仍无改善时,应停止用药,或与医生商议。

（4）告知患者如果出现与肠梗阻类似的症状,应立刻就医。

（5）告知患者需整片吞服,不可嚼服。

（6）告知患者将此药品放在儿童不能接触的地方。

（丁　琳　陆　天）

第十节　保 肝 药

一、复方甘草酸苷

1. **药理作用**　甘草酸苷具有抗过敏、增强激素的抑制应激反应作用。具有较强的抗炎作用。甘草酸苷还有抑制由四氯化碳所致的肝细胞损伤作用及对肝细胞增殖的促进作用。甘氨酸及盐酸半胱氨酸可以抑制或减轻由于大量长期使用甘草酸苷可能出现的电解质代谢异常所致假性醛固酮增多症状。

2. **适应证与禁用人群**

（1）适应证:慢性肝病、湿疹、皮肤炎、荨麻疹。

（2）禁用人群：

1）对本品既往有过敏史患者。

2）醛固酮增多症患者、疾病患者、严重低钾血症患者(可加重低钾血症和高血压)。

3. **不良反应**　增大药量或长期连续使用,可能增加低钾血症发生率,出现血压上升、水钠潴留、水肿、体重增加等假性醛固酮增多症状。在用药过程中,要充分注意观察(如测定血清钾值等),一旦发现异常情况,应停止给药。

4. **用药护理要点**

（1）评估：

1）给药前,询问过敏史,对本药过敏者禁用。

2）给药后,需保持患者安静,并密切观察患者状态。

(2) 用药方法：

1) 注射液：成人通常每日 1 次,5~20 mL 静脉注射。可依年龄、症状适当增减。慢性肝病每日 1 次,40~60 mL 静脉注射或者静脉滴注。可依年龄、症状适当增减,增量时用药剂量限度为每日 100 mL。

2) 片剂：成人通常 2~3 片/次,儿童 1 片/次,每日 3 次,饭后服用,每片含甘草酸钙 25 mg、甘氨酸 25 mg、DL-蛋氨酸 25 mg,可依年龄、症状适当增减。

(3) 不良反应的观察和处理：本药在用药过程中有可能出现乏力感、肌肉痛、四肢痉挛、血压升高、腹痛、头痛,以及横纹肌溶解等不良反应。所以使用片剂时要充分注意观察,尤其要观察血清钾值,如果发现异常,建议立即停药,出现肌酸激酶升高、尿中的肌红蛋白升高等症状,也建议及时停药,并给予适当处置。

(4) 其他注意事项：与含甘草制剂并用时,容易出现假性醛固酮增多症,应予注意。

5. 特殊人群用药

(1) 儿童用药请咨询医生。

(2) 妊娠期妇女及哺乳期妇女用药,应在权衡治疗利大于弊后慎重给药。

(3) 对高龄患者应慎重给药(高龄患者低血钾症发生率高)。

(4) 过敏体质者慎用。

6. 健康指导

(1) 向患者解释使用本药目的、方法、可能出现的不良反应的症状。

(2) 建议患者在出现血压升高、水肿、体重增加等迹象和症状时,应立即通知医护人员。

(3) 告知患者将本药放在儿童不能接触的地方。

(4) 建议女性患者如果计划怀孕或哺乳,或怀疑怀孕,应告知医护人员。

二、还原性谷胱甘肽

1. **药理作用** 谷胱甘肽是人类细胞质中自然合成的一种肽,由谷氨酸、半胱氨酸和甘氨酸组成,广泛存在于机体各器官中,在维持细胞生物功能方面起重要作用,并能与有毒化学物质及其代谢产物结合起到解毒作用。谷胱甘肽通过巯基与体内的自由基结合,可以转化成容易代谢的酸类物质,从而加速自由基的排泄。起到保护肝脏的合成、解毒、灭活激素等功能,并能促进胆酸代谢,有利于消化道吸收脂肪及脂溶性维生素。

2. **适应证与禁用人群**

(1) 适应证：

1) 用于重金属、氟化物、一氧化碳及有机溶剂中毒,亦可用于抗肿瘤药、抗结核药、中枢神经系统用药、对乙酰氨基酚等药物中毒。

2) 病毒性、药物毒性、酒精毒性、其他化学物质毒性引起的肝脏损害。

3) 由乙酰胆碱、胆碱酯酶不平衡引起的过敏症状。

4) 眼科疾病,如初期老年性白内障、角膜溃疡、角膜上皮剥离和角膜炎。

5) 皮肤色素沉着。

6) 急性贫血、成人呼吸窘迫综合征、败血症等引起的低氧血症。

(2) 禁用人群：对本药有过敏反应者。

3. **不良反应** 即使大剂量、长期使用，亦很少见不良反应。偶见过敏或类过敏症状，罕见突发性皮疹。偶有食欲缺乏、恶心、呕吐、胃痛等消化道症状。注射部位有轻度疼痛。滴眼时，局部有刺激感、瘙痒、结膜充血、视物模糊。

4. **用药护理要点**

(1) 评估：

1) 在开始治疗前，获取病史，评估有无药物过敏史，过敏者禁用。

2) 本药应在医生的监护下，在医院内使用。

3) 注射前必须完全溶解，外观澄清、无色。

4) 溶解后的药液应立即使用，剩余药液不能再用。

5) 如果用药过程中出现皮疹、面色苍白、血压下降、脉搏异常等症状，应立即停药。

(2) 用药方法：

1) 肌内注射：成人给药，每日300～1800 mg，肌内注射时本药必须完全溶于溶解液。儿童给药300～600 mg/次（最大量1.8 g），每日1次。

2) 静脉注射：溶解液溶解后缓慢注射（溶解液可用100 mL，250～500 mL，0.9%氯化钠注射液或5%葡萄糖注射液）。成人给药600～1800 mg/次，每日一次。儿童给药300～600 mg/次（最大量1.8 g），每日1次。

3) 口服给药：成人给药400 mg/次，每日3次。儿童口服50～100 mg/次，每日3次。

(3) 不良反应观察与处理：

1) 观察患者不良反应出现的症状（恶心、呕吐等）。如果出现这些症状，表现轻微，不需中断治疗。

2) 偶可见注射部位有轻度疼痛，输注结束后可采用局部热敷的方式缓解症状。

(4) 其他注意事项：

1) 药物相互作用：注射时不得与维生素 B_{12}、维生素 K_1、泛酸钙、乳清酸、抗组胺制剂、磺胺类及四环素类药物混合使用。

2) 对哮喘发作期的患者慎用本药。

5. **特殊人群用药** 妊娠期、哺乳期、老年、儿童用药的安全性和有效性尚不确定。请在医生指导下用药。

6. **健康指导**

(1) 向患者解释使用本药的目的、可能出现的不良反应的症状。

(2) 指导患者出现如恶心、呕吐等症状，表现轻微，不需中断治疗。若出现其他症状，应告知医护人员。

(3) 询问患者是否处于哮喘发作期，若处于哮喘发作期用药过程中要密切监测患者用药时有无过敏症状，如果出现哮喘、胸闷、气促、呼吸困难、心悸、大汗、血压下降等症状和体征，应立即停药并及时治疗。

(4) 指导患者须整片吞服,不得嚼碎。

(5) 肌内注射刺激性较大,仅限于需要此途径给药时使用,并应避免同一部位反复注射。

(6) 静脉给药时,由于对静脉会造成刺激,应当缓慢滴注。

三、熊去氧胆酸

1. **药理作用** 本药可促进胆汁分泌,防止胆固醇结石的形成。具有免疫调节作用,可抑制肝细胞膜组织相容性复合物I的过度表达。长期服用,可减少细胞毒性T细胞对自身组织的损害。还可影响细胞因子的分泌,对肾上腺糖皮质激素受体的功能具有调节作用。此外还有清除自由基和抗氧化作用,以及抑制细胞凋亡和炎症反应等作用。

2. **适应证与禁用人群**

(1) 适应证:

1) 适用于胆囊功能正常、透光、直径 10~15 mm 的非钙化结石。

2) 预防胆结石形成:对长期进食高胆固醇饮食者或有易感遗传因素者,均可服用熊去氧胆酸预防胆结石形成。

3) 治疗胆囊炎、胆管炎、胆汁反流性胃炎、胆汁性消化不良、黄疸、原发性胆汁性肝硬化和原发性硬化性胆管炎等。

(2) 禁用人群:

1) 胆道完全阻塞患者。

2) 妊娠期及哺乳期妇女、儿童。

3) 急性胆囊炎、胆管炎发作期患者。

4) 出现胆管痉挛或胆绞痛的胆结石钙化患者。

5) 严重肝功能衰竭患者。

6) 消化性溃疡及炎症性肠病患者(国外报道)。

7) 对本药成分过敏者。

3. **不良反应**

(1) 主要为腹泻,偶见便秘、胃痛、胰腺炎等。

(2) 肝毒性:熊去氧胆酸对肝脏毒性不明显。

(3) 呼吸系统:国外资料报道,可出现支气管炎、咳嗽、咽炎等呼吸系统的不良反应。

(4) 中枢神经系统:偶见头痛、头晕等。

(5) 皮肤:可出现瘙痒、脱发等。

(6) 肌肉、骨骼:可出现关节痛、关节炎、背痛和肌痛等。

(7) 其他:偶见过敏、心动过缓、心动过速等。

4. **用药护理要点**

(1) 评估:

1) 在服药前,获取病史,尤其是注意禁用人群。

2) 溶石期间必须在医生监督下使用本药,做到按时服药。

3)在长期服用的过程中定期检查血常规及肝功能(长期使用本品可增加外周血小板的数量)。

(2)用药方法：

1)成人：口服,每日 8~10 mg/kg,进食时分 2~3 次给予。用于胆汁反流性胃炎时,每日 250 mg,睡前服用。

2)儿童：口服,每日 8~10 mg/kg,分 2~3 次服用。

(3)不良反应观察与处理：

1)治疗胆结石期间可能发生胆结石钙化。少数病例出现风疹及稀便。一般可自行缓解,如加重需药物干预。

2)治疗晚期原发性胆汁性肝硬化时,偶见肝硬化失代偿情形,停止治疗后恢复。

3)在治疗原发性胆汁性肝硬化时,极少病例可发生严重的右上腹疼痛,需及时告知医生进行对症处理。

4)如治疗胆固醇结石中出现反复胆绞痛发作,症状无改善甚至加重,或出现明显结石钙化时,则宜中止治疗,并进行外科手术。

5. **特殊人群用药**

(1)妊娠期、哺乳期妇女禁用。

(2)老年人慎用。

(3)儿童禁用。

6. **健康指导**

(1)向患者解释使用本药的目的、可能出现的不良反应的症状。

(2)治疗期间还应该做到定期去医院复查,比如前 3 个月必须每 4 周检查 1 次各项指标,为了评价治疗效果,及早发现胆结石钙化。

(3)告知患者本药不应与考来烯胺、考来替泊、氢氧化铝和(或)氢氧化铝-三硅酸镁等药同时服用。

(4)建议女性患者如果计划怀孕或哺乳,怀疑怀孕,应告知医护人员。

(5)多选择富含维生素和钙、铁、钾等矿物质的绿叶蔬菜、水果及粗粮,必要时,可补充维生素制剂和相应缺乏的矿物质。维生素 B、C 和脂溶性维生素都很重要,特别是维生素 K,对内脏平滑肌有解痉镇痛作用,对缓解胆管痉挛和胆石症引起的疼痛有良好效果。

(杜 薇 梅 婕)

第四章 血液系统药

第一节 抗贫血药

一、琥珀酸亚铁片

1. 药理作用

(1) 药效学:本药是一种结合铁蛋白的有机化合物,含铁量达35%,该有机铁非常有利于机体的生理吸收。

(2) 药动学:

1) 吸收:本品以亚铁离子形式主要在十二指肠及空肠近端吸收,未吸收者随粪便排出,铁吸收量与体内铁的贮量有关,并受食物影响。

2) 分布:铁吸收后与转铁蛋白结合进入血循环,也可以铁蛋白或含铁血黄素形式累积在肝、脾、骨髓及其他网状内皮组织,供造血使用。

3) 排泄:铁在人体中每日排泄量极微,见于尿、粪、汗液、脱落的肠黏膜细胞及酶内,丧失总量每日为 0.5～1.0 mg。女性由于月经、妊娠、哺乳等原因,每日平均排泄约 1.5～2.0 mg。

2. 适应证与禁用人群

(1) 适应证:缺铁性贫血。

(2) 禁用人群:

1) 肝、肾功能严重损害,尤其是伴有未经治疗的尿路感染患者。

2) 铁负荷过高、血色病或含铁血黄素沉着症患者。

3) 非缺铁性贫血,如地中海贫血患者。

3. 不良反应

(1) 可见胃肠道不良反应,如恶心、呕吐、上腹疼痛、便秘。

(2) 本药可减少肠蠕动,引起便秘,并排黑便。

4. 用药护理要点

(1) 评估:治疗期间应定期检查血常规和血清铁水平。

(2) 用药方法:应当由具有治疗经验的医生指导用药。

1) 用法:口服,应整片吞服。

2) 用量:成人治疗量为每日 0.3～0.6 g,维持及预防量为每日 0.1 g。

(3) 不良反应观察与处理：

1) 胃肠道不良反应：如果服用后仅出现黑便，可以继续服药，为正常现象，黑便会在停药后逐渐消失。如果在服用后出现轻微上腹部不适，如恶心、呕吐、上腹部隐痛，可以尝试继续服药，在餐时或餐后 15～30 min 内服用，可能会减轻上述不良反应。但出现持续胃肠绞痛时，应及时就医，在医生指导下服用消旋山莨菪碱等药物缓解胃肠道痉挛。如果在服药后出现便秘，建议多喝水、多吃富含纤维素的食物，可缓解便秘症状。

2) 过敏反应：服用本药后可能引发过敏反应，当出现轻微过敏反应，如轻微皮疹、皮肤瘙痒等，可以密切观察。如果症状持续加重或不能忍受，可以立即就医，在医生指导下服用西替利嗪、氯雷他定等抗过敏药物，以缓解过敏症状。如果服药后出现舌头、喉咙肿胀或吞咽、呼吸困难等严重过敏反应，应立即停药并就医，在医生指导下使用地塞米松注射液等抗过敏药物，缓解急性严重的过敏反应。

(4) 药物相互作用：

1) 维生素 C 与本药同服，有利于本药吸收。

2) 本药与磷酸盐类、四环素类及鞣酸等同服，可妨碍铁的吸收。

3) 本药可减少左旋多巴、卡比多巴、甲基多巴及喹诺酮类药物的吸收。

5. **特殊人群用药**

(1) 妊娠期用药：妊娠后 3 个月使用，治疗量为每日 0.3～0.6 g，分 3 次服用，维持量及预防量为每日 0.1～0.2 g。或遵医嘱。

(2) 儿童用药：用在医生指导下用药。常用量为每日 18 mg/kg，分 3 次服用；或遵医嘱。

(3) 老年人用药：资料表明铁制剂为主动吸收机制的药物，老年人吸收减少。

6. **健康指导**

(1) 向患者解释使用本药的目的，可能出现的不良反应的症状。

(2) 告知患者学会自我观察，出现不良反应及时联系医生，评估情况并予以相应处理。

(3) 下列情况慎用：酒精中毒、肝炎、急性感染、肠道炎症、胰腺炎、胃与十二指肠溃疡、溃疡性肠炎。

(4) 本药不应与浓茶同服。

(5) 本药宜在饭后或饭时服用，以减轻胃部刺激。增加维生素 C 的摄入，可以多吃富含维生素 C 的蔬菜、水果。

(6) 应用本药可使大便隐血试验阳性而干扰上消化道出血的诊断。

(7) 如服用过量或出现严重不良反应，应立即就医。

二、腺苷钴胺

1. **药理作用**

(1) 药效学：本药为维生素类。是氰钴型维生素 B_{12} 的同类物，它是体内维生素 B_{12} 的 2 种活性辅酶形式之一，是细胞生长增殖和维持神经髓鞘完整所必需的物质。

(2) 药代动力学：

1) 吸收：肌内注射后，吸收迅速而且完全，1 h 后血浆浓度达峰值。

2) 分布：贮存于肝脏，成人总贮量为 4～5 mg。

3) 排泄：主要从肾脏排出，大部分在最初 8 h 排出。

2. 适应证与禁用人群

（1）适应证：巨幼细胞贫血、营养不良性贫血、妊娠期贫血、多发性神经炎、神经根炎、三叉神经痛、坐骨神经痛、神经麻痹、营养性神经疾患，以及放射线和药物引起的白细胞减少症。

（2）禁用人群：对本药有过敏反应者。

3. 不良反应　本药可能导致缺铁性贫血，可能发生在治疗的后期。应密切注意的症状包括头痛、头晕、失眠、多梦、耳鸣、头晕、记忆力减退、注意力不集中、皮肤苍白等。其次，口服有时会引起过敏反应，甚至休克。肌内注射可引起皮疹、瘙痒和过敏性哮喘。

4. 用药护理要点

（1）评估：

1) 在开始治疗前，获取病史，以前是否使用过营养神经类药物及用药反应。过敏史阴性的患者仍然可能有过敏反应。

2) 在开始治疗前，获取标本用于培养和监测药物敏感性。第 1 次用药可能在收到检测结果之前。

3) 在用药开始和整个过程中评估是否出现过敏症状，监测生命体征，如是否出现头痛、头晕、失眠、多梦、耳鸣、头晕、记忆力减退、注意力不集中、皮肤苍白等。如果出现过敏反应，如血压下降和呼吸困难，应立即停止用药。

（2）用药方法：

1) 肌内注射，0.5～1.5 mg/次，每日 1 次。

2) 口服，成人 0.5～1.5 mg/次，每日 3 次。

（3）不良反应观察与处理：

1) 观察患者过敏症状和体征。对于急性过敏可给予抗组胺药、肾上腺皮质激素、肾上腺素或其他升压药并吸氧和保持气道通畅（必要时可气管插管）。

2) 监测神经系统的体征和症状（头痛、头晕、失眠、多梦、耳鸣、头晕、记忆力减退、注意力不集中、皮肤苍白）过量使用会刺激大脑发生惊厥、抽搐，可使用抗惊厥药。

3) 使用本药治疗后期可能出现缺铁性贫血。可口服铁剂补充缺铁。宜可食补参归养血片补气养血，或以阿胶、大枣、桂圆等食物，纠正贫血。

（4）其他注意事项：

1) 药物相互作用：①不宜与氯丙嗪、维生素 C、维生素 K 等混合于同一容器中。②氯霉素会减少其吸收。③消胆胺可结合维生素 B_{12} 减少其吸收。④与葡萄糖溶液有配伍禁忌。⑤不能与对氨基水杨酸钠并用。

2) 冲配注意：本药遇光易分解，溶解后要尽快使用。当药品性状发生改变时，如瓶内有异物、颜色改变，请勿使用。

5. 特殊人群用药

（1）妊娠期妇女用药可能安全，仅在明确需要时方可使用。

(2)哺乳期妇女用药可能安全,应在医生指导下用药。大量哺乳期妇女用药研究发现,本药并不明显增加婴儿的不良反应,这类药物可能对哺乳婴儿的危害甚微。

(3)老年人用药:本药主要由肾脏排泄,在肾功能损伤的患者中,可能发生毒性反应的危险性更高。因为老年患者多数肾功能有所下降,因此应注意药物剂量的选择,并且监测肾功能。

(4)儿童用药:请将本药放在儿童不能接触的地方,儿童必须在成人监护下使用。

(5)对本药过敏者慎用。

6. 健康指导

(1)向患者解释使用本药的目的、可能出现的不良反应的症状。

(2)如发生腹泻向医护人员报告,特别是大便中有血、脓或黏液的情况。建议患者在没有咨询医疗专业人员的情况下不要进行治疗。

(3)建议患者在出现过敏反应或神经系统反应的迹象和症状时,应立即通知医护人员。

(4)建议女性患者如果计划怀孕或哺乳、怀疑怀孕,应告知医护人员。

(5)如正在使用其他药品,使用本药前请咨询医生或药师。本药属于精神营养剂,不建议长期服用,若是患者长期服用,可能会导致体内药物浓度过高,增加肝脏、肾脏代谢的负担,对肝、肾功能造成一定的影响。

(6)用药期间不得加量过量,严重者会引起过敏,双唇结痂,食欲不振,恶心,并伴有肝、肾功能损害。

(7)肌内注射时,注射部位可能引起硬结、疼痛。

(8)口服时可能伴有胃部不适感,可告知医生,先行使用保胃药物。

三、维生素 B_{12}

1. 药理作用

(1)药效学:本药为一种含钴的红色化合物,转化为甲基钴胺和辅酶 B_{12} 后具有活性。维生素 B_{12} 的缺乏,可以导致蛋氨酸和 S-腺苷蛋氨酸的合成障碍,很可能是神经系统病变的原因之一。

(2)药动学:

1)吸收:口服维生素 B_{12} 在胃中与胃黏膜壁细胞分泌的内因子形成维生素 B_{12}-内因子复合物。当该复合物进入至回肠末端时与回肠黏膜细胞的微绒毛上的受体相结合,通过胞饮作用进入肠黏膜细胞,再吸收入血液。

2)分布:口服后 8~12 h 血药浓度达峰值;肌内注射 40 min 时,约 50% 吸收入血液。肌内注射本药 1 mg 后,血药浓度在 1 ng/mL 以上的时间平均 2.1 个月。

3)排泄:主要经肾脏,除机体需求量外,几乎皆以原形随尿排出。

2. 适应证与禁用人群

(1)适应证:巨幼细胞性贫血。

(2)禁用人群:

1）利伯病患者：即家族遗传性球后视神经炎，不可以继续使用本药进行治疗，以免使视神经进一步萎缩，加重病情。

2）痛风患者：痛风患者服用本药，会使核糖降解加快，导致血液中尿酸浓度上升，诱发痛风的发作，建议谨慎使用。

3）神经系统损害患者：本药虽然可以修复受损伤的周围神经，但在诊断不明确时不宜使用本药，避免掩盖脊髓亚急性联合变性的临床表现。

4）维生素 B_{12} 伴叶酸缺乏的患者：该疾病的患者虽然使用本药治疗后的血常规会有所改善，但是会使叶酸缺乏的症状难以发现。因此，应该同时进行叶酸的补充，以取得治疗效果。

5）接受抗生素治疗的患者：抗生素会影响血清内维生素 B_{12} 的测定，如果运用微生物学检查法，就会出现假性低值。

3．不良反应

（1）常见不良反应包括注射部位的疼痛，肌肉、骨骼系统可以表现的是关节疼痛，也可以造成头晕、头痛等神经系统的明显不良反应，也可以造成鼻咽炎。

（2）严重不良反应在心血管系统可以出现充血性心力衰竭、外周血管疾病，也可以造成肺水肿。

（3）对于免疫系统，有可能造成过敏反应、血管性水肿。

（4）对痛风患者使用本药注射液，有可能发生高尿酸血症。

4．用药护理要点

（1）评估：

1）在开始治疗前，获取病史。

2）在用药开始和整个过程中评估患者症状。

（2）用药方法：

1）口服、肌内注射或滴眼。

2）口服：每日 25～100 μg 或隔日 50～200 μg 分次服用，或遵医嘱服用。

3）肌内注射：成人，每日 0.025～0.1 mg（0.05～0.2 支）或隔日 0.05～0.2 mg（0.1～0.4 支），共 2 周。用于神经炎时，用量酌增。本药也可用于穴位封闭。

4）滴眼液：滴眼，每日 3 次，每次 2～3 滴。

（3）不良反应观察与处理：

1）观察患者过敏症状和体征（皮疹、瘙痒、腹泻、气促等）。如果出现这些症状，立即停止用药并通知医生。

2）注射液：肌内注射偶可引起皮疹、瘙痒、腹泻及过敏性哮喘，但发生率低，极个别有过敏性休克。

3）片剂：有低血钾及高尿酸血症等不良反应报道。

4）滴眼液：本药耐受性好，不良反应较少见，偶见过敏反应。

（4）其他注意事项：

1）有条件时，用药过程中应监测血中维生素 B_{12} 浓度。

2）治疗巨细胞贫血时应用本药可能会引起患者的血钾发生变化，在起始 48 h，宜查血钾浓度，以防止低钾血症。如发生较为严重的过敏反应及心悸症状时，需及时就医治疗。

3）在服用本药期间保持清淡饮食，不吃辛辣刺激性的食物，戒烟、酒等。

4）注射液由于可以导致过敏反应，甚至过敏性休克，不宜滥用，有条件的在用药过程中应该监测血中维生素 B_{12} 的浓度。

5）过量服用本药可能会出现水肿、哮喘、心悸及全身出疹等症状，恶性肿瘤患者过量服用可导致肿瘤细胞生长引起肿瘤复发或转移，故本药忌过量服用，具体服用剂量需遵医嘱。

5. 特殊人群用药

（1）妊娠期及哺乳期妇女用药：请遵医嘱。

（2）儿童用药：请遵医嘱。

（3）老年人用药：请遵医嘱。

6. 健康指导

（1）向患者解释使用本药的目的、可能出现的不良反应的症状。

（2）指导患者向医护人员报告任何不适的发生，特别是皮肤瘙痒、过敏发皮疹的情况。建议患者在没有咨询医疗专业人员的情况下不要进行治疗。

（3）建议有痛风病史患者，应告知医护人员。

（4）避免与氨基糖苷类抗生素、对氨基水杨酸类、苯巴比妥、苯妥英钠、扑米酮等抗惊厥药及秋水仙碱同时服用。

（5）肌内注射时，告知患者注射部位可能引起硬结、疼痛。

四、叶酸

1. 药理作用

（1）药效学：本药系由蝶啶、对氨基苯甲酸及谷氨酸的残基组成的水溶性 B 族维生素，为机体细胞生长和繁殖必需物质。

（2）药动学：

1）吸收：口服后主要以还原型式在空肠近端吸收。

2）分布：叶酸由门静脉进入肝脏，以 N5-甲基四氢叶酸的形式储存于肝脏中和分布到其他组织器官，在肝脏中储存量为全身总量的 1/3～1/2。

3）排泄：治疗量的叶酸约 90% 自尿中排泄，大剂量注射后 2 h，即有 20%～30% 出现于尿中。

2. 适应证

（1）适应证：

1）各种原因引起的叶酸缺乏及叶酸缺乏所致的巨幼红细胞贫血。

2）妊娠期、哺乳期妇女预防给药。

3）慢性溶血性贫血所致的叶酸缺乏。

3. 不良反应

(1) 不良反应较少,罕见过敏反应。

(2) 长期用药可以出现畏食、恶心、腹胀等胃肠症状。

(3) 大量用药时,可使尿液呈黄色。

4. 用药护理要点

(1) 用法:口服用药。

(2) 用量:

1) 成人:5~10 mg/次,每日 15~30 mg,直至血常规恢复正常。

2) 儿童:5 mg/次,每日 3 次(或每日 5~15 mg,分 3 次)。

3) 妊娠期、哺乳妇女预防用药:0.4 mg/次,每日 1 次。

(3) 药物相互作用:

1) 大剂量叶酸能拮抗苯巴比妥、苯妥英钠和扑米酮的抗癫痫作用,可使癫痫发作的临界值明显降低,并使敏感患者的发作次数增多。

2) 口服大剂量叶酸,会影响微量元素锌的吸收。

(4) 注意事项:

1) 诊断明确后再用药。若为试验性治疗,应用生理量(每日 0.5 mg)口服。

2) 营养性巨幼红细胞性贫血常合并缺铁,应同时补充铁,并补充蛋白质及其他 B 族维生素。

3) 恶性贫血及疑有维生素 B_{12} 缺乏的患者,不单独用叶酸,因这样会加重维生素 B_{12} 的负担和神经系统症状。

5. 特殊人群用药

(1) 妊娠期及哺乳期妇女可应用本品。

(2) 儿童用药尚不明确。

(3) 老年患者用药尚不明确。

6. 健康指导

(1) 口服大剂量本药,可以影响微量元素锌的吸收。

(2) 诊断明确后再用药,若为试验性治疗,应用生理量(每日 0.5 mg)口服。

(3) 营养性巨幼红细胞性贫血常合并缺铁,应同时补充铁。并补充蛋白质及其他 B 族维生素。

(4) 恶性贫血及疑有维生素 B_{12} 缺乏的患者,不单独用本药。因这样会加重维生素 B_{12} 的负担和神经系统症状。

(5) 一般不用维持治疗,除非是吸收不良的患者。

(6) 服用本药可以干扰抗惊厥药物的作用,诱发患者惊厥发作。

五、蔗糖铁注射液

1. 药理作用

(1) 药效学:蔗糖铁是由非共价铁结合的蔗糖包围本药多核心氢氧化铁形成的水溶

性复合物。

(2) 药动学：

1) 吸收：注射后，蔗糖大量离解且多核铁芯主要被网状内皮系统的肝、脾、骨髓摄取。

2) 分布：在健康志愿者中静脉注射单剂量 100 mg 铁的蔗糖铁后，注射 10 min 后总血清铁浓度达到最大值，平均浓度为 538 μmol/L。

3) 排泄：在注射 100 mg 铁的维乐福剂量的最初 4 h 内，肾排出的铁相当于剂量的 5% 以下。在 24 h 后，总血清铁浓度降低至给药前水平。肾排出的蔗糖约为给药剂量的 75%。

2. 适应证与禁用人群

(1) 适应证：用于预防及治疗缺铁性贫血，口服铁剂效果不好、需静脉铁剂治疗。

(2) 禁用人群：

1) 血色病或含铁血黄素沉着症及不伴缺铁的其他贫血（如地中海贫血）患者。

2) 确定的铁过载或遗传性铁利用障碍者。

3) 对单糖或二糖铁复合物过敏者。

3. 不良反应　可能出现味觉障碍、食欲减退、恶心、呕吐、腹泻等。

4. 用药护理要点

(1) 评估：在开始治疗前，获取病史，完善检查，明确适应证后才能使用。例如血清铁蛋白、血红蛋白、红细胞压积、红细胞计数、平均红细胞体积、平均红细胞血红蛋白含量、平均红细胞血红蛋白浓度。

(2) 用药方法：应当由具有治疗经验的医生进行治疗。本药只能与 0.9% 氯化钠注射液混合使用。

1) 静脉给药。本药应以滴注或缓慢注射的方式，或直接注射到透析器的静脉端，该药不适合肌内注射。

2) 本药的容器被打开后应立即使用：在 4～25 ℃ 的温度下贮存，0.9% 氯化钠注射液稀释后的本药应在 12 h 内使用。

3) 静脉滴注：1 mL 本药最多只能稀释到 20 mL 0.9% 氯化钠注射液中，稀释液配好后应立即使用。药液的滴注速度应为：100 mg 铁至少滴注 15 min；200 mg 铁至少滴注 30 min；300 mg 铁至少滴注 1.5 h；400 mg 铁至少滴注 2.5 h；500 mg 铁至少滴注 3.5 h。如果临床需要，本药的 0.9% 氯化钠注射液的稀释液体积可以＜特定的数量，配成较高浓度的本药药液。然而，滴注的速度必须根据每分钟给予铁的数量来确定（如：10 mL 本药＝200 mg 铁至少滴注 30 min；25 mL 本药＝500 mg 铁应至少滴注 3.5 h）。为保证药液的稳定，不允许将药液配成更稀的溶液。

4) 静脉注射：本药可不经稀释缓慢静脉注射，推荐速度为每分钟 1 mL 本药（5 mL 本品至少注射 5 min），每次的最大注射剂量是 10 mL 本药（200 mg 铁）。静脉注射后，应伸展患者的胳膊。

5) 透析机静脉端注入：本药可以直接给药到透析机的静脉导管，相当于在相同条件下的静脉注射。

（3）用量：患者第一次治疗前，应按照推荐的方法先给予一个小剂量进行测试，成人用 1~2.5 mL（20~50 mg 铁），体重>14 kg 的儿童用 1 mL（20 mg 铁），体重<14 kg 的儿童用日剂量的一半（1.5 mg/kg）。应备有心肺复苏设备。如果在给药 15 min 后未出现任何不良反应，继续给予余下的药液。

根据下列公式计算总的缺铁量，以此确定每位患者的给药量。

总缺铁量[mg]＝体重[kg]×(Hb 目标值－Hb 实际值)[g/L]×0.24＋贮存铁量[mg]

体重≤35 kg：Hb 目标值＝130 g/L　贮存铁量＝15 mg/kg

体重>35 kg：Hb 目标值＝150 g/L　贮存铁量＝500 mg

如果总需要量超过最大单次给药剂量，则应分次给药。如果给药后 1~2 周观察到血液学参数无变化，则应重新考虑最初的诊断。

（4）不良反应观察与处理：

1) 轻度过敏反应应服用抗组胺类药物；重度过敏反应应立即给予肾上腺素。

2) 对肝功能障碍的患者，注射铁只能在经过仔细的风险/效益评估后才能使用。

3) 肝功能障碍患者应避免给予注射铁，铁过载是一个诱发因素。建议对铁状态仔细监测，以防止铁过载。

4) 注射铁在急性或慢性感染的情况下应谨慎使用。建议菌血症患者停止使用本品。对于慢性感染患者，应进行风险效益评价。

5) 如果遇到静脉外渗，应按以下步骤进行处理：若针头仍然插着，用少量 0.9% 的 0.9% 氯化钠注射液清洗。为了加快铁的清除，指导患者用糖胺聚糖软膏或油膏涂在针眼处，轻轻涂抹，禁止按摩以避免铁的进一步的扩散。

（5）药物相互作用：和所有非肠道铁剂一样，本药会减少口服铁剂的吸收，本药不能与口服铁剂同时使用。因此，口服铁剂的治疗应在注射完本药的 5 日之后开始服用。

5. 特殊人群用药

（1）妊娠期、哺乳期妇女用药：本药对非贫血的动物不会导致动物畸形和流产。然而，在妊娠 3 个月不建议使用非肠道铁剂，在第二和第三期应慎用。任何本药代谢物不会进入母乳中。

（2）儿童用药：根据血红蛋白水平每周用药 2~3 次。

（3）老年人用药：对老年人使用没有特别建议。

6. 健康指导

（1）向患者解释使用本药的目的、可能出现的不良反应的症状。

（2）建议患者在出现头痛、恶心、呕吐、腹泻、呼吸困难等不良反应，立即通知医护人员。

（3）告诫患者滴注用药期间不能随意调节滴速，注射速度太快，会引发低血压。

（4）根据血红蛋白水平每周用药 2~3 次，每次 5~10 mL（100~200 mg 铁），给药频率应不超过每周 3 次。

(5) 谨防静脉外渗。注射部位的药物外渗可导致疼痛、炎症、组织坏死和皮肤变褐色,发生外渗应立即通知医护人员。

(6) 服用本药后会出现眩晕、意识模糊或轻微头晕等症状,故患者服用本药后不应驾驶汽车或使用机器,直到症状缓解。

(姜　禹　马敏超　王　颖)

第二节　促白细胞药

一、非格司亭

1. 药理作用

(1) 药效学:本药是由 175 个氨基酸组成的蛋白质,通过与粒系祖细胞及成熟中性粒细胞表面的特异性受体结合,刺激粒细胞系造血,促进髓系造血祖细胞的增殖、分化和成熟,调节中性粒细胞的增殖、分化和成熟,并促使中性粒细胞释放至血流,增加其在外周的数量,并且能提高其功能。

(2) 药动学:

1) 吸收:皮下注射吸收良好,5 min 内在血清中即可测得,2~8 h 达血药峰浓度;静脉滴注后 30 min 达血药峰浓度。静脉注射后 5 min 先出现周围血中性粒细胞减少,4 h 后开始上升并逐渐超过原有水平,24 h 内达高峰。

2) 分布:本药经静脉或皮下注射后主要分布在肾脏、骨髓和血浆中。

3) 排泄:本药以氨基酸代谢途径被降解,并主要由尿排泄。

2. 适应证与禁用人群

(1) 适应证:

1) 骨髓移植后中性粒细胞的减少。

2) 肿瘤化疗后中性粒细胞减少症。

3) 伴随骨髓异常增生综合征之中性粒细胞减少症。

4) 伴随再生不良性贫血之中性粒细胞减少。

(2) 禁用人群:

1) 对本药及大肠埃希菌表达的其他制剂有过敏反应的患者。

2) 骨髓幼稚细胞未充分降低或外周血存在未成熟细胞的骨髓性白血病患者。

3) 严重肝、肺、心、肾功能障碍者,以及自身免疫性血小板减少性板紫癜者。

3. 不良反应

1) 偶见白细胞计数增多、幼稚细胞增多。

2) 长期使用有轻度骨痛、腰痛、胸痛、关节痛的情况发生,有时可见脾大,但多为亚临床型。

3) 少数出现暂时性血清尿酸、LDH 及 ALP 增高,停药后可恢复。

4) 有时会有消化道反应(食欲缺乏、恶心、呕吐等)、肝功能损害(轻度可逆性 ALT、AST、ALP 升高)、一过性低血压及室上性心动过速等。

5) 偶有皮肤发红、皮疹、急性发热白细胞增多性皮肤病(表现为发热伴皮损与疼痛)。

6) 较严重的不良反应如水钠潴留、血栓形成、低血压或过敏性休克等罕见。

4. 用药护理要点

(1) 评估:

1) 在开始治疗前,为了防止发生过敏反应,需详细询问病史,必要时要预先进行皮试。

2) 本药使用中,需定期进行血液检查,要特别注意不可让中性粒细胞增加到必需数量以上,否则需采取适当的减量或停药措施。

3) 对进行化疗的中性粒细胞减少的患者,应先给予化疗药物后再注射本品,需避免在化疗前使用。

(2) 用药方法:皮下注射或静脉注射给药。

1) 静脉注射:①造血干细胞移植:在移植后的次日或第 5 日起,每日 1 次,给药 5 μg/kg。②肿瘤化疗引起的中性粒细胞减少症(白细胞数减至 $2.0×10^9$/L 以下时):每日 5 μg/kg。③静脉注射时,应与 5% 葡萄糖注射液或等渗盐水混合使用,但不宜与其他注射液混合注射。

2) 皮下注射:①白血病及造血干细胞移植:每日 2.5~5 μg/kg,待白细胞升高至 ≥$2×10^9$/L 即停药。②实体瘤日剂量可适当减少,一般为 2~3 μg/kg,每日 1 次。③再生障碍性贫血、骨髓增生异常综合征(myelodysplastic syndromes,MDS)或其他骨髓衰竭性疾病:每日剂量一般应超过肿瘤性疾病,且疗程宜长。④用于外周血造血干细胞移植前的干细胞动员:于化疗后白细胞降至最低点(一般为停化疗后约 2 周)时开始用药,剂量为每日 5~10 μg/kg,至白细胞升高至 ≥$5.0×10^9$/L 时开始采集周围血干细胞,采集期间继续用药。⑤肿瘤化疗引起的中性粒细胞减少症:每次 2 μg/kg,每日 1 次。

(3) 不良反应处理:

1) 长期使用本药的安全有效性尚未建立,曾有报道可见脾脏增大。虽然本品临床试验未发生过敏反应病例,但国外同类制剂曾发生少数过敏反应(发生率<1/4 000),可表现为皮疹、荨麻疹、颜面浮肿、呼吸困难、心动过速及低血压,多在使用本药 30 min 内发生,应立即停用,经抗组胺、皮质激素、支气管解痉剂和(或)肾上腺素等处理后症状能迅速消失。这些病例不应再次使用致敏药物。

2) 当使用本药超过安全剂量时,会出现尿隐血、尿蛋白阳性、血清 ALP 活性明显提高,但在 5 周恢复后各项指标均可恢复正常。当注射本剂剂量严重超过安全剂量时,会出现食欲减退、体重偏低、活动减弱等现象,出现尿隐血、尿蛋白阳性;肝脏出现明显病变。这些变化可以在恢复期后消除或减轻。

(4) 药物相互作用:与化疗药同时应用,会因迅速分化的定向造血干细胞对化疗药敏感而影响本药的效果。应于停用化疗药 24 h 开始使用本药。

5. 特殊人群用药

(1) 妊娠期及哺乳期妇女用药:妊娠期安全性尚未建立。当证明妊娠期妇女用药潜在利益大于对胎儿的潜在危险,应予以使用。哺乳期妇女用药前应停止哺乳。

(2) 儿童用药:儿童患者慎用,并给予适当监测;由于本药对新生儿和婴幼儿的安全性尚未确定,建议不用本药。每日用药的4月龄至17岁的患者未发现长期毒性效应,其生长、发育、性征和内分泌均未改变。

(3) 老年人用药:老年患者的生理机能比较低下,需观察患者的状态,注意用量及间隔、慎重给药。其安全性和有效性尚未建立。

6. 健康指导

(1) 向患者解释使用本药的目的、可能出现的不良反应的症状。

(2) 建议患者应学会自我观察,出现不良反应应及时联系医生,评估情况并予以相应处理。

(3) 尽可能避免静脉用药。因集落刺激因子的作用与血中峰浓度无关,而与达到有效血浓度的持续时间有关。皮下注射或肌内注射药物代谢缓慢,有利于其发挥作用。另外,集落刺激因子静脉用药可能引起严重的变态反应。

(4) 用药过程中出现过敏反应,应立即停药。

(5) 本药仅供在医生指导下使用。

二、利可君片

1. 药理作用

(1) 药效学:本药为半胱氨酸衍生物,服用后在十二指肠中处于碱性条件下与蛋白结合形成可溶性物质迅速被肠吸收,增强骨髓造血系统的功能。

(2) 药代动力学:未进行该项实验且无可靠参考文献。

2. 适应证与禁用人群

(1) 适应证:用于预防、治疗白血球减少症及血小板减少症。

(2) 禁用人群:

1) 对本药过敏者。

2) 骨髓恶性肿瘤患者。

3. 不良反应　尚未发现有关不良反应的报道。

4. 用药注意事项

(1) 本药性状发生改变后,禁止使用。

(2) 请放在儿童不易拿到之处。

(3) 急、慢性髓细胞白血病患者慎用。

5. 特殊人群用药

(1) 妊娠期及哺乳期妇女用药:尚不明确。

(2) 儿童用药:未进行该项实验且无可靠参考文献。

(3) 老年人用药:未进行该项实验且无可靠参考文献。

6. 健康指导

(1) 向患者解释使用本药的目的。

(2) 建议患者在没有咨询医疗专业人员的情况下不要进行治疗。

(3) 告知急、慢性髓细胞白血病患者慎用。

(4) 告知患者按照医嘱剂量用药,不可擅自增加减少用药剂量。

三、重组人粒细胞巨噬细胞刺激因子

1. 药理作用

(1) 药效学:重组人粒细胞巨噬细胞集落刺激因子(rhGM-CSF)作用于造血祖细胞,促进其增殖和分化,其重要作用是刺激粒细胞、单核巨噬细胞成熟,促进成熟细胞向外周血释放,并能促进巨噬细胞及嗜酸性细胞的多种功能。

(2) 药动学:

1) 吸收:皮下注射本药,在3~4 h血浓度达到峰值。静脉注射本药的清除半衰期为1~2 h,皮下注射则为2~3 h。

2) 分布:小鼠皮下注射125I-GM-CSF后,肾脏含量最高,其次是胃和血液,心脏和骨骼中含量较低。

3) 排泄:在24 h内有45%药物经尿液排出,其中20%以原形排出;48 h内66%~86%的药物经尿液排泄。

2. 适应证与禁用人群

(1) 适应证:

1) 肿瘤放疗或化疗后引起的白细胞减少症。

2) 骨髓造血机能障碍及骨髓增生异常综合症。

3) 白细胞减少时可能潜在的感染并发症。

4) 中性粒细胞因感染引起的数量减少。

(2) 禁用人群:

1) 对本药或该制剂中任何其他成分有过敏史的患者。

2) 自身免疫性血小板减少性紫癜的患者。

3. 不良反应
本药的安全性与剂量和给药途径有关。大部分不良反应多属轻到中度,严重的反应罕见。最常见的不良反应为发热、寒战、恶心、呼吸困难、腹泻,一般的常规对症处理便可使之缓解;其次有皮疹、胸痛、骨痛和腹泻等。据国外报道,低血压和低氧综合征在首次给药时可能出现,但以后给药则无此现象。不良反应发生多与静脉推注和快速滴注,以及剂量>每日 32 μg/kg 有关。

4. 用药护理要点

(1) 用法用量:放化疗停止24~48 h后方可使用本药,用 1 mL 注射用水溶解本品(切勿剧烈振荡),在腹部、大腿外侧或上臂三角肌处进行皮下注射,每日 3~10 g/kg,持续5~7日,根据白细胞回升速度和水平,确定维持量。本药停药后至少间隔 48 h,方可进行下一疗程的放、化疗。

(2) 药物相互作用:

1) 本药与化疗药物同时使用,可加重骨髓毒性,因而不宜与化疗药物同时使用,应

于化疗结束后 24～48 h 使用。

2）本药可引起血浆白蛋白降低，因此，同时使用具有血浆白蛋白高结合的药物应注意调整药物的剂量。

3）注射丙种球蛋白者，应间隔 1 个月以上再接种本药。

(3) 注意事项：

1）本药应在专科医生指导下使用。患者对本药的治疗反应和耐受性个体差异较大，为此应在治疗前及开始治疗后定期观察外周血白细胞或中性粒细胞，血小板数据的变化。血常规恢复正常后立即停药或采用维持剂量。

2）本药属蛋白质类药物，用前应检查是否发生浑浊，如有异常，不得使用。

3）本药不应与抗肿瘤放、化疗药同时使用，如要进行下一疗程的抗肿瘤放、化疗，应停药至少 48 h 后，方可继续治疗。

4）妊娠期妇女、高血压患者及有癫痫病史者慎用。

5）使用前仔细检查，如发现瓶子有破损，溶解不完全者均不得使用，溶解后的药剂应一次用完。

5. **特殊人群用药**　儿童慎用。

6. **健康指导**

(1) 向患者解释使用本药的目的、可能出现的不良反应的症状。

(2) 指导患者向医护人员报告腹泻的发生。建议患者在没有咨询医疗专业人员的情况下不要进行治疗。

(3) 建议患者在出现发热、寒战、恶心、呼吸困难等不良反应时，应立即通知医护人员。

(4) 建议患者定期复查血常规，在医生的指导下使用本药。

(5) 建议女性患者如果计划怀孕或怀疑怀孕，应告知医护人员。

(6) 告知患者带回去注射的药品应在 2～8 ℃冷藏保存。

四、重组人粒细胞集落刺激因子

1. **药理作用**

(1) 药效学：本药为利用基因重组技术生产的人粒细胞集落刺激因子(rhG－CSF)，是调节骨髓中粒系造血的主要细胞因子之一，可选择性地作用于粒系造血祖细胞，促进其增殖、分化，并可增加粒系终末分化细胞即外周血中性粒细胞的数目与功能。

(2) 药动学：

1）分布：本药经静脉或皮下注射后主要分布在肾脏、骨髓和血浆中。

2）排泄：以氨基酸代谢途径被降解，并主要由尿排泄。

2. **适应证与禁用人群**

(1) 适应证：

1）癌症化疗等原因导致的中性粒细胞减少症。

2）骨髓移植后的中性粒细胞数减少。

3）骨髓发育不良综合征引起的中性粒细胞减少症，再生障碍性贫血引起的中性粒细胞减少症,先天性、特发性中性粒细胞减少症,骨髓增生异常综合征伴中性粒细胞减少症,周期性中性粒细胞减少症。

(2) 禁用人群:

1) 对本药过敏者及对大肠埃希菌表达的其他制剂过敏者。

2) 严重肝、肾、心、肺功能障碍者。

3) 骨髓中幼稚粒细胞未显著减少的骨髓性白血病患者或外周血中检出幼稚粒细胞的骨髓性白血病患者。

4) 已知对本药所含任何成分及氨苄西林钠过敏者。

3. 不良反应

(1) 肌肉、骨骼:有时会有肌肉酸痛、骨痛、腰痛、胸痛的现象。

(2) 消化系统:有时会出现食欲不振的现象,或肝脏 ALT、AST 升高。

(3) 其他:有人会出现发热、头疼、乏力及皮疹,ALP、LDH 升高。极少数人会出现休克、间质性肺炎、成人呼吸窘迫综合征、幼稚细胞增加。

4. 用药护理要点

(1) 用药方法:皮下注射或静脉注射给药。

(2) 药物相互作用:尚不完全清楚。对促进白细胞释放的药物(如锂剂)应慎用。

(3) 其他注意事项:

1) 本药应在化疗药物给药结束后 24～48 h 开始使用。

2) 使用本药过程中应定期每周监测血常规 2 次,特别是中性粒细胞数目变化的情况。

3) 对髓性细胞系统的恶性增殖(急性粒细胞性白血病等)本药应慎重使用。

4) 长期使用本药的安全有效性尚未建立,曾有报导可见脾脏增大。

5. 特殊人群用药

(1) 妊娠期安全性尚未建立。当证明妊娠期妇女用药潜在利益大于对胎儿的潜在危险,应予以使用。哺乳期妇女用药前应停止哺乳。

(2) 儿童患者慎用,并给予适当监测;由于该药对新生儿和婴幼儿的安全性尚未确定,建议不用该药。

(3) 老年患者的生理机能比较低下,需观察患者的状态,注意用量及间隔,慎重给药。其安全性和有效性尚未建立。

6. 健康指导

(1) 向患者解释使用本药的目的、可能出现的不良反应的症状。

(2) 指导患者密切观察有无出现食欲减退、体重偏轻、活动减弱现象,及时与医生沟通。

(3) 建议患者在没有咨询医疗专业人员的情况下不要进行治疗,建议患者在发生过敏反应症状时,及时告知医务人员进行处理。

(4) 建议女性患者如果计划怀孕或哺乳,应事先告知医务人员。

(5) 告知患者皮下注射时可能会引起硬结和疼痛。

(6) 告知患者为了避免中性粒细胞过度增加,用药过程中,请遵医嘱定期进行血液检查。

(7) 告知患者带回去注射的药品应在 2～8 ℃冷藏保存。

(陈雯璐　范盈盈　黄　静)

第三节　促 凝 血 药

一、维生素 K_1

1. 药理作用

(1) 药效学:维生素 K_1 是通过产生活性凝血酶原的必要条件,将前体转化为活性凝血因子,随后由肝细胞分泌入血液。

(2) 药动学:肌内给药后,很容易被吸收。在肝内代谢,经肾脏和胆汁排出。

2. 适应证与禁用人群

(1) 适应证:

1) 各种原因引起的维生素 K_1 依赖性凝血因子过低导致的凝血障碍。

2) 中度梗阻性黄疸(胆、胰疾病)等伴有凝血功能改变,以及其他出血性疾病。

3) 用于维生素 K_1 缺乏引起的出血。

(2) 禁用人群:

1) 对这种药物的任何成分过敏患者。

2) 严重肝脏疾病或肝功能不良者。

3. 不良反应

(1) 常见不良反应:

1) 过敏反应:头晕、脉搏急促、虚弱、大量出汗、短暂低血压、呼吸困难、发绀。

2) 其他:高胆红素血症。

(2) 严重不良反应:严重的超敏反应。

4. 用药护理要点

(1) 评估:

1) 在开始时治疗前,获取病史,了解是否正在使用双香豆素类、水杨酸类、考来烯胺、磺胺、奎宁、奎尼丁等药物。

2) 在使用前,评估肝功能状况;使用的全过程,要评估是否有出血可能。

3) 患者是否有哮喘史。

(2) 用药方法:

1) 口服给药:片剂,10 mg/次,每日 3 次或遵医嘱。

2) 注射给药:①低凝血酶原血症:肌内或深部皮下注射,10 mg/次,每日 1～2 次,24 h 内总量不超过 40 mg;②预防新生儿出血:可于分娩前 12～24 h 给母亲肌内注射或缓慢静注 2～5 mg，也可在新生儿出生后肌内注射或皮下注射 0.5～1 mg，8 h 后可重复；③长期使用肠道外高营养液，补充维生素 K_1，成人和儿童每周肌内注射 5～10 mg。

3) 给药相关说明：①尽可能皮下注射维生素 K_1。静脉给药时应缓慢注射药物，每分钟不超过 1 mg；②根据临床情况定期监测国际标准化比率（international normalized ratio，INR），根据 INR 调整后续剂量；③稀释时避免使用可能含有苯甲醇的其他稀释剂，这会对新生儿或出生低体重婴儿造成严重毒性。

(3) 不良反应观察与处理：

1) 观察患者过敏的体征和症状（头晕、脉搏增快、虚弱、大量出汗、短暂低血压、呼吸困难、发绀），如果出现这些症状立即停止用药并通知医生进行对症治疗。

2) 静脉给药时，如剂量过大或速度过快可发生致命的超敏反应（包括过敏性休克）。

3) 长期使用要监测肝功能指标。

(4) 其他注意事项：

1) 药物相互作用：本药与苯妥英钠混合 2 h 后可出现颗粒状沉淀，与维生素 C、维生素 B_{12}、右旋糖酐混合易出现混浊。与双香豆素类口服抗凝药合用，作用相互抵消。

2) 当使用维生素 K_1 纠正过度的抗凝剂引起的凝血酶原低血症时，仍需进行抗凝治疗。

5. 特殊人群用药

(1) 维生素 K_1 可通过胎盘，故临产妇女尽量避免使用。

(2) 大量哺乳期妇女用药研究发现，该药并不明显增加婴儿的不良反应，这类药物可能对哺乳婴儿的危害甚微。

(3) 新生儿尤其是早产儿的溶血、黄疸和高胆红素血症，可能是由于维生素 K_1 过量引起的。

6. 健康指导

(1) 向患者解释使用本药的目的、可能出现的不良反应的症状。

(2) 告知患者在新生儿、婴儿和孕妇中使用含有苯甲醇（包括植物甲萘醌）的产品，有可能发生呼吸窘迫综合征的风险。

(3) 告知患者接受维生素 K_1 治疗后，出现皮疹等不良反应可能延迟长达 1 年，如有发生，应及时报告医生。

二、氨甲苯酸

1. 药理作用

(1) 药效学：通过竞争性阻抑纤溶酶原吸附纤维蛋白网上，从而防止其激活，保护纤维蛋白不被纤溶酶降解而达到止血作用。

(2) 药动学：

1) 吸收：口服后主要经胃肠道吸收，静注后有效血药浓度可维持 3～5 h。

2) 分布：体内的分部浓度依次为肾＞肝＞心＞脾＞肺＞血液。

3) 排泄：服药 24 h，36%±5% 以原形随尿排出，静脉注射则排出 63%±17%。

2. 适应证与禁用人群

(1) 适应证：用于因原发性纤维蛋白溶解过渡所引起的出血，包括急性和慢性、局限性或全身性的高纤溶出血，后者常见于癌症、白血病、妇产科意外、严重的肝病出血等。

(2) 禁用人群：对本药中任何成分过敏者。

3. **不良反应** 极少见，长期应用未见血栓形成，偶有头晕、头痛、腹部不适。有心肌梗死倾向者慎用。

4. 用药护理要点

(1) 评估：在开始治疗前，了解患者是否对本药中的成分有过敏史。

(2) 用药方法：

1) 静脉注射或滴注，0.1～0.3 g/次，每日不超过 0.6 g。

2) 口服给药：250～500 mg/次，每日 2～3 次，每日不超过 2 g。

(3) 配伍禁忌与注意事项：氨甲苯酸与头孢呋辛钠、夫西地酸钠、萘普生、帕瑞昔布、奥美拉唑、泮托拉唑钠、兰索拉唑、凝血酶原复合物、多烯磷脂酰胆碱、速尿、青霉素、尿激酶存在配伍禁忌，避免本药与上述药物序贯滴注。如需联合用药时，应在 2 种药物间输注 0.9％氯化钠注射液或 5％葡萄糖注射液冲管；配制和输液过程中应严密观察，一旦出现混浊、沉淀、变色等现象，应立即停止输液，更换输液器，避免发生输液反应。

(4) 其他注意事项：

1) 应用本药患者要监测血栓形成并发症的可能性。对于有血栓形成倾向者（如急性心肌梗死）宜慎用。

2) 本药一般不单独用于弥散性血管内凝血所致的继发性纤溶性出血，以防进一步血栓形成，影响脏器功能，特别是急性肾功能衰竭。如有必要，应在肝素化的基础上才应用本药。

3) 如与其他凝血因子（如因子Ⅸ）等合用，应警惕血栓形成。一般认为在凝血因子使用后 8 h 再用本药较为妥善。

4) 血友病或肾盂实质病变发生大量血尿时要慎用。

5) 慢性肾功能不全及治疗前列腺手术出血时，用量应减少。

6) 口服避孕药、雌激素或凝血酶原复合物浓缩剂与氨甲苯酸合用，有增加血栓形成的危险。

5. **特殊人群用药** 目前对孕妇、哺乳期妇女、儿童、老年人用药未进行实验且无可靠参考文献，慢性肾功能不全时用药减量。

6. 健康指导

(1) 向患者解释使用本药的目的、可能出现的不良反应的症状。

(2) 告知患者如果出现胸闷、胸痛、尿量减少等情况，及时通知医护人员。

(3) 女性患者正在服用口服避孕药或使用雌激素时，应告知医护人员。

三、蛇毒血凝酶

1. 药理作用

(1) 药效学：本药具有类凝血酶样作用，能促进血管破损部位的血小板聚集，并释放一系列凝血因子及血小板因子3,促使出血部位的血栓形成和止血。

(2) 药动学:本药可口服、局部应用,静脉注射、肌内注射、皮下及腹腔给药也可吸收。进入体内的酶被逐步代谢,降解产物随尿排出体外。

2. 适应证与禁用人群

(1) 适应证:可用于需减少流血或止血的各种医疗情况,如内、外、妇、产、眼、耳鼻喉、口腔科疾病并发的出血及出血性疾病;也可用于预防出血,如手术前用药,可避免或减少术中、术后出血。本药更适用于传统止血药无效的出血情况。

(2) 禁用人群:

1) 对本药或同类药物过敏者。

2) 弥散性血管内凝血导致的出血者。

3) 有血栓或栓塞史者。

4) 血液病所致的出血者。

3. 不良反应

(1) 不良反应发生率较低,偶见过敏样反应。

(2) 本药超常规剂量使用时(5倍以上),可引起纤维蛋白原降低、血液黏滞度下降,因此对大剂量治疗尚有争议。

4. 用药护理要点

(1) 用药方法:

1) 口服给药:每次1~2KU,每日1~2次。

2) 静脉注射、肌内注射及皮下注射:一般出血时静脉注射1~2KU。紧急出血时立即静脉注射0.25~0.5KU,同时肌内注射1KU。各类外科手术前晚肌内注射1KU,术前1h肌内注射1KU,术前15 min静脉注射1KU,术后3日每日肌内注射1KU。咯血时每12 h皮下注射1KU,必要时,开始时再加静脉注射1KU,最好加入0.9%氯化钠注射液10 mL中混合注射。

3) 局部外用:可直接以注射器喷射于血块清除后的创面局部,并酌情以敷料压迫(如拔牙、鼻出血等)。

(2) 不良反应观察与处理:

1) 不良反应发生率较低,偶见过敏样反应。如果出现这些症状,立即停止用药并通知医生。对于急性过敏可给予抗组胺或抗休克药使反应缓解。

2) 本药超常规剂量使用时(5倍以上),可引起纤维蛋白原降低、血液黏滞度下降,因此对大剂量治疗尚有争议。

(3) 其他注意事项:

1) 血管病介入治疗、心脏病手术者慎用。

2) 术后需较长期制动的手术(如下肢骨、关节手术),易诱发深静脉血栓。

3) 用药期间应注意监测患者的出血和凝血时间。

5. 特殊人群用药

(1) 妊娠期妇女用药:除非紧急情况,否则不宜使用。

(2)哺乳期妇女用药:药物对哺乳的影响尚不明确。

(3)老年患者用药无禁忌。

(4)儿童用药:

1)口服给药:0.3~1KU。

2)静脉注射、肌内注射、皮下注射一般出血:0.3~0.5KU。

3)局部外用:同成人。

6. 健康指导

(1)向患者解释使用本药的目的、可能出现的不良反应的症状。

(2)用药期间指导患者如出现过敏反应,可按一般抗过敏处理方法,给予抗组胺药和(或)糖皮质激素及对症治疗。

(3)告知患者用药次数视情况而定,每日总量不超过8KU,一般用药不超过3日。应注意防止用药过量,否则其止血作用会降低。

(4)使用期间还应定期复查凝血功能,注意观察患者的出血和凝血时间。

四、硫酸鱼精蛋白

1. 药理作用

(1)药效学:本药具有强碱性基团,在体内可与强酸性的肝素结合,形成稳定的复合物,从而使肝素失去抗凝能力,因此主要用于因肝素钠或肝素钙严重过量而致的出血症及自发性出血。由于本药能与一些蛋白质、多肽结合,可用来与胰岛素、促皮质激素等形成络合物。

(2)药动学:硫酸鱼精蛋白为静脉注射用药,作用迅速,注射后0.5~1 min后即能发挥止血功能,作用持续约2 h。

2. 适应证与禁用人群

(1)适应证:

1)因注射肝素过量而引起的出血及其他自发性出血。

2)心血管手术、体外循环或血液透析过程中应用肝素者,在结束时用本药中和体内残余肝素。

(2)禁用人群:对本药有不耐受史或不良反应史者。

3. 不良反应

(1)本药注射过快可引起心动过缓、胸闷、低血压、呼吸困难、短暂颜面潮红、温热感、肺动脉高压。

(2)注射后可有恶心、呕吐、面红潮热及倦怠表现。

(3)过敏反应,可表现为荨麻疹、血管神经性水肿、恶心、呕吐、倦怠、局部疼痛,多发生在第二次给药后。严重者可立即出现低血压、心血管衰竭,甚至死亡。

(4)心脏手术体外循环所致的血小板减少,可因注射本药而加重。

4. 用药护理要点

(1)评估:给药前及给药后5~15 min可测定活化全血凝固时间、活化部分凝血活酶时间、凝血酶时间以估计用量(特别在应用大剂量肝素后),如肝素的作用持续时间长于本药,可根据 ACT 结果再次给药。给药时应给予必要的生命体征监测,若反复给药拮抗大剂量肝素时,应适当延长监护时间。

(2) 用药方法:

1) 静脉注射:抗肝素过量时,本药用量与最后每次肝素使用量应相当(1 mg 鱼精蛋白可中和肝素 100 U),但每次用量不超过 50 mg。

2) 静脉滴注:抗自发性出血时,每日 5~8 mg/kg,分 2 次,间隔 6 h。每次以 0.9%氯化钠注射液 300~500 mL 稀释,连用不宜超过 3 日。

3) 用药速度:应缓慢推注或滴注,给药速度不超过每分钟 5 mg。用药时,应备有抢救休克的急救物品和药品,对血容量偏低者,应在纠正后再使用本药,以防出现周围血循环衰竭。

4) 药物剂量:单次注射剂量不应超过 50 mg,如果要多次注射,应密切观察患者情况,以防出现药物过量。由于本药自身具有抗凝作用,2 h 内(即本药作用持续时间内)不宜超过 100 mg,不得随意加大剂量。

(3) 不良反应观察与处理:

1) 观察患者生命体征:是否有胸闷、心动过缓、呼吸困难及血压下降的情况,一旦出现,立即停药并通知医生,可采用血管活性药物和钙剂对症处理,及时补充血容量,遏制血压降低。

2) 静脉注射或滴注速度:不可过快,如出现不良反应,及时减慢用药速度,甚至停药。若作用短暂,则无需处理。

(4) 其他注意事项:

1) 鱼精蛋白易被破坏,因此口服无效,仅用于静脉给药,也不能与碱性物质接触。

2) 本药与青霉素及头孢菌素类药物存在配伍禁忌。

3) 输精管切除及不育症患者在输注本药前,可应用皮质激素或抗组胺药防止过敏。

4) 深部皮下注射肝素过量所致的出血,由于肝素吸收时间延长,可先给本药 25~50 mg,之后再根据实验室检验结果给药。

5) 由于肝素在体内代谢速度很快,因此,与本药时间间隔越长,拮抗所需要量则越少。例如肝素静脉注射后 30 min,再用本药,剂量可减少一半。

6) 本药能被血液灭活,当用于中和大剂量肝素时,可发生肝素"反跳"现象,此时需额外注射本药。

5. 特殊人群用药

(1) 儿童用药:鱼精蛋白粉针剂以灭菌注射用水溶解后不能用于新生儿,因其含有苯甲醇(防腐剂),大剂量(每日 100~400 mg/kg)使用对新生儿有毒性反应。

(2) 妊娠期及哺乳期用药:慎用。

6. 健康指导

(1) 向患者解释使用本药的目的、注意事项及可能出现的不良反应。

(2) 患者有鱼类过敏史要及时告知医护人员。

(3) 鱼精蛋白可延长胰岛素的作用时间,使用胰岛素治疗的患者应及时告知医护人员,以便规划用药剂量。

五、人凝血因子

1. **药理作用** 人体内参与血液凝固的凝血因子蛋白有 14 种,这些凝血因子形成酶促级联反应,即前一个因子激活下一个因子,以此类推,最终导致凝血。目前国产凝血因子类产品包括:人凝血因子Ⅷ、人凝血因子Ⅸ、人凝血酶原复合物、人纤维蛋白原、人纤维蛋白粘合剂、注射用重组人凝血因子Ⅷ;进口产品则包括:注射用重组人凝血因子Ⅸ、注射用重组人凝血因子Ⅶa、注射用重组人凝血因子Ⅸ等。

2. **适应证与禁用人群**

(1) 适应证:如表 4-1 所示。

表 4-1 人凝血因子适应证

来源	名称	适应证
血源性	人凝血因子Ⅷ	主要用于防治血友病 A 和获得性凝血因子Ⅷ缺乏而导致的出血症状及这类患者的手术出血治疗
	人凝血因子Ⅸ	用于凝血因子Ⅸ缺乏症(B 型血友病)患者的出血治疗
	人凝血酶原复合物	凝血因子Ⅸ缺乏症(乙型血友病),以及Ⅱ、Ⅶ、Ⅹ凝血因子缺乏症; 抗凝剂过量、维生素 K 缺乏症; 肝病导致的出血患者需要纠正凝血功能障碍时; 各种原因所致的凝血酶原时间延长而拟作外科手术患者,但对凝血因子Ⅴ缺乏者可能无效; 治疗已产生因子Ⅷ抑制物的甲型血友病患者的出血症状; 逆转香豆素类抗凝剂诱导的出血
	人纤维蛋白原	先天性纤维蛋白原减少或缺乏症; 获得性纤维蛋白原减少症; 严重肝实质性疾病和血管内消耗增加导致的获得性低纤维蛋白原血症
	人纤维蛋白粘合剂	局部止血药。辅助用于处理烧伤创面、普通外科腹部切口、肝脏手术创面和血管外科手术创面的渗血
重组性	注射用重组人凝血因子Ⅷ	适用于血友病 A(先天性凝血因子Ⅷ缺乏)患者出血的治疗和预防
	注射用重组人凝血因子Ⅶa	用于下列患者群体出血的治疗,以及外科手术或有创操作出血的防治: 凝血因子Ⅷ或Ⅸ的抑制物>5 BU 的先天性血友病患者; 预计对注射凝血因子Ⅷ或凝血因子Ⅸ,具有高记忆应答的先天性血友病患者; 获得性血友病患者; 先天性凝血因子Ⅶ(FⅦ)缺乏症患者; 具有血小板膜糖蛋白Ⅱb-Ⅲa(GPⅡb-Ⅲa)和(或)人白细胞抗原(HLA)抗体和既往或现在对血小板输注无效或不佳的血小板无力症患者
	注射用重组人凝血因子Ⅸ	适用于控制和预防血友病 B 患者出血以及血友病 B 患者的围手术期处理

(2) 禁用人群：对本品过敏者禁用。

3. 不良反应 输液部位疼痛、发热、头痛、恶心、荨麻疹及血压改变；心肌梗死或缺血、脑血管疾患和肠梗阻；肺栓塞及血栓性静脉炎；极少出现凝血异常、血小板减少及高纤维蛋白质症。

4. 用药护理要点

(1) 用药方法：静脉输注。给药剂量须参考体重、是否存在抑制物，出血的严重程度等因素。

(2) 不良反应观察与处理：

1) 观察患者输液过程中是否有疼痛，并做好输液部位的观察。

2) 观察患者是否出现发热、头痛、恶心、荨麻疹及血压改变，如有以上症状出现，及时给予相应的处理。

3) 观察患者是否出现心肌梗死或缺血、脑血管疾患和肠梗阻，如有以上症状出现，及时通知医生。

(3) 其他注意事项：

1) 药液溶解后，应在 2~5 min 内静脉推注完毕。不宜与其他药物共用同一导管或容器。

2) 用药期间应监测患者血常规和凝血指标。

5. 特殊人群用药

(1) 妊娠期和哺乳期妇女用药：慎用。

(2) 其他：动脉粥样硬化、缺血性心脏病、外科手术后、挤压性损伤、血栓形成性疾病、硬化性疾病、败血症患者慎用。

6. 健康指导

(1) 向患者解释使用本药的目的、可能出现的不良反应的症状。

(2) 用药期间出现发热、头痛、恶心、血压改变、荨麻疹等，应立即通知医护人员。

(3) 建议女性患者如果计划怀孕或哺乳，或怀疑怀孕，应告知医护人员。

(4) 告知患者用药期间应监测患者血象和凝血指标。

(5) 告知患者静脉给药时，易出现输注部位疼痛，严重者可致血栓性静脉炎。

六、酚磺乙胺

1. 药理作用

(1) 药效学：本药为促凝血药。通过降低毛细血管通透性，使血管收缩，出血时间缩短；也能增强血小板的聚集性和黏附性，促进血小板释放凝血活性物质，缩短凝血时间。用于防治各种手术前后的出血，血小板功能不良、血管脆性增加而引起的出血，如呕血、尿血等。

(2) 药动学：本药易从胃肠道吸收，口服后 1 h 起效。静脉给药 1 h 后作用达高峰，作用持续 4~6 h。大部分以原形从肾脏排泄，小部分从胆汁、粪便排出。

2. 适应证与禁用人群

(1) 适应证：

1) 手术前后的出血。

2) 血液因素引起的出血,如血小板减少性紫癜。

3) 血管因素引起的出血,如脑出血、胃肠道出血、眼底出血、齿龈出血、鼻出血等。

(2) 禁用人群:对本药过敏者、妊娠期妇女。

3. 不良反应

(1) 本药毒性低,可出现恶心、头痛和皮疹。

(2) 可出现暂时性低血压。

(3) 偶有过敏性休克发生。

4. 用药护理要点

(1) 评估与观察:用药期间应密切监测患者肾功能指标变化,对于肾功能受损患者慎用。同时用药期间应监测患者各凝血指标变化,以防止过度凝血造成血栓栓塞事件的发生。

(2) 用药方法：

1) 酚磺乙胺片剂应口服:成人 0.5～1 g/次;儿童按体重每次 10 mg/kg,每日 3 次。

2) 注射剂应肌内注射或稀释后滴注:肌内注射,0.25～0.5 克/次,每日 0.5～1.5 g;静脉滴注,0.25～0.75 克/次,每日 2～3 次,稀释后滴注。

3) 预防手术后出血:术前 15～30 min 静脉滴注或肌内注射 0.25～0.5 g,必要时 2 h 后再注射 0.25 g。

(3) 其他注意事项：

1) 与其他类型止血药(如止血芳酸、维生素 K_1 等)合用,可增强其止血效果。

2) 氨基己酸含右旋糖酐,可抑制血小板聚集而拮抗本药,故不宜合用。

3) 高分子血容量扩张剂应在本药之后使用。

4) 应单独注射,不宜与其他药物(如碱性药液)配伍,以免药物氧化、变色而失效。

5. 特殊人群用药

(1) 妊娠期及哺乳期用药:尚不明确。

(2) 儿童用药:口服给药:治疗出血,每次按体重 10 mg/kg 给药,每日 3 次。

(3) 老人用药:可用。

(4) 其他人群:慎用于肾损伤患者、血栓栓塞性疾病或有此病史者。

6. 健康指导

(1) 向患者解释使用本药的目的,可能出现的不良反应的症状。

(2) 用药期间指导患者,如果在服药过程中出现头痛、发热、皮疹等症状时,应该紧急停药并立即就医。

(丁盛梅　王　萍　肖沙璐　杨溧羽)

第四节 抗凝血药

一、肝素钠

1. **药理作用** 本药具有带强负电荷的理化特性,能干扰血凝过程的许多环节,在体内外都有抗凝血作用。主要通过与抗凝血酶Ⅲ结合,而增强后者对活化的Ⅱ、Ⅸ、Ⅹ、Ⅺ和Ⅻ凝血因子的抑制作用。

2. **适应证与禁用人群**

(1) 适应证:

1) 防治血栓形成或栓塞性疾病。

2) 各种原因引起的弥散性血管内凝血。

3) 血液透析、体外循环、导管术、微血管手术等操作中及某些血液标本或器械的抗凝处理。

(2) 禁用人群:对肝素过敏者,有自发出血倾向者,血液凝固迟缓者,溃疡病患者,创伤、产后出血者及严重肝功能不全者。

3. **不良反应** 最常见出血,可发生在任何部位。注射局部可见局部刺激、红斑、轻微疼痛、血肿、溃疡等。

4. **用药护理要点**

(1) 评估:

1) 评估患者疾病史、过敏史及既往用药史。育龄妇女评估月经史及是否怀孕哺乳。

2) 完善各项检查,如血常规,凝血功能,以及肝、肾功能等。

(2) 用药方法:

1) 静脉滴注:成人首剂 500 U 加入 100 mL 0.9%氯化钠溶液中,30~60 min 内滴完。需要时可每隔 4~6 h 重复滴注 1 次,每次 5 000 U,总量可达 25 000 U/日。

2) 皮下注射或深部肌内注射:每次 5 000~10 000 U。

(3) 不良反应观察与处理:

1) 观察注射部位局部反应,有无红斑、瘙痒、红肿、疼痛等。如出现异常,应立即处理,并嘱患者勿抓挠、按揉、热敷等。长期注射应轮换注射部位。

2) 观察有无皮肤黏膜出血和大小便颜色变化,关注患者尿、粪常规隐血试验结果。提高穿刺的成功率,避免反复穿刺。静脉穿刺时尽量缩短扎止血带时间,穿刺后指导患者正确按压止血,且按压时间>5 min。尽早识别患者颅内出血的症状,如头痛、恶心、呕吐、意识障碍,一旦发生,应立即配合医生进行治疗。

3) 定期监测血常规及凝血功能,关注血小板等指标变化。

(4) 其他注意事项:

1) 本药与下列药物合用,可加重出血危险:①香豆素及其衍生物。②阿司匹林及非甾体抗炎镇痛药。③双嘧达莫、右旋糖酐等。④肾上腺皮质激素、促肾上腺皮质激素等。⑤其他：利尿酸、组织纤溶酶原激活物、尿激酶、链激酶等。

2）本药并用碳酸氢钠、乳酸钠等纠正酸中毒的药物可促进肝素的抗凝作用。

3）本药与透明质酸酶混合注射，既能减轻肌内注射痛，又可促进肝素吸收。但肝素可抑制透明质酸酶活性，故两者应临时配伍使用，药物混合后不宜久置。

4）本药可与胰岛素受体作用，从而改变胰岛素的结合和作用。

5）下列药物与本药有配伍禁忌：卡那霉素、阿米卡星、柔红霉素、乳糖酸红霉素、硫酸庆大霉素、氢化可的松琥珀酸钠、多粘菌素 B、阿霉素、妥布霉素、万古霉素、头孢孟多、头孢氧哌唑、头孢噻吩钠、氯丙嗪、异丙嗪、麻醉性镇痛药。

6）本药不宜肌内注射。

5. **特殊人群用药**

(1) 妊娠期妇女慎用，先兆流产者禁用；不推荐哺乳期妇女使用。

(2) 无针对老年患者的特别注意事项。

(3) 未进行针对儿童的药代动力学研究。

(4) 严重肝、肾功能损伤者禁用。

6. **健康指导**

(1) 用药前告知患者药物的治疗原理、目的、用法用量、不良反应等知识，使患者了解所用药物，有充分的心理准备。

(2) 指导患者观察有无局部出血及淤斑，如有局部出血可采取冷敷、局部按压、棉球堵塞等，并及时告知医生。

(3) 告知患者要进行血小板、血常规、凝血功能的监测。

(4) 指导患者食用易于消化的食物，避免坚硬、辛辣刺激食物，并在治疗期间多喝水、禁烟禁酒。

二、依诺肝素

1. **药理作用** 本药是一种低分子肝素，将标准肝素的抗血栓和抗凝活性分开，主要特点是相对于抗凝血因子Ⅱa即抗凝血酶活性，其抗Ⅹa活性更高，从而发挥很强的抗血栓形成功能和一定的溶血栓作用。

2. **适应证与禁用人群**

(1) 适应证：

1）静脉血栓栓塞性疾病(预防)。

2）已形成的深静脉栓塞，伴有或不伴有肺栓塞。

3）不稳定型心绞痛及非 Q 波心梗(与阿司匹林同用)。

4）血液透析体外循环(防止血栓形成)。

(2) 禁用人群：

1）对本药中任何成分过敏者。

2）严重的凝血障碍者。

3）有低分子肝素或肝素诱导的血小板减少症史者。

4）活动性消化道溃疡或有出血倾向的器官损伤者。

5）严重的肾功能损害、出血性脑卒中、难以控制的动脉高压患者等。

3. **不良反应** 最常见出血，可能引起血小板减少，注射局部淤斑及肝功能异常等。极少见过敏反应。

4. **用药护理要点**

（1）评估：参阅"肝素钠"。

（2）用药方法：一般应采用皮下注射给药，用于血液透析体外循环时为血管内途径给药。禁止肌内注射。皮下注射前不需排出注射器内的气泡。预装药液注射器可供直接使用。

（3）不良反应观察与处理：参阅"肝素钠"。并定期监测肝功能，关注指标变化。如发生过敏反应，立即停止用药，配合医生治疗。

（4）其他注意事项：

1）用药前及用药期间需监测血小板，如果血小板显著下降，应停用本药。

2）下述情况应慎用：止血障碍，肝、肾功能不全，有消化道溃疡史，或有出血倾向的器官损伤史，近期出血性脑卒中，难以控制的严重高血压，糖尿病视网膜病变。近期接受神经或眼科手术和蛛网膜下腔/硬膜外麻醉。

3）老年患者应密切观察有无出血相关并发症。

4）严重肾功能不全患者需调整用药剂量。

5. **特殊人群用药**

（1）妊娠期妇女使用应权衡利弊；哺乳期妇女治疗时应停止哺乳。

（2）肾功能仍在正常范围之内的老年患者，预防性用药时无需调整剂量。

（3）不推荐应用于儿童。

（4）严重肝、肾功能损害者应不宜使用本药。

6. **健康指导**

（1）向患者解释使用本药的目的、用药方法及可能出现的不良反应，做好患者的药物宣教工作，取得患者的配合。

（2）注射完毕后嘱患者至少按压5 min，对患者及家属实施健康宣教，详细告知患者勿用力按揉、热敷注射部位，避免在注射部位进行理疗及系裤带、皮带过紧，防止形成淤斑。

（3）告知患者需监测凝血功能，并注意有无出血表现，如皮肤黏膜出血、小便发红、大便发黑等，发现后应及时告知医生并采取措施。

（4）指导患者食用易于消化的食物，避免坚硬、辛辣刺激食物，并在治疗期间多喝水、禁烟、禁酒。

三、那屈肝素钙

1. **药理作用** 本药为低分子量的肝素，由具有抗血栓形成和抗凝作用的普通肝素解聚而成。它具有很高的抗凝血因子Ⅹa活性和较低的抗凝血因子Ⅱa或抗凝血酶活性。预防剂量时,不显著改变活化部分凝血活酶时间(activated partial thromboplastin time,APTT)。

2. **适应证与禁用人群**
(1) 适应证:
1) 外科手术中用于静脉血栓形成中高或高度危险的情况(预防静脉血栓栓塞性疾病)。
2) 已形成的深静脉血栓。
3) 不稳定型心绞痛和非Q波性心肌梗死急性期(联合阿司匹林)。
4) 血液透析(预防体外循环中的血凝块形成)。
(2) 禁用人群:
1) 有本药或其他任何肝素引起的血小板减少症病史患者。
2) 有与凝血障碍有关的出血倾向和症状者。
3) 易出血的器质性损伤患者。
4) 急性细菌性心内膜炎患者。
5) 对本药过敏者。
6) 严重肾功能损害、出血性脑血管意外、未控制的高血压患者。

3. **不良反应** 常见为出血、偶有血小板减少症、注射部位血肿硬结、一过性转氨酶增高及过敏反应等。

4. **用药护理要点**
(1) 评估:参阅"肝素钠"。
(2) 用药方法:本药1 mL相当于10 250 IU抗凝血因子Ⅹa。在预防和治疗中,本药应通过皮下注射给药。血透患者通过血管内注射给药。
(3) 不良反应观察与处理:参阅"依诺肝素"。
(4) 其他注意事项:
1) 不同浓度的低分子肝素可能用不同的单位系统表示,应仔细核对剂量。
2) 在脊柱或硬膜外麻醉期间使用本药可导致脊柱内血肿,进而导致瘫痪时间延长或呈永久性瘫痪的可能,但非常少见。
3) 肝、肾功能不全,胃溃疡或其他任何易出血的器质性病变,脉络膜视网膜血管病史的情况下,脑部或脊髓手术之后应小心使用本药。
4) 与以下药物联合使用会增加出血风险:①乙酰水杨酸。②非甾体抗炎镇痛药。③右旋糖酐40。④噻氯匹定。

5. **特殊人群用药**
(1) 妊娠期妇女禁用,哺乳期妇女慎用。
(2) 老年人用药无特殊资料。
(3) 儿童用药无特殊资料。
(4) 严重的肝、肾功能损害者应不宜使用本药。

6. 健康指导　参阅"依诺肝素"。

四、华法林钠

1. 药理作用　本药为双香豆素类中效抗凝剂。其作用机制为竞争性对抗维生素 K 的作用，抑制肝细胞中凝血因子的合成，还具有降低凝血酶诱导的血小板聚集反应的作用，因而具有抗凝和抗血小板聚集功能。

2. 适应证与禁用人群

(1) 适应证：静脉血栓、肺栓塞、风心瓣膜病及心瓣膜修补或换置人工瓣膜后、心房颤动、心脏暂时性缺血性发作等。

(2) 禁用人群：

1) 对本药中任一辅料过敏者。

2) 肝、肾功能损害患者，严重高血压，凝血功能障碍伴有出血倾向，活动性溃疡，外伤，先兆流产，近期手术者。

3. 不良反应

(1) 过量易致各种出血。早期表现有瘀斑、紫癜、牙龈出血、鼻衄、伤口出血经久不愈，月经量过多等。出血可发生在任何部位，特别是泌尿和消化道。也可见硬膜下颅内血肿和穿刺部位血肿。

(2) 偶见不良反应有恶心、呕吐、腹泻、瘙痒性皮疹、过敏反应及皮肤坏死。

(3) 大量口服甚至出现双侧乳房坏死，微血管病或溶血性贫血以及大范围皮肤坏疽。

4. 用药护理要点

(1) 评估：参阅"肝素钠"。

(2) 用药方法：口服，首日 6～20 mg，第 2 日停药，第 3 日根据凝血时间调整剂量；维持量 2～7.5 mg/日。用量根据 INR 比值动态调整。

(3) 不良反应观察与处理：

1) 观察患者有无出血倾向，如皮肤黏膜出血及大小便颜色变化，关注尿常规及粪隐血试验结果，女性患者需关注月经量是否增多。避免不必要的有创操作，指导患者正确按压止血，并延长按压时间。关注患者有无神志变化、头痛、呕吐等征象，一旦发现，立即通知医生处理。

2) 定期监测血常规及凝血功能，关注有无血红蛋白进行性下降及凝血酶原比值的变化，INR 应尽量维持在 2.0～3.0。

3) 观察消化道不良反应，如出现恶心、呕吐及腹泻，应通知医生。

4) 如出现过敏反应，立即停止用药，配合医生治疗。

(4) 其他注意事项：

1) 个体差异较大，治疗期间严密观察病情，并依据凝血酶原时间 INR 值调整用量。

2) 本药半衰期长，给药 5～7 日后疗效才可稳定，因此，维持量足够与否务需观察 5～7 日。

3）若发生轻度出血，或凝血酶原时间已显著延长至正常的 2.5 倍以上，应减量或停药。

4）严重出血可静脉注射维生素 K_1 10～20 mg，用以控制出血，必要时可输全血、血浆或凝血酶原复合物。

5. **特殊人群用药**

（1）妊娠早期妇女禁用，其他孕周期及哺乳期妇女权衡利弊后使用。

（2）老年患者慎用，用药剂量可适当减少。

（3）儿童用药应按个体所需调整剂量。

（4）严重肝、肾功能不全者禁用。

6. **健康指导**

（1）用药指导：向患者介绍用药目的和必要性、可能出现的不良反应及观察注意事项，提高患者的依从性。

（2）向患者介绍服药方法，固定时间服药，不可随意改变药物剂量，不可自行停药。忘记服药后在当天补上或在第 2 日继续正常用药，不可一次服双倍剂量。

（3）告知患者本药治疗的安全性、有效性取决于 INR 维持在目标范围内，因此需定期监测 INR 水平，以及时调整用量。

（4）加强随访：告知患者抗凝治疗的风险，指导患者学会观察出血症状，加强自我保护和预防出血，避免各种外伤，如用软毛牙刷刷牙、常修剪指甲防止抓伤，谨防跌倒，避免侵入性检查治疗，有出血迹象时应暂停华法林，并尽快与医生联系。

（5）指导患者进食易消化食物，避免辛辣刺激食物，并规律饮食。

（陈轶洪　袁　霞）

第五节　纤维蛋白溶解药

一、尿激酶

1. **药理作用**　尿激酶可直接作用于内源性纤维蛋白溶解系统，可降解已经形成的纤维蛋白凝块，也同时降解血液循环中纤维蛋白原，从而起到溶栓作用。

2. **适应证与禁用人群**

（1）适应证：血栓栓塞性疾病。

（2）禁用人群：对本品过敏者。急性内脏出血患者、急性颅内出血患者、近期手术史患者、颅内肿瘤患者、动静脉畸形或动脉瘤患者。

3. **不良反应**

（1）最常见的不良反应是出血倾向。以注射或穿刺局部血肿最为常见。其次为组织内出血，严重者可致脑出血。

（2）本药用于冠状动脉再通溶栓时，常伴随血管再通后出现房性或室性心律失常，发生率高达70%以上。

(3) 偶见过敏症状。

4. 用药护理要点

(1) 评估:询问过敏史。检测红细胞压积、血小板计数、凝血酶时间、凝血酶原时间、活化部分凝血酶原时间。

(2) 用药方法:现配现用,静脉给药时,要求一次穿刺成功,以避免局部出血或血肿。动脉穿刺给药时,给药毕,应在穿刺局部加压至少30 min,并用无菌绷带和敷料加压包扎,以免出血。

(3) 不良反应观察与处理:

1) 观察口腔黏膜出血、齿龈出血、皮下出血、黑便、血尿、呕血、颅内出血征象。

2) 观察神志、瞳孔及肢体变化。若患者发生头痛、呕吐、脉搏缓慢洪大、呼吸加深、血压升高,加上言语不清、肢体再度出现活动障碍等则揭示并发脑出血的可能。

3) 如发现过敏症状如:皮疹、荨麻疹等,立即停用。

5. 特殊人群用药 哺乳期妇女、年龄＞70岁以上老年人、肝硬化等肝功能受损患者,应慎用。

6. 健康指导

(1) 解释药物不良反应,特别是它可能引起出血的情况。应密切注意口腔黏膜出血、齿龈出血、皮下出血、黑便、血尿等。

(2) 告知患者可能引起过敏反应,如有恶心、呕吐、红疹、疼痛、全身热感立即告知医护人员处理。

二、阿替普酶

1. 药理作用 纤溶酶原激活剂,可激活内源性纤溶酶原,使其转变成为纤溶酶,从而发挥溶解血栓的作用。

2. 适应证与禁用人群

(1) 适应证:急性心肌梗死、急性大面积肺栓塞、急性缺血性脑卒中。

(2) 禁用人群:已知对本药任何成分过敏的患者。

3. 不良反应

(1) 常见不良反应:发热、嗜睡、出血、过敏反应主要表现有皮疹、荨麻疹、支气管痉挛、血管源性水肿、低血压、休克和其他与过敏反应有关的症状。

(2) 严重不良反应:严重出血(包括胃肠道出血)、败血症、胃肠道大出血、颅内出血、肺或动脉栓塞。

4. 用药护理要点

(1) 评估:药物过敏及禁忌证。急性缺血性脑卒中患者必须排除颅内出血。

(2) 用药方法:

1) 配置时避免剧烈震荡,可轻轻旋转或缓慢倒转进行混合。配置后应立即使用。本药不能与其他药物混合,也不能应用于同一输液管道。

2) 心肌梗死:先 15 mg 静脉推注,随后 30 min 持续静脉滴注 50 mg,剩余的 35 mg 需用 60 min 持续静脉滴注,直至最大剂量 100 mg。

3) 肺栓塞:10 mg 在 1~2 min 内静脉推注,90 mg 在随后 2 h 持续静脉滴注。

4) 急性缺血性脑卒中:总剂量的 10% 先从静脉推入,剩余剂量在随后 60 min 内持续静脉滴注。

(3) 不良反应观察与处理:

1) 注意有无口腔黏膜出血、齿龈出血、皮下出血、黑便、血尿、呕血、颅内出血征象等。

2) 严密观察神志、瞳孔及肢体变化。

3) 若患者发生头痛、呕吐、视盘水肿、脉搏缓慢洪大、呼吸加深、血压升高,言语不清、肢体再度出现活动障碍等则揭示并发脑出血的可能。

4) 若出现头痛、呕吐、失语或进行性意识障碍,双侧瞳孔不等大,对光反射迟钝或消失,原有症状加重或出现新的肢体瘫痪,则提示有溶栓后血管再闭塞致继发脑梗死的可能。应立即复查头颅 CT,及时给予改善脑循环和脱水降颅内压。

5) 药物过量可发生严重的出血,可输注新鲜冰冻血浆、新鲜全血、抗纤维蛋白溶解剂。

5. **特殊人群用药**　本药不能用于 80 岁以上及 18 岁以下的急性脑卒中患者治疗。

6. **健康指导**

(1) 解释药物不良反应,特别是它可能引起出血的情况。应密切注意口腔黏膜出血、齿龈出血、皮下出血、黑便、血尿等。

(2) 告知患者可能引起过敏反应,如有恶心、呕吐、红疹、疼痛、全身热感立即告知医护人员处理。

三、瑞替普酶

1. **药理作用**　参阅"阿替普酶"。

2. **适应证与禁用人群**

(1) 适应证:成人冠状动脉梗塞引起的急性心肌梗死。

(2) 禁用人群:活动性内出血患者、出血性脑卒中及 6 个月内的缺血性脑卒中患者、近期手术及外伤史患者、颅内肿瘤患者、动静脉畸型或动脉瘤患者、已知的出血倾向患者、严重的未控制的高血压患者。

3. **不良反应**　最常见的是出血倾向和过敏反应。

4. **用药护理要点**

(1) 评估:过敏史及有无禁忌证。

(2) 用药方法:本药应在症状发生后 12 h 内,尽可能早期使用。发病后 6 h 内治疗效果更好。现配现用,缓慢静脉推注。注射时应该使用单独的静脉通路,如需共用一条静脉通路先后注射时,使用 2 种药之间,应该用 0.9% 氯化钠注射液或 5% 葡萄糖溶液冲洗管道。

(3) 不良反应观察与处理:

1) 密切观察出血表现,如口腔黏膜出血、齿龈出血、皮下出血、黑便、血尿、呕血,以及颅内出血征象等。观察所有潜在出血点,包括导管插入部位、穿刺点、切开点及肌内注射部位。

2) 药物过量可导致严重出血,须立即停用,必要时输入新鲜全血或血浆及抗纤溶药物。

3) 用药期间避免有创操作。如果必须进行穿刺操作,最好采用上肢末端的血管、容易压迫止血。穿刺后,至少压迫 30 min,用敷料加压包扎,观察有无渗血。

5. **特殊人群用药**　妊娠期及哺乳期妇女慎用。老年≥70 岁时,尤其是收缩压≥160 mmHg 时,使用应特别谨慎。

6. **健康指导**　解释药物不良反应,特别是可能引起出血。应密切注意口腔黏膜出血、齿龈出血、皮下出血、黑便、血尿等。

（王　珏）

第六节　抗血小板药

一、硫酸氢氯吡格雷

1. **药理作用**　本药为血小板聚集抑制剂,能选择性地抑制腺苷二磷酸(adenosine diphosphate,ADP)与血小板受体的结合,随后抑制激活 ADP 与糖蛋白 GP Ⅱb/Ⅲa 复合物,从而抑制血小板的聚集。本药也可抑制非 ADP 引起的血小板聚集。

2. **适应证与禁用人群**
(1) 适应证:因血小板高聚集状态引起的心、脑及其他动脉的循环障碍疾病。
(2) 禁用人群:
1) 对活性物质或本药任一成分过敏者。
2) 严重的肝脏损害者。
3) 活动性病理性出血者。

3. **不良反应**　出血为最主要的不良反应,还可见中性粒细胞减少、腹痛、食欲减退、胃炎、便秘、皮疹等。偶见血小板减少性紫癜。

4. **用药护理要点**
(1) 评估:
1) 评估患者疾病史、过敏史、用药史、生活史及治疗方案。育龄妇女月经史及是否怀孕、哺乳。
2) 完善辅助检查,如血常规、凝血功能,以及肝、肾功能等。
(2) 用药方法:口服给药,根据患者年龄、体重及病情调整用量,推荐剂量为 75 mg/日。
(3) 不良反应观察与处理:

1) 观察有无出血倾向,如皮肤黏膜出血及大小便颜色变化,关注尿常规及粪便隐血试验结果,女性患者需关注月经量是否增多。避免不必要的有创操作,指导患者正确按压止血,并延长按压时间。关注患者有无神志变化、头痛、呕吐等脑出血征象,一旦发现,立即通知医生处理。

2) 定期监测血常规及凝血功能变化。

3) 观察消化道不良反应,必要时遵医嘱使用保胃抑酸的药物。

4) 观察患者皮肤,有无压之不褪色的皮疹等紫癜症状,如发现,立即通知医生处理。

5) 如出现过敏反应,应立即停止用药,配合医生治疗。

(4) 其他注意事项:

1) 本药可延长出血时间,因此有出血性疾病或出血风险的患者慎用。急性缺血性卒中患者不推荐使用本药。

2) 与其他抗凝血及抗血小板聚集药物联用时,会增加出血风险。

3) 本药中可能含有乳糖,因此乳糖不耐受者应注意。

4) 若在常规服药时间的 12 h 内漏服,应立即补服一次标准剂量,并按照常规服药时间服用下一次剂量;如果漏服时间超过 12 h,应在下次常规服药时间服用标准剂量,无需加倍剂量。

5. **特殊人群用药**

(1) 妊娠期妇女禁用。哺乳期妇女用药应停止哺乳。

(2) 老年人无需调整剂量。

(3) 本药在儿科使用的安全性及有效性尚未明确。

(4) 严重的肝脏损害者禁用,有出血倾向的中度肝脏疾病患者慎用。肾功能损害患者慎用。

6. **健康指导**

(1) 向患者解释使用本药的目的、用药方法及可能出现的不良反应。

(2) 告知患者常见药物不良反应及处理方法,如发现严重皮肤黏膜出血、尿色发红、大便发黑应立即就医。日常生活中注意安全,避免磕碰受伤、跌倒等。如有伤口出血,应延长局部按压时间。

(3) 告知患者应规律服药,不可随意增减药量。

(4) 告知患者进食易消化食物,避免坚硬、辛辣刺激食物。

二、盐酸替罗非班

1. **药理作用** 本药竞争性抑制纤维蛋白原和血小板 GP Ⅱb/Ⅲa 受体的结合,抑制血小板聚集、延长出血时间、抑制血栓形成。

2. **适应证与禁用人群**

(1) 适应证:不稳定型心绞痛或非 Q 波心肌梗死患者(与肝素联用),预防心脏缺血事件、冠脉缺血综合征患者进行冠脉血管成形术或冠脉内斑块切除术(预防与经治冠脉突然闭塞有关的心脏缺血并发症)。

（2）禁用人群：

1）对其任何成分过敏的患者。

2）以前使用本药出现血小板减少的患者。

3）在30日内卒史或任何出血性卒史的患者。

4）已知有颅内疾病史的患者。

5）有活动性或近期临床相关出血史的患者。

6）恶性高血压患者。

7）在过去6周中有相关创伤或重大外科手术干预者。

8）血小板减少症、血小板功能障碍、凝血障碍患者。

9）重度肝衰竭患者。

3．不良反应

（1）出血：颅内出血、腹膜后出血、心包积血、肺泡出血和脊柱硬膜外血肿，致死性出血罕见。

（2）急性和（或）严重血小板计数减少可伴有寒战、轻度发热或出血并发症。

（3）在本药输注第1天、初次治疗及再次使用时，可能出现过敏性反应。

（4）可能伴有严重的血小板减少症。

4．用药护理要点

（1）评估：参阅"硫酸氢氯吡格雷"。

（2）用药方法：将本药溶于0.9%氯化钠注射液或5%葡萄糖注射液中，浓度为50 μg/mL。本药仅供静脉使用。

（3）不良反应观察与处理：参阅"硫酸氢氯吡格雷"。观察患者生命体征变化，有无寒战、发热等症状，尽早处理。

（4）其他注意事项：

1）用药时应精确剂量，使用输液泵控制滴注速度。

2）与阿加曲班、阿司匹林、维生素A、软骨素、多昔单抗、低分子肝素、萃布地尼、古树脂、抗凝药、溶栓药合用，有增加出血的危险性。

3）与当归、茴香、山金车、小树、月见草、绣线菊、野甘菊、越橘、黑糖醋栗、墨角藻、睡菜、波多、琉璃苣、猫爪草、芹菜、姜黄素、大蒜、黄芪、辣椒碱、生姜、蒲公英、银杏、丁香油、山楂、甘草、益母草、黄芩、卡瓦、丹参、大黄、红花油合用，有增加出血的危险性。

4）与地西泮存在配伍禁忌。

5．特殊人群用药

（1）妊娠期妇女使用需权衡利弊。哺乳期妇女慎用。

（2）老年患者用药无需调整剂量。

（3）儿童用药的安全性和有效性尚未确定。

（4）严重肝、肾功能不全损伤者应遵医嘱慎用药物。

6．健康指导

（1）向患者解释使用本药的目的、用药方法及可能出现的不良反应。

(2) 告知患者常见药物不良反应处理方法,如发现严重皮肤黏膜出血、尿色发红、大便发黑,应立即告知医生。用药期间,对于出血部位应延长按压时间。避免进行增加出血风险的活动。

(3) 告知患者使用药液输注应缓慢,切勿自行调整输液速度。

(4) 告知患者饮食应易消化,避免坚硬、辛辣刺激食物。

三、替格瑞洛

1. **药理作用** 本药及其主要代谢产物能可逆性地与血小板 $P2Y12ADP$ 受体相互作用,阻断信号传导和血小板活化。

2. **适应证与禁用人群**

(1) 适应证:急性冠状动脉综合征,包括接受药物治疗和经皮冠状动脉介入治疗的情况。

(2) 禁用人群:

1) 对本药或其任何成分过敏的患者。

2) 有活动性病理性出血的患者。

3) 重度肝功能损害患者。

4) 有颅内出血病史者。

3. **不良反应**

(1) 出血症状:胃肠道出血,牙龈出血、直肠出血、血尿、阴道出血、眼内出血、鼻出血、咯血等。

(2) 呼吸困难:可能表现为轻至中度的呼吸困难。

(3) 长期服用本药有使尿酸升高的风险。

(4) 本药有引起心动过缓的可能,严重者可能出血晕厥或意识丧失。

4. **用药护理要点**

(1) 评估:参阅"硫酸氢氯吡格雷"。

(2) 用药方法:口服用药,推荐起始剂量负荷量 180 mg,此后 90 mg,每日 2 次。除非有明确禁忌,此药应与阿斯匹林联合用药。

(3) 不良反应观察与处理:

1) 参阅"硫酸氢氯吡格雷"。

2) 观察患者生命体征,听取主诉,如发现呼吸困难及心率减慢,应立即通知医生处理。

3) 定期监测肾功能,关注有无尿酸升高。

(4) 其他注意事项:

1) 本药禁止与强效 $CYP3A4$ 抑制剂联合使用,后者可明显增加本药的药物浓度,使出血风险增加。

2) 由于本药可能造成无症状的室性间歇和心动过缓,因此在与已知可诱导心动过缓的药物联合用药时,应谨慎用药。

3) 与抗抑郁药合用时,可能会增加出血风险,应谨慎联用。

5. **特殊人群用药**

(1) 妊娠期妇女使用需权衡利弊。哺乳期使用应停止哺乳。

(2) 老年人用药一般无需调整剂量。

(3) 对儿童的安全性和有效性尚未确立。

(4) 轻度肝功能不全无需调整剂量,重度肝肾损伤者禁用。

6. **健康指导** 参阅"硫酸氢氯吡格雷"。

四、阿司匹林

1. **药理作用** 抑制血小板血栓素 A_2 的生成从而抑制血小板聚集,抑制作用尤为显著。广泛应用于心血管疾病。

2. **适应证与禁用人群**

(1) 适应证:血栓。不稳定型心绞痛患者发生心肌梗死(预防血栓、脑血管疾病患者暂时性脑缺血的复发、缺血性中风的发生等)。

(2) 禁用人群

1) 哮喘、鼻息肉综合症、对药品的任一成分过敏者。

2) 葡萄糖-6-磷酸脱氢酶缺乏患者。

3) 活动性消化性溃疡者。

4) 严重的肾功能衰竭、心功能衰竭、肝功能衰竭者。

5) 具有抗凝血作用,血友病患者或其他出血倾向者。

3. **不良反应**

(1) 胃肠道反应,如腹痛和胃肠道轻微出血,偶尔出现恶心、呕吐和腹泻。胃出血和胃溃疡。

(2) 少见肝、肾功能障碍,低血糖,痛风,以及特别严重的皮肤病变。

(3) 极少出现眩晕耳鸣和过敏反应。

4. **用药护理要点**

(1) 评估:参阅"硫酸氢氯吡格雷"。

(2) 用药方法:常规应小剂量使用,如 50～150 mg,每日 1 次。

(3) 不良反应观察与处理:

1) 参阅"硫酸氢氯吡格雷"。

2) 观察有无低血糖及痛风表现,发现后立即通知医生处理。

3) 定期监测肝、肾功能变化。

(4) 其他注意事项:

1) 应与食物同服或用水冲服,以减少对胃肠的刺激。

2) 患哮喘、花粉性鼻炎或慢性呼吸道感染患者,对所有类型的镇痛抗炎药和抗风湿药过敏者,使用阿司匹肠溶片有引起哮喘发作的危险。

3) 痛风,肝、肾功能减退,心功能不全,鼻出血,月经过多等患者,以及有溶血性贫血史者慎用。

5. **特殊人群用药**
(1) 妊娠期、哺乳期妇女尽量避免使用。
(2) 老年人用药无特殊。
(3) 儿童患流感或水痘后应用本药可能诱发 Reye 综合征,严重者可致死。
(4) 重度肝、肾损伤患者禁用。
6. **健康指导**　参阅"硫酸氢氯吡格雷"。

(陈轶洪　袁　霞)

第七节　促血小板增生药

一、重组人白细胞介素-11

1. **药理作用**
(1) 药效学:本药是应用基因重组技术生产的一种促血小板生长因子,可直接刺激造血干细胞和巨核细胞的增殖,诱导巨核细胞的成熟分化,增加体内血小板的生成,从而提高血液血小板计数,而血小板功能无明显改变。
(2) 药动学:
1) 吸收:本药 50 μg/kg 单剂量皮下注射给药,血浆药物浓度的峰值为 17.4 ± 5.4 ng/mL,达到峰值浓度的时间为 3.2 ± 2.4 h,终末半衰期为 6.9 ± 1.7 h。
2) 分布:在大鼠模型中,放射标记的重组人白细胞介素-11 给药后从血浆中很快被清除并分布到一些血液灌流量大的组织器官。
3) 排泄:肾脏是主要的药物清除途径。但尿液中以原形排泄的重组人白细胞介素-11 量很少,提示药物在排泄前经过代谢处理。
2. **适应证与禁用人群**
(1) 适应证:实体瘤、非髓系白血病化疗后的Ⅲ、Ⅳ度血小板减少症。
(2) 禁用人群:对本药任一成分有严重过敏反应者。
3. **不良反应**
(1) 全身性:水肿、头痛、发热及中性粒细胞减少性发热。
(2) 心血管系统:心动过速、血管扩张、心悸、晕厥、心房颤动及心房扑动。
(3) 消化系统:恶心、呕吐、黏膜炎、腹泻、口腔念珠菌感染。
(4) 神经系统:眩晕、失眠。
(5) 呼吸系统:呼吸困难、鼻炎、咳嗽次数增加、咽炎、胸膜渗出。
(6) 其他:注射部位硬结疼痛。
4. **用药护理要点**
(1) 评估:本药仅供医嘱或在医生指导下使用。
(2) 用药方法:皮下注射。

配置:本品为无菌、白色、不含防腐剂的冻干粉末,需配注射液。将3 mg冻干粉用1 mL的注射用无菌水稀释,并需3 h内用完。

(3) 不良反应观察与处理:

1) 使用本药过程中应定期检查血常规,注意血小板数值的变化,在血小板升至$100×10^9$/L时应及时停药。

2) 查看患者是否出现器质性心脏病变,如出现呼吸困难、心房颤动等现象,应立即停止。

3) 使用期间应注意毛细血管渗漏综合征的监测,如体重、浮肿、浆膜腔积液等,查看体重变化,全身有无水肿现象等。

4) 使用过程严密观察患者表现,如出现任何不适主诉,应立即停止治疗。

5. **特殊人群用药**

(1) 妊娠期及哺乳期妇女用药:对妊娠期妇女目前尚没有合适的临床对照试验。因此,除非临床意义超过对胎儿的潜在危险,妊娠期一般不宜使用。尚不能确定重组人白细胞介素-11是否可以从母乳中分泌,因此哺乳期妇女应慎重使用。

(2) 儿童用药:儿童使用本品的疗效及安全性尚未确定。

(3) 老年患者用药:一般同成人用药量。

6. **健康指导**

(1) 告知患者本药应在化疗后使用,不宜在化疗前或化疗疗程中使用。

(2) 告知患者使用过程中应定期检查血常规(一般隔日1次),注意血小板浓度的变化,在血小板升至$100×10^9$/L时应及时停药。

(3) 告知器质性心脏病患者,尤其充血性心力衰竭及心房纤颤、心房扑动病史的患者慎用本药。

(4) 告知患者使用期间应注意毛细血管渗漏综合征的监测,如体重、浮肿、浆膜腔积液等。

(5) 告知患者药物过量,可引起水钠潴留、心房颤动等不良反应,应减量使用或停药,并严密观察。

(6) 告知患者遵医嘱用药,并掌握使用方法,在医疗单位进行治疗,如出现任何不适应立即就医。

二、艾曲泊帕

1. **药理作用**

(1) 药效学:本药是一种口服的小分子血小板生成素(thrombopoietin, TPO)受体激动剂。

(2) 药动学:

1) 吸收:口服达到峰值浓度时间为2~6 h。高钙饮食后(>50 mg)服用会降低生物利用度和峰值浓度,并延迟达峰时间。

2) 分布:血细胞中本药的浓度约为血浆浓度的50%~79%。体外研究表明,本药与人血浆蛋白高度结合(＞99％)。

3）排泄：药物在体内被广泛代谢，本药主要经肠道排出(59％)，31％以代谢产物形式经肾随尿液排出。粪便中排出的原形药物约占给药剂量的20％。

2. 适应证与禁用人群

(1) 适应证：慢性免疫性(特发性)血小板减少症(idiopathic thrombocytopenic purpura, ITP)。

(2) 禁用人群：

1）已知对本药任何一种辅料过敏的患者。

2）同时应用干扰素和利巴韦林的慢性丙型肝炎患者。

3. 不良反应

(1) 全身性：疲劳、头痛、四肢疼痛、发热、头晕、失眠。

(2) 皮肤性病变：皮疹、瘙痒、皮肤变色，包括色素沉着。

(3) 血液系统：贫血、骨髓增生异常综合征进展的风险增加。

(4) 消化系统：恶心、腹泻、食欲下降、转氨酶升高、血液胆红素升高、高胆红素血症。

(5) 泌尿生殖系统：尿路感染。

(6) 呼吸系统：上呼吸道感染、流感样疾病、鼻咽炎、咳嗽。

(7) 口腔病变：口咽痛、咽炎、牙疼。

(8) 特殊感官：感觉异常、白内障。

(9) 其他：血栓/血栓栓塞性并发症、慢性丙型肝炎患者的肝代偿失调、肝毒性。

4. 用药护理要点

(1) 评估：

1）在开始治疗前，获取病史，以前是否有用药史、过敏史。过敏史阴性的患者仍然可能有过敏反应。

2）在开始治疗前，确认患者是否有丙型肝炎病毒感染史，有无肝功能异常，是否使用干扰素及利巴韦林。

3）在开始治疗前进行基础眼科检查，并在过程中监测白内障的体征和症状。

4）在用药开始和整个过程中定期监测患者血常规、肝功能。

(2) 用药方法：

1）口服给药，空腹服用，不得碾碎后混入食物或液体服用。

2）建议起始剂量为25 mg，每日1次。

3）基于用药后血小板计数的反应进行个体化剂量调整。剂量不得超过每日75 mg。

4）无论是加量还是减量，每次增减25 mg/d。应监测血小板计数，至少每周1次，观察等待2周后再次调整剂量，肝硬化患者则需至少观察3周。

(3) 不良反应观察与处理：

1）用药期间定期监测患者血常规及肝功能检查，根据血小板计数、肝功能调整用药剂量。以75 mg/日剂量治疗4周后，如血小板计数仍未升高至足以避免临床严重出血的水平，应停止用药。过多的血小板计数反应出现了明显的肝功能异常，也应考虑停药。

停药后应继续监测包括血小板计数在内的血常规,每周1次,至少4周。

2) 观察患者有无任何肝脏问题的体征和症状,如果出现这些症状,立即通知医生。

3) 观察有无皮疹、心动过缓、乏力、转氨酶升高等用药过量表现,用药过量时请考虑口服含金属阳离子的制剂,以螯合本药,从而限制吸收。

4) 在服用本药过程中监测白内障的体征和症状。

5) 本药剂量过多可能会导致血小板计数过多,并有引起血栓性/血栓栓塞性并发症的风险。

6) 在同时使用抗凝药物或抗血小板药物时停用本药,出血风险增加,可以停用抗凝药物和(或)抗血小板药物。

(4) 其他注意事项:

1) 药物相互作用:建议患者至少服用在富含钙的食物,矿物质补充剂和含多价阳离子(例如铁、钙、铝、镁、硒和锌的抗酸剂)之前或之后4 h服用本药。

2) 女性在本药治疗期间和最后一次本药剂量后至少7日内使用有效避孕措施。

5. **特殊人群用药**

(1) 老年人应用本药一般不需调整剂量。

(2) 尚未确定1岁以下儿童患者的用药安全性和有效性,不建议12岁以下儿童服用,12岁以上小儿可用成人剂量。

(3) 肝功能不全患者需降低初始剂量,减少用量;慢性丙型肝炎患者不需调整初始剂量,但本药与干扰素和利巴韦林合用可能会增加肝代偿失调风险,需监测肝功能。

6. **健康指导**

(1) 向患者解释使用本药的目的、可能出现的不良反应的症状,在出现相关症状时及时通知医护人员。

(2) 建议患者在不进餐或低钙餐(≤50 mg)的情况下,以及在其他药物(例如抗酸剂)和富含钙的食物之前至少2 h或之后4 h服用本药。

(3) 24 h内使用本品次数不超过1次,漏服无需补服。

(4) 建议女性患者如果计划怀孕或哺乳,怀疑怀孕,应告知医护人员。

(5) 告知患者本药服用过多可能会导致血小板计数过多,并有引起血栓性/血栓栓塞性并发症的风险。

(沈　艳　王　颖)

第五章 内分泌系统药

第一节 垂体激素及相关药

一、生长激素释放抑制激素类似物

下面以醋酸兰瑞肽为例做介绍。

1. **药理作用** 本药对生长激素分泌的抑制作用较对胰岛素分泌的抑制作用具有明显的选择性。

2. **适应证与禁用人群**

(1) 适应证:手术和(或)放射治疗后生长激素仍分泌异常的肢端肥大症和类癌临床症状。

(2) 禁用人群:

1) 对生长激素释放抑制激素或相关肽类或任何辅料过敏者。

2) 妊娠期及哺乳期妇女。

3. **不良反应**

(1) 胃肠道反应:腹泻或软便、腹痛、胃肠胀气。

(2) 胆结石:胆泥和结石形成的风险升高。

(3) 葡萄糖代谢紊乱:可能出现低血糖症或高血糖症。

(4) 心血管系统:可出现窦性心动过缓。

(5) 肝脏、肾脏损害:重度肾脏损害、肝功能不全受试者中药物代谢时间有所增加。

(6) 局部反应:注射部位有轻度、暂时的疼痛,有时伴有局部红肿。

(7) 超敏和过敏反应:最常影响皮肤,罕有影响口腔和呼吸道。

4. **用药护理要点**

(1) 评估:

1) 在开始治疗前,评估患者肝、肾功能,是否使用生长激素释放抑制激素类似物及其反应,检测血清生长激素和(或)胰岛素样生长因子(IGF-1)的水平。

2) 评估用药史,对使用环孢菌素、降糖药及可诱发心动过缓的药物的患者,应根据需要调整药物剂量。

3) 注射前评估患者体重指数(body mass index,BMI)和注射部位皮肤。

4) 治疗时应监测心率。

(2) 用药方法:

1) 皮下注射：药液应达到室温再用，以减少局部不适感。

2) 静脉滴注：通常将本药 0.5 mg 溶于 60 mL 0.9% 氯化钠注射液中，并用输液泵滴注直到疗程结束。

3) 醋酸兰瑞肽预充式注射液：皮下注射时皮肤不能有褶皱，针头应快速、垂直、全部刺入皮肤。具体方法为：①注射前 30 min 从冰箱内取出。保持层压袋密封。检查药物是否完好、在有效期内。②进行手卫生。取出预充式注射器。③选择注射部位。清洁注射部位，但不要按摩皮肤。转动并拉出注射器内保护器。④移去针帽。拇指和示指保持注射部位周围皮肤平坦，使注射部位皮肤没有褶皱或受压，迅速垂直于皮肤插入注射针全长。缓慢注射药物，一般需要 20 s。注射全部药物，直到内芯不能推动为止。⑤从注射部位拔出注射针，同时不能放松对注射器内芯的按压。放松按压注射器内芯，注射针将自动回缩至针管中，并永久锁住。⑥用棉球或纱布轻轻按压注射部位，以防出血。注射后不要摩擦或按摩注射部位。⑦根据指导处理用过的注射器，勿将其扔在一般垃圾中。

(3) 不良反应观察与处理：

1) 胃肠道反应：药物使用前后应避免进餐，即在两餐之间或睡觉前给药。

2) 胆结石：建议患者治疗前和治疗期间每隔 6~12 个月进行胆囊超声检查。

3) 心动过缓：用药时使用心电监护，密切监测患者生命体征。

4) 葡萄糖代谢紊乱：通过降低给药剂量、增加给药次数，减少血糖波动。

5) 局部反应：注射前使药液达到室温或采用浓溶液减少注射体积减轻局部不适。

5. **特殊人群用药**　妊娠期间最好避免使用，慎用于哺乳期妇女，对老年患者的剂量选择应谨慎，不推荐用于儿童和青少年患者。

6. **健康指导**

(1) 肢端肥大的患者使用本药仍需对垂体瘤体积进行监测。

(2) 在应用本药期间需要定期监测甲状腺功能；类癌综合症，在排除阻塞性肠道肿瘤前，不应当用本药。

(3) 长期治疗时，建议在治疗前和治疗期间每 6 个月应进行胆囊超声波检查。

(4) 肝、肾功能不全的患者，应定期监测肝、肾功能，以调整剂量。

(5) 告知糖尿病患者从治疗一开始就应控制好血糖水平；非糖尿病患者，治疗期间某些患者可能出现暂时的血糖升高，这种情况不必使用胰岛素。

(6) 建议在用药期间至停药后 3 个月内恰当地使用避孕药物。

（黄慧群　王佳仪）

第二节　抗糖尿病药

一、胰岛素

1. **药理作用**　通过刺激骨骼肌和脂肪对周围葡萄糖的摄取，以及抑制肝葡萄糖生成,从而降低血糖;抑制脂解作用和蛋白质酶解并增强蛋白质合成;使肌肉组织中增加糖原、脂肪酸、甘油、蛋白质合成和氨基酸摄取,而减少糖异生、酮体生成、脂解作用、蛋白质分解和氨基酸产生量。

2. **适应证与禁用人群**

(1)适应证:需要胰岛素维持正常血糖稳态的糖尿病患者。

(2)禁用人群:对本药任一成分过敏的患者,低血糖患者。

3. **不良反应**

(1)低血糖反应:多发生在希望严格控制血糖的病例,用药时间不当容易促使其发生。

(2)变态反应:少数患者在注射部位发生各种变态反应,表现为局部痒、红斑、各种皮肤损害或皮下结节,甚至发生注射局部的脂肪萎缩或增生。其中皮下脂肪增生是胰岛素注射中最常见的并发症。

(3)胰岛素性水肿:常出现于血糖控制后4~6日,可能与本药促进肾小管回吸收钠有关。继续应用本药后常可自行消退。

(4)屈光失常:多见于血糖波动较大的幼年型患者。由于治疗时血糖迅速下降,影响晶状体及玻璃体内渗透压,使晶状体屈光率下降,发生远视。

(5)疼痛:注射不适感与诸多因素有关,包括针头长度、针头直径、注射环境、捏皮过紧、重复使用针头、针尖触及肌肉或筋膜、胰岛素温度较低、酒精消毒皮肤未干,以及在体毛根部注射等。

4. **用药护理要点**

(1)评估:

1)在开始治疗前,询问病史、既往是否使用胰岛素类药物及有无不良反应。

2)宜选择皮下脂肪丰富且无较多神经、血管分布的部位进行注射(见图5-1),首先要观察注射部位皮肤的颜色、表面毛孔的大小、观察局部是否有隆起。

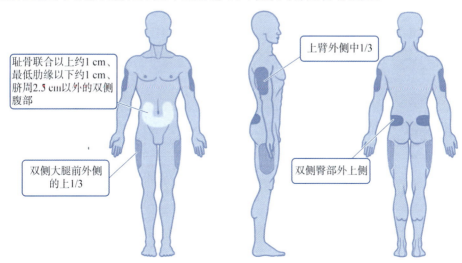

图5-1 胰岛素常用注射部位示意图

3) 在用药过程中监测血糖波动情况(空腹、餐前及餐后)。

(2) 用药方法：

1) 皮下注射或静脉给药。各类胰岛素制剂均可皮下注射给药，其中生物合成人胰岛素注射液可静脉给药。考虑到低血糖风险，必须严格避免中效胰岛素和长效胰岛素的肌内注射。

2) 确定胰岛素注射时间：超短效胰岛素类似物和预混胰岛素类似物，宜在进餐前即刻注射；双胰岛素类似物，宜在进餐前即刻注射；短效胰岛素和预混胰岛素，宜在餐前15～30 min注射；中效胰岛素，宜在睡前注射；长效胰岛素，应固定时间注射。

3) 注射步骤：①注射前请洗净双手。预混胰岛素使用前将笔芯在手心中旋转10次、以180°反转10次至其中的药液呈均匀的混悬状态或乳浊液。同时使用中效胰岛素与短效胰岛素/速效胰岛素类似物时，应先抽取短效胰岛素/速效胰岛素类似物，再抽取中效胰岛素。②选好注射部位。③用酒精棉球消毒注射部位皮肤。④拔下针头外帽。⑤将注射部位皮肤抚平、绷紧，轻轻捏起，按操作说明皮下注射给药。⑥按压按钮。⑦拔出针头，轻轻按住注射部位数秒，避免揉搓。⑧注射完毕后，立即用针头外帽拆卸针头，妥善地将其丢弃处置。⑨轮换使用注射部位(见图5-2)，同一部位1个月内不超过1次。

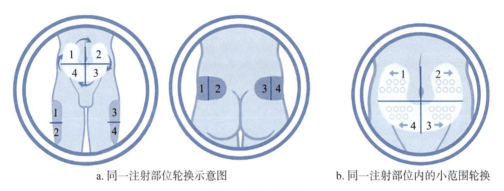

a. 同一注射部位轮换示意图　　b. 同一注射部位内的小范围轮换

图5-2　胰岛素注射部位轮换示意图

4) 注射装置包括注射器和(注射笔用)针头，根据治疗需要和个人喜好作为选择依据。胰岛素注射笔、胰岛素专用注射器、胰岛素泵、无针注射器的优、缺点比较详见表5-1。

表5-1　临床常用胰岛素注射装置的优点与缺点

注射装置	优点	缺点
胰岛素注射笔	注射笔上标有刻度，剂量更加精确，免去繁琐的胰岛素抽取过程，携带及使用方便，针头细小，可减轻注射疼痛	当使用不同类型的胰岛素时，不能自由配比，除非使用预混胰岛素，否则需分次注射
胰岛素专用注射器	价格便宜，能够按需混合胰岛素	使用时需抽取胰岛素，携带和注射较为不便

(续表)

注射装置	优点	缺点
胰岛素泵	模拟人体胰岛素的生理性分泌,可在有效降低血糖的同时,减少夜间低血糖的发生,操作简便,生活自由度大,尤其适合生活不规律的患者	价格昂贵,胰岛素泵需要24 h佩戴,患者有时感到不便,对使用者要求较高(如自我血糖监测、生活自理能力和经济能力等)
无针注射器	药液分布广、扩散快、吸收快且均匀,可消除针头注射引起的疼痛和恐惧感	价格较高,拆洗安装过程较为复杂,且瘦弱的患者往往会造成皮肤青肿

5)注射器:①使用胰岛素注射笔时应当沿注射笔轴心按压拇指按钮,不能倾斜按压。胰岛素注射笔、笔芯、药瓶都必须专人专用,不可公用,胰岛素注射笔、笔芯及药瓶应标明患者姓名/识别号等。注射前必须排尽针头内的死腔,确保至少1滴药液挂在针尖上;注射笔的针头在使用后应废弃,不得留在注射笔上,以防空气或其他污染物进入笔芯,或因药物渗漏而影响剂量的准确性。②使用胰岛素专用注射器时,应针对不同浓度的胰岛素(如U-40,U-100)选择合适的注射器。推荐在抽取胰岛素前,先用注射器吸入体积与胰岛素剂量相当的空气,然后将空气注入胰岛素瓶内,使胰岛素更易抽取;注射器内若有空气,需要事先排尽;注射器只能一次性使用。

6)注射笔用针头:规格有4 mm×0.23 mm(32G)、5 mm×0.25 mm(31G)、8 mm×0.25 mm(31G)和12.7 mm×0.33 mm(29 G)等。指南推荐:①4 mm针头最安全,适合成人和儿童,可以不分年龄、性别和BMI。②因为手抖或其他障碍无法握住4 mm针头的患者,建议使用更长的针头。③使用6 mm及以上长度的针头在上臂注射时,必须由他人协助捏皮注射。④在四肢或脂肪较少的腹部注射时,无论针头长短,都建议捏皮注射或者45°角倾斜注射。⑤注射时应避免按压皮肤使之出现凹陷,防止针头刺入过深而达到肌肉组织。⑥对于儿童、青少年和过瘦的患者,针头尽可能选择短型、捏皮、垂直或倾斜进针,以避免注射至肌肉。

7)早餐前注射常规的预混胰岛素时首选腹部皮下;晚餐前注射预混胰岛素时首选臀部或大腿皮下;短效胰岛素建议首选腹部注射。

8)单独使用中效胰岛素应尽量在睡前给药,避免在晚餐时给药。

9)对于接受长效胰岛素皮下注射后进行运动的患者,必须给予低血糖警告。

(3)不良反应观察与处理:

1)低血糖:观察患者是否出现出汗、饥饿、心慌、颤抖、面色苍白甚至昏迷等低血糖表现,关注血糖波动情况,有无低血糖事件发生(血糖值≤3.9 mmol/L),重视"Somogyi现象"。低血糖的处理:①意识清楚者,迅速给予15~20 g糖类食品(葡萄糖为佳)。意识障碍者,给予静脉注射50%葡萄糖液20~40 mL或肌内注射胰高血糖素0.5~1.0 mg;15 min后复测指尖血糖,直至恢复到>3.9 mmol/L。②根据低血糖发生的时间及其与进餐、运动和胰岛素输注的关系,调减胰岛素剂量。

2) 变态反应:观察注射部位皮肤的颜色、表面毛孔的大小、观察局部是否有隆起,其次手指指腹游走性轻压患者注射区域,感知触碰硬结的存在及大小。处理:停止在受影响的组织处进行注射,优先选择 4 mm 胰岛素注射笔用针头/6 mm 胰岛素注射器或者可用的最短针头以尽量避免注射到肌肉的风险,用墨水笔在皮下脂肪增生部位的两端做标记,测量并记录病变的大小以便长期随访。

3) 胰岛素性水肿:多发生于开始治疗阶段,常见于面部和双下肢水肿。注意评估患者水肿严重程度,一般无须改变治疗,常可于 1 个月内自行缓解,明显水肿者可短期适当使用利尿剂。

4) 疼痛:选择更短、更小直径、更小穿透力的针头;不重复使用针头;使用的胰岛素室温保存;避免在体毛根部注射;酒精消毒皮肤待干后注射;针头刺入皮肤需平滑进入非猛戳;大剂量胰岛素应拆分注射或提高胰岛素浓度;如患者偶感锐痛需确认是否因针头触碰神经末梢且未产生其他损害,如持续疼痛应该检查和评价注射方法是否得当。

(4) 其他注意事项:

1) 本药初次使用后,应当在室温(15～30 ℃)下贮存不超过 30 日;室温超过 30 ℃时,使用中的胰岛素应贮存在冰箱中,使用前需要回暖。未开封的瓶装胰岛素或胰岛素笔芯应储存在 2～8 ℃环境下;避免受热或阳光照射;指导患者在抽取胰岛素之前先确认是否存在结晶体、浮游物或者颜色变化等异常现象。

2) 本药混匀方法:在室温下 5 s 内用双手水平滚动胰岛素笔芯 10 次,然后 10 s 内上下翻转 10 次。建议每次滚动和翻转后,肉眼检查确认胰岛素混悬液是否充分混匀,如笔芯中仍有晶状物则需重复操作;混匀过程应避免剧烈摇晃,以免产生气泡降低给药的准确性。

3) 预防本药漏液:在拧紧或旋上针头前先确保针头对准轴位;针头应垂直刺穿笔芯隔离塞。使用具有更宽内径的针头;推注完毕后针头在皮下停留 10 s 后原路拔出;针头停留时间长短存在个体差异,需鼓励患者自行摸索;使用大剂量胰岛素时建议拆分为多次注射。

5. 特殊人群用药

(1) 早期妊娠妇女:不需要改变胰岛素注射部位或技术。

(2) 中期妊娠妇女:可选择腹部外侧远离胎儿的皮肤处注射。

(3) 晚期妊娠妇女:在确保正确捏皮的情况下,可经腹部注射,有顾虑者可选择大腿、上臂或腹部外侧。

6. 健康指导

(1) 向患者解释注射治疗的方案,注射装置的选择及管理,注射部位的选择、护理及自我检查,正确的注射技术,注射相关并发症及其预防,如何选择合适的针头长度,针头使用后的安全处置,胰岛素的储存方法,胰岛素混悬液的混匀等。

(2) 就患者目前的注射操作情况进行询问和观察,视诊并触诊注射部位;应制订注射质量管理程序,以确保患者能够掌握正确的注射技术,同时对这些情况予以记录存档。

(3) 告知患者不同注射部位宜每月进行轮换；同一注射部位可分为多个等分区域，每周使用一个等分区域并始终按同一方向轮换，连续两次注射的部位间隔应＞1 cm。对于不同胰岛素剂型及特殊人群，宜参照图 5-2 选择注射部位。

二、口服降糖药

(一) 二甲双胍类(盐酸二甲双胍)

1. **药理作用** 改善胰岛素敏感性，减少肝葡萄糖的生成，抑制葡萄糖在肠道的吸收，轻度改善外周组织对葡萄糖的利用等多种作用，降低空腹和餐后血糖，减轻胰岛素抵抗，改善血脂及适当地减轻体重。

2. **适应证与禁用人群**

(1) 适应证：经单纯饮食治疗和体育锻炼不能满意控制的 2 型糖尿病，尤其是肥胖患者疗效更佳；用磺酰脲类药物，效果不理想者，可联合此药物；胰岛素治疗的 1、2 型糖尿病，加服双胍类药物可减少胰岛素用量。

(2) 禁用人群：肾功能不全患者、充血性心力衰竭患者，对盐酸二甲双胍和本药中的任何成分过敏者，急性或慢性代谢性酸中毒患者。

3. **不良反应**

(1) 胃肠道异常：如恶心、呕吐、腹泻、腹痛和食欲不振，多发生在开始治疗时，大多数患者通常可以自行缓解。

(2) 神经系统异常：如味觉障碍。

(3) 代谢和营养障碍：十分罕见，例如乳酸酸中毒。

4. **用药护理要点**

(1) 评估：在开始使用本药之前，检测肾小球滤过率(glomerular fitration rate, GFR)。

(2) 用药方法：口服给药。本药普通剂型和缓释剂型容易引起胃肠道反应，一般随餐或者餐后服用，肠溶片饭前 30 min 服用。

(3) 不良反应观察与处理：

1) 评估患者是否出现厌食、胃胀、恶心、呕吐、腹痛、腹泻等。改变剂型、从小剂量开始、逐渐增加剂量是减少胃肠道初期不良反应的有效方法。

2) 注意观察患者是否出现呼吸加深加快、嗜睡、神志模糊、谵妄甚至昏迷等乳酸酸中毒表现。但在掌握好禁忌证的前提下，长期应用本药不增加乳酸酸中毒风险。

3) 长期服用本药的患者应定期做相关血液检查，如血清维生素 B_{12} 水平，若缺乏应适当补充维生素 B_{12}。一旦发生巨幼红细胞贫血，应立即停服本药，予以维生素 B_{12} 注射液进行治疗，改善贫血的症状。

4) 当本药与胰岛素/胰岛素促泌剂联合使用时，需要调整胰岛素或胰岛素促泌剂的剂量以降低低血糖风险。

5. **特殊人群用药**

(1) 妊娠期及哺乳期妇女用药：对于计划怀孕或已经怀孕的患者，不推荐使用本药。

本药可通过乳汁排泄,在治疗期间不推荐哺乳。

(2) 儿童用药:暂不推荐使用。

(3) 老年人用药:应定期检查肾功能。

6. 健康指导

(1) 服用本药的患者应避免饮酒,以免发生低血糖。

(2) 定期复查肝、肾功能和血液学检查。

(3) 如果出现漏服的情况,一两次不需要补服,但需要增加运动量。如果血糖升高,则需要补服。漏服时间<1 h,可以按照原剂量服用;漏服时间>1 h,可原剂量或减量服用,具体需要根据个人情况;如果是已经到了下一次再次使用本药的时间,不用增加药量,按原剂量服用即可。

(二) 磺脲类药物(格列齐特、格列吡嗪、格列美脲、格列喹酮)

1. 药理作用 促进胰腺胰岛 B 细胞分泌胰岛素;通过增加门静脉胰岛素水平或对肝脏直接作用,抑制肝糖原分解和糖原异生作用,肝生成和输出葡萄糖减少;也可增加胰外组织对胰岛素的敏感性和糖的利用,降低空腹血糖与餐后血糖。

2. 适应证与禁用人群

(1) 适应证:成人 2 型糖尿病。

(2) 禁用人群:

1) 已知对格列齐特、格列吡嗪、格列美脲、格列喹酮,或其中某一赋形剂、其他磺脲类、磺胺类药物过敏者。

2) 1 型糖尿病患者。

3) 糖尿病前驱昏迷和昏迷、糖尿病酮症酸中毒患者。

4) 严重肾或肝功能不全患者。

5) 应用咪康唑治疗者。

6) 妊娠期、哺乳期妇女。

3. 不良反应

(1) 最常见的是低血糖。

(2) 其他:胃肠道功能障碍包括腹痛、恶心、呕吐、消化不良、腹泻、便秘都有过较少报道。

4. 用药护理要点

(1) 评估:用药前评估患者过敏史、肝/肾功能,用药过程中监测血糖变化。

(2) 用药方法:口服给药。格列齐特缓释片建议吞服,不应粉碎或咀嚼,建议于早餐前 30 min 服用。格列吡嗪应与早餐或当天的第 1 次正餐同服。格列美脲需与足量的液体(大约 1/2 杯)吞服,不得咀嚼。格列喹酮应餐前服用。

(3) 不良反应观察与处理:

1) 低血糖:观察患者是否出现头痛、极度饥饿、恶心、呕吐、倦怠、出汗、心动过速等低血糖表现,建议患者定时进餐(包括早餐),降低低血糖风险。

2) 胃肠道不良反应:观察患者是否出现包括腹痛、恶心、呕吐、消化不良、腹泻、便秘等胃肠道功能障碍表现,在早餐时服用,这些症状可以避免或使风险降到最低。

5. **特殊人群用药** 格列吡嗪等磺脲类药物会穿过胎盘,建议从计划妊娠或妊娠早期,将口服降糖药物改为用胰岛素治疗。哺乳期妇女禁止使用格列齐特。

6. **健康指导**

(1) 注意服用磺脲类降糖药期间不宜饮酒。

(2) 胰岛素促泌剂类药物(包括磺脲类和格列奈类)之间不能联用,以免增加低血糖的风险。

(3) 遵守饮食治疗,饮食方面应定时定量。

(4) 按时运动,运动量保持相对稳定,运动量增加时需相应的增加饮食量或减少药量。

(三)格列奈类药物(瑞格列奈、那格列奈)

1. **药理作用** 通过与β细胞上受体结合以关闭β细胞膜中ATP-依赖性钾通道,使β细胞去极化,打开钙离子通道,使钙流入增加,诱导β细胞分泌胰岛素,促进胰腺释放胰岛素降低血糖水平。

2. **适应证与禁用人群**

(1) 适应证:饮食控制、减轻体重及运动锻炼不能有效控制其高血糖的成人2型糖尿病。

(2) 禁用人群:

1) 已知对瑞格列奈、那格列奈或其中的任何辅料过敏者。

2) 1型糖尿病患者,C-肽阴性糖尿病患者。

3) 伴随或不伴随昏迷的糖尿病酮症酸中毒患者。

4) 重度肝、肾功能异常者。

5) 伴随使用吉非贝齐者。

3. **不良反应** 最常见的为低血糖。

4. **用药护理要点**

(1) 评估:患者用药史,肝、肾功能情况,用药过程中密切监测患者血糖变化情况。

(2) 用药方法:通常应在餐前15 min内口服。

(3) 不良反应观察与处理:

1) 低血糖:用药过程中密切监测患者血糖变化,观察患者是否出现头痛、极度饥饿、恶心、呕吐、倦怠等低血糖表现,出现低血糖时应及时处理。

2) 使用瑞格列奈或者那格列奈时间超过2年的患者,需要定期做心脏检查。

3) 注意监测患者体重变化情况。出现体重异常增加时,可适当调整用药剂量或更换降糖药物。

(4) 其他注意事项:

1) 氯吡格雷应避免与瑞格列奈合用。

2) 胰岛素促泌剂类药物(包括磺脲类和格列奈类)之间不能联用。

5. **特殊人群用药** 尚未明确特殊人群用药安全性和有效性。

6. 健康指导

(1) 应餐前即刻口服,不进食时不服药,避免发生低血糖。

(2) 如果吃完饭后发现漏服,这时不要补服。

(3) 用药过程中必须规律血糖监测,防止低血糖的发生,并及时调整药物剂量。

(四) 噻唑烷二酮类药物(吡格列酮)

1. **药理作用**　激活脂肪、骨骼肌和肝脏等胰岛素所作用组织的过氧化物酶体增殖物激活受体核受体,从而调节胰岛素应答基因的转录,控制血糖的生成、转运和利用。

2. 适应证与禁用人群

(1) 适应证:接受饮食疗法和(或)运动疗法加磺脲类药物、α-葡萄糖苷酶抑制剂、双胍类药物而未得到充分效果,推断为有胰岛素抵抗的2型糖尿病。

(2) 禁用人群:心力衰竭患者,严重酮症、糖尿病性昏迷或昏迷前期或1型糖尿病患者,严重肝、肾功能障碍患者,严重感染、手术前后或严重创伤患者,对本药成分过敏者,肉眼血尿患者。

3. **不良反应**　常见水肿、低血糖发生率增加、出现或加重心力衰竭。

4. 用药护理要点

(1) 评估:用药史、过敏史、既往疾病史。

(2) 用药方法:口服给药。

(3) 不良反应观察与处理:

1) 女性患者、与胰岛素合并用药的患者或伴有糖尿病并发症的患者,对于这类患者,应特别留意水肿的发生。如出现水肿、体重突然增加和心力衰竭等症状、体征,应停药并给予髓袢利尿剂等适当措施。

2) 出现低血糖症状时,通常给予蔗糖,但与α-葡萄糖苷酶抑制剂合并用药时出现低血糖症状,应给予葡萄糖。

3) 对于存在潜在肝功能障碍的患者,如有必要应定期进行肝功能检查。如果出现异常应采取如停止用药等适当措施。

5. **特殊人群用药**　妊娠期或有可能妊娠的妇女禁用,哺乳期妇女避免用药。

6. 健康指导

(1) 服药期间应定期测定血糖和糖化血红蛋白水平。在应激状态下,如发热、外伤、感染、手术等期间,治疗可能需要调整,应及时告知医生。

(2) 治疗开始前要检查肝功能,同样的检查在治疗的第1年每2个月进行1次。

(3) 盐酸吡格列酮每日服药1次,服药与进餐无关。如漏服,次日不应加倍服药。

(4) 患者及亲属应掌握低血糖的风险、症状、治疗及易导致低血糖发生的情况。

(5) 对于绝经期前无排卵的胰岛素抵抗患者,盐酸吡格列酮治疗可能使排卵重新开始,有可能需考虑采取避孕措施。

(五) α-糖苷酶抑制剂(阿卡波糖、伏格列波糖、米格列醇)

1. **药理作用**　抑制小肠壁细胞刷状缘的α-糖苷酶的活性,从而延缓了肠道内多糖、寡糖或双糖的降解,使来自碳水化合物的葡萄糖的降解和吸收入血速度变缓,降低了餐后血糖的升高,使平均血糖值下降。

2. **适应证与禁用人群**

(1) 适应证:2型糖尿病。

(2) 禁用人群:糖尿病酮症酸中毒患者,炎症性肠病患者,结肠溃疡患者,不完全性肠梗阻患者,有肠梗阻倾向患者,慢性肠道疾病伴有明显胃肠功能紊乱患者,伴有可能进一步加重出现肠胀气情况的患者,对该药物或其成分过敏者。

3. **不良反应** 最常见胃肠道症状,有时出现胃肠胀气或肠排气增加等。

4. **用药护理要点**

(1) 评估:既往用药史及过敏史,肝、肾功能,是否患有肠道疾病及胃肠功能紊乱,监测血糖水平变化。

(2) 用药方法:口服给药。

(3) 不良反应观察与处理:

1) 如果发生低血糖,应及时调整本品和磺脲类药物的剂量。严重的低血糖症需要静脉滴注葡萄糖或注射胰高血糖素来纠正。

2) 胃肠道不良反应。如果产生不良反应,通常是在治疗开始几周内出现。临床症状多表现为轻、中度的剂量依赖性的胃肠功能紊乱,如胃胀、稀便、腹泻或腹部不适。但以上症状出现的频率及强度常会随着时间而逐渐减轻。停药可立即缓解上述症状。

5. **特殊人群用药** 不推荐妊娠期及哺乳期妇女使用。

6. **健康指导**

(1) 向患者强调饮食也是治疗的主要形式。

(2) 嘱患者有规律的体育活动也同样重要,同时应注意心血管危险因素的发生,必要时采取改善措施。

(3) 嘱患者定期监测血糖及糖化血红蛋白水平。

(4) 向患者充分说明低血糖症状及其处理方法。

(龚 晨 周云峰)

第三节 甲状腺用药

一、甲状腺激素类用药

下面以左甲状腺素钠为例做介绍。

1. **药理作用** 本药所含有的合成左甲状腺素与甲状腺自然分泌的甲状腺素相同。它与内源性激素一样,在外周器官中被转化为三碘甲状腺原氨酸(3,5,3′-triiodothyronine,T_3),然后通过与T_3受体结合发挥其特定作用。

2. **适应证与禁用人群**

(1) 适应证:

1）非毒性的甲状腺肿（甲状腺功能正常）。
2）甲状腺肿切除术后，预防甲状腺肿复发。
3）甲状腺功能减退的替代治疗。
4）抗甲状腺药物治疗甲状腺功能亢进症的辅助治疗。
5）甲状腺癌术后的抑制治疗。
6）甲状腺抑制试验。

（2）禁用人群：
1）对左甲状腺素钠及其辅料过敏的患者。
2）未经治疗的肾上腺功能减退、垂体功能不全和甲状腺毒症患者。
3）急性心肌梗死、急性心肌炎和急性全心炎患者。
4）妊娠期间，与抗甲状腺药物联用治疗甲状腺功能亢进症者。

3. **不良反应**　如果超过个体的耐受剂量或者过量服药，特别是由于治疗开始时剂量增加过快，可能出现下列甲状腺功能亢进症的临床症状，包括心律失常（如心房颤动和期外收缩）、心绞痛、头痛、肌肉无力和痉挛、潮红、发热、呕吐、月经紊乱、假脑瘤（头部受压感及眼胀）、震颤、坐立不安、失眠、多汗、体重下降和腹泻。对本药成分过敏的患者，可能会出现过敏反应，尤其可能发生皮肤及呼吸道过敏反应。

4. **用药护理要点**

（1）评估：在开始治疗前，评估用药史及既往史，在用药开始和整个过程中评估甲状腺功能亢进症的临床症状。

（2）用药方法：成人应早于早餐前半小时，空腹将1日剂量一次性用适当液体（例如半杯水）送服。婴幼儿可以用适量的水将片剂捣碎制成混悬液，但谨记该步骤需服药前临时进行。得到的药物混悬液可再用适当的液体送服。

（3）不良反应观察与处理：在患者出现甲状腺功能亢进症的临床症状时，应该减少患者的每日剂量或停药几天。症状消失后，患者应小心地重新开始药物治疗。

5. **特殊人群用药**　在妊娠期及哺乳期需特别注意继续使用甲状腺激素进行治疗。妊娠期间用药剂量可能增加。妊娠妇女过度使用高剂量本药可能对胎儿或胎儿出生后的发育产生不良反应。妊娠期间不宜将本药与抗甲状腺药物联合应用，抗甲状腺药物能通过胎盘，并可能导致胎儿甲状腺功能减退。

6. **健康指导**

（1）向患者解释使用本药的目的、可能出现的不良反应的症状。

（2）建议患者在出现甲状腺功能亢进症的临床症状或过敏反应时，应立即告知医护人员。

（3）建议女性患者如果计划怀孕或哺乳，怀疑怀孕，应告知医护人员。

二、抗甲状腺药

（一）甲巯咪唑

1. **药理作用**　本药抑制甲状腺内过氧化物酶，从而阻碍吸聚到甲状腺内碘化物的氧化及酪氨酸的偶联,阻碍甲状腺素(thyroxine,T_4)和 T_3 的合成。

2. 适应证与禁用人群

(1) 适应证:

1) 甲状腺功能亢进症,尤其适用于不伴有或伴有轻度甲状腺增大(甲状腺肿)。

2) 各类型的甲状腺功能亢进症的手术前准备。

3) 甲状腺功能亢进症患者拟采用放射性碘治疗时的准备用药,以预防治疗后甲状腺毒性危象的发生。

4) 放射碘治疗后间歇性的治疗。

5) 在个别的情况下,因患者一般状况或个人原因不能采用常规的治疗措施,或因患者拒绝接受常规的治疗措施时,由于对本药耐受性良好,可用于甲状腺功能亢进症的长期治疗。

6) 对于必须使用碘照射的有甲状腺功能亢进病症史的患者和功能自主性甲状腺瘤患者作为预防性用药。

(2) 禁用人群:

1) 对甲巯咪唑、其它硫脲类衍生物、硫酰胺衍生物或本品任何辅料过敏者。

2) 中到重度白细胞计数紊乱(中性粒细胞减少)者。

3) 非甲状腺功能亢进症导致的胆汁淤积者。

4) 在接受甲巯咪唑或卡比马唑或丙硫氧嘧啶治疗后,曾出现粒细胞缺乏或严重骨髓抑制者。

5) 既往使用甲巯咪唑或卡比马唑出现急性胰腺炎者。

3. 不良反应 常见白细胞减少、粒细胞减少、不同程度的过敏性皮肤反应(瘙痒、皮疹、风疹)。

4. 用药护理要点

(1) 评估:在开始治疗前,评估用药史及既往史;在用药开始和过程中提醒患者出现口腔炎、咽炎、发热、厌食、恶心、上腹部疼痛、尿黄、皮肤或巩膜黄染等症状时,应马上就诊;如果诊断为粒细胞缺乏症或严重肝损害,必须停药。

(2) 用药方法:通常服用本品可在餐后用适量液体(如半杯水)整片送服。

(3) 不良反应观察与处理:建议患者出现口腔炎、咽炎、发热等症状时,应马上就诊,如果诊断为粒细胞缺乏症,必须停药。肝损害多发生在治疗开始后的12周内,提醒患者如出现厌食、恶心、上腹部疼痛、尿黄、皮肤或巩膜黄染等症状时,应立即就诊。

(4) 其他注意事项:

1) 服药期间宜定期检查血常规、肝功能。

2) 妊娠期妇女,禁忌应用本药与甲状腺激素联合治疗。肝功能异常、外周血白细胞数偏低者应慎用。

5. 特殊人群用药 应对妊娠期女性的甲状腺功能亢进症进行充分治疗,以防止严重的妊娠期并发症和胎儿并发症。本药能够通过胎盘屏障,如果在妊娠期间使用本药,建议进行密切的孕产妇、胎儿和新生儿监测。在本药治疗期间,可以哺乳;但是,本药的每日剂量最高为 10 mg,而且不能额外给予甲状腺激素。必须定期监测新生儿的甲状腺功能。

6. 健康指导

(1) 向育龄期女性患者解释治疗期间需使用有效的避孕措施。

(2) 告知甲状腺功能亢进症患者在本药治疗期间,病理性增高的能量消耗下降可能导致体重增加。告知患者临床症状的改善表明了他们能量消耗的正常化。

(3) 治疗期间如果发生急性胰腺炎,应立即停用本药。

(4) 本药含有乳糖,因此在罕见的遗传性疾病半乳糖不耐症、Lapp 乳糖酶缺乏症或葡萄糖-半乳糖吸收不良症患者中,不推荐应用本药。

(5) 具有轻微超敏反应病史的患者不使用本药(如过敏性皮疹、瘙痒症)。

(6) 建议患者在治疗初期前,每 1~2 周复查血常规,每 2~4 周复查肝功能。维持治疗期间每月复查一次血常规、肝功能。

(二) 丙硫氧嘧啶

1. 药理作用　本药可抑制甲状腺内过氧化物酶,从而阻止甲状腺内酪氨酸碘化及碘化酪氨酸的缩合,从而抑制甲状腺素的合成。同时,在外周组织中抑制 T_4 变为 T_3,使血清中活性较强的 T_3 含量较快降低。

2. 适应证与禁用人群

(1) 适应证:

1) 各种类型的甲状腺功能亢进症。

2) 病情较轻,甲状腺轻至中度肿大。

3) 不适于放射性^{131}I 治疗的甲状腺手术后复发。

4) 手术前准备。

5) 作为放射性^{131}I 治疗的辅助治疗。

(2) 禁用人群:

1) 已知对本药任一成分有超敏反应的患者。

2) 严重肝功能损害、白细胞严重缺乏、对硫脲类药物过敏者。

3. 不良反应　常见肝毒性、粒细胞缺乏症、甲状腺功能减退症。

4. 用药护理要点

(1) 评估:在开始治疗前,评估用药史及既往史。在用药开始和过程中应指导患者报告任何肝功能异常症状、粒细胞缺乏症的症状及皮疹、皮肤瘙痒等。警惕肾小球性肾炎、白细胞破碎性皮肤血管炎、肺泡/肺出血、脑血管炎和缺血性结肠炎的发生。定期监测促甲状腺素和游离 T_4 水平以预防甲状腺功能减退症。

(2) 用药方法:用于治疗成人甲状腺功能亢进症,开始剂量一般为每日 300 mg,视病情轻重介于 150~400 mg,分次口服,每日最大量 600 mg。病情控制后逐渐减量,维持量每日 50~150 mg,视病情调整;小儿开始剂量每日按体重 4 mg/kg,分次口服,维持量酌减。

(3) 不良反应观察与处理:建议患者出现口腔炎、咽炎、发热等症状时,应立即就诊,如果诊为粒细胞缺乏症,必须停药。建议患者在治疗初期,每 1~2 周复查一次血常规。肝损害多发生在治疗开始后的 12 周内,提醒患者如出现厌食、恶心、上腹部疼痛、尿黄、皮肤或巩膜黄染等症状时,应立即就诊。建议患者在治疗初期前 3 个月,每 2~4 周做一次肝功能检查。

5. **特殊人群用药**　本药对母亲和胎儿有造成肝损伤的潜在危害,应谨慎使用,在怀孕期间应给予足够的治疗剂量但不可过量。由于甲巯咪唑可能与罕见的胎儿畸形相关,因此本药可能是妊娠早期的首选药物。哺乳期可服用本药。老年人尤其肾功能减退者,用药量应减少。

6. **健康指导**

(1) 指导患者报告任何肝功能异常症状,尤其是在治疗的前 6 个月期间。监测肝功能(胆红素、ALP)和肝细胞完整性(ALT、AST 水平)。

(2) 指导患者报告任何疾病迹象的必要性,尤其是咽喉痛、皮疹、发热、头痛或全身不适,监测白细胞计数和分类计数。

(3) 告知女性患者如果她们在抗甲状腺药物治疗期间怀孕或计划怀孕,应立即就其疗法联系医生。

(4) 告知患者及时报告可能与血管炎相关的症状,包括新发皮疹、血尿或尿量减少、呼吸困难或咯血。

(5) 因本药可引起低凝血酶原血症和出血,因此在药物治疗期间应考虑监测凝血酶原时间,尤其是在外科手术之前。

(6) 在治疗期间应定期检查甲状腺功能。一旦甲状腺功能亢进症的临床症状得到缓解,检测到血清促甲状腺素水平升高时则表明本药应该使用较低的维持剂量。

(7) 告知患者本药可使凝血酶原时间延长,AST、ALT、ALP、胆红素升高。

(黄慧群　严晓雯)

第六章 免疫系统药

第一节 免疫促进药

免疫促进药能激活免疫细胞,增强机体的非特异性和特异性免疫功能,使低下的免疫功能恢复正常;具有免疫佐剂作用,增强与之合用抗原的免疫原性,加速诱导免疫应答反应;能代替体内缺乏的免疫活性物质,具有免疫替代作用等。

一、集落刺激因子类

下面以重组人粒细胞集落刺激因子为例做介绍。

1. 药理作用

(1) 药效学:作用机制为与粒系祖细胞及成熟中性粒细胞表面的特异性受体结合,属Ⅱ类造血生长因子,有细胞系特异性,仅作用于中性粒细胞及其祖细胞,无种族特异性。

(2) 药动学:皮下注射本药吸收良好,起效迅速,静脉注射后 24 h 内血药浓度达峰值。生物利用度为 54%,绝大部分的代谢产物随尿排出。

2. 适应证与禁用人群

(1) 适应证:

1) 促进骨髓移植后中性粒细胞计数增加。

2) 各种原因引起的中性粒细胞减少症,如恶性肿瘤和白血病化疗与放疗引起的中性粒细胞减少、造血干细胞或祖细胞移植后髓系造血功能受抑制及移植排异反应。

3) 骨髓增生异常综合征(MDS)、再生障碍性贫血伴发的中性粒细胞减少,先天性、特发性、周期性中性粒细胞减少症。

4) 各种严重感染,包括艾滋病及并发的感染,或因药物治疗所致的中性粒细胞减少。

(2) 禁用人群:

1) 对本药或其他粒细胞刺激因子过敏者。

2) 对骨髓中幼稚粒细胞未明显减少的髓性白血病及外周血中存在骨髓幼稚细胞的髓性白血病患者。

3. 不良反应

(1) 严重不良反应:较为罕见,主要包括休克、间质性肺炎、急性呼吸窘迫综合征、幼稚细胞增加等。

（2）肌肉、骨骼：骨痛、关节肌肉酸痛较为常见。

（3）消化系统：食欲不振、恶心、呕吐。

（4）其他：偶见急性发热性白细胞增多性皮肤病（Sweets 综合征），表现为发热伴皮损及疼痛。

4. 用药护理要点

（1）评估：

1）开始治疗前，评估患者既往是否对重组人粒细胞刺激因子过敏。

2）用药过程中，定期评估患者全血细胞计数，防止中性粒细胞过度增加。

3）评估患者使用本药前后 24 h 内是否给予癌症化疗药物。

（2）用药方法：静脉注射或皮下注射，其剂量及疗程视适应证与病情而定。静脉注射需要 5% 葡萄糖注射液稀释至 $\geqslant 15\ \mu g/mL$，滴注速度不宜过快，每次至少持续 1 h 以上，稀释后的药物宜在 6 h 内用完。

1）白血病化疗后及造血干细胞移植：按体重每日 $2.5 \sim 5\ \mu g/kg$，待白细胞升至 $>2 \times 10^9/L$ 即可停用。

2）实体瘤化、放疗后：按体重每日 $2 \sim 3\ \mu g/kg$，每日剂量可适当减少，待白细胞升至 $\geqslant 5 \times 10^9/L$ 停用。

3）再生障碍性贫血、MDS 等骨髓衰竭性疾患伴中性粒细胞减少：每日 1 次，每次 $2.5 \sim 5\ \mu g/kg$，通常以 2 周为一疗程。

4）严重感染伴中性粒细胞减少：按体重每日 $3 \sim 5\ \mu g/kg$，用至中性粒细胞 $\geqslant 1 \times 10^9/L$，通常需连用 $5 \sim 7$ 日。

5）先天性、特发性或周期性中性粒细胞减少症：按体重每日 $2\ \mu g/kg$，至白细胞 $\geqslant 5 \times 10^9/L$ 时减量或停药。

（3）不良反应观察与处理：

1）过敏性休克：用药期间患者一旦发生休克，应立即停药并进行适当处理。密切观察患者的生命体征，持续进行低流量鼻导管吸氧及心电监护，观察血压、心率、呼吸、氧饱和度的变化，监测体温及血糖，同时注意观察患者神志、面色、皮温、尿量等变化。严格记录患者出入量，备好急救物品及药品，以便抢救。

2）间质性肺炎：用药期间患者有发生间质性肺炎或促使其加重的可能，应密切观察患者的症状与不适主诉，若发现患者发热、咳嗽、呼吸困难和胸部 X 线检查异常时，应立即停药并给予肾上腺皮质激素等适当处理。稳定期患者可以进行腹式呼吸、对抗阻力呼吸等肺康复训练，并做好自我生命体征的监测。

3）急性呼吸窘迫综合征：用药期间有发生急性呼吸窘迫综合征的可能，应密切观察，若发现患者急剧加重的呼吸困难、低氧血症、两肺弥漫性浸润阴影等胸部 X 线异常时，需停药，并进行呼吸道症状的控制与处理。

4）幼稚细胞增加：对急性髓性白血病及骨髓异常增生综合征的患者，一旦出现幼稚细胞增多时，需停药。

5) 对用药后出现的骨痛、腰痛等,可给予非麻醉性镇痛剂等适当处理。

(4) 其他注意事项:

1) 药物相互作用:对促进白细胞释放的药物(如锂剂)应慎用。

2) 对酵母制品或大肠埃希菌蛋白过敏的患者应慎用,防止出现交叉过敏反应。

3) 可引起血浆白蛋白降低,如同时使用和血浆白蛋白具有高结合力的药物,应注意调整剂量。

5. 特殊人群用药

(1) 妊娠期妇女、哺乳期妇女除非用药指征明确,且病情危重,一般情况下不宜使用或停止哺乳后再应用。

(2) 对老年患者应注意用药剂量及用药间隔时间,密切观察患者状态,慎重给药。

(3) 早产儿、新生儿及婴儿的用药安全性尚未确定,不宜应用。

(4) 儿童用药应慎重及严密观察。

6. 健康指导

(1) 向患者解释使用本药的目的、可能出现的不良反应的相关症状。

(2) 告知患者,静脉内给药时速度应尽量缓慢。

(3) 建议患者在专科医生的指导下规律用药。

(4) 指导患者在出现食欲减退、活动减弱时及时告知医护人员,防止出现药物过量的情况。

二、干扰素

1. 药理作用

(1) 药效学:具有广谱的抗病毒、抗肿瘤及免疫调节功能。

(2) 药动学:皮下注射本药吸收良好,起效迅速,注射后 3.99 h 血药浓度达高峰。药物吸收后分布于各脏器,主要经肾脏分解代谢,经尿、粪、胆汁中排泄较少。

2. 适应证与禁用人群

(1) 适应证:病毒性疾病和某些恶性肿瘤,慢性乙型肝炎、丙型肝炎和多毛细胞白血病,病毒性疾病等。

(2) 禁用人群:

1) 已知对干扰素制品过敏者。

2) 有心绞痛、心肌梗死病史以及其他严重心血管病史者。

3) 癫痫和其他中枢神经系统功能紊乱者。

4) 有其他严重疾病不能耐受本药不良反应者。

3. 不良反应

(1) 一过性不良反应:本药物不良反应温和,常在用药初期出现发热、疲劳等一过性反应。

(2) 其他不良反应:可见头痛、肌肉痛、关节痛、食欲缺乏、恶心等;少数患者出现颗粒白细胞减少、血小板减少等血象异常,停药后可恢复。

4. 用药护理要点

(1) 评估：

1) 开始治疗前，评估患者年龄、体质及是否患有基础疾病如心绞痛、心肌梗死及其他严重心血管病等；评估患者既往是否对干扰素制品及抗生素过敏。

2) 用药过程中，定期评估患者的肝、肾功能。

(2) 用药方法：肌内或皮下注射。每支制品用灭菌注射用水 1 mL 溶解，溶解后应一次用完，不得分次使用或给第 2 人使用。

1) 慢性乙型肝炎：30～50 μg/次，隔日 1 次，疗程 4～6 个月，可根据病情延长疗程至 1 年。可进行诱导治疗，即在治疗开始时，每天用药 1 次，0.5～1 个月后改为每周 3 次，直至疗程结束。

2) 慢性丙型肝炎：30～50 μg/次，隔日 1 次，治疗 4～6 个月，无效者停用。有效者可继续治疗至 12 个月。根据病情需要，可延长至 18 个月。在治疗的第 1 个月，每日 1 次。疗程结束后随访 6～12 个月。急性丙型肝炎应早期使用本品治疗，可减少慢性化。

3) 慢性粒细胞白血病：30～50 μg/次，每日 1 次，连续用药 6 个月以上。可根据病情适当调整，缓解后可改为隔日注射。

4) 多毛细胞白血病：30～50 μg/次，每日 1 次，连续用药 6 个月以上。可根据病情适当调整，缓解后可改为隔日注射。

5) 尖锐湿疣：10～30 μg/次，疣体下局部注射，隔日 1 次，连续 3 周为一个疗程。可根据病情延长或重复疗程。

6) 肿瘤：视病情决定剂量与疗程，如患者未出现病情迅速恶化或严重不良反应，应当在适当剂量下继续用药。

(3) 不良反应观察与处理：

1) 观察患者的体征与症状，如出现不能忍受的不良反应时，应减少剂量或停药，对症治疗。

2) 药物使用过程中，如发生严重过敏反应时应立即停药，并给予相应治疗。

3) 用药初期可能会出现畏寒发热及全身不适，连续注射 3 日后此反应会逐渐消失。若注射本药后高热体温超过 39 ℃，头痛剧烈，可每隔 4～6 h 服用退烧药。

4) 用药过程中可能出现白细胞或血小板降低，需定期查血常规，严密观察病情变化。

(4) 其他注意事项：

1) 药物相互作用：使用本药物时，应慎用安眠及镇静类药物。

2) 用药前要做相关的检查，包括肝功能、血糖、血常规、乙肝抗原定量、乙肝病毒的脱氧核糖核酸、甲胎蛋白等，必要时还应查肾、甲状腺、自身抗体等。一般于用药后 1 个月、3 个月、6 个月分别检查：肝功能、血常规、乙肝抗原定量、乙肝病毒的脱氧核糖核酸等。

5. 特殊人群用药

(1) 妊娠期妇女、哺乳期妇女慎用，病情十分需要时可在医生指导下使用。

(2) 老年及儿童患者应在医生严密观察下应用，适当控制剂量。

(3) 轻、中度肝肾功能不全者，在医生指导下用药，并定期严密监测生化指标；重度肝、肾功能不全者慎用。

6. 健康指导

(1) 向患者解释使用干扰素的目的、可能出现的不良反应的相关症状。

(2) 建议患者在出现过敏反应及其他不能忍受的不良反应时，及时告知医护人员。

(3) 建议患者在专科医生的指导下规律用药，不随意自行增减药量。

三、重组人白细胞介素-2

1. 药理作用

(1) 药效学：本药具有提高患者细胞的免疫功能和抗感染能力。

(2) 药动学：皮下注射给药，血浆药物浓度峰值为 $17.4\pm5.4\,\text{ng/mL}$，药物吸收后在体内主要分布于肾脏、肝脏、脾脏和肺部。肾脏是主要的代谢器官，尿液中以原形排泄少。

2. 适应证与禁用人群

(1) 适应证：

1) 实体瘤、非髓系白血病化疗后Ⅲ、Ⅳ度血小板减少症。

2) 肾细胞癌、黑色素瘤等，控制癌性胸腹水及其他晚期肿瘤。

3) 先天或后天免疫缺陷症，如艾滋病等。

(2) 禁用人群：对本药任一成分过敏者。

3. 不良反应

(1) 常见寒战、发热、乏力、食欲减退、恶心、呕吐、腹泻、皮疹等。

(2) 大剂量可致低血压、肺水肿、肾功能损伤、骨髓抑制、嗜睡、谵妄等严重不良反应。

4. 用药护理要点

(1) 评估：

1) 开始治疗前，评估患者既往是否对本药任一成分过敏；评估患者心功能情况，是否存在器质性心脏病。

2) 用药过程中，定期评估患者血常规（一般隔日 1 次），注意血小板数值的变化，当血小板升至 $100\times10^9/\text{L}$ 时及时停药；观察患者是否出现毛细血管渗漏综合征，评估体重、浮肿、浆膜腔积液等。

(2) 用药方法：低剂量、长疗程使用可降低药物毒性，并且可维持抗肿瘤活性。临床用药应从小剂量开始，逐渐增大剂量，严格掌握安全剂量。

1) 皮下注射：按体表面积每次 20 万～40 万 IU/m^2，用灭菌注射用水 2 mL 溶解，每日 1 次，每周连用 4 日，4 周为一疗程。

2) 肌内注射：对于慢性乙型肝炎，推荐一次 20 万 IU，隔日 1 次。

3) 静脉滴注：按体表面积每次 20 万～40 万 IU/m^2，加入 0.9%氯化钠注射液

500 mL,每日 1 次,每周连用 4 日,4 周为一疗程。

4) 腔内灌注:先抽去腔内积液,再将本品按体表面积每次 40 万～50 万 IU/m²,加入 0.9%氯化钠注射液 20 mL 溶解后注入,每周 1～2 次,3～4 周为一疗程。

5) 瘤内或瘤周注射:按体表面积每次 10 万～30 万 IU/m² 加入 0.9%氯化钠注射液 3～5 mL 使之溶解,分多点注射到瘤内或瘤体周围,每周 2 次,连用 2 周为一疗程。

(3) 不良反应观察与处理:

1) 观察患者使用药物后的过敏症状与体征,一旦发生应立即停药并通知医生,给予对症处理。

2) 药物使用过量时可引起水钠潴留、心房颤动等不良反应,一旦发生应立即减量或停药,并做好相应处理与后续观察。

(4) 其他注意事项:

1) 药物相互作用:尚未发现本药与其他药物之间存在相互作用。

2) 本药不良反应与剂量、输注速度和疗程长短有关,减量可减少不良反应。

5. 特殊人群用药

(1) 妊娠期妇女、哺乳期妇女慎用。

(2) 老年患者用药同成人用药量,有严重心脑肾等合并症的老年人需慎用。

(3) 儿童使用本药物的疗效及安全性尚未确定。

(4) 对血液制品及酵母细胞表达的其他生物制剂有过敏史者慎用。

(5) 器质性心脏病患者,存在充血性心力衰竭及心房纤颤、心房扑动病史的患者慎用。

6. 健康指导

(1) 向患者解释使用本药的目的、可能出现的不良反应的相关症状。

(2) 建议患者遵医嘱或在有经验的专科医生指导下谨慎使用本药。

(3) 指导患者进行症状观察,一旦出现过敏反应应及时告知医护人员。

(4) 告知患者不宜在化疗前或化疗疗程中使用本药物。

四、其他免疫增强剂

(一) 静脉注射用人免疫球蛋白

1. 药理作用

(1) 药效学:具有免疫替代和免疫调节的双重治疗作用。

(2) 药动学:从人血浆中分离、纯化制成,经静脉注射后,血浆中免疫球蛋白 G 水平 15 min 后达到峰值,半衰期约 3～4 周。免疫球蛋白 G 和免疫球蛋白 G 复合物通过网状内皮系统清除。

2. 适应证与禁用人群

(1) 适应证:

1) 原发性免疫球蛋白缺乏症、常见变异性免疫缺陷病、免疫球蛋白 G 亚型缺陷病等。

2) 继发性免疫球蛋白缺陷病,如重症感染、新生儿败血症等。

3) 自身免疫性疾病,如原发性血小板减少性紫癜、川崎病。

4) 其他疾病如重症系统性红斑狼疮、原发和继发性抗磷脂综合征等。

(2) 禁用人群:

1) 对人免疫球蛋白过敏或有其他严重过敏史者。

2) 对有免疫球蛋白 A 抗体的选择性免疫球蛋白 A 缺乏者。

3. 不良反应

(1) 全身反应:畏寒、发热、胸痛不适、乏力、水肿、全身酸痛等。

(2) 皮肤及其附件损害:斑丘疹、红斑性皮疹、局限性皮肤反应、皮炎等。

(3) 免疫功能紊乱:过敏反应、过敏样反应、输液反应、过敏性休克等。

(4) 心血管系统:发绀、心悸、高血压、心律失常等。

(5) 神经系统:头晕、昏迷、意识丧失、震颤、肌肉不自主收缩、感觉减退等。

(6) 呼吸系统:呼吸困难、呼吸急促、呼吸暂停、喉头水肿、呼吸功能不全等。

(7) 血液系统:白细胞减少、中性粒细胞减少、粒细胞缺乏等。

(8) 血管损害和出凝血障碍:潮红、静脉炎等。

(9) 代谢和营养障碍:高血糖。

(10) 泌尿系统:肾功能损害等。

4. 用药护理要点

(1) 评估:

1) 开始治疗前,评估患者既往是否对本药或其他药物有严重过敏史;评估患者年龄、是否伴有基础疾病如心血管或肾脏疾病、严重酸碱代谢紊乱等。

2) 用药过程中,定期评估患者肾功能情况,包括血尿素氮、血肌酐和尿量;对有高粘血症风险患者的血液粘度进行基线评估。

(2) 用药方法:冻干制剂按规定量加入灭菌注射用水使其完全溶解。使用时,用带有滤网的输液器进行静脉滴注。首次使用本品开始要慢,成人每分钟 1 mL(10～20 滴),15 min 后,可增加到每分钟 2 mL(20～30 滴),30 min 后,每分钟 3～5 mL(40～50 滴)。

1) 免疫球蛋白缺乏或低下症:按体重每日 400 mg/kg 静脉滴注,维持剂量按体重每日 200～400 mg/kg,用药间隔视血清中免疫球蛋白 G 水平而定。

2) 特发性血小板减少性紫癜:初始剂量按体重每日 400 mg/kg,连续 5 日,维持剂量按体重每次 400 mg/kg,用药间隔视血小板计数和病情而定,一般每周 1 次。

3) 严重感染:按体重每日 200～400 mg/kg,连续 3～5 日。

(3) 不良反应观察与处理:

1) 在输注用药时若出现一过性头痛、心慌、恶心等不良反应时,应在用药全过程定期观察患者的一般情况与生命体征,必要时减慢或暂停输注,一般无需特殊处理可自行恢复。

2) 极少数患者在输注完 48～72 h 内发生无菌性脑膜炎伴有脑脊液细胞数增多。此类症状可自行缓解,应用强效止痛药有效。

3）观察患者的过敏体征与症状,输注过程中若出现寒战、发热,应暂停或减缓滴注速度,并加用盐酸异丙嗪或皮质激素。

(4) 其他注意事项:

1）药物相互作用:本药物供静脉输注用,且应单独使用,不得与其他药物混合输注。

2）当使用5%葡萄糖溶液稀释本药时,糖尿病患者应慎用。

3）贮存过程中严禁冻结药物。液体制剂和冻干制剂加入灭菌注射用水溶解后,应为无色或淡黄色澄清液体,如有异物、浑浊、絮状物或沉淀不得使用。

4）本药开启后,应一次输注完毕,不得分次或给第2人输用。

5. 特殊人群用药

(1) 妊娠期妇女、哺乳期妇女应慎用,必要时应在医生指导和严密观察下使用。

(2) 老年患者一般情况下应缓慢滴注,且使用量不超过推荐剂量。对伴有心血管或肾脏疾病的老年患者,应保证溶液量充足,减慢速度,以防发生中风、肺栓塞或心肌梗死。

(3) 临床使用经验证明人免疫球蛋白适用于儿童。

(4) 肾功能不全或衰竭者,应以最小速度输注,并监测患者的肾功能情况。

(5) 有严重酸碱代谢紊乱的患者慎用。

6. 健康指导

(1) 向患者解释使用本药的目的、可能出现的不良反应的相关症状。

(2) 指导患者静脉内给药时速度应尽量缓慢,如有发生皮疹、瘙痒等过敏反应应立即告知医生进行抗过敏处理。

(3) 建议患者在医生的指导下规律用药。

(4) 静脉给药时,如剂量过大可能导致个别患者循环负荷过重。

(二) 人免疫丙种球蛋白

1. 药理作用

(1) 药效学:具有防治各种细菌、病毒性感染的作用及对各种自身免疫性疾病患者恢复自我免疫识别、激活和抑制的动态平衡起到免疫调节作用。

(2) 药动学:暂不明确,临床研究观察到输注本药物后20日免疫球蛋白G水平监测结果仍高于输注前基础水平40%~50%,与其他同类药品3周半衰期相近似。

2. 适应证与禁用人群

(1) 适应证:

1）原发性免疫球蛋白G缺乏症,如X联锁免疫球蛋白G血症、常见变异性免疫缺陷病、免疫球蛋白G亚类缺陷病等。

2）继发性免疫球蛋白G缺陷病,如重症感染、新生儿败血症、婴幼儿毛细支气管炎等。

3）自身免疫性疾病,如原发性血小板减少性紫癜、川崎病等。

4）预防麻疹和甲型肝炎等病毒性感染。

(2) 禁用人群:

1）对人免疫球蛋白过敏或有其他严重过敏史者。

2) 对有免疫球蛋白 A 抗体的选择性免疫球蛋白 A 缺乏者。

3. **不良反应**

(1) 常见:参阅"静脉注射用人免疫球蛋白"。偶见过敏反应如荨麻疹、喉头水肿,严重者可见过敏性休克。

(2) 其他:剂量大或输注速度过快时,可见头痛、心悸、恶心和暂时性体温升高。

4. **用药护理要点**

(1) 评估:

1) 开始治疗前,评估患者既往是否对人免疫丙种球蛋白或其他药物有严重过敏史;评估患者年龄、是否伴有基础疾病如心血管或肾脏疾病、严重酸碱代谢紊乱等。

2) 用药前及用药过程中,评估患者血糖。其余,参阅"静脉注射用人免疫球蛋白"。

(2) 用药方法:直接静脉滴注或以 5% 葡萄糖溶液稀释 1～2 倍作静脉滴注。开始滴注速度为 0.01～0.02 mL/(kg·min)(1 mL 约 20 滴)。持续 15 min 后若无不良反应,可逐渐加快速度,但最快不得超过 0.08 mL/(kg·min)。

1) 原发性免疫球蛋白 G 缺陷病:首次剂量 400 mg/kg;维持剂量每次 200～400 mg/kg,用药间隔视血清中免疫球蛋白 G 水平和病情而定。

2) 严重感染:每日 200～300 mg/kg,连续 2～3 日。

3) 新生儿败血症:每次 200～400 mg/kg,根据病情输注 1～2 次,每次间隔 2～3 日。

4) 婴幼儿毛细支气管炎:每次 200～400 mg/kg,根据病情输注 1～2 次,每次间隔 2～3 日。

5) 原发性血小板减少性紫癜:初始剂量按每日 400 mg/kg,连续输注 5 日,维持剂量为 400 mg/kg,间隔视血小板计数和病情而定,一般每周 1 次。

6) 预防麻疹:0.05～0.15 mL/kg,成人不超过 6 mL,预防效果 1 个月。

7) 预防甲型肝炎:0.05～0.1 mL/kg,成人每次 3 mL,预防效果 1 个月。

(3) 不良反应观察与处理:

1) 在输注用药时若出现一过性头痛、心慌、恶心等不良反应时,应在用药全过程定期观察患者的一般情况与生命体征,必要时减慢或暂停输注,一般无需特殊处理可自行恢复。

2) 观察患者的过敏体征与症状,输注过程中若出现寒战、发热,应暂停或减缓滴注速度,并加用盐酸异丙嗪或皮质激素。

(4) 其他注意事项:

1) 药物相互作用:本药供静脉输注用,且应单独使用,不得与其他药物混合输注。

2) 实验室检测影响:库姆斯氏试验、巨细胞病毒血清学试验中有可能呈现假阳性结果。

5. **特殊人群用药** 参阅"静脉注射用人免疫球蛋白"。

6. **健康指导**

(1) 向患者解释使用本药的目的、可能出现的不良反应的相关症状。

(2) 指导患者静脉内给药时速度应尽量缓慢,如有发生皮疹、瘙痒等过敏反应应立即告知医生进行抗过敏处理。

（3）建议患者在医生的指导下规律用药。

（4）告知患者使用本药 3 个月内避免接种减毒活疫苗，以防被动接受药物中特异性抗体的干扰。

（5）告知患者静脉给药时，如剂量过大可能导致受者循环血容量超载和血液粘度增高而加重心脏负荷。

（魏　黎　沈　韵）

第二节　免疫抑制药

一、皮质类固醇

（一）泼尼松、泼尼松龙

1. 药理作用

（1）药效学：具有抗炎、抗风湿及免疫抑制作用。

（2）药动学：药品易由消化道吸收，口服后 1~2 h 血药浓度达峰值。在血中大部分与血浆蛋白结合，游离和结合型代谢物自尿中排出，部分以原形排出，小部分可经乳汁排出。

2. 适应证与禁用人群

（1）适应证：

1）主要用于过敏性与自身免疫性疾病。

2）过敏性疾病：结缔组织病、系统性红斑狼疮、重症多肌炎，严重的支气管哮喘、皮肌炎、血管炎等。

3）急性白血病、恶性淋巴瘤等。

（2）禁用人群：对本药及甾体抗炎药物过敏者。

3. 不良反应　应用生理剂量替代治疗时无明显不良反应；应用药理剂量时容易发生以下几类不良反应，如长期用药后的不良反应、精神症状、感染、糖皮质激素停药综合征，皆与药物疗程、剂量、用药种类、用法及给药途径等有密切关系。

4. 用药护理要点

（1）评估：

1）开始治疗前，评估患者既往是否对糖皮质激素类药物过敏，是否患有高血压、胃十二指肠溃疡、青光眼、糖尿病、骨质疏松症、肝硬化、肾功能不良、甲状腺功能低下等。

2）用药过程中，成人患者定期评估血糖、尿糖或糖耐量试验，尤其是糖尿病或糖尿病倾向者；眼科检查如是否发生白内障、青光眼或眼部感染；实验室检查如血清电解质和大便隐血。儿童患者应定期评估生长和发育情况，老年患者应定期评估血压及是否发生骨质疏松的情况。

(2) 用药方法：肌内注射每日 10～40 mg，必要时加量；静脉滴注每日 10～20 mg，通常加入 5％葡萄糖注射液 500 mL 中滴注；静脉注射用于危重患者，每次 10～20 mg，必要时可重复。

1) 成人患者：开始剂量为每日 15～40 mg，需要时可用到每日 60 mg 或 0.5～1.0 mg/kg。

2) 发热患者分 3 次服用，体温正常者每日晨起 1 次性顿服。病情稳定后应逐渐减量，维持剂量 5～10 mg，视病情而定。

(3) 不良反应观察与处理：

1) 密切观察患者的不良反应症状与体征，遵医嘱给予对症处理。

2) 患者发生药物过敏反应时，需立即评估患者生命体征与临床症状，给予适当处理。

(4) 其他注意事项：

1) 药物相互作用：①与非甾体抗炎镇痛药合用时可加强其致溃疡作用。②与对乙酰氨基酚合用时，可增强其肝毒性。③与两性霉素制剂合用时，可加重低钾血症。④与蛋白质同化激素合用，可增加水肿的发生率，使痤疮加重。⑤与抗胆碱能药物长期合用，可致眼压增高。⑥三环类抗抑郁药可使其引起的精神症状加重。⑦与降糖药如胰岛素合用时，可使糖尿病患者血糖升高，应适当调整降糖药剂量。⑧与强心苷类药物合用，可增加洋地黄毒性及心律失常的发生。⑨与免疫抑制剂合用，可增加感染的危险性。

2) 实验室检测影响：①长期大剂量服用糖皮质激素可使结核菌素验、组织胞浆菌素实验和过敏反应皮试结果呈假阴性。②可使促甲状腺激素释放素兴奋试验结果呈假阳性，干扰促黄体生成素释放素兴奋试验的结果。

3) 糖皮质激素类药品减量乃至停药过程中可能会出现原有疾病加重，需使用阶梯减量的方法逐渐撤减糖皮质激素类药品，防止"反跳现象"。

4) 长期、连续服用糖皮质激素类药品的患者停用后会出现主观感觉周身不适如乏力、食欲不振、情绪消沉甚至发热、呕吐、关节和肌肉酸痛等，且容易对此类药品产生依赖性。因此，在疾病处于稳定期后或在停用前应隔日服用糖皮质激素类药品，以减少对垂体的抑制。

5. 特殊人群用药

(1) 妊娠期妇女、哺乳期妇女慎用。

(2) 老年患者用药前须进行全面评估与不良反应监测。

(3) 儿童遵医嘱谨慎用药。

(4) 有严重精神病和癫痫、活动性消化性溃疡、骨折、创伤修复期、肾上腺皮质机能亢进症、抗菌药物不能控制的感染的患者慎用。

6. 健康指导

(1) 治疗前，向患者充分说明使用本药的目的及可能出现的不良反应。

(2) 指导患者可在饭前、饭中或饭后立即服用，或与食物、牛奶等同时服用，减少对胃肠道刺激。

（3）指导患者饮食管理，建议患者限制食盐摄入量。

（4）告知患者在专科医生指导下严格遵医嘱用药，在未与医生沟通前禁止停药，避免突然停止治疗。

（5）对长期、大量使用糖皮质激素或长期用药后停药6个月以内的患者，告知其避免接种减毒活疫苗。

（二）地塞米松

1. 药理作用

（1）药效学：本药是肾上腺皮质激素类药，具有抗炎、抗过敏、抗风湿及免疫抑制作用。

（2）药动学：口服极易自消化道吸收，肌内注射地塞米松磷酸钠或地塞米松醋酸酯后分别于1h或8h达血药浓度峰值。血浆蛋白结合率较其他皮质激素类药物低。

2. 适应证与禁用人群

（1）适应证：

1）过敏性与自身免疫性炎症性疾病，如结缔组织病、活动性风湿病、类风湿关节炎、红斑狼疮、严重支气管哮喘、严重皮炎、急性白血病等。

2）某些严重感染及中毒、恶性淋巴瘤的综合治疗。

（2）禁用人群：

1）对本药物及肾上腺皮质激素类药物有过敏史者。

2）对高血压、血栓症、胃十二指肠溃疡、精神病、电解质代谢异常、心肌梗死、内脏手术、青光眼等患者。

3. 不良反应 参阅"泼尼松、泼尼松龙"。

4. 用药护理要点

（1）评估：

1）开始治疗前，评估患者既往是否对糖皮质激素类药物过敏，是否患有高血压、胃十二指肠溃疡、青光眼、糖尿病、骨质疏松症、肝硬化、肾功能不良、甲状腺功能低下等。

2）给药期间和给药结束后，定期评估患者的肝、肾功能及不良反应情况。

（2）用药方法：

1）口服给药：起始剂量每次0.75～3mg，每日2～4次；维持剂量每日0.75mg，视病情而定。

2）静脉给药：用于危重疾病，如严重休克等的治疗，静脉注射地塞米松磷酸钠，一般剂量每次2～20mg；静脉滴注时，应以5%葡萄糖注射液稀释，可2～6h后重复给药直至病情稳定，但大剂量连续给药一般不超过72h；用于缓解恶性肿瘤所致脑水肿，首次剂量静脉推注10mg，随后每6h肌内注射4mg，一般12～24h后患者可有所好转，于2～4日后逐渐减量，5～7日停药；对不宜手术的脑肿瘤患者，首次剂量可静脉推注50mg，之后每2h重复给予8mg，数天后再逐渐减至每日2mg，分2～3次静脉给予。

3）鞘内注射或关节腔、软组织等损伤部位内注射：鞘内注射量为每次5～10mg，间隔 1~3 周注射 1 次；关节腔内注射量一般为每次 0.8~4 mg，按关节腔大小而定。

(3) 不良反应观察与处理：参阅"泼尼松、泼尼松龙"。

(4) 其他注意事项：

1) 药物相互作用：糖皮质激素可减弱降血压药与口服降糖药的作用，与非甾体抗炎药同时使用可增加消化道溃疡的发生率，应酌情调整药物剂量。

2) 糖皮质激素可增加水杨酸类药物的肾清除率，合并使用时停用糖皮质激素可能导致水杨酸中毒，需密切监测。

3) 对凝血酶原过少的患者，糖皮质激素与阿司匹林合用时需慎重，以防出血。

4) 与利尿剂（保钾利尿剂除外）合用可引起低钾血症，需注意用量。

5. **特殊人群用药**　参阅"泼尼松、泼尼松龙"。此外，糖尿病、骨质疏松症、肝硬化、肾功能不全、甲状腺功能低下者慎用。

6. 健康指导

(1) 治疗前，向患者充分说明使用本药的目的及可能出现的不良反应。

(2) 对长期、大量使用糖皮质激素或长期用药后停药 6 个月以内的患者，告知其避免接种减毒活疫苗。

(3) 建议患者在专科医生指导下严格遵医嘱用药，不随意停药或增减药物剂量。

(三) 甲泼尼龙

1. 药理作用

(1) 药效学：甲泼尼龙为人工合成的糖皮质激素，具有抗炎、抗过敏等多种作用。

(2) 药动学：甲泼尼龙的药代动力学呈线性，不受给药途径的影响。经静脉和肌肉给药后甲泼尼龙的吸收程度相当，并且显著高于口服溶液或片剂的给药吸收程度。甲泼尼龙广泛地分布到组织中，穿过血脑屏障，可经乳汁分泌。经人肝脏代谢为无活性的代谢产物。

2. 适应证与禁用人群

(1) 适应证：危重型系统性红斑狼疮（狼疮脑病、血小板显著低下、肾炎、心肌损害）、重症多肌炎、皮肌炎、血管炎、哮喘急性发作、严重急性感染及器官移植术前后。

(2) 禁用人群：

1) 已知对甲泼尼龙或者配方中的任何成分过敏的患者。

2) 全身性霉菌感染的患者。

3. **不良反应**　参阅"泼尼松、泼尼松龙"。

4. 用药护理要点

(1) 评估：

1) 开始治疗前，评估患者既往是否对本药过敏，是否已有全身性霉菌感染等症状；评估患者年龄、精神状态，以及是否患有糖尿病、高血压等基础疾病。

2) 给药过程中，评估患者的血压、血糖情况。

3) 给药结束后，定期评估患者的肝、肾功能及不良反应情况。

(2) 用药方法：在某些急症治疗中，通常采用肌内注射或静脉给药，以期快速起效。

1) 口服给药：起始剂量每日 16～40 mg，分次服用。维持剂量为每日 4～8 mg。

2) 静脉滴注或静脉注射：一般剂量每次 10～40 mg，最大剂量可用至按体重 30 mg/kg。大剂量静脉输注时速度不应过快，一般控制在 10～20 min，必要时每隔 4 h 可重复用药。也可用于关节腔或软组织内注射，按受损部位大小用药，剂量为每次 10～40 mg。

3) 静脉冲击疗法：800～1 000 mg 加入 5％葡萄糖注射液 200～500 mL，每日滴注 1 次，4 h 以内滴完，连续 3 日。

(3) 不良反应观察与处理：参阅"泼尼松、泼尼松龙"。

(4) 其他注意事项：

1) 药物相互作用：皮质类固醇与非甾体抗炎药同时使用时，可增加消化道溃疡的发生率，应酌情调整药物剂量。

2) 本药可能会增加高剂量阿司匹林的清除，可导致水杨酸盐血清水平降低；当停用本药时，能引起水杨酸盐血清水平升高，增加水杨酸盐中毒风险。

3) 皮质类固醇与排钾药物同时给药时，应密切监测患者血钾水平，以防出现低钾血症。

4) 特殊风险人群：对糖尿病患者，易引发潜在的糖尿病或增加其对胰岛素和口服降糖药的需求；对高血压患者，易使动脉性高血压病情恶化；对有精神病史者，已有的情绪不稳和精神病倾向可能会因服用皮质类固醇而加重。

5) 运动员慎用。

5. **特殊人群用药**　参阅"泼尼松、泼尼松龙"。此外，肝功能不全者，用药时须进行严密监测；肾功能不全者慎用。

6. **健康指导**

(1) 治疗前，向患者充分说明使用本药的目的及可能出现的不良反应。

(2) 建议患者用药时发生不良反应或过敏现象时，及时告知医护人员。

(3) 对正在接受皮质类固醇免疫抑制治疗的患者，告知其避免接种减毒活疫苗。

(4) 建议患者在专科医生指导下严格遵医嘱用药，不随意停药或增减药物剂量。

(5) 使用本药时，患者的感染易感性增高，指导患者采取有效预防和治疗感染的策略。

(6) 指导患者饮食管理，限制盐的摄入量，补充钾的摄入量。

二、钙调神经磷酸酶抑制剂

(一) 他克莫司

1. **药理作用**

(1) 药效学：本药是大环内酯类强效免疫抑制药，抑制造成移植物排异反应的细胞毒淋巴细胞的形成。

(2) 药动学：整个胃肠道内均可吸收本药，个体差异大，口服后 1～3 h 血药浓度达峰值，平均口服生物利用度的范围为 20％～25％。空腹吸收速率和程度最大，当进食中等程度的脂肪食物后再给药，口服生物利用度下降。本药在体内分布广泛，普遍在肝脏中代谢，一部分在肠壁代谢，主要消除途径为胆汁。

2. 适应证与禁用人群

(1) 适应证：

1) 肾脏或肝脏等器官移植术后的排异反应。

2) 肝脏或肾脏等器官移植术后应用其他免疫抑制药物无法控制的排异反应。

(2) 禁用人群：对他克莫司或其他大环内酯类药物过敏者、对胶囊中成分过敏者。

3. 不良反应 各类剂型的不良反应均为可逆性或降低剂量后可减轻消失，与静脉给药相比，口服给药的不良反应发生率更低。主要包括：感染、良性、恶性和未明确的肿瘤、肾功能损害、内分泌系统、中枢神经系统、心血管系统、血液及淋巴系统、电解质及其他代谢性疾病、呼吸系统及其他等。

4. 用药护理要点

(1) 评估：

1) 开始治疗及维持治疗期，评估移植术后患者的全血谷浓度。口服给药时，应在给药后约 12 h，下次给药前测定谷浓度。目前最常用的目标全血谷浓度为 5～20 ng/mL。肝移植术后第 1 个月内，目标全血谷浓度为 10～15 ng/mL；第 2、3 个月，目标浓度为 7～11 ng/mL；3 个月后为 5～8 ng/mL，并维持；肾移植术后 1 个月内目标全血谷浓度为 6～15 ng/mL，第 2、3 个月，目标浓度为 8～15 ng/mL，第 4～6 个月为 7～12 ng/mL，6 个月后为 5～10 ng/mL，并维持。

2) 用药期间，评估监测以下参数及实验室指标情况：血压、心电图、视力和神经状态、血糖浓度、电解质（特别是血钾）、肝和肾功能、尿量、血液学参数、凝血值、血浆蛋白测定等，以便及时进行移植术后免疫抑制治疗方案的调整。

(2) 用药方法：可通过静脉或口服给药。

1) 口服给药：建议空腹服用，餐前 1 h 或餐后 2～3 h 用水送服。一般情况下，本药在肝移植中的起始剂量低于肾移植。成人肝移植患者术后 6 h 开始用药，起始剂量为按体重 0.1～0.2 mg/kg/d，分 2 次口服；成人肾移植患者术后 24 h 内开始用药，起始剂量为按体重每日 0.15～0.3 mg/kg，给药间隔 12 h。

2) 静脉滴注：若患者不能口服或胃肠内给药，考虑静脉用药，24 h 持续静脉滴注。肝移植患者首剂总量为每日 0.01～0.05 mg/kg，心脏移植患者为每日 0.01～0.02 mg/kg，根据血药浓度调整剂量。首次剂量于移植后 24 h 内给予。持续使用并根据临床上对排异预估和患者的耐受性来调整剂量，2～3 日内转为口服给药。从静脉转口服时，首次口服剂量应在停止静脉用药后 8～12 h 给予。

(3) 不良反应观察与处理：

1) 高钾血症：在使用本药的治疗过程中，避免摄入高钾或保钾利尿剂，慎用导致高钾血症有关的其他药物（血管紧张素转换酶抑制剂和血管紧张素受体拮抗剂）。

2) 高血压：在进行降压治疗的同时，考虑钙离子通道拮抗剂对本药血药浓度的影响，应遵医嘱减少本药的服用剂量。

3) 本药注射液中含有蓖麻油衍生物，少数患者（0.6%）在使用时发生过敏反应。在开始输注前 30 min 内进行连续观察，之后频繁观察。如发生过敏症状或体征，应停止输注。床旁备有肾上腺素注射液和氧气源。

4）药物服用过量时,伴随震颤、头痛、恶心呕吐、感染、风疹、血尿素氮和血肌酐浓度升高等症状,一旦发生应立即采取一般支持措施和对症治疗,在服用后数小时内进行洗胃或使用吸附剂。

5）本药能降低激素类避孕药的清除率,导致激素暴露增加,避孕期人群需特别注意。

(4) 其他注意事项:

1）食物相互作用:葡萄柚汁能增加本药的血药浓度,应避免同时服用。

2）药物相互作用:①服用本药期间避免同时服用含贯叶连翘的草药制剂或其他草药制剂,防止药物浓度改变和降低临床疗效。②与环孢素同时给药时,本药会增加环孢素的半衰期,出现协同或累加的肾毒性,不宜联合应用。③给予高剂量泼尼松龙或甲泼尼龙治疗急性排异反应时,会降低或升高本药的血药浓度。

3）特定情况下,与已知有肾毒性的药物联合应用时应注意药物毒性反应,如氨基糖苷类、两性霉素B、旋转酶抑制药、万古霉素、复方磺胺甲噁唑和非甾体抗炎药。

4）口服胶囊中含有乳糖,应特别注意患者是否存在乳糖不耐症、乳糖酵素缺乏或葡萄糖-半乳糖吸收障碍等罕见遗传病。

5. 特殊人群用药

(1) 妊娠期妇女、哺乳期妇女慎用。

(2) 儿童用药遵医嘱谨慎用药。

(3) 严重肝病损伤患者,需要降低剂量以维持全血谷浓度在推荐的目标范围内。

6. 健康指导

(1) 治疗前,向患者充分说明使用本药的目的及可能出现的不良反应。

(2) 建议患者在具备免疫抑制治疗和器官移植管理经验的专科医生指导下用药,治疗期间维持本药单一剂型和相应的日给药方案,不得随意自行改变剂型或调整剂量方案。

(3) 告知患者特殊服药方法,一般每日2次服用,间隔12 h,选择固定时间服药。

(4) 指导患者进行自我症状的识别与监测,若有异常遵照合适的临床指导采取相应的预防及管理措施。

(5) 本药可增加发生淋巴瘤和皮肤恶性病变的潜在危险,提醒使用本药的患者,避免过度暴露在紫外线下,必要时做好防护。

(6) 告知有避孕计划的患者,本药可降低激素类避孕药清除率,导致激素暴露增加。

(7) 治疗期间,告知患者避免使用减毒活疫苗,防止降低疫苗有效性。

(二) 环孢霉素A

1. 药理作用

(1) 药效学:本药对自身免疫性疾病具有良好的疗效。

(2) 药动学:本药受食物共同服用和昼夜节律的影响较小,临床上不需考虑进餐时间,给药后1~6 h血药浓度达峰。本药的分布大大超过血容量。代谢物主要经胆汁消除,但具有很高的变异性。

2. 适应证与禁用人群

(1) 适应证:

1) 器官移植:①用于预防器官移植后的排异反应,包括肝、肾、心、肺移植等。治疗曾经接受其他免疫抑制剂的患者所发生的排异反应。②预防骨髓移植排异反应。③预防和治疗移植物抗宿主病。

2) 非移植性适应证:包括内源性葡萄膜炎、银屑病、异位性皮炎、类风湿性关节炎、肾病综合征。

(2) 禁用人群:

1) 对本药及其任何赋形剂过敏者。

2) 3岁以下儿童和18岁以下类风湿性关节炎患者。

3) 肾功能异常、高血压未得到控制或患有恶性肿瘤的类风湿关节炎患者、银屑病患者。

3. 不良反应

(1) 常见:肾功能不全、震颤、多毛症、高血压、腹泻、厌食、恶性和呕吐。

(2) 较常见:白细胞减少症、惊厥、感觉异常、消化性溃疡、痤疮、皮疹、水肿。

(3) 少见:胰腺炎、高血糖症、肌无力、溶血性尿毒症综合征、贫血、血小板减少等。

4. 用药护理要点

(1) 评估:

1) 开始治疗前,至少通过2次测定来评估确定血清肌酐基线水平,并在治疗的前3个月期间里每隔2周及之后每月1次监测血清肌酐水平。根据患者肾功能水平调节药物剂量。

2) 用药期间,评估监测患者肝功能,若出现异常,遵医嘱降低给药剂量。

3) 治疗期间,定期评估血压;治疗前及治疗后1个月进行血脂测定。

(2) 用药方法:除某些情况需静脉滴注环孢素浓缩液外,大部分患者,推荐口服给药,早、晚2次服用,通过血药浓度决定使用剂量。静脉给药时,建议用量为3～5 mg/kg,约相当于口服剂量的1/3。本药浓缩液应用0.9%氯化钠注射液或5%葡萄糖注射液按1∶20或1∶100比例稀释,缓慢静脉输入,大于2～6 h。

1) 器官移植:本品的治疗应于移植手术前12 h开始,每日10～15 mg/kg,分2次给药,此用量应维持至术后1～2周。之后根据血药浓度逐渐减量至每日2～6 mg/kg,分2次口服。当与其他免疫抑制药合用时,起始剂量为每日3～6 mg/kg,分2次口服。

2) 骨髓移植:移植前1日开始用药,推荐用量为每日口服12.5～15 mg/kg,维持剂量约为12.5 mg/kg,应持续3～6个月,然后逐渐减量,直至移植后1年停药。

3) 内源性葡萄膜炎:开始剂量为5 mg/kg,分2次口服,直至炎症缓解、视力改善。疗效不显著者,短期剂量可增至7 mg/kg。

4) 银屑病:推荐起始剂量为每日2.5 mg/kg,分2次口服,若治疗4周后病情无改善,可逐步每月增加0.5～1.0 mg/kg,但不超过每日5 mg/kg。每日5 mg/kg的剂量使用 4 周后仍无法改善皮损者,应停药。

5) 异位性皮炎:在成人和 16 岁以上的青少年中,推荐剂量范围为每日 2.5～5.0 mg/kg,分 2 次口服。若采用每日 2.5 mg/kg 的起始剂量在 2 周内未获得满意疗效者,需迅速提高至每日 5 mg/kg 的最高剂量。

6) 类风湿性关节炎:最初 6 周的推荐剂量为每日 3 mg/kg,分 2 次口服。若疗效不明显,剂量可逐渐增加至每日 5 mg/kg 的最高量。根据个体耐受程度,可与小剂量皮质激素和(或)非甾体抗炎药联合应用。

7) 肾病综合征:成人推荐剂量每日 5 mg/kg,儿童每日 6 mg/kg,分 2 次口服。

(3) 不良反应观察与处理:

1) 短期大剂量静脉给药容易发生过敏反应,应密切观察患者过敏的相关症状与体征。

2) 药物服用过量时,伴随一些相对轻度的临床症状,如呕吐、嗜睡、头痛、心动过速等,一旦发生应立即采取一般支持措施和对症治疗,在口服后数小时内进行催吐和洗胃。

(4) 其他注意事项:

1) 食物相互作用:与葡萄柚汁同时服用可增加环孢素的生物利用度。

2) 药物相互作用:环孢素可能引起肾毒性和肝脏毒性,与肾毒性药物合用期间应谨慎,定期监测肝、肾功能;不能与他克莫司同时服用。

3) 使用保钾药(如保钾利尿药、血管紧张素转换酶抑制药、血管紧张素Ⅱ受体拮抗药)、含钾药物和食物时,应慎用本药,同时定期监测血钾水平,防止出现高钾血症。

4) 本药可使瑞格列奈的血浆浓度升高,从而增加低血糖的发生风险,合并用药患者应密切监测血糖水平。

5. 特殊人群用药

(1) 妊娠期妇女、哺乳期妇女慎用。

(2) 老年患者、肾功能不全者、肝功能不全者遵医嘱用药并严密观察有无不良反应。

(3) 儿童用药除肾病综合征外,不建议患有其他非移植适应证的儿童患者使用本药物。

(4) 高尿酸血症、高钾血症患者慎用。

6. 健康指导

(1) 治疗前,向患者充分说明使用本药的目的及可能出现的不良反应。

(2) 本药可增加发生淋巴瘤和皮肤恶性病变的潜在危险,提醒使用本药的患者,避免过度暴露在紫外线下,必要时做好防护。

(3) 建议患者在专科医生指导下严格遵医嘱用药,不随意增减药物剂量。

(4) 对于长期应用多种免疫抑制剂治疗的患者,应采取有效预防和治疗感染的策略。

(5) 治疗期间,告知患者避免使用减毒活疫苗,防止降低疫苗有效性。

(俞静娴　裘　洁)

第七章 泌尿系统药

第一节 利 尿 剂

一、袢利尿剂

(一) 呋塞米

1. **药理作用** 本药作用于髓袢升支粗段髓质部和皮质部,为高效利尿剂,又称袢利尿剂。用药后尿中氢离子、钠离子、氯离子、钾离子、镁离子、钙离子排出增多,影响肾脏的稀释和浓缩功能,利尿作用强大。

2. **适应证与禁用人群**

(1) 适应证:

1) 水肿性疾病:包括充血性心力衰竭、肝硬化、肾脏疾病。

2) 高血压:不作为治疗原发性高血压的首选药物,但当噻嗪类药物疗效不佳,尤其当伴有肾功能不全或出现高血压危象时,本类药物尤为适用。

3) 急性肾功能衰竭:用于各种原因导致肾脏血流灌注不足,例如失水、休克、中毒、麻醉意外以及循环功能不全等,在纠正血容量不足的同时及时应用,可减少急性肾小管坏死的机会。

4) 高钾血症及高钙血症。

5) 稀释性低钠血症。

6) 抗利尿激素分泌过多症。

7) 急性药物毒物中毒,如巴比妥类药物中毒等。

(2) 禁用人群:

1) 对本药及磺胺药、噻嗪类利尿药过敏者。

2) 妊娠前3个月以内的妇女。

3. **不良反应**

(1) 常见与水、电解质紊乱有关,尤其是大剂量或长期应用时,如体位性低血压、休克、低钾血症、低氯血症、低氯性碱中毒、低钠血症、低钙血症、低镁血症,以及与此有关的口渴、乏力、肌肉酸痛和心律失常等。

(2) 少见有过敏反应(包括多形红斑、史-约综合征、间质性肾炎,甚至心脏骤停)、视物模糊、黄视症、光敏感、头晕、头痛、食欲缺乏、恶心、呕吐、腹痛、腹泻、胰腺炎、肌肉强直等,骨髓抑制导致粒细胞减少、血小板减少性紫癜和再生障碍性贫血,肝功能损害,指(趾)感觉异常,糖代谢紊乱,高尿酸血症。耳鸣、听力障碍多见于大剂量静脉快速注射时(剂量>4～15 mg/min)或是与其他耳毒性药物合用时,多为暂时性,少数为不可逆性,尤其是当与其他有耳毒性的药物同时应用时。

4. 用药护理要点

(1) 评估:

1) 在开始治疗前,获取病史,预防交叉过敏。对磺胺药和噻嗪类利尿药过敏者,对本药也可能过敏。

2) 在用药开始和整个过程中随访血电解质、尿量和血压。

(2) 用药方法:

1) 口服或静脉给药。

2) 治疗水肿性疾病:起始剂量为 20～40 mg,每日 1～2 次,必要时 6～8 h 后追加 20～40 mg,直至出现满意利尿效果;但一般应控制在 100 mg 以内,分 2～3 次服用,以防过度利尿和不良反应发生。部分患者剂量可减少至 20～40 mg,隔日 1 次,或 1 周中连续服药 2～4 日,每日 20～40 mg。紧急情况或不能口服者,可静脉注射,开始 20～40 mg,必要时每 2 h 追加剂量,直至出现满意疗效。

3) 治疗高血压:起始每日 40～80 mg,分 2 次服用,并酌情调整剂量。治疗高血压危象时,起始 40～80 mg 静脉注射。伴急性左心力衰竭或急性肾功能衰竭时,可酌情增加用量,必要时进行血液净化治疗。

4) 治疗高钙血症:必要时,可静脉注射,每次 20～80 mg。

(3) 不良反应观察与处理:

1) 观察患者过敏的体征和症状(如皮疹、间质性肾炎)如果出现这些症状,立即停止用药并通知医生。

2) 如患者出现口渴、乏力、肌肉酸痛、心律失常等表现,应警惕水、电解质紊乱,应及时通知医生。

(4) 其他注意事项:药物相互作用:

1) 肾上腺糖、盐皮质激素,促肾上腺皮质激素及雌激素能降低本药的利尿作用,并增加电解质紊乱,尤其是低钾血症的发生机会。

2) 非甾体抗炎镇痛药能降低本药的利尿作用,肾损害机会也增加,这与前者抑制前列腺素合成,减少肾血流量有关。

3) 与拟交感神经药物及抗惊厥药物合用,利尿作用减弱。

4) 与氯贝丁酯(安妥明)合用,两药的作用均增强,并可出现肌肉酸痛、强直。

5) 与多巴胺合用,利尿作用加强。

6) 饮酒及含酒精制剂和可引起血压下降的药物能增强本药的利尿和降压作用;与巴比妥类药物、麻醉药合用,易引起体位性低血压。

7) 本药可使尿酸排泄减少,血尿酸升高,故与治疗痛风的药物合用时,后者的剂量应作适当调整。

8) 降低降血糖药的疗效。

9) 降低抗凝药物和抗纤溶药物的作用,主要是利尿后血容量下降,致血中凝血因子浓度升高,以及利尿使肝血液供应改善、肝脏合成凝血因子增多有关。

10) 本药加强非去极化肌松药的作用,与血钾下降有关。

11) 与两性霉素、头孢霉素、氨基糖苷类等抗生素合用,肾毒性和耳毒性增加,尤其是原有肾损害时。

12) 与抗组胺药物合用时耳毒性增加,易出现耳鸣、头晕、眩晕。

13) 与锂剂合用肾毒性明显增加,应尽量避免。

14) 与碳酸氢钠合用发生低氯性碱中毒机会增加。

5. 特殊人群用药

(1) 妊娠期用药:本药可通过胎盘屏障,妊娠期妇女尤其是前3个月应尽量避免使用。对妊娠高血压综合征无预防作用。

(2) 哺乳期用药:本药可经乳汁分泌,哺乳期妇女使用对乳儿的危害不能排除,应慎用。

(3) 老年人用药:老年人应用本药时发生脱水、低血压、电解质紊乱、血栓形成和肾功能损害的概率增高。

(4) 儿童用药:本药在新生儿的半衰期明显延长,故新生儿用药间隔时间应延长。

(5) 肝、肾功能不全者用药:严重肝、肾功能损害者慎用。肝昏迷患者在基本情况改善前,不推荐使用。

6. 健康指导

(1) 向患者解释使用本药的目的、可能出现的不良反应的症状。

(2) 如大剂量使用本药时,指导患者注意体位性低血压的发生,如出现口渴、发力、肌肉酸痛、心律失常,应立即通知医护人员。

(3) 建议患者在出现过敏反应的迹象和症状时,应立即通知医护人员。

(4) 建议女性患者如果计划怀孕或哺乳、怀疑怀孕,应告知医护人员。

(5) 根据医嘱指导患者准确记录尿量。

(6) 静脉给药时,大剂量快速静脉注射时(每分钟剂量>4~15 mg),可出现耳鸣、听力障碍,多为暂时性,少数为不可逆性,尤其当与其他耳肾毒性药物同时应用时。

(二) 托拉塞米

1. 药理作用 利尿作用强于呋塞米,主要抑制髓袢升支粗段钠离子、钾离子、氯离子同向转运体,抑制髓质部及皮质部对钠离子、氯离子的重吸收,增加管腔液氯化钠浓度,增大渗透压,降低肾髓质渗透压梯度,从而干扰尿的浓缩过程,发挥利尿作用及排钠作用。

2. 适应证与禁用人群

(1) 适应证:慢性肾衰竭引起的水肿、充血性心力衰竭引起的水肿、肝病引起的水肿和高血压。

(2) 禁用人群:

1) 对本药、磺酰脲类或磺胺类药过敏者。

2) 肾衰竭无尿患者。

3) 肝性昏迷和肝性昏迷前期患者。

4) 低血压患者。

5) 哺乳期妇女。

3. 不良反应 本药仅有 20% 治疗量经肾清除,故肾衰竭患者用药安全,也不会产生药物的蓄积作用。

(1) 神经系统:头痛、头晕、困倦、疲软。

(2) 消化系统:胃肠道紊乱(食欲降低、上腹部疼痛、恶心、呕吐、腹泻、便秘)。

4. 用药护理要点

(1) 评估:

1) 在开始治疗前,获取病史,询问是否存在对本药、磺酰脲类或磺胺类药过敏。

2) 应用本药时注意过度利尿引起的水、电解质失衡,如有血容量不足、血钠、血钾、血氯、酸碱异常,或血肌酐增高,应立即通知医生。

(2) 用药方法:

1) 口服或静脉注射。

2) 成人:①慢性心力衰竭:口服或静脉注射,初始剂量一般为 1 次 5~10 mg,每日 1 次;递增至每次 10~20 mg,每日 1 次。②慢性肾功能衰竭:每次 20 mg,每日 1 次。③肝硬化:起始每次 5~10 mg,每日 1 次,可逐渐加量,但每日剂量不超过 40 mg。④静脉注射每日剂量不超过 50 mg。

(3) 不良反应观察与处理:监测神经系统和消化系统的体征和症状,如出现头痛、头晕、胃肠道紊乱等不良反应,及时通知医生。

(4) 其他注意事项:药物相互作用:①本药与水杨酸盐在肾小管产生排泌竞争,合用可能会增加后者的毒性。②与华法林合用时,竞争性抑制 CYP2C9 调节华法林的代谢,华法林的血药浓度升高,清除下降,INR 升高。③其余参阅"呋塞米"。

5. 特殊人群用药

(1) 妊娠期用药:使用该药品的治疗获益性可能胜于其潜在危害。

(2) 哺乳期用药:目前尚不清楚本药是否存在于母乳中,喂哺婴儿出现不良反应的危害性可能存在。

(3) 老年人用药:老年患者使用本药的疗效和安全性与年轻人无区别,但老年患者使用本品初期尤其需注意监测血压、电解质及有无排尿困难。

(4) 儿童用药:对儿童患者是否安全有效尚不明确。

(5) 肝硬化腹水患者:慎用,以防水、电解质平衡急剧失调而致肝昏迷。

(6) 贫血、糖尿病、痛风或高尿酸血症、高脂血症、胰腺炎病史、肝脏疾病患者慎用。

6. 健康指导

(1) 向患者解释使用本药的目的、可能出现的不良反应的症状。

(2) 告知患者可能出现排尿增多的现象。

(3) 建议患者在出现过敏反应或神经系统及消化系统反应的迹象和症状时,应立即通知医护人员。

(4) 告知患者若需使用非甾体抗炎药类非处方的药物,需首先咨询医务人员。

(4) 建议女性患者如果计划怀孕或哺乳、怀疑怀孕,应告知医护人员。

(6) 用药期间驾驶车辆或操作机械应谨慎。

(7) 静脉给药时,如快速静脉注射可能发生短暂听力障碍,故单次不宜超过 200 mg,注射时间不短于 2 min。

二、氢氯噻嗪

1. **药理作用** 本药作用于始端远曲小管管腔膜上皮细胞钠离子-氯离子协同转运载体,抑制钠离子、氯离子的重吸收,影响了肾脏的稀释功能,产生利尿作用,为中效能利尿药。

2. **适应证与禁用人群**

(1) 适应证:水肿性疾病(常见的包括充血性心力衰竭、肝硬化腹水、肾病综合征、急慢性肾炎水肿、慢性肾功能衰竭早期、肾上腺皮质激素和雌激素治疗所致水、钠潴留)、高血压、中枢性或肾性尿崩症、特发性高尿钙症。

(2) 禁用人群:

1) 对本药或磺胺类药物过敏者。

2) 无尿者。

3. **不良反应**

(1) 水、电解质紊乱:较为常见,较易发生低钾血症,也可出现低氯性碱中毒或低氯、低钾性碱中毒,低钠血症,血钙升高,以及血磷、镁及尿钙降低。

(2) 高血糖症:噻嗪类利尿药可使糖耐量降低,血糖升高。

(3) 高尿酸血症:干扰肾小管排泄尿酸,少数可诱发痛风发作。

(4) 过敏反应:如皮疹、荨麻疹等,但较为少见。

(5) 血白细胞减少或缺乏症、血小板减少性等均少见。

(6) 其他:如低血压、便秘、腹泻、食欲低下、胆囊炎、性功能减退、光敏感、肌痉挛、头痛、头昏、感觉异常、视物模糊、色觉障碍、黄视症、静坐不能等,但较罕见。

4. **用药护理要点**

(1) 评估:

1) 在开始治疗前,获取病史,与磺胺类药物、呋塞米、布美他尼、碳酸酐酶抑制剂有交叉过敏反应。

2) 糖尿病患者服用噻嗪类药物可能需要调整胰岛素剂量,有潜在改变血糖的可能。

3) 老年人警惕低血压、电解质紊乱和肾功能损害的发生。

(2) 用药方法:口服给药。

1) 治疗水肿性疾病,每次 25～50 mg,每日 1～2 次,或隔日治疗,或每周连服 3～5 日。

2) 治疗高血压,每日 25～100 mg,分 1～2 次服用,并按降压效果调整剂量。

(3) 不良反应观察与处理：

1）观察患者过敏的体征和症状（如皮疹、荨麻疹）如果出现这些症状，立即停止用药并通知医生。

2）如患者出现口渴、乏力、肌肉酸痛、心律失常等表现，应警惕水、电解质紊乱，应及时通知医生。

(4) 其他注意事项：药物相互作用：本药与含钙剂或含钙产品合并用药有可能导致致死性结局的不良事件；与肾毒性药物、强利尿剂合用，可能损伤肾脏。

5. **特殊人群用药**

(1) 妊娠期用药：B 级，可能安全。

(2) 哺乳期用药：L2 级，比较安全。

(3) 老年人用药：老年人应用本药较易发生低血压、电解质紊乱和肾功能损害。

(4) 儿童用药：尚无特殊，但慎用于有黄疸的婴儿，因本药可使血胆红素升高。

(5) 肝、肾功能不全者用药：肾功能不全者对本药不敏感，对大剂量使用时，可致药物蓄积、毒性增加，应慎用。

6. **健康指导**

(1) 向患者解释使用本药的目的、可能出现的不良反应的症状。

(2) 指导患者在药效发挥前，应避免从事需要保持警觉性或协调性的工作，因本药可能会导致视力模糊，眩晕或头晕。

(3) 告知患者本药可能引起电解质紊乱（高尿酸血症、低钠血症、高钙血症）、便秘、腹泻、恶心、呕吐、感觉异常、肌肉痉挛、光敏感、皮疹、躁动等，如有上述症状，应及时通知医护人员。用药期间如出现过敏反应、血常规异常、视物模糊、精神症状、水潴留及严重胃肠反应时，应立即停药并通知医护人员。

(4) 建议患者报告与急性闭角型青光眼相关的急性一过性近视的症状/体征，包括突发眼部疼痛或视力下降。

(5) 指导糖尿病患者监测血糖，如血糖异常及时通知医护人员。

(6) 告知患者保证充足的水分摄入，尤其是在运动，出汗，腹泻或呕吐时。

(7) 告知患者服药期间不宜饮酒，因其可能加重直立性低血压。

(8) 提醒患者本品与多种药物之间存在明显的相互作用，在使用一种新药（包括非处方药和中草药）之前需咨询医疗专业人士。

(9) 建议女性患者如果计划怀孕或哺乳，怀疑怀孕，应告知医护人员。

三、保钾利尿药

(一) 螺内酯

1. **药理作用** 本药为人工合成的甾体化合物，其化学结构与醛固酮相似，作用于末端远曲小管和集合管的醛固酮受体，阻断钠离子-钾离子和钠离子-氢离子交换，使钠离子、氯离子和水排泄增多，由于本药仅作用于末端远曲小管和集合管，对肾小管其他各段无作用，故利尿作用较弱，为低效能利尿药。

2. 适应证与禁用人群

(1) 适应证：水肿性疾病(与其他利尿药合用)，高血压(辅助药物)，原发性醛固酮增多症，低血钾(预防，与噻嗪类药物合用)。

(2) 禁用人群：

1) 对本药或对其他磺酰脲类药物过敏者。

2) 高钾血症患者。

3) 急性肾功能不全者。

4) 无尿者。

5) 肾排泄功能严重损害者。

3. 不良反应　高钾血症为最常见的不良反应，尤其是单独用药、进食高钾饮食、与钾剂或含钾药物如青霉素钾等合用以及存在肾功能损害、少尿、无尿时。

(1) 消化系统：胃出血、胃溃疡、胃炎、腹泻和绞痛、恶心、呕吐。

(2) 生殖系统：性欲降低、无法勃起或无法维持勃起、月经不调或闭经、绝经后出血、乳房和乳头疼痛。

(3) 血液系统：白细胞减少症(包括粒细胞缺乏症)、血小板减少症。

(4) 超敏反应：发热、荨麻疹、斑丘疹或红斑性皮肤喷发、过敏反应、血管炎。

(5) 少见不良反应：①低钠血症：单独应用时少见，与其他利尿药合用时发生率增高。②抗雄激素样作用或对其他内分泌系统的影响：长期服用本药可致男性乳房发育、阳痿、性功能低下，可致女性乳房胀痛、声音变粗、毛发增多、月经失调、性功能下降。③中枢神经系统表现：长期或大剂量服用本药可发生行走不协调、头痛、嗜睡、昏睡、精神错乱等。

(6) 罕见不良反应：①过敏反应，出现皮疹甚至呼吸困难。②暂时性血肌酐、尿素氮升高。③轻度高氯性酸中毒。④肿瘤：个别患者长期服用本药和氢氯噻嗪后发生乳腺癌。⑤皮肤溃疡。⑥粒细胞缺乏。⑦系统性红斑狼疮。

4. 用药护理要点

(1) 评估：

1) 在开始治疗前，获取病史，询问是否对本药或对其他磺酰脲类药物过敏。

2) 用药期间应注意监测血钾、心电图和患者心率的情况。

(2) 用药方法：口服给药：

1) 治疗水肿性疾病：每日 40～120 mg，分 2～4 次服用，至少连服 5 日，以后酌情调整剂量。

2) 治疗高血压：开始每日 40～80 mg，分次服用，至少 2 周，以后酌情调整剂量，不宜与血管紧张素转换酶抑制药合用，以免发生高钾血症。

3) 治疗原发性醛固酮增多症：手术前患者，每日用量 80～240 mg，分 4 次服用；不宜手术的患者，则选用较小剂量维持用药。

4) 用于心功能不全：每次 20 mg，每日 1 次。老年人对本药较敏感，开始用量宜偏小。

(3) 不良反应观察与处理：

1) 观察患者的过敏体征和症状，如出现皮疹甚至呼吸困难，立即停止用药并通知医生。

2) 监测患者电解质水平尤其是血钾及心电图的变化。

(4) 其他注意事项：药物相互作用如下。

1) 肾上腺皮质激素(尤其是具有较强盐皮质激素作用者)、促肾上腺皮质激素能减弱本药的利尿作用，并拮抗本药的留钾作用。

2) 雌激素可引起水钠潴留，从而减弱本药的利尿作用。

3) 非甾体抗炎药，尤其是吲哚美辛，能降低本药的利尿作用，且合用时肾毒性增加。

4) 与激动 α 受体的拟肾上腺素药合用可降低本药的降压作用。

5) 治疗剂量的多巴胺可加强本药的利尿作用。

6) 与引起血压下降的药物合用，利尿和降压作用均加强。

7) 与依普利酮或氨苯蝶啶等其他留钾利尿药合用，留钾的作用相加，引起高钾血症的风险增加，忌合用。

8) 与下列药物合用时，发生高钾血症的概率增高，如含钾药物、库存血(含钾 30 mmol/L，如库存 10 日以上含钾高达 65 mmol/L)、血管紧张素转换酶抑制药、血管紧张素Ⅱ受体拮抗药、精氨酸、他克莫司和环孢素等。有报道与卡托普利、依那普利或精氨酸合用引起致死性心脏事件。

9) 与三氧化二砷、氟哌利多、左醋美沙多、索他洛尔合用，如患者发生低血钾或低血镁，则增加 Q-T 间期延长的风险。

10) 与葡萄糖胰岛素注射液、碱剂、钠型降钾交换树脂合用，可减少发生高钾血症的机会。

11) 本药使地高辛半衰期延长而导致中毒。

12) 与氯化铵、考来烯胺合用易发生代谢性酸中毒。

13) 甘珀酸钠、甘草类制剂具有醛固酮样作用，合用可降低本药的利尿作用；而本药可减弱甘珀酸钠对溃疡的愈合作用。

14) 与锂盐合用，锂排出减少，血锂浓度增高。

15) 与噻嗪类利尿药或氯磺丙脲合用，可引起低钠血症。

16) 与华法林合用，抗凝作用减弱。

5. 特殊人群用药

(1) 妊娠期用药：D级，孕妇慎用。

(2) 哺乳期用药：L2级，较安全。

(3) 老年人用药：本药主要由肾脏排泄，肾功能受损患者对该药物产生不良反应的风险可能更大，老年人用药较易发生高钾血症和利尿过度，应监测肾功能。

(4) 儿童用药：在儿科患者中的安全性和有效性尚未确定。

(5) 肝、肾功能不全者用药：

1) 肾功能不全患者，发生高钾血症的风险增加，应密切监测钾。

2）肝功能损伤患者，本药及其代谢物在肝硬化患者中清除率降低，可引起液体和电解质平衡的突然改变，加重肝硬化和腹水肝病患者的肝性脑病和昏迷。对于这些患者，应在医院从最低初始剂量开始服用本药。

6. 健康指导

（1）向患者解释使用本药的目的、可能出现的不良反应的症状。

（2）建议正在服用本药的患者避免同时服用钾补充剂或摄入钾含量较高的食物，包括盐替代品。

（3）建议女性患者如果计划怀孕或哺乳，或怀疑怀孕，应告知医护人员。

（罗　菁　赵文雯）

第二节　脱　水　药

一、甘露醇

1. 药理作用

（1）组织脱水作用：本药提高血浆晶体渗透压，导致组织内（包括眼、脑、脑脊液等）水分进入血管内，从而减轻组织水肿，降低眼内压，颅内压和脑脊液容量及其压力。

（2）利尿作用：

1）本药增加血容量，并促进前列腺素 I_2 分泌，从而扩张肾血管，增加肾血流量。肾小球入球小动脉扩张，肾小球毛细血管压升高，皮质肾小球滤过率升高。

2）本药自肾小球滤过后极少（<10%）由肾小管重吸收，故可提高肾小管内液渗透浓度，减少肾小管对水、钠离子、氯离子、钾离子、镁离子、钙离子和其他溶质的重吸收。

3）尚有清除缺血损伤时的自由基、降低血黏度、改善脑血液循环等作用。

2. 适应证与禁用人群

（1）适应证：

1）各种原因引起的脑水肿，降低颅内压，防止脑疝。

2）眼内压（应用于其他降眼内压药无效时或眼内手术前准备）。

3）肾前性因素或肾性因素引起的少尿（鉴别）；各种原因引起的急性肾小管坏死（预防，尚存争议）。

4）肾病综合征、肝硬化腹水，尤其是伴有低蛋白血症时（辅助性利尿）。

5）某些药物逾量或毒物（如巴比妥类药物、锂、水杨酸盐和溴化物等）中毒。

6）经尿道内前列腺切除术（冲洗剂）。

（2）禁用人群：

1）已确诊为急性肾小管坏死的无尿患者，包括对试用甘露醇无反应者，因本药积聚可引起血容量增多，加重心脏负担。

2）严重失水者。

3）肾脏损害或肾功能障碍者（静脉滴注本药之后）。

4）颅内活动性出血者，因扩容加重出血，但颅内手术时除外。

5）心力衰竭、急性肺水肿患者，或严重肺淤血患者。

6）对本药过敏者。

7）本药能透过胎盘屏障，美国 FDA 妊娠期用药安全性分级为 C。

3. 不良反应

(1) 水和电解质紊乱（最常见）。

(2) 寒战、发热。

(3) 排尿困难、尿潴留。

(4) 血栓性静脉炎（罕见）。

(5) 本药外渗可致组织水肿、皮肤坏死。

(6) 过敏反应引起皮疹、荨麻疹、呼吸困难、过敏性休克。

(7) 头痛、头晕、癫痫发作、视物模糊、鼻炎。

(8) 高渗引起口渴。此外有恶心、呕吐、腹泻等胃肠道反应。

(9) 渗透性肾病（或称甘露醇肾病），主要见于大剂量快速静脉滴注时。

4. 用药护理要点

(1) 评估：

1）在开始治疗前，获取病史，以往对本药过敏者或与禁忌证相关病史的禁用。

2）下列情况慎用：①明显心肺功能损害者，因本药所致突然血容量增多可引起充血性心力衰竭。②高钾血症或低钠血症。③低血容量，应用后可因利尿而加重病情，或使原来低血容量情况被暂时性扩容所掩盖。④肾功能不全。⑤对本药不耐受。

3）开始静脉用药前评估患者血管情况，尽量选择粗直静脉。同时观察患者的生命体征、神志、尿量等情况。

(2) 用药方法：

1）除用作肠道准备外，均应静脉给药。

2）本药遇冷易结晶，故应用前仔细检查，如有结晶，可置于热水或用力振荡待结晶完全溶解后再使用。当本药浓度高于 15% 时，应使用具有过滤器的输液器。

3）根据病情选择合适的浓度和剂量，避免不必要地使用高浓度和大剂量。

4）使用低浓度和含氯化钠溶液的本药能降低过度脱水和电解质紊乱的发生机会。

5）用于治疗水杨酸盐或巴比妥类药物中毒时，应合用碳酸氢钠以碱化尿液。

6）静脉滴注：成人：①利尿：按体重 1～2 g/kg，一般用 20% 溶液 250 mL 静脉滴注，并调整剂量使尿量维持在 30～50 mL/h。②治疗脑水肿、颅内高压和青光眼：按体重 1.5～2 g/kg 配制 15%～25% 溶液，于 30～60 min 内静脉滴注完毕。当患者衰弱时，剂量应减少至 0.5 g/kg。③治疗药物、毒物中毒：50 g 以 20% 溶液静脉滴注，调整剂量使尿量维持在 100～500 mL/h。④肠道准备：48 h，10% 溶液 1 000 mL 于 30 min 内口服完毕。

(3) 不良反应观察与处理：

1) 观察患者过敏的体征和症状(皮疹、荨麻疹、呼吸困难、过敏性休克)。如果出现这些症状,立即停止用药并通知医生。对于急性过敏可给予抗组胺药、肾上腺皮质激素、肾上腺素或其他升压药并吸氧和保持气道通畅(必要时可气管插管)。

2) 用药过程中注意观察:①血压、肾功能、血电解质浓度、尤其是血钠和血钾、尿量、血渗透浓度。②监测神经系统的体征和症状(意识障碍、头痛、头晕、癫痫发作、视物模糊)。③静脉滴注时注意观察药物有无外渗,如药物漏出血管外,可用 0.5% 普鲁卡因局部封闭,并热敷处理。④给予大剂量本药不出现利尿反应,但可使血浆渗透浓度显著升高,故应警惕发生高渗状态。⑤用药过程中一旦出现糖尿病高渗性昏迷,即血糖升高($>$ 20 mmol/L)、高血钠($>$ 150 mmol/L)、高血浆渗透压($>$ 320 mmol/L)、尿糖阳性、酮体阴性,应立即停药。

3) 静脉给药时应用单独的通道,不与其他的药物混合静脉滴注。

4) 药物刺激性强,不能做皮下和肌内注射,静脉注射前要确认针头在血管内才能给药,避免液体外漏,引起皮下水肿和静脉炎。

5) 初始用药时可先用小剂量对肾功能进行测试,给药后若尿量每小时不超过 30~50 mL,可遵医嘱给第 2 次,效果若不显著应重新评估。

6) 加压滴注本药时,应严格控制速度并观察血管情况,如有外渗或红肿应立即停止输入并给予处理。加压时,护士全程观察输注情况,避免空气栓塞。

(4) 其他注意事项:

1) 可增加强心苷类的不良反应,与低钾血症有关。

2) 增加利尿药及碳酸酐酶抑制药的利尿和降低眼内压作用,与这些药物合用时应调整剂量。

3) 本药可引起低血钾或低血镁,与三氧化二砷、氟哌利多、左醋美沙朵或索他洛尔合用,诱发 Q-T 间期延长的风险增加。

5. 特殊人群用药

(1) 哺乳期用药:是否能经乳汁分泌尚不清楚,哺乳期妇女使用对乳儿的危害不能排出。

(2) 老年人用药:老年人应用本药较易出现肾损害,且随年龄增长,发生肾损害的概率增高。应适当控制用量并加强用药过程的观察。

(3) 儿童用药:12 岁以下儿童应用本药的安全性和有效性未建立。儿科静脉给药,主要用于组织脱水和渗透性利尿。注意水电解质的平衡。

(4) 肾功能不全患者:慎用。

6. 健康指导

(1) 根据本药的不同用药途径,向患者解释使用此药的目的、可能出现的不良反应的症状。

(2) 指导患者如果在输液过程中出现不适主诉(如出现头痛、头晕、视力模糊等),应及时向医护人员报告情况。建议患者在出现过敏反应或神经系统反应的迹象和症状时,应立即通知医护人员。

(3) 建议患者在没有咨询医疗专业人员的情况下,不将本药作为常规导泻药物治疗。

(4) 建议女性患者如果计划怀孕或哺乳,或怀疑怀孕,应告知医护人员。

(5) 用药期间,可增加强心苷类的不良反应,与低血钾有关,同时增加利尿药及碳酸酐酶抑制药的利尿和降低眼内压作用,与这些药物合用时,遵医嘱应调整剂量。

(6) 静脉给药时,如剂量过大或速度过快可出现红、肿、热、痛,严重者可致静脉炎,应及时处理。

(7) 口服本药治疗时:呕吐患者应视情况给予补充。口服速度不宜过快,以防止恶心、呕吐;服药后可适当走动。服药结束至检查开始的时间间隔尽量不超过 4 h。若行无痛肠镜,其间隔则需延至 6 h。

二、甘油果糖氯化钠注射液

1. **药理作用** 由于血-脑屏障的作用,甘油进入血液后不能迅速转入脑组织及脑脊液中,致使血浆渗透压增高而脱水,达到降低颅内压及眼内压的目的。

2. **适应证与禁用人群**

(1) 适应证:

1) 用于脑血管病、脑外伤、脑肿瘤、颅内炎症及其他原因引起的急、慢性颅内压增高及脑水肿等。

2) 青光眼以降低眼压及眼部手术时减小眼容积等。尤其适用于有肾功能损害而不能使用甘露醇的患者。

(2) 禁用人群:遗传性果糖耐受不良者。对本药任一成分过敏者。

3. **不良反应** 不良反应少而轻微,耐受性较好。偶见溶血、血红蛋白尿、血尿、头痛、恶心、倦怠等,尤其是滴注过快时,故应严格控制滴速。有时可出现高钠血症、低钾血症。

4. **用药护理要点**

(1) 评估:

1) 在开始治疗前,获取病史,以往对本药过敏者或与禁忌证相关病史的禁用。

2) 开始静脉用药前评估患者血管情况,尽量选择粗直静脉。同时观察患者的生命体征,神志、尿量等情况。

(2) 用药方法:静脉滴注:成人每次 250~500 mL,每日 1~2 次,每次 500 mL 需滴注 2~3 h,250 mL 滴注时间为 1~1.5 h。根据年龄、症状可适当增减。

3. **不良反应观察与处理**:

1) 观察患者过敏的体征和症状(皮疹、瘙痒)。如果出现这些症状,立即停止用药并通知医生。

2) 用药过程中注意观察:①血压、肾功能、血电解质浓度,有时可出现高钠血症或低钾血症。②监测神经系统的体征和症状(头痛、恶心、倦怠等),并观察尿液的色、质、量,如出现血尿等不良反应立即停药,通知医生给予及时处理。③静脉滴注时严格控制滴速。④静脉滴注时注意观察药物有无外渗。⑤预防静脉炎的发生,根据患者每日输液药液的主要性质,合理安排输入本药的顺序,并注意药物配伍禁忌。

3) 严重循环系统功能障碍、尿崩症、糖尿病、溶血性贫血患者慎用。

4) 本药含0.9%氯化钠,用药时须注意患者钠盐的摄入量。

5) 怀疑急性硬膜外或硬膜下血肿时,对出血源进行处理后,确认不再出血时方可应用。

5. **特殊人群用药**　妊娠期的妇女及哺乳期的妇女、儿童用药,安全性尚不明确。

6. **健康指导**

(1) 向患者解释使用本药的目的、可能出现的不良反应的症状。

(2) 指导患者如果在输液过程中出现不适主诉(如出现头痛、恶心、倦怠等)应及时向医护人员报告情况。

(3) 建议女性患者如果计划怀孕或哺乳,或怀疑怀孕,应告知医护人员。

(4) 静脉给药时,严格控制滴速,如剂量过大或速度过快可出现红、肿、热、痛,严重者可致静脉炎,应及时处理。

(5) 静脉滴注前,指导患者用热毛巾对穿刺位置上方进行近心端位置2~20cm处进行热敷,温度应保持在50℃,由于热疗可促进周围血管的血液循环,促进静脉快速回流,促进组织的新陈代谢,强化组织对白细胞的吞噬,减轻药物对血管的刺激和损伤,使注射局部组织抗感染能力增强。

（罗　菁　仇　琼）

第三节　调节膀胱舒缩功能药物

一、托特罗定

1. **药理作用**　本药作用于膀胱壁和逼尿肌上的青覃碱型受体(M受体),竞争性抑制乙酰胆碱与M受体结合,从而抑制膀胱逼尿肌的不自主收缩,缓解尿频、尿急、急迫性失禁等膀胱过度活动症状。

2. **适应证与禁用人群**

(1) 适应证:因膀胱过度兴奋引起的尿频、尿急或急迫性尿失禁等症状。

(2) 禁用人群:

1) 尿潴留患者。

2) 胃滞纳患者。

3) 未经控制的窄角型青光眼患者。

4) 对本品过敏者。

5) 美国FDA妊娠期用药安全性分级为口服给药C。

3. **不良反应**　一般可以耐受,停药后即可消失。本药可引起轻至中度抗胆碱能作用,如口干、消化不良和泪液减少。

(1) 常见:口干、消化不良、便秘、腹痛、胀气、呕吐、头痛、干眼病、皮肤干燥、嗜睡、神经质、感觉异常。

(2) 少见:自主神经功能失调、胸痛。

(3) 罕见:过敏反应、尿闭、血管性水肿、精神紊乱、记忆损害、痴呆。

4. 用药护理要点

(1) 评估:在开始治疗前,获取病史,如有本药过敏者,尿潴留、胃滞纳、未经控制的窄角型青光眼患者等禁用。

(2) 用药方法:口服,成人初始剂量为每次 2 mg,每日 2 次。根据患者的反应和耐受程度,剂量可下调到每次 1 mg,每日 2 次。对于肝功能不全或正在服用 CYP3A4 抑制剂的患者,推荐剂量是每次 1 mg,每日 2 次。

(3) 不良反应观察与处理:

1) 观察患者过敏的体征和症状(皮疹、瘙痒、视物模糊等)。如果出现这些症状,立即停止用药并通知医生。一般停药后症状即可消失。

2) 服用本药期间定时监测肝、肾功能,肝功能明显低下的患者,每次剂量不得超过 1 mg;肾功能低下的患者,宜减量使用。

3) 由于尿潴留的风险,本药慎用与膀胱出口梗阻的患者。由于存在胃滞纳的风险,也慎用与患胃肠道梗阻性疾病,如幽门狭窄的患者,或是胃肠运动迟缓的患者。

4) 重症肌无力,已控制的窄角型青光眼、自主神经疾病、裂孔疝、严重的溃疡型结肠炎或中毒性巨结肠患者慎用。

(4) 其他注意事项:药物相互作用:

1) 同时口服氯化钾固体剂型,可引起氯化钾在胃肠道内通过的速度减慢或迟滞,增加胃肠道损害的风险,忌合用。

2) 与强效 CYP3A4 抑制剂如大环内酯类抗菌素(红霉素和克拉霉素)、吡咯类抗真菌药(如酮康唑和伊曲康唑)、蛋白酶抑制药、环孢素或长春花碱合用时应十分谨慎,因可降低本药的代谢,发生本药过量的风险增加。

3) 与延长 Q-T 间期的药物(如Ⅰa类和Ⅲ类抗心律失常药)合用,发生尖端扭转型室性心动过速的风险增加。

4) 与中枢性抗胆碱酯酶药(如多奈哌齐和卡巴拉汀)合用时可增强治疗作用,但也增加不良反应,使胆碱能神经超敏反应的发生风险增加。反之,毒蕈碱受体激动药物可降低本药的疗效。与抗毒蕈碱药合用,发生抗毒蕈碱不良反应的风险增加。

5) 与醋异丙嗪合用会导致毒性相加;这些药物会发生相互作用,并导致原有疾病恶化。合用时,应监测患者可能出现的相互作用的表现。需要给予医学干预或调整治疗。

5. 特殊人群用药

(1) 哺乳期用药对乳儿的危害不能排除。

(2) 尚无儿童用药经验,不推荐儿童使用。

6. 健康指导

(1) 向患者解释使用本药的目的、可能出现的不良反应的症状。

(2) 指导患者向医护人员报告服用期间有无视物模糊、口干、便秘、消化不良等的情况。建议患者如出现不良反应及时就医,遵医嘱用药。

(3) 建议患者在出现过敏反应或神经系统反应的迹象和症状时,应立即通知医护人员。

(4) 建议女性患者哺乳期,应告知医护人员。

(5) 应用本品可能引起视物模糊,用药期间驾驶车辆、开动机器和进行危险作业者应当注意。

(6) 有 Q-T 间期延长史者使用本药,出现症状加重的风险增加,故应慎用,同时使用期间监测心电图的变化。

(7) 用药期间注意观察尿量,有无出现尿潴留、尿闭等症状,一旦出现这些症状立即停药就医,一般停药后症状即可消失。

(8) 定时随访,监测肝、肾功能,切勿随意停药或加减剂量。

二、溴吡斯的明片

1. 药理作用
为可逆性的抗胆碱酯酶药,能抑制胆碱酯酶的活性,使胆碱能神经末梢释放的乙酰胆碱破坏减少,突触间隙中乙酰胆碱积聚,出现 M 受体和烟碱型受体(N 受体)兴奋作用。此外,对运动终板上的烟碱型受体(N2 受体)有直接兴奋作用,并能促进运动神经末梢释放乙酰胆碱,从而提高胃肠道、支气管平滑肌和全身骨骼肌的肌张力,作用虽较溴化新斯的明弱,但维持时间较久。

2. 适应证与禁用人群

(1) 适应证:重症肌无力、手术后功能性肠胀气及尿潴留等。

(2) 禁用人群:心绞痛、支气管哮喘、机械性肠梗阻及尿路梗塞患者。

3. 不良反应

(1) 常见的有腹泻、恶心、呕吐、胃痉挛、汗及唾液增多等。较少见的有尿频、缩瞳等。

(2) 接受大剂量治疗的重症肌无力患者,常出现精神异常。

4. 用药护理要点

(1) 评估:

1) 在开始使用该药物之前,获取病史,患者是否使用过本药及有无使用后的不良反应。

2) 了解患者有无心绞痛、支气管哮喘、机械性肠梗阻及尿路梗塞患者禁用,心律失常、房室传导阻滞、术后肺不张或肺炎、妊娠期妇女慎用。

3) 在使用该药物整个过程中评估患者的反应,及时倾听患者的主诉,大剂量使用的患者,注意患者的精神状况。

(2) 用药方法:口服,一般成人为 60~120 mg,每 3~4 h 口服 1 次。

（3）不良反应观察与处理：

1）观察患者过敏的体征和症状（皮疹、瘙痒、喉水肿、喘息）。如果出现这些症状，立即停止用药并通知医生。对于急性过敏可给予抗组胺药、肾上腺皮质激素、肾上腺素或其他升压药并吸氧和保持气道通畅（必要时可气管插管）。

2）倾听患者主诉，有无胃肠道反应（腹泻、恶心、呕吐、胃痉挛、汗及唾液增多），若有该情况，及时通知医生，对症处理。

3）严密监测患者尿量情况，若出现尿少的情况，及时通知医生，进行肾功能检验及利尿药的使用。

4）大剂量使用者，注意观察患者是否存在精神症状。若是发现，及时通知医生进行处理。

5. **特殊人群用药**　妊娠期用药、哺乳期用药、老年人用药、儿童用药、肝肾功能不全者用药均不未明确。

6. **健康指导**

（1）向患者解释使用本药目的、可能出现的不良反应的症状。

（2）指导患者向医护人员报告胃肠道反应如腹泻、恶心、呕吐、胃痉挛、汗液及唾液增多，需立即报告医护人员，及早进行处理。

（3）建议患者在出现过敏反应或神经系统反应的迹象和症状时，应立即通知医护人员。

（4）建议女性患者如果计划怀孕，或怀疑怀孕，或哺乳，应告知医护人员。

（5）建议患者留意自己的尿量，若是较少（<400 mL/24 h）应告知医护人员。

（罗　菁　沈兰君）

第八章 神经系统药

第一节 抗癫痫药及抗惊厥药

一、苯妥英钠

1. **药理作用** 可阻断钠通道的电压依赖性,导致神经元放电减少,发挥抗癫痫作用。

2. **适应证与禁用人群**

(1) 适应证:癫痫发作、洋地黄中毒所致的室性及室上性心律失常、三叉神经痛、发作性舞蹈手足徐动症、发作性控制障碍等。

(2) 禁用人群:对本品有过敏史者。

3. **不良反应**

(1) 主要不良反应:皮疹、血管性水肿、面部皮肤粗糙、恶心、呕吐、便秘、齿龈增生、嗜睡、头晕、眩晕、血小板、白细胞、粒细胞减少症、突然停用可能因药物戒断诱发癫痫发作或癫痫状态。

(2) 严重不良反应:自杀行为及倾向、严重的皮肤病变、过敏性反应、急性肝功能衰竭、心动过缓、心脏骤停。

4. **用药护理要点**

(1) 评估:用药史及过敏史。

(2) 用药方法:饭后服用可减轻恶心、呕吐症状。静脉给药时用5%葡萄糖注射液稀释后缓慢静脉注射。

(3) 不良反应的观察:密切观察皮疹、发热、面部水肿、黄疸、心动过缓等表现。

5. **特殊人群用药** 可在乳汁中分泌,哺乳期需谨慎用药。本药在老年患者身体中清除率下降,需要降低或减少给药频率。

6. **健康指导**

(1) 告知患者严格遵守医嘱服药,不要擅自停药。

(2) 告知患者戒酒、不要从事危险活动,例如驾驶汽车或操作危险机械。

(3) 告知患者长期使用可能导致骨质疏松,需要注意预防跌倒。

(4) 告知患者本药可能导致血糖水平升高,应定时自我监测血糖水平。

(5) 齿龈增生在儿童中发生率高,告知患者应加强口腔卫生和按摩齿龈。

二、丙戊酸钠

1. **药理作用** 作用机制尚未明确。
2. **适应证与禁用人群**

(1) 适应证：癫痫、双相情感障碍相关的躁狂发作。

(2) 禁用人群：对本药过敏者、肝功能不全患者、已知因线粒体 DNA 聚合酶突变引起的线粒体疾病的患者、妊娠期妇女。

3. **不良反应** 血小板白细胞减少、贫血、胸痛、头痛、注射部位疼痛、牙龈增生、口腔黏膜炎、恶心、呕吐、头晕、震颤、嗜睡、味觉紊乱、多器官超敏反应、坏死性胰腺炎。突然停用，可能诱发癫痫状态。

4. **用药护理要点**

(1) 评估：过敏史及用药史。

(2) 用药方法：当每日口服用量超过 250 mg 时应分次服用，以减少胃肠刺激。缓释片应整片吞服，可以对半掰开服用，但不能研碎或咀嚼。

(3) 不良反应观察与处理

1) 老年患者应定期监测液体和营养摄入、脱水、嗜睡和其他不良反应的情况。

2) 出现无力、厌食、嗜睡、反复呕吐和腹痛，应考虑有肝功能损害的可能。

3) 发生腹痛、恶心、呕吐、厌食可能是胰腺炎的症状，需做好进一步诊疗。

4) 与抗凝药合用时，出血的危险性增加，需加强观察。

5. **特殊人群用药** 哺乳期慎用。

6. **健康指导**

(1) 告知患者注意口腔卫生，以尽量减少牙龈增生的情况发生。

(2) 告知患者勿擅自突然停用，以免诱发癫痫持续状态。

(3) 告知育龄期妇女在使用期间，应采取有效的避孕措施。

(4) 告知患者戒酒、不要从事危险活动，例如驾驶汽车或操作危险机械。

三、卡马西平

1. **药理作用** 本药阻滞细胞膜的钠通道，抑制神经细胞异常放电的发生。
2. **适应证与禁用人群**

(1) 适应证：癫痫、三叉神经痛、躁狂-抑郁症。

(2) 禁用人群：对本药或三环类抗抑郁药过敏患者、青光眼患者、心功能不全者、房室传导阻滞患者、骨髓抑制者、急性间歇性血卟啉症史者。

3. **不良反应** 瘙痒和红斑皮疹、再生障碍性贫血、全血细胞减少、充血性心力衰竭、血压改变、心律不齐、血栓性静脉炎、肝功能异常、尿频、尿潴留、氮质血症、头晕头痛、嗜睡、恶心、呕吐、口腔炎、骨质疏松症。严重皮肤反应包括中毒性表皮坏死松懈症和史蒂文斯-约翰逊综合征。

4. 用药护理要点

(1) 评估：询问过敏史和用药史。本药与三环类抗抑郁药有交叉过敏反应。

(2) 用药方法：在餐时或在餐后服用以减轻对胃部的刺激。在使用混悬剂时避免同时服用其他液体药物或稀释剂。

(3) 不良反应观察与处理：

1) 用药期间应定期检查血常规、尿常规，以及肝、肾功能，如发生明显骨髓抑制，或肝、肾功能异常，应立即减量，但不能突然停用。

2) 药物过量可表现为中嗜睡、昏迷、呼吸抑制、肺水肿、心动过速、低血压、传导阻滞、心跳骤停、尿潴留、少尿或无尿、低钠血症、代谢性酸中毒。无特殊解毒药物。可予对症支持疗法，纠正电解质紊乱。

5. 特殊人群用药

妊娠期妇女慎用。本药能分泌入乳汁，需监测婴儿可能发生的不良反应。老年患者可引起认知功能障碍、房室传导阻滞或心动过缓，需谨慎选择剂量并加强观察。肝功能损害患者考虑减少剂量。

6. 健康指导

(1) 告知患者按医嘱用药，勿自行停药，突然停药可能导致癫痫发作。

(2) 告知患者戒酒、不要从事危险活动，例如驾驶汽车或操作危险机械。

(3) 建议患者不要吃葡萄柚。

(4) 告知糖尿病患者可能引起尿糖增加，应注意。

四、奥卡西平

1. 药理作用

本药可阻断电压敏感性的钠离子通道，从而稳定神经膜，抑制神经元的放电，发挥抗癫痫作用。

2. 适应证与禁用人群

(1) 适应证：癫痫发作。

(2) 禁用人群：已知对本药任何成分过敏者、房室传导阻滞者。

3. 不良反应

嗜睡、头痛、头晕、复视、共济失调、步态异常、低钠血症、呕吐恶心。超敏反应包括皮疹、瘙痒、荨麻疹，以及咽喉、唇舌和眼睑在内的血管性水肿。

4. 用药护理要点

(1) 评估：询问过敏史及用药史。本药与卡马西平存在交叉过敏。

(2) 用药方法：口服液体制剂、片剂。口服混悬液和片剂可等剂量互换。

(3) 不良反应观察与处理：

1) 低钠血症：在开始用药前、用药 2 周后测定血钠水平。在治疗的前 3 个月中，每隔 1 个月要测定血清钠水平。

2) 心功能不全患者以及继发性心脏衰竭患者，应定期进行体重监测，以确定是否有液体潴留。

5. 特殊人群用药

(1) 妊娠期必须在使用时应当给予最小有效剂量，尽可能采用单药治疗。哺乳期用药需要监测婴儿可能发生的不良反应。

(2) 有低钠血症风险的老年患者,需要密切监测血钠水平。

(3) 肾功能不全患者慎用。

6. 健康指导

(1) 告知患者按医嘱用药,勿自行停药,突然停药可能导致癫痫发作。

(2) 建议育龄期患者使用其他非激素避孕方式避孕。妊娠前或妊娠期间应补充叶酸。

(3) 告知患者避免操作机械和单独驾驶车辆。

(4) 告知患者可能会增加患者出现自杀想法和行为的风险,需要警惕。

五、氯硝西泮

1. 药理作用　本药作用于中枢神经系统的苯二氮䓬受体,降低神经元的兴奋性。

2. 适应证与禁用人群

(1) 适应证:癫痫。

(2) 禁用人群:苯二氮䓬类药物过敏史者、急性闭角型青光眼患者、急性乙醇中毒患者。慢性阻塞性肺疾病、睡眠呼吸暂停患者。

3. 不良反应　嗜睡昏迷、共济失调、头痛头晕、运动障碍。上呼吸道分泌物过多,精神行为异常,血压降低,排尿困难,白细胞、血小板减少,严重时可出现呼吸抑制。

4. 用药护理要点

(1) 评估:过敏史及疾病史,特别是急性狭角性青光眼、重症肌无力、严重呼吸功能不足、癫痫,以及肝、肾功能不良病史。

(2) 用药方法:应逐渐加量直到发作被控制或出现不良反应为止。控制癫痫持续状态可缓慢静脉注射。

(3) 不良反应观察与处理:

1) 可导致呼吸抑制,咳嗽反射可受到抑制。应密切观察患者呼吸情况。

2) 会使唾液分泌增加,对于无法自行清除口腔分泌物的患者,需要注意。

3) 突然停药可能会导致癫痫持续状态延长。

4) 重度重症肌无力患者,可能加重肌无力症状。

5) 药物过量可使用苯二氮䓬受体拮抗剂氟马西尼治疗。

5. 特殊人群用药

(1) 妊娠期妇女慎用。母乳喂养的婴儿,特别是早产儿可能发生呼吸暂停,需要密切监护。

(2) 儿童慎用。

(3) 老年人用药易产生呼吸困难、低血压、心动过缓甚至心跳停止,应慎用。

(4) 肾功能受损的患者慎用。

6. 健康指导

(1) 告知患者在药物治疗期间,应戒酒。

(2) 告知患者可能会增加自杀行为的风险,需要警惕。

(3) 告知患者勿开车或操作危险机械。

(4) 告知患者勿突然停药,以避免出现焦虑、失眠、易怒等戒断症状。

六、托吡酯

1. **药理作用**　本药可阻断神经元持续去极化导致的反复电位发放。口服后吸收迅速,易透过血脑屏障。

2. **适应证与禁用人群**

(1) 适应证:癫痫,12岁及以上患者偏头痛的预防。

(2) 禁用人群:已知对本药过敏者、妊娠期妇女。

3. **不良反应**　头晕疲乏、认知及记忆力下降、集中注意力困难、思维迟钝、复视及视物模糊,食欲下降、恶心、肾结石,急性近视和继发性闭角型青光眼,代谢性酸中毒,高血氨症,严重的皮肤反应。

4. **用药护理要点**

(1) 评估:用药前询问过敏史。

(2) 用药方法:片剂不能研碎。胶囊可以整个吞服,也可打开胶囊将内容物撒在软性食物上服用。本药与食物混合后应马上吞服,不应放置再用。

(3) 不良反应观察与处理:

1) 监测神经系统症状,如头晕疲乏、认知及记忆力下降、集中注意力困难、思维迟钝、复视及视物模糊等。

2) 突发视力下降或眼睛痛,应考虑继发性闭角型青光眼的可能。应立即停止给药,并采取适当措施降低眼内压。

3) 当患者出现不明原因的意识水平或认知功能的急性改变,伴困倦或者呕吐,应考虑高血氨症,应停用并给予降氨治疗。

4) 突然停药可能会导致癫痫发作。

5) 药物过量的处理:如刚刚摄入,应立即通过洗胃或催吐清除胃内尚未吸收的药物,可予血液透析。

5. **特殊人群用药**　肝、肾功能受损患者慎用。

6. **健康指导**

(1) 告知患者服药期间需戒酒。应保持足够的饮水量。以减少肾结石的发生。

(2) 告知患者服药后避免驾驶汽车或操纵机器等。

(3) 告知患者女性患者服药后应使用额外的避孕措施。

(4) 告知患者如有突发眼痛、视力模糊、视敏度下降的症状,应立即就医。

(5) 告知患者出现皮疹等症状应警惕严重皮肤不良反应的发生,应停止使用本药并尽快就医。

(6) 告知患者用药期间需注意抑郁症、自杀念头或行为或情绪的异常改变。

七、拉莫三嗪

1. **药理作用**　机制可能与钠离子通道相关,本药可抑制电压敏感性钠通道,从而稳定神经元膜。

2. **适应证与禁用人群**

(1) 适应证:癫痫、双相情感障碍、躁郁症。

(2) 禁用人群:对本药过敏者,二度或三度心脏传导阻滞、室性心律失常、心肌缺血、心力衰竭、结构性心脏病的患者。

3. **不良反应**　头晕、头痛、意识改变、共济失调、中性粒细胞减少、白细胞减少、贫血、肌痛、关节痛、腹泻、恶心呕吐、哮喘、支气管炎、流感综合征、皮疹瘙痒。

4. **用药护理要点**

(1) 评估:患者合并用药的情况、妊娠状态、过敏史。

(2) 用药方法:本药应整片吞服。需监测患者体重,在体重发生变化时要调整剂量。

(3) 不良反应观察与处理:

1) 无菌性脑膜炎:可出现头痛,发热,脖子僵硬,恶心、呕吐,皮疹和对光敏感。大多数情况下,症状在停用本药后有所缓解。

2) 噬血细胞综合征:可表现为发热、右上腹肝脏区域的疼痛或异常肿胀、淋巴结肿大、皮疹、皮肤巩膜黄染,异常出血、实验室检查可见血细胞减少,应立即停用。

3) 可发生严重威胁生命的皮肤反应,其中低龄患者、合并使用丙戊酸、初始剂量过高、剂量递增过快是引起严重皮肤不良反应的重要因素。

4) 药物过量可表现为共济失调、眼球震颤、癫痫发作、意识模糊、昏迷和心室内传导延迟。

5. **特殊人群用药**

(1) 妊娠期妇女慎用。母乳喂养时应密切监测婴儿有无皮疹、呼吸暂停、嗜睡、吸吮不良和体重增加不良等。

(2) 老年患者应从低剂量开始用药。

(3) 不推荐用于2岁以下儿童。用药期间须对儿童的体重进行监测,并根据体重的变化,对用药剂量重新进行评估。

(4) 肝、肾功能不全者慎用。

6. **健康指导**

(1) 告知患者若出现头痛、发热、恶心、呕吐、颈部僵硬、皮疹、皮肤起泡脱皮、对光异常敏感、肌痛、发冷、意识模糊或嗜睡等症状和体征,应立即就医。

(2) 告知患者本药可能增加自杀意念和行为的风险。应警惕抑郁症状的发生或恶化。

(3) 告知患者服用本药后尽量避免驾车、操作机械或其他危险活动。

(4) 告知患者忌酒精性的饮料。

八、苯巴比妥

1. **药理作用** 本药对中枢神经系统有广泛抑制作用,随用量增加而产生镇静、催眠、抗癫痫、麻醉、抗惊厥效应。

2. **适应证与禁用人群**

(1) 适应证:焦虑、失眠、癫痫及运动障碍,以及麻醉前用药。

(2) 禁用人群:对本药过敏者,肝、肾功能不全者,呼吸功能障碍者,卟啉病患者。

3. **不良反应** 嗜睡、抑郁、眩晕、情绪障碍、幻觉、低血压、心动过缓、恶心、呕吐、皮疹、超敏反应(血管性水肿、皮疹)。长期使用可导致巨幼细胞贫血。严重不良反应如呼吸暂停、严重的皮肤反应等。

4. **用药护理要点**

(1) 评估:有无肝、肾功能不全,呼吸功能障碍,卟啉病病史。女性患者有无妊娠、哺乳。

(2) 用药方法:按照不同的治疗目的予以不同的给药剂量。麻醉前用药在术前 30 min 肌内注射。

(3) 不良反应观察与处理:

1) 密切观察不良反应,根据不良反应的轻重采取停药或其他的必要措施。

2) 药物过量的表现:轻度中毒时可表现为眩晕、头痛、语言迟钝、动作不协调、嗜睡、感觉障碍、瞳孔缩小。重度中毒时,呼吸减慢,变浅不规则或呈潮式呼吸,意识障碍,幻觉,惊厥,瞳孔散大,肌肉松弛,角膜、咽、腱反射消失,皮肤发绀,湿冷,脉搏快而微弱,少尿或无尿,血压下降,甚至休克。

3) 药物过量的处理:急性中毒者予呼吸支持,注意水、电解质平衡。服药 5~6 h 内的中毒者可予洗胃,碳酸氢钠注射液静脉滴注以碱化尿液,20%甘露醇注射液或 25%山梨醇注射液静脉滴注,利尿以加速药物排泄。

5. **特殊人群用药**

(1) 妊娠期妇女慎用。长期服用,可引起新生儿撤药综合征及新生儿出血。妊娠晚期或分娩期应用,会引起新生儿呼吸抑制。

(2) 老年患者用药易导致神经兴奋或抑郁。

(3) 肝、肾功能不全者慎用。

6. **健康指导**

(1) 告知患者严格按医嘱用药。停药需在医生指导下逐渐减量,以免引起撤药症状。

(2) 告知患者用药后应避免从事具潜在危险之活动,如开车、游泳等,最好应有人陪同。

(3) 告知患者戒酒。避免同时使用麻醉剂、镇静剂和抗组胺药。

(4) 告知服用口服避孕药的患者,应采用其他方式避孕。

(5) 告知患者如果有发热、呼吸、吞咽困难、皮肤痒或水疱、皮疹、脸、眼睛、嘴唇、舌头红肿、黄疸等症状,立即就医。

九、地西泮

1. **药理作用** 本药为长效苯二氮䓬类药,可引起中枢神经系统不同部位的抑制。易穿透血脑屏障。长期用药有蓄积作用。停药后消除较慢。

2. **适应证与禁用人群**

(1) 适应证:失眠、焦虑、癫痫、惊厥,以及全麻(诱导)和麻醉前给药。

(2) 禁用人群:对本药过敏的患者。重症肌无力、严重呼吸功能不全、严重肝功能不全和睡眠呼吸暂停综合征患者。急性窄角型青光眼。妊娠期妇女、6个月以下的儿童患者。

3. **不良反应** 嗜睡、疲劳、肌肉无力、共济失调、眩晕、视力模糊、复视、便秘、恶心、胃肠紊乱、低血压、尿失禁或尿潴留。严重不良反应如深度镇静、昏迷、呼吸抑制。

4. **用药护理要点**

(1) 评估:询问病史,有无过敏史。

(2) 用药方法:按照不同的治疗目的予以不同的给药剂量。静脉注射,宜缓慢。突然停药或快速减量可能会引发急性戒断反应,应逐步减量。

(3) 不良反应观察与处理:

1) 如出现常见的不良反应,应在医生的指导下减量或停止用药。

2) 与阿片类药物同时使用可能会导致严重的镇静、呼吸抑制、昏迷和死亡。

3) 药物过量可表现为嗜睡、精神错乱、困倦、低血压、呼吸抑制、昏迷和死亡。可使用拮抗剂氟马西尼处理。

5. **特殊人群用药** 老年人对本药物较为敏感,应使用最小有效剂量。

6. **健康指导**

(1) 告知患者避免将本药与阿片类药物一起使用。不要擅自突然停药。

(2) 告知患者服药期间不要单独驾驶,操作复杂的机械设备或从事其他危险活动。有跌倒风险,需要做好安全防护。

(3) 告知患者戒酒。葡萄柚可能会使药物作用增强,出现嗜睡等情况,服药期间应避免食用。

(胡 琳 工 珏)

第二节 抗帕金森病药

一、左旋多巴卡比多巴

1. **药理作用** 本药是左旋多巴和外周脱羧酶抑制剂卡比多巴组成的复方制剂。可缓解帕金森病的症状,同时抑制脑外组织中左旋多巴的脱羧反应,减少不良反应。

2. 适应证与禁用人群

(1) 适应证：帕金森病，帕金森综合征。

(2) 禁用人群：对卡比多巴过敏者、窄角型青光眼患者、有黑色素瘤病史患者。

3. **不良反应** 精神异常包括妄想、幻觉和偏执，嗜睡疲劳、感觉异常、皮肤潮红、出汗增多、荨麻疹、运动障碍、腹痛胸痛、心律不齐、低血压、心悸、静脉炎、肌肉疼痛、便秘、恶心呕吐、唾液变黑、十二指肠溃疡、胃肠道出血、贫血、水肿、体重增加。

4. 用药护理要点

(1) 评估：药物过敏史。肝、造血、心血管和肾功能。

(2) 用药方法：在餐前 30 min 或餐后 1 h 服用。有胃肠不良反应时可通过同服液体或食用低蛋白点心，例如糕点或缓慢调整剂量来减轻胃肠道不良反应。

(3) 不良反应观察与处理：

1) 观察是否出现运动障碍不自主运动、伴随自杀倾向的抑郁状态、嗜睡。

2) 有消化性溃疡病史的患者观察有无消化道出血。

3) 接受抗高血压药物治疗的患者注意观察是否有体位性低血压。

4) 对于有心肌梗死病史且残留有房性、结性或室性心律失常的患者，应监测心脏功能。

5. 特殊人群用药 妊娠期及哺乳期妇女慎用。不推荐用于 18 岁以下的患者。

6. 健康指导

(1) 告知患者按医嘱服药，不要突然停药。

(2) 告知患者服药期间避免进行需要精神警觉或协调的活动，如开车等。

(3) 告知患者注意有无出现抑郁、自杀念头、幻觉等，如有应及时就医。

(4) 告知患者口服药物可能使唾液、汗液或尿液变为深红色、棕色或黑色；衣服可能会被染色。

(5) 告知患者高蛋白质食物可能会延迟药物吸收，在高脂肪、高蛋白膳食后避免服用缓释胶囊。

二、左旋多巴苄丝肼

1. **药理作用** 本药是左旋多巴和外周脱羧酶抑制剂苄丝肼组成的复方制剂。可缓解帕金森病的症状，同时抑制脑外组织中左旋多巴的脱羧反应，减少不良反应。

2. 适应证与禁用人群

(1) 适应证：帕金森病、帕金森综合征。

(2) 禁用人群：对本药过敏者。闭角型青光眼、嗜铬细胞瘤、甲状腺功能亢进症、库欣综合征、肾或肝功能不全、严重的心律失常和心力衰竭、精神类疾病患者。妊娠期妇女。

3. **不良反应** 精神行为异常如抑郁症、躁动、焦虑、幻觉、强迫行为。运动障碍、嗜睡、白细胞减少症、溶血性贫血、血小板减少、心律失常、直立性低血压、恶心、呕吐、腹泻、消化道出血、味觉障碍、唾液尿液颜色异常、瘙痒皮疹、多汗、面色潮红。严重不良反应如溶血性肌红蛋白尿、横纹肌溶解和急性肾功能衰竭、恶性黑色素瘤。

4. **用药护理要点**

(1) 评估:肝、肾功能和造血功能,糖尿病患者监测血糖。开角型青光眼患者需做好眼压的测量。

(2) 用药方法:在餐前 30 min 或餐后 1 h 服用。有胃肠不良反应时可通过同服液体或食用低蛋白点心,例如糕点,或缓慢调整剂量来减轻胃肠道不良反应。

(3) 不良反应观察与处理:

1) 观察患者的情绪及心理变化。定期检查黑色素瘤。

2) 突然停用该药可能会导致抗精神病药恶性综合征,可表现为高热和肌肉僵硬,血清肌酐磷酸激酶升高,其他严重症状可能包括肌红蛋白尿、横纹肌溶解症和急性肾功能衰竭。

5. **特殊人群用药** 母乳喂养期间如需服用应停止母乳喂养。25 岁以下患者不宜服用。

6. **健康指导**

(1) 告知患者该药可能会使唾液、牙齿、口腔黏膜或尿液变色为深红色。

(2) 告知患者服药期间特别注意精神及行为异常、情绪抑郁或自杀念头等症状。

(3) 告知患者服药期间避免开车、操作机械或其他可能导致危险的活动。

(4) 告知患者按医嘱服用,不要突然停药。

三、苯海索

1. **药理作用** 本药是中枢抗胆碱抗帕金森病药,对外周作用较小,口服后吸收快而完全,有积蓄作用。

2. **适应证与禁用人群**

(1) 适应证:帕金森病、帕金森综合征、药物引起的锥体外系疾患。

(2) 禁用人群:对本药过敏者、窄角性青光眼患者。

3. **不良反应** 眼内压增高、闭角型青光眼、心律失常、口干、恶心、呕吐、头晕、嗜睡、头痛、健忘、躁动不安、精神异常、认知功能障碍、麻痹性肠梗阻、抗精神病药物恶性综合征。

4. **用药护理要点**

(1) 评估:开始治疗前进行眼底镜评估,并密切监测眼内压。评估环境。

(2) 用药方法:口服从低剂量开始逐渐增加剂量至疗效最好而又不出现不良反应为止。

(3) 不良反应观察与处理:

1) 观察有无心动过速现象,定期做眼科检查。

2) 观察有无恶心、呕吐、腹胀、腹痛等症状,及时排查肠梗阻,不能经口进食者转换进食方式,保证营养的摄入。

3) 监测有无精神症状并加强看护。

5. **特殊人群用药** 妊娠期及哺乳期妇女慎用。老年人长期应用容易促发青光眼。

6. **健康指导**

(1) 药物会损害体温调节,告知工作环境长时间暴露于高温环境中的患者应谨慎用药。

(2) 告知患者避免可致危险的活动,如高空作业和开车等。

(3) 告知患者按医嘱服药,不要突然停药。

(4) 告知患者口干过度时可饭前服用。可以通过含服薄荷糖和嚼口香糖缓解口渴。

(5) 告知患者避免饮酒和使用其他中枢神经系统抑制剂。

四、金刚烷胺

1. **药理作用** 本药促进纹状体多巴胺的合成和释放,减少神经细胞对多巴胺的再摄取,并有抗乙酰胆碱作用,从而改善帕金森病患者的症状。

2. **适应证与禁用人群**

(1) 适应证:帕金森病、帕金森综合征、药物诱发的锥体外系疾患,以及 A 型流感病毒所引起的呼吸道感染(防治)。

(2) 禁用人群:对本药过敏者。肌酐清除率低于 15 mL/min 的肾功能不全者。

3. **不良反应** 心律失常、恶心、头晕、头痛、睡眠改变、焦虑抑郁、幻觉、精神错乱、共济失调、强迫行为、口干、充血性心力衰竭、体位性低血压、尿潴留。严重不良反应:如癫痫发作、自杀企图、横纹肌溶解、类风湿性皮炎。

4. **用药护理要点**

(1) 评估:用药史和既往史。有无癫痫、精神病、幻觉、充血性心力衰竭、肾功能不全、外周血管性水肿或直立性低血压。

(2) 用药方法:根据治疗目的不同给药。缓释片应该整个吞下。勿咀嚼或压碎。

(3) 不良反应观察与处理:

1) 有癫痫病史患者监测癫痫的发生,及时处理,以免受伤。

2) 监测有无精神症状并加强看护。

3) 充血性心力衰竭患者严密监测心功能及心动过速情况。

4) 有发生横纹肌溶解的可能,应密切观察有无肌痛、虚弱感、肌酸激酶升高、血液和尿液肌红蛋白增加。

5) 定期监测血压。注意低血压或高血压。

6) 突然减少或停药时,可能会导致精神病药恶性综合征。应仔细观察患者有无发热、肌肉僵硬、不自主运动、意识改变、精神状态改变、心动过速、呼吸急促、高血压或低血压。多巴胺激动剂如溴隐亭、肌肉松弛剂如丹特罗林可用于治疗。

5. **特殊人群用药** 妊娠期及哺乳期妇女慎用。肾功能不全者慎用。

6. **健康指导**

(1) 告知患者服药期间避免需要精神警觉或协调能力的活动,如高空作业和独自驾车等。

(2) 告知患者按医嘱服药,不要突然停药。

(3) 告知患者在治疗期间避免接种活疫苗。

(4) 告知患者有精神或行为变化、抑郁症状、抑郁情绪、自杀意念或行为时,及时就医。

(5) 告知患者用药期间避免饮酒。

五、司来吉兰

1. **药理作用** 本药是旋多巴、卡比多巴的辅助用药,可阻断多巴胺的降解,相对增加多巴胺含量,补充神经元合成多巴胺能力的不足。

2. **适应证与禁用人群**

(1) 适应证:帕金森病。

(2) 禁用人群:对该药物过敏者,活动性胃或十二指肠溃疡患者,妊娠期妇女,严重的肝、肾功能不全患者。

3. **不良反应** 口干、视力模糊、直立性低血压、高血压、心律失常、恶心、呕吐、多汗、脱发、皮疹、震颤、烦躁不安、肌肉运动障碍、幻觉、焦虑、抑郁、行为和情绪变化、定向障碍、记忆力减退、性格改变、感觉味觉障碍。

4. **用药护理要点**

(1) 评估:用药史。是否有重度肝肾功能障碍、不稳定性高血压心律失常、重度心绞痛、精神病患者、消化性溃疡病史。

(2) 用药方法:胶囊或片剂可与食物一起服用。口腔崩解片应在早餐前服用,服药的前后 5 min 禁饮水。

(3) 不良反应观察与处理:与左旋多巴联合用药时注意是否有躁动、运动异常、激动、意识模糊、幻觉、体位性低血压、心律失常。一旦发现应及时进行剂量调整。

5. **特殊人群用药** 哺乳期妇女用药需停止母乳喂养。肝、肾功能不全患者慎用。

6. **健康指导**

(1) 告知患者服药期间避免从事需要精神警觉性或协调性的活动,如高空作业和独自驾车等。

(2) 告知患者密切注意幻觉、精神行为异常、强迫行为的表现,例如赌博、性冲动,一旦出现立即就医。

(3) 告知患者按医嘱服药,切勿突然停药。

(4) 因可能导致高血压危象,建议患者避免食用富含酪胺的食物,如巧克力、奶酪、熏肉、腊肉、火腿肠、午餐肉、豆制品、生啤红酒、花生、南瓜子、芝麻等。

(王　珏　马晨曦)

第三节　改善脑循环和脑代谢药物

一、尼莫地平

1. **药理作用** 本药是钙离子通道拮抗剂,吸收迅速,易透过血脑屏障,对脑动脉具有较强的作用。可通过抑制钙离子进入细胞而抑制血管平滑肌收缩。

2. **适应证与禁用人群**

(1) 适应证:因动静脉瘤性蛛网膜下腔出血后脑血管痉挛引起的缺血性神经损伤,缺血性脑血管病及偏头痛所致脑血管痉挛,突发性耳聋。

(2) 禁用人群:对本药过敏者。

3. **不良反应** 血压改变、心律失常、充血性心力衰竭、腹泻、恶心、呕吐、胃肠道出血、皮肤瘙痒、皮疹。

4. **用药护理要点**

(1) 评估:用药史、过敏史。低血压患者慎用。

(2) 用药方法:本药对光不稳定,注射液配制后应立即输注。输液过程中使用避光输液器和输液袋。由于本药可被聚氯乙烯吸收,输注时必须使用聚乙烯输液管。

(3) 不良反应观察与处理:

1) 注意监测患者的生命体征,特别是血压。

2) 可产生假性肠梗阻,表现为腹胀、肠鸣音减弱假性肠梗阻,当出现上述症状时应当减少用药剂量和保持观察。

5. **特殊人群用药** 妊娠期妇女慎用。肝、肾功能严重损害者慎用。

6. **健康指导**

(1) 告知患者本药可能引起头痛、腹泻、恶心和心动过缓,应注意低血压的症状。

(2) 告知患者为减轻恶心、呕吐症状,可在饭前 1 h 或饭后 2 h 口服本药。

(3) 告知患者服用此药期间不宜吃葡萄柚或饮用葡萄柚果汁。

(4) 告知患者用药期间定期监测肝功能,如出现肝功能损伤,立即停药。

二、脑蛋白水解物

1. **药理作用** 本药是大脑所特有的肽能神经营养药物,能改善神经元的代谢,促进脑内蛋白质的合成,抗缺氧,保护神经细胞。

2. **适应证与禁用人群**

(1) 适应证:各种类型的痴呆,颅脑损伤后脑功能障碍的改善。

(2) 禁用人群:对本药过敏者,癫痫发作期、妊娠期、严重肾功能损害的患者。

3. **不良反应** 主要包括皮疹瘙痒、皮肤潮红、喉水肿、头面部水肿、过敏性休克。其他有头晕、头痛、烦躁、失眠、癫痫发作、转氨酶升高、心律失常、血压改变、注射部位疼痛、静脉炎。

4. **用药护理要点**

(1) 评估:询问过敏史、疾病史。

(2) 用药方法:即配即用。静脉滴注时用药起始 10 min 内滴注速度不超过 30 滴/分钟,60~120 min 滴完。皮下注射每次不超过 2 mL,肌内注射不超过 5 mL。本药不能与氨基酸注射液同时输注。

(3) 不良反应观察与处理:本品使用过程中可能会发生严重过敏反应,一旦出现过敏反应,应马上停药,并及时治疗。注射过快时,少数病例会引起发热、注射部位疼痛红肿。

5. **特殊人群用药** 哺乳期妇女慎用。老年患者在使用本药期间如出现尿量过多,且2～3日内不能自行缓解者应停药。

6. **健康指导** 告知患者需缓慢滴注,如出现过敏反应如皮肤潮红、皮疹瘙痒,应立即通知医护人员。注射部位可能引起疼痛、静脉炎。

三、双氢麦角毒碱

1. **药理作用** 本药对α肾上腺素、多巴胺和5-羟色胺受体具有部分激动和拮抗作用,可缩短脑循环时间,改善脑电活动和受损组织的代谢活动。

2. **适应证与禁用人群**

(1) 适应证:老年化或脑血管病后遗的功能及智力退化症状、血管性头痛。

(2) 禁用人群:对本药过敏者。心动过缓、冠心病、心绞痛、无症状性心肌缺血、雷诺现象、颞动脉炎、严重肝功能损害、脓毒症患者,以及妊娠期及哺乳期妇女。

3. **不良反应** 心动过缓、体位性低血压、皮肤潮红、皮疹、恶心、呕吐、头痛、鼻窦阻塞。

4. **用药护理要点**

(1) 评估:用药前仔细询问患者用药史、过敏史、疾病史。

(2) 用药方法:口服给药有不同剂型。不同剂型的剂量有差异需进行调整。静脉注射、肌内注射或皮下注射0.3 mg/次,每日2次。

(3) 不良反应观察与处理:本药严重的不良反应为心动过缓,一旦发生,立即停止用药,严重者可使用阿托品、异丙肾上腺素提高心率。

5. **特殊人群用药** 严重肾衰竭患者、轻度肝功能损害患者应慎用。

6. **健康指导**

(1) 告知患者如果出现心动过缓的体征或症状,如头晕、乏力、倦怠等时及时告知医生。

(2) 告知患者可能会出现皮肤潮红、皮疹、恶心、呕吐、头痛、视力模糊或鼻窦阻塞。

四、丁苯酞

1. **药理作用** 本药为人工合成的消旋正丁基苯酞,具有较强的抗脑缺血作用,对中枢神经功能的损伤有改善作用。

2. **适应证与禁用人群**

(1) 适应证:急性缺血性脑卒中。

(2) 禁用人群:对本药过敏者、有严重出血倾向者。

3. **不良反应** 较少,主要为转氨酶轻度升高,停药后可恢复正常。偶见恶心、腹部不适及精神症状。

4. 用药护理要点

(1) 评估:用药前询问患者用药史、过敏史。

(2) 用药方法:本品应在发病后 48 h 内开始给药。静脉给药每次滴注时间不少于 50 min,两次用药时间间隔不少于 6 h。静脉输注时应使用聚乙烯或聚丙烯输液器。

(3) 不良反应观察与处理:不良反应较少,主要为转氨酶轻度升高,患者应定期监测肝功能。

5. 特殊人群用药　妊娠期、哺乳期妇女,肝功能受损、心动过缓、病窦综合征患者慎用。肾功能受损者如肌酐清除率＜30 mL/min 应慎用。

6. 健康指导

(1) 嘱患者定期监测肝、肾功能。

(2) 告知患者本药应餐前服用,餐后服用影响药物吸收。

五、依达拉奉

1. 药理作用　本药是一种脑保护剂。可清除自由基,减少脑细胞的氧化损伤。

2. 适应证与禁用人群

(1) 适应证:用于改善急性脑梗死所致的神经症状、日常生活活动能力和功能障碍。

(2) 禁用人群:对本药过敏者、重度肾功能衰竭者、妊娠期及哺乳期妇女。

3. 不良反应　主要为过敏反应如皮肤潮红、荨麻疹、血压下降、呼吸困难、过敏性休克。其他不良反应有头痛、步态障碍、注射部位皮疹、红肿。

4. 用药护理要点

(1) 评估:用药前询问过敏史。

(2) 用药方法:需用 0.9％氯化钠注射液稀释后静脉滴注,30 min 内滴完。尽可能在发病后 24 h 内开始给药。

(3) 不良反应观察与处理:

1) 本药使用过程中可能会发生严重过敏反应,一旦出现过敏反应,应马上停药,并及时治疗。

2) 观察有无少尿、黄疸伴有肝酶异常、皮肤黏膜出血等表现。出现异常情况,应停止用药并正确处理。

3) 与头孢唑啉钠、哌拉西林钠、头孢替安等抗生素合用时有导致肾功能衰竭加重可能,需密切监测肾功能。

5. 特殊人群用药　哺乳期妇女必须使用时应停止哺乳。肝、肾功能损害的患者慎用。

6. 健康指导　告知患者使用本药时若出现皮疹、心悸、胸闷、呼吸困难时,及时告知医生。

（王　珏　沈国静）

第四节 促 智 药

一、卡巴拉汀

1. **药理作用** 本药是可逆性胆碱酯酶抑制药,可缓解因胆碱能神经功能缺陷所致的认知功能障碍。

2. **适应证与禁用人群**

(1) 适应证:轻至中度认知障碍的阿尔茨海默病。

(2) 禁用人群:对利斯的明、氨基甲酸衍生物过敏者。

3. **不良反应** 恶心、呕吐、腹泻、厌食、消化不良、乏力、失眠、体重减轻、透皮贴给药部位红斑。

4. **用药护理要点**

(1) 评估:用药史及过敏史。

(2) 用药方法:片剂早晚进餐时与食物同服。透皮贴可贴于上臂或大腿,每次只可使用1片。

(3) 不良反应观察与处理:观察有无恶心、呕吐和腹泻。长时间呕吐或腹泻会导致脱水,应该降低剂量或停药,并以静脉输液。

5. **特殊人群用药** 肝功能不全患者慎用。

6. **健康指导**

(1) 向患者解释可能出现的不良反应的症状。告知患者按医嘱正确服用。

(2) 告知患者如中断用药超过3日应该以最低每日剂量重新开始治疗。

(3) 告知患者使用贴剂时应确保旧的一片取下后再贴新的一片。

(4) 告知患者使用本药期间避免独自驾驶或操作机械。

二、吡拉西坦

1. **药理作用** 本药是γ-氨基丁酸的环化衍生物,可对抗理化因素所致的脑功能损害,改善由缺氧所造成的逆行性遗忘。

2. **适应证与禁用人群**

(1) 适应证:急性脑血管病及脑外伤后记忆和轻中度脑功能障碍、儿童发育迟缓、乙醇中毒性脑病。治疗因脑外伤所致的颅内压增高症。

(2) 禁用人群:对本药过敏者。脑出血患、亨廷顿病、严重肾功能不全患者。

3. **不良反应** 兴奋、头晕、头痛、睡眠障碍、精神错乱、恶心、胃部不适、腹胀、腹痛、轻度氨基转移酶升高。

4. **用药护理要点**

(1) 评估:用药史及过敏史。是否合并脑出血或肾脏疾病。

(2) 用药方法:根据不同给药途径按医嘱用药。静脉滴注用于降颅内压时应在5～10 min内滴完。

(3) 不良反应观察与处理:

1) 监测神经系统的体征和症状,如头晕、头痛、睡眠障碍、精神错乱。

2) 监测患者消化道的体征和症状,如恶心、食欲缺乏、腹胀、腹痛,可使用护胃药减轻症状。

3) 本药会影响血小板凝集,需特别注意观察有无出血表现。

5. **特殊人群用药** 妊娠期妇女、肾功能不全者慎用。

6. **健康指导**

(1) 告知患者服药后产生的不良反应可能影响开车及操作机械的能力,必须注意避免此类活动。

(2) 告知患者按医嘱服用,避免突然停用而诱发肌阵挛或全身性癫痫发作。

三、茴拉西坦

1. **药理作用** 本药是γ-氨基丁酸的环化衍生物,具有皮质抗缺氧能力,可改善由各种化学物质所引起的学习、记忆缺失。

2. **适应证与禁用人群**

(1) 适应证:血管性痴呆、阿尔茨海默病、卒中后认知障碍、良性记忆障碍、儿童脑发育迟缓。

(2) 禁用人群:对本药过敏者。

3. **不良反应** 白细胞、血小板减少、嗜睡、头晕、兴奋躁动、精神错乱、口干、食欲缺乏、便秘、轻度肝肾功能损害、皮疹。

4. **用药护理要点**

(1) 评估:评估肝、肾功能,过敏史。

(2) 用药方法:口服,按医嘱用药。

(3) 不良反应观察与处理:

1) 监测消化道症状,如恶心、腹胀、腹痛。可使用护胃药减轻症状。

2) 监测神经系统症状,嗜睡者较为多见,如症状加重需及时就诊。

5. **特殊人群用药** 妊娠期妇女,肝、肾功能不全者慎用。亨廷顿病患者慎用,可能加重症状。

6. **健康指导**

(1) 向患者解释可能出现的不良反应。告知服用正确剂量的重要性。

(2) 告知肝、肾功能异常者服药期间,定期监测肝、肾功能指标。

四、石杉碱甲

1. **药理作用** 本药是一种可逆性胆碱酯酶抑制药,可明显提高脑内乙酰胆碱水平。

2. 适应证与禁用人群

（1）适应证：阿尔茨海默病和脑器质性病变引起的记忆障碍。预防重症肌无力引起的肌肉无力（注射剂）。

（2）禁用人群：对本药过敏者。严重心动过缓、低血压、心绞痛、癫痫、哮喘、肠梗阻、肾功能不全、尿路梗阻患者。

3. 不良反应 恶心、呕吐、腹泻、食欲不振、高血压、心率减慢、烦躁不安、痉挛、视力模糊、口齿不清、唾液和尿液增多、尿失禁。

4. 用药护理要点

（1）评估：询问疾病史、用药史及过敏史。本药会减慢心率，心率较慢或合并其他心脏疾病的患者，需评估心功能。

（2）用药方法：按医嘱口服或肌内注射给药。

（3）不良反应观察与处理：

1）监测消化道症状，如恶心、食欲不振、腹泻。一般无需处理，减少服用剂量即可消失，必要时加用护胃药减轻症状。

2）监测患者有无抽搐、癫痫、心动过缓，一旦出现及时处理。

5. 特殊人群用药 妊娠期及哺乳期妇女慎用。

6. 健康指导

（1）告知患者按医嘱正确服药。

（2）告知患者服药后可能会引起头晕、恶心、胃肠道不适、乏力等症状，一般不影响继续治疗。如反应较明显，需告知医生后，遵医嘱减量或停药。

五、美金刚

1. 药理作用 本药是非竞争性 N-甲基-D-天冬氨酸受体拮抗剂，具有谷氨酸能神经传递系统调节功能。

2. 适应证与禁用人群

（1）适应证：阿尔茨海默病、帕金森病、多发性硬化及痉挛状态。

（2）禁用人群：对本药或金刚烷胺过敏者。

3. 不良反应 常见头晕、头痛、便秘、嗜睡、高血压。严重不良反应有充血性心力衰竭、急性肾功能衰竭、严重的皮肤反应。

4. 用药护理要点

（1）评估：用药史及过敏史。

（2）用药方法：口服给药，随餐同服。本药与金刚烷胺合用会增加发生中枢神经系统不良反应的风险，与碳酸氢钠合用可能会产生危及生命的严重反应，应避免合用。

（3）不良反应观察与处理：

1）监测神经系统症状，如抑郁、失眠、幻觉、谵妄。

2）监测消化道症状，如恶心、呕吐、腹泻、便秘、唾液增多、食欲缺乏。可加用护胃药减轻症状，症状加重时需及时就诊。

5. **特殊人群用药** 妊娠期及哺乳期妇女、严重肝功能不全者慎用。

6. **健康指导**

(1) 告知患者漏服药时请尽快补服。若已接近下次服药时间,只需服用下次的药。

(2) 告知患者本药口服溶液勿与其他药物混合口服。口服液配有随附的定量给药装置,应使用随附的注射器取出正确的口服溶液剂量。

(王　珏　眭欣怡)

第九章 生殖系统药

第一节 男性生殖系统药

一、雄激素类及抗雄激素类药

(一) 十一酸睾酮

1. 药理作用

(1) 药效学：男性性腺功能减退症是睾酮分泌不足导致的临床综合征，本药通过替代睾酮发挥负责男性性器官的正常生长和发育，并维持第二性征的作用。

(2) 药动学：

1) 吸收：口服后在小肠淋巴管被吸收，血清的达峰时间约 4 h。单剂肌内注射后血清睾酮达峰时间约在第 7 日。

2) 分布：在血清中，循环睾酮主要与性激素结合球蛋白（sex hormone binding globulin，SHBG）和白蛋白结合。

3) 排泄：大部分随尿液排出，少量随粪便排出。

2. 适应证与禁用人群

(1) 适应证：

1) 原发性或继发性睾丸功能减退、男性青少年体质性青春期发育延迟。

2) 乳腺癌转移女性患者的姑息性治疗。

3) 再生障碍性贫血。

4) 中老年男性迟发性性腺功能减退症或称之为部分性雄激素缺乏综合征。

(2) 禁用人群：前列腺癌患者及可疑者。

3. 不良反应

(1) 神经精神系统：头痛、抑郁、自杀意念。

(2) 消化系统：恶心、腹泻、消化不良、嗳气。

(3) 血液系统：血细胞比容增加、红细胞增多、血清前列腺特异抗原（prostate specific antigen，PSA）升高。

(4) 心血管系统：高血压、心率增加、静脉血栓栓塞。

(5) 实验室指标：高密度脂蛋白降低。

(6) 其他：周围水肿、前列腺肥大。

4. 用药护理要点

（1）评估：

1）在开始治疗前，获取病史，患者有前列腺癌或可疑者禁用。了解患者是否有心血管疾病。

2）在开始治疗之前，至少 2 日的早晨测量血清睾酮浓度。

3）服用药物期间定期监测新发高血压或既往高血压是否加重。

（2）用药方法：

1）肌内注射：每次 250 mg，每月 1 次。

2）口服：每次 40～80 mg，每日 1～3 次。

（3）不良反应观察与处理：

1）定期检查血压，治疗新发高血压或既往高血压的恶化，在发生心血管危险因素或心血管疾病患者中，重新评估是否继续用药。

2）红细胞质量的增加可能会增加血栓栓塞事件的风险。约每 3 个月评估 1 次血细胞比容，如果血细胞比容升高，停用本药直至血细胞比容降低至可接受的浓度。如果本药重新启用并再次导致血细胞比容升高，永久停用本药。

3）水肿，伴或不伴充血性心力衰竭除停药外，必要时利尿剂治疗。

（4）其他注意事项：

1）疑有前列腺肥大及 65 岁以上男性慎用。有水肿倾向的心脏病、肾脏病患者慎用。

2）十一酸睾酮用药数月后可依据血清睾酮水平调整用药间隔，约 3～6 周注射 1 次。

5. 特殊人群用药

（1）妊娠期用药：禁用。

（2）哺乳期用药：禁用。

（3）老年人用药：临床长期安全性数据不足。

（4）儿童用药：尚未确定 18 岁以下患者中的安全性和有效性。使用不当可能会导致骨龄加速和骨骺过早闭合。

6. 健康指导

（1）向患者解释使用本药的目的、可能出现的不良反应及其症状。

（2）告知患者用药可能会增加心血管事件的风险，包括心肌梗死、中风和心血管死亡。

（3）告知患者用药期间定期监测血压，如血压升高，可能需要开始使用或调整高血压药物以控制血压，必要时停药。

（4）告知患者出现排尿习惯改变、呼吸、睡眠或情绪的变化，包括出现抑郁症或恶化，或自杀意念，及时告知医生。

（5）指导患者定期查血常规。

（6）告知患者将药物放在儿童触碰不到的地方。

(二) 比卡鲁胺

1. 药理作用

(1) 药效学：本药是雄激素受体拮抗剂，可以通过拮抗雄激素的作用，有效缩小前列腺肿瘤体积，降低 PSA，控制肿瘤进展，延长无瘤生存期。

(2) 药动学：

1) 吸收：口服后吸收良好。

2) 分布：高度结合蛋白质(96%)。

3) 排泄：在尿液和粪便中被清除。

2. 适应证与禁用人群

(1) 适应证：晚期前列腺癌[可单独使用（睾丸切除或不切除），或与促黄体素释放激素(luteinizing hormone releasing hormone，LHRH)类似物（激动药）合用]，前列腺癌根治手术前后的辅助治疗，放射治疗的联合应用。

(2) 禁用人群：

1) 对本药或片剂的任何成分过敏（已报道的过敏反应有：血管神经性水肿、荨麻疹）的患者。

2) 妇女和儿童。

3. 不良反应

(1) 面色潮红、瘙痒、乳房触痛和男性乳房女性化。

(2) 腹泻、恶心、呕吐、乏力和皮肤干燥。

(3) 肝功能改变：氨基转移酶水平升高、黄疸。

(4) 本药与 LHRH 类似物合用时的不良反应如下。

1) 心血管系统：充血性心力衰竭、心肌梗死。

2) 消化系统：食欲缺乏、口干、消化不良、腹痛、腹泻、便秘、胃肠胀气；肝炎、肝毒性、肝衰竭。

3) 中枢神经系统：头晕、失眠、嗜睡、乏力、性欲减低。

4) 呼吸系统：呼吸困难。

5) 泌尿生殖系统：阳痿、夜尿增多、血尿。

6) 血液系统：贫血。

7) 皮肤及其附件：脱发、皮疹、出汗、多毛。

8) 代谢及营养：糖尿病、高血糖、周围性水肿、体重增加、体重减轻。

9) 躯干：背痛、骨盆痛。

4. 用药护理要点

(1) 评估：

1) 在开始治疗前，获取病史和过敏史。

2) 在用药前，检查血清转氨酶，在治疗的前 4 个月中定期测量血清转氨酶水平，此后定期测量。

3) 有无肝功能障碍的临床症状或体征，出现黄疸，立即停用本药。

(2) 用药方法：

1) 成年男性包括老年人口服，每次 50 mg，每日 1 次。

2) 用本药治疗，应与 LHRH 类似物或外科睾丸切除术治疗同时开始。

3) 对于肾损害的患者无需调整剂量。

4) 对于轻度肝损害的患者无需调整剂量，中至重度肝损害的患者可能发生药物蓄积，应慎用或调整药量。

(3) 不良反应观察与处理：

1) 肝功能障碍的临床症状或体征：恶心、呕吐、腹痛、疲劳、厌食、"流感样"症状、深色尿液、黄疸或右上腹压痛，立即检查血清转氨酶，尤其是血清 ALT。如果患者在任何时候出现黄疸，或其 ALT 上升到正常上限的 2 倍以上，应立即停用本药，并密切跟踪肝功能。

2) 面色潮红、瘙痒、乳房触痛和男性乳房女性化，上述反应可随睾丸切除术而减轻。

3) 严重出血，包括颅内，腹膜后和胃肠道出血，需要输血或服用维生素 K。

4) 头昏眼花、口干、便秘、皮肤发痒红斑，这些症状会随时间慢慢减弱。

(4) 其他注意事项：

1) 稳定使用香豆素抗凝剂的患者应密切监测凝血酶原时间（prothrombin time，PT）和 INR，并根据需要调整抗凝剂量。

2) 合用 LHRH 激动剂的患者会出现葡萄糖耐量降低，应监测患者的血糖。

3) 本药抑制 CYP3A4 活性，与主要由 CYP3A4 代谢的药物联合应用时应谨慎。

4) 本药偶尔可能会出现嗜睡，驾驶和操作机器的患者慎用。

5. **特殊人群用药**　老年人用药：每次 1 粒（50 mg），每日 1 次，用本药治疗，应与 LHRH 类似物或外科睾丸切除术治疗同时开始。

6. **健康指导**

(1) 向患者解释使用本药的目的、可能出现的不良反应的症状。

(2) 告诫患者本药可能导致不孕，至少是暂时性不孕。

(3) 告知患者出现消化道出血或贫血的体征、症状，及时告知医生。

(4) 告知患者定期测量血清转氨酶水平，并在前 4 个月内以规律的时间间隔重复检测，其后定期检测。指导患者出现肝功能不全的症状，及时告知医生。

(5) 告知患者定期做好血糖的监测。

(6) 告知患者每日定时服用药物。

(7) 本药可能会出现嗜睡，告知驾驶及操作机器的患者要注意。

二、前列腺疾病用药

(一) 非那雄胺

1. **药理作用**

(1) 药效学：本药与Ⅱ型 5α-还原酶缓慢形成稳定的酶复合物，减少血液和前列腺内双氢睾酮。药物本身对雄激素受体无亲和性。

(2) 药动学：

1) 吸收:口服吸收,生物利用度约为80%;在给药6～8h后完全吸收,t_{max}为1～2h。

2) 分布:药物分布于血液和组织中,也可通过血-脑屏障,并进入精液。

3) 排泄:可与血浆蛋白结合,结合率为90%,在肝脏代谢。主要以代谢产物形式经尿液和粪便排泄。

2. **适应证与禁用人群**

(1) 适应证:良性前列腺增生症。

(2) 禁用人群:

1) 对本药过敏者。

2) 妇女和儿童。

3. **不良反应**

(1) 过敏反应:瘙痒感、风疹、皮疹、面唇部肿胀。

(2) 泌尿生殖系统:性功能障碍(阳痿、性欲降低、射精障碍)、睾丸疼痛。

(3) 乳腺系统:乳腺增生、乳房肿胀、触痛,严重者有男性乳房肿瘤。

4. **用药护理要点**

(1) 评估:

1) 在开始治疗前,获取病史,确认是否发生过敏反应。

2) 在开始治疗前,应先监测肝功能,同时排除前列腺癌。

(2) 用药方法:口服给药,成人每次5mg,每日1次。

(3) 不良反应观察与处理:

1) 患者出现瘙痒感、风疹、皮疹、面唇部肿胀、乳房肿胀、触痛、男性乳房肿瘤等,应通知医生,必要时停药。

2) 用药会出现性功能障碍如阳痿、性欲降低、射精障碍、睾丸疼痛的情况。如患者对性要求较高者则建议停药,或者口服西地那非片治疗,观察勃起功能是否有所改善。

(4) 其他注意事项:

1) 药物相互作用:利托那韦可增加本药的血药浓度,因而本品与利托那韦应谨慎合用。

2) 大多数患者用本药治疗的第1个月内PSA迅速降低,随后PSA水平稳定在一个新的基线上,因此,对应用本药3个月以上患者所测定的PSA值应乘以2,才是血清中真实的PSA水平,以鉴别前列腺癌,以免延误病情。

3) 当患者的性伴侣怀孕或可能怀孕时,患者需避免其性伴侣接触其精液。

5. **特殊人群用药**

(1) 老年人用药:70岁以上不需调整剂量。

(2) 肝、肾功能不全者用药:肾功能不全患者,无需剂量调整。肝功能异常或尿道梗阻者慎用。

6. **健康指导**

(1) 向患者解释使用本药的目的、可能出现的不良反应的症状。

(2) 告知患者使用该药出现不良反应时,应及时告知医生。

(3) 指导患者定期监测肝功能,如发现肝功能不全的症状和体征时,及时告知医生。

(4) 告知患者:当女性怀孕或可能受孕时,不应触摸本药的碎片和裂片,以免对男性胎儿产生危险。

(二) 坦洛新

1. 药理作用

(1) 药效学:本药对前列腺增生引起的排尿困难、夜间尿频、残余尿感等症状有明显改善。无首剂量效应,首剂不必减量或强调临睡前服药。

(2) 药动学:

1) 吸收:口服吸收;缓释剂的 t_{max} 为 6.8 h,连续口服,血药浓度可在第 4 日达到稳态。

2) 排泄:在肝脏代谢,主要以代谢产物和原形药物从尿排出,原形药尿中排泄比率为 12%～14%。

2. 适应证与禁用人群

(1) 适应证:良性前列腺增生症。

(2) 禁用人群:

1) 已知对本药过敏者。

2) 妊娠期妇女和儿童。

3) 严重肾功能不全者。

3. 不良反应

(1) 过敏反应:偶见皮疹。

(2) 神经与精神系统:头痛、头晕、失眠、嗜睡、乏力、蹒跚感等。

(3) 循环系统:偶见直立性低血压、心率加快等。

(4) 消化系统:偶见恶心、呕吐、胃部不适、食欲缺乏等。

(5) 肝功能:偶见 ALT、AST、LDH 升高。

(6) 肌肉、骨骼:背痛。

(7) 其他:偶见鼻塞、水肿、吞咽困难、射精异常等,严重者可有阴茎持续勃起(罕见)、视网膜脱离。

4. 用药护理要点

(1) 评估:

1) 在开始治疗前,获取病史,确认是否发生过敏反应。有无磺胺类过敏史。

2) 在开始治疗前,先了解有无低血压史,并排除前列腺癌。

3) 用药期间应定期监测血常规,肝、肾功能,血压和心率。

4) 使用本药者行白内障超声乳化手术时可出现虹松弛综合征,术前须做好评估。

(2) 用药方法:口服给药,每次 0.2 mg,每日 1 次,饭后服用,根据年龄及症状不同可适当增减。

(3) 不良反应观察与处理:

1) 观察患者过敏的症状和体征(皮疹、恶心、呕吐、胃部不适、食欲缺乏、背痛、鼻塞、水肿、吞咽困难、射精异常)。如出现这些症状,应通知医生,必要时予停药。如有胃部不适建议在饭后服药,可缓解症状。

2) 监测神经系统的体征和症状(头痛、头晕、失眠、嗜睡、乏力、蹒跚感)。如出现这些症状,应通知医生,必要时予停药。

3) 观察血压情况,如出现血压过低、晕厥等,应及时告知医生,进行低血压治疗,如补充血容量,给予升压药,必要时使用平滑肌血管收缩药。

(4) 其他注意事项:药物相互作用:①与β受体拮抗药、利尿药、血管紧张素转化酶抑制剂(ACEI)、钙离子通道拮抗剂合用,降压作用增强。②与非甾体抗炎药合用,本药的降压作用降低,醋氯芬酸可降低本药的药理作用。③与CYP2D6的中效或强效抑制药(氟西汀等)或CYP3A4的中效或强效抑制药(酮康唑、西咪替丁等)合用,可导致本药的清除率明显下降,血药浓度升高。

5. 特殊人群用药

(1) 哺乳期用药:哺乳期妇女使用对乳儿的危害不能排除。

(2) 老年人用药:因高龄患者中常有肾功能低下者,用药时应充分注意观察患者服药后的状况,如得不到期待效果,不应继续增量,而改用其他适当的处置方法。

(3) 肝、肾功能不全者用药:肾功能不全患者,应视情况慎用或禁用。直立性低血压患者慎用。

(4) 对磺胺类过敏者,使用本药出现过敏反应的风险可能增加。

6. 健康指导

(1) 向患者解释使用本药的目的、可能出现的不良反应的症状。

(2) 告知患者如有磺胺类过敏时,应告知医生,以免增加过敏风险。

(3) 告知患者使用本药出现不良反应时应及时告知医生。

(4) 指导患者定期监测肝、肾功能,如发现肝、肾功能不全的症状和体征时,及时告知医生。

(5) 指导患者在用药期间注意监测血压及心率变化,如出现直立性低血压、心动过速、晕厥等症状,应及时告知医生处理。

(三) 盐酸特拉唑嗪

1. 药理作用

(1) 药效学:是高选择性α_1受体拮抗药。由于尿道和前列腺α_1受体分布丰富,对α_1受体呈高选择性,其对心血管的影响相对较小,临床效应呈剂量依赖性。

(2) 药动学:

1) 吸收:口服完全吸收,口服生物利用度>90%,t_{max}约1 h。血浆蛋白结合率为90%~94%。

2) 排泄:给药量的40%经尿液排出,60%经粪便排出。

2. 适应证与禁用人群

(1) 适应证:用于良性前列腺增生症。

(2) 禁用人群：已知对本药过敏或α受体拮抗剂过敏者。

3. **不良反应**

(1) 过敏反应：罕见皮疹、瘙痒。

(2) 神经与精神系统：头痛、头昏和不适、眩晕、嗜睡、抑郁、神经质。

(3) 循环系统：心悸、外周水肿、心动过速、快速型心律失常、直立性低血压、水肿、体重增加、体虚无力、呼吸困难。

(4) 消化系统：恶心，罕见口干、腹泻。

(5) 肌肉、骨骼：背痛、肢端疼痛、感觉异常。

(6) 其他：鼻充血、鼻窦炎、鼻炎和视物模糊、弱视力晕厥、性欲降低、阳痿，严重者可有造血系统障碍(罕见)、阴茎持续勃起(罕见)，虹膜松弛综合征(白内障超声乳化手术中)。

4. **用药护理要点**

(1) 评估：

1) 在开始治疗前，获取病史，确认是否发生过敏反应。

2) 在开始治疗前，先了解有无低血压史，并排除前列腺癌。

3) 在用药开始和整个过程中评估患者有无眩晕、轻度头痛、心动过速、嗜睡、晕厥、直立性低血压的症状。

4) 使用本品者行白内障超声乳化手术时可出现虹松弛综合征，术前须做好评估。

(2) 用药方法：口服给药，初始剂量为睡前服用1 mg，1～2周后每日剂量可加倍。常用维持剂量为每次2～10 mg，每日1次。

(3) 不良反应观察与处理：

1) 如患者出现前述不良反应的任一症状，应通知医生。每次调整剂量都可能发生暂时的不良反应，如不良反应持续存在，应考虑减少剂量或停药。

2) 观察血压情况，如出现血压过低、心动过速、轻度头痛、眩晕、晕厥等，应及时告知医生，并将患者放置平卧姿势，必要时采用支持疗法。

(4) 其他注意事项：药物相互作用，包含以下几点：①与他达拉非合用，有产生低血压的作用。②与其他降压药合用，有产生严重低血压的危险。③与醋氯芬酸合用，会降低本药的作用。

5. **特殊人群用药**

(1) 妊娠期用药：禁用。

(2) 哺乳期用药：哺乳期妇女使用时应停止授乳。

(3) 老年人用药：老年人使用时不必改变推荐剂量。使用本药治疗良性前列腺增生时，老年患者较年轻患者易发生直立性低血压。

(4) 儿童用药：尚不明确。

(5) 肝/肾功能不全患者，无需剂量调整。

6. **健康指导**

(1) 向患者解释使用本药的目的、可能出现的不良反应的症状。

(2) 告知患者使用本药出现不良反应时,应及时告知医生。

(3) 指导患者首次用药或停止用药后重新给药,可能会发生眩晕、轻度头痛或嗜睡,在初始剂量 12 h 内或增加剂量时应避免从事驾驶或危险工作。

(4) 指导患者在用药期间注意监测血压及心率变化,如出现直立性低血压、心动过速、晕厥等症状,应及时告知医生予以处理。

三、治疗性功能障碍药他达拉非

(一) 他达拉非

1. 药理作用

(1) 药效学:本药是环鸟苷酸(cGMP)特异性磷酸二酯酶 5 的选择性、可逆性抑制剂,作用时间可持续 36 h。

(2) 药动学:

1) 吸收:口服后吸收快,t_{max} 约 2 h。

2) 分布:血浆蛋白结合率为 94%,分布容积约 63 L。

3) 排泄:本药主要经 CYP3A4 代谢。经粪便和尿排泄。

2. 适应证与禁用人群

(1) 适应证:男性勃起功能障碍。

(2) 禁用人群:

1) 正在使用硝酸盐类药物者。

2) 对本药过敏者。

3) 妇女和 18 岁以下人群。

3. 不良反应

(1) 常见:头痛、消化不良、恶心。其他包括:头晕眼花、面色潮红、鼻咽炎、呼吸道感染、鼻腔充血、肌痛等。

(2) 少见:眼睑肿胀、眼痛和结膜充血,视觉障碍。

(3) 严重不良反应:史蒂文斯-约翰逊综合征、剥脱性皮炎、胸痛、心绞痛、心肌梗死、心动过速、脑出血、脑血管意外、癫痫发作,非动脉性缺血性视神经经病、视网膜动脉闭塞、静脉血栓形成、听力突然下降、突然失聪。

4. 用药护理要点

(1) 评估:

1) 在开始治疗前,获取病史,对本药过敏者,具有遗传性半乳糖不耐受症、半乳糖分解酶缺乏症或葡萄糖-半乳糖吸收不良者,定期或间歇使用任何形式的有机硝酸盐的患者禁用。

2) 存在下述情况的患者不推荐使用:①90 日内发生过心肌梗死。②不稳定型心绞痛或在性交过程中发生过心绞痛。③过去 6 个月内达到二级或超过二级心力衰竭(NYHA 标准)。④难治性心律失常、难治性低血压(<90/50 mmHg)或难治性高血压(>170/100 mmHg)。⑤6 个月内发生过卒中。⑥遗传性视网膜变性病症。⑦肺静脉闭塞疾病患者。

3) 同时使用乙醇、α受体拮抗剂、抗高血压药或CYP3A4抑制药者需调整剂量。

4) 轻、中度肝功能不全患者使用本药，宜调整剂量。严重肾损害者，不推荐使用口服每日1次的方法。

(2) 用药方法：

1) 成人，首剂10 mg，至少在性生活前30 min服用，如果效果不显著，可以服用20 mg。最大服药频率为每日1次。如果同时应用强效CYP3A4抑制药，每72 h不超过10 mg。

2) 避免连续每日服用本药。对于重度肾功能不全的患者，最大剂量为10 mg。

(3) 不良反应观察与处理：

1) 出现过敏反应，应立即停药，对症处理。对于急性过敏可给予抗组胺药、肾上腺皮质激素、肾上腺素或其他升压药并吸氧和保持气道通畅（必要时可气管插管）。

2) 突然失聪或突然失明的患者，立即停药。

3) 阴茎持续勃起或勃起连续超过4 h，应立即通知医生予以处理。

(4) 其他注意事项：

1) 有阴茎异常勃起的易患因素，或阴茎解剖学异常者，应慎用本药。

2) 出血性疾病或活动性消化性溃疡的患者使用本药会延长出血时间。

3) 使用本药后会引发或复发非动脉性前部缺血性视神经病。

4) 由于性活动伴有心脏危险性，故治疗之前，应首先考虑其心血管状况。

5. **特殊人群用药**　老年人用药：65岁及以上患者（2.5%）易腹泻。

6. **健康指导**

(1) 向患者解释使用本药的目的、可能出现的不良反应的症状。

(2) 勃起功能障碍患者在预期性活动前至少30 min服用。

(3) 与非那雄胺一起用于良性前列腺增生治疗的患者，建议给药不超过26周。患有前列腺良性增生的男性每天使用1次，每天大约在同一时间服用5 mg。

(4) 告知患者每次应整片吞服，不可掰开。

(5) 告知患者服药期间避免饮酒。

(6) 告知患者并用其他药品时，请先告知医生，避免药效改变或其他不良反应。

(7) 有潜在心血管疾病、低血压、自主神经功能障碍或左心室流出道梗阻者慎用。

(8) 告知服用本药后出现心绞痛胸痛的患者，应立即就医。在硝酸盐给药之前，本药最后一次给药至少应经过48 h。

(9) 告知患者阴茎持续勃起或勃起连续超过4 h，应去医院急诊。

(10) 告知患者突然失聪或突然失明时，必须停药。

(11) 告知患者避免与葡萄柚汁同服。

(12) 告知患者放在儿童接触不到的地方。

（卢燕华　黄　慧　杜燕婷　华　燕）

第二节 女性生殖系统药

一、雌激素类药替勃龙

1. 药理作用

(1) 药效学：本药有弱雌激素作用；其代谢产物具有弱的孕激素活性；有弱雄激素作用；能预防绝经后骨质疏松，抑制绝经后症状。

(2) 药动学：

1) 吸收：本药口服吸收迅速，30 min 内血浆即出现放射活性，1.5～4 h 达峰值，半衰期为 45 h，无肠肝循环。

2) 排泄：主要由粪便排出，单次给药排出 50％，持续给药排出 60％，尿中排出 30％。

2. 适应证与禁用人群

(1) 适应证：

1) 绝经后雌激素降低所致的各种症状，如潮热、情绪改变、盗汗、睡眠障碍、头晕、麻刺感、肌肉、关节和骨骼疼痛等。并可改善泌尿生殖道局部症状，如萎缩性阴道炎、排尿疼痛、性交疼痛、反复尿路感染、尿失禁等。

2) 绝经后的骨质疏松（预防）。

(2) 禁用人群：

1) 对本药过敏者。

2) 未治疗的子宫内膜增生患者。

3) 急性肝脏疾病，或有肝脏疾病史，肝功能实验室检查未恢复正常者。

4) 卟啉病患者。

5) 急性血栓性静脉炎、肺栓塞患者。

6) 与雌激素有关的肿瘤患者。

7) 过去使用雌激素时，曾伴有血栓性静脉炎或血栓栓塞史者。

8) 有胆汁淤积性黄疸史者。

9) 未明确诊断的阴道不规则流血患者。

3. 不良反应

(1) 过敏反应：皮疹。

(2) 消化系统：可有恶心、腹痛等。若眼结膜或皮肤黄染，注意肝炎或胆道阻塞等。

(3) 泌尿生殖系统：突破性子宫出血、乳房胀痛、乳腺小肿块、闭经、尿频、尿痛。

(4) 神经精神症状：头痛、困倦、行为突然失去协调，抑郁等。

(5) 其他：有轻度降低高密度脂蛋白胆固醇作用、体重增加，偶有水肿、血压升高、胸痛、腿痛等。

4. 用药护理要点

(1) 评估:

1) 在开始治疗前,获取病史,以前是否使用雌激素,有无过敏或不良反应。

2) 在用药开始和整个过程中评估症状有无好转。

(2) 用药方法:口服,每日1次,每次1.25~2.5mg。

(3) 不良反应观察与处理:

1) 观察患者过敏的体征和症状(皮疹等)。如果出现症状,立即停止用药并通知医生。对于急性过敏可给予抗组胺药、肾上腺皮质激素、肾上腺素或其他升压药并吸氧和保持气道通畅(必要时可气管插管)。

2) 应注意血栓栓塞疾病最早期的表现。

3) 观察有无出血症状。

4) 如服药时或服药后不久发生呕吐或腹泻,则遵医嘱停药。

(4) 其他注意事项:

1) 药物相互作用:替勃龙治疗期间因血液纤溶活性增强,可增强抗凝药效果;因替勃龙可能降低糖耐量,与胰岛素或其他降糖药合用,需要增加后者用量。

2) 实验室检测影响:用药后可有肝功能变化;有轻度降低高密度脂蛋白的作用。

5. 特殊人群用药

(1) 妊娠期及哺乳期用药:禁用。

(2) 老年人用药:不必调整剂量。

(3) 儿童用药:不宜使用。

6. 健康指导

(1) 向患者解释使用本药的目的、可能出现的不良反应的症状,指导患者在出现不良反应时,应立即通知医护人员。

(2) 告知患者正确服药方法,本药应口服给药,勿嚼咬,最好固定在每天同一时间服用,若要停药或减量时,须逐步减量。

(3) 告知患者若长期用药,用药前及用药期间应定期检查肝功能、血压、阴道脱落细胞、宫颈防癌刮片等。如有高胆固醇血症应严密观察血脂;患肿瘤和代谢性骨病的患者应定期检查血电解质。

(4) 告知患者若处于绝经前或绝经不满1年期间,不应服药以免发生不规则阴道出血。

(5) 告知患者若有乳腺癌家族史或有乳房结节、纤维囊性疾病或乳房X线片异常,应及时告知医护人员。

二、孕激素类药

(一) 地屈孕酮

1. 药理作用

(1) 药效学:本药是口服孕激素,使子宫内膜进入完全分泌期,预防子宫内膜不典型增生和癌变。

(2) 药动学：

1) 吸收：平均半衰期为 5～7 h。

2) 排泄：63% 随尿液排出，72 h 后从体内完全清除。

2. 适应证与禁用人群

(1) 适应证：

1) 痛经。

2) 经前期紧张综合征。

3) 孕激素缺乏所致先兆流产或习惯性流产。

4) 黄体功能不全所致的不孕症。

(2) 禁用人群：

1) 对本药过敏者。

2) 心血管疾病和高血压者。

3) 肝、肾功能损害者。

4) 糖尿病患者。

5) 哮喘患者。

6) 癫痫患者。

7) 偏头痛患者。

8) 未明确诊断的阴道出血患者。

9) 有血栓栓塞病史（晚期癌瘤治疗除外）患者。

10) 胆囊疾病患者。

3. 不良反应

(1) 过敏反应：皮疹。

(2) 消化系统：胃肠道反应、食欲不振。

(3) 泌尿生殖系统：乳房疼痛、女性性欲改变、月经紊乱、不规则出血或闭经。

(4) 神经系统：头痛、精神压抑、突发失语或发音不清、突然视力改变、复视、不同程度失明等。

(5) 其他：痤疮、水肿、体重增加、臀/腿部特别是腓肠肌处疼痛、手臂和足无力、麻木或疼痛、突发原因不明的呼吸短促、治疗剂量过大时可出现类库欣综合征。

4. 用药护理要点

(1) 评估：

1) 在开始治疗前，获取病史，以前是否使用孕激素，有无不良反应。

2) 在用药开始和整个过程中评估症状有无好转。

(2) 用药方法：口服。

1) 痛经：月经周期第 5～25 日服用，每次 10 mg，每日 2 次。

2) 子宫内膜异位症：月经周期第 5～25 日服用，每次 10 mg，每日 2～3 次。

3) 先兆流产：起始剂量为每次 40 mg，随后每 8 h 服 10 mg，直至症状消失。

4) 习惯性流产：每次 10 mg，每日 2 次，直至妊娠 20 周。

5) 功能失调性子宫出血：①止血：每次 10 mg，每日 2 次，连续 5～7 日。②预防出血：月经周期第 11～25 日服用，每次 10 mg，每日 2 次。

6) 闭经：月经周期第 1～25 日，每日服雌二醇 1 次。月经周期第 11～25 日，联合用本药，每次 10 mg，每日 2 次。

7) 经前期紧张综合征：月经周期第 11～25 日，每次 10 mg，每日 2 次。

8) 月经周期不规则：月经周期第 11～25 日，每次 10 mg，每日 2 次。

9) 孕酮不足导致的不孕症：月经周期第 14～25 日，每日 10 mg，持续应用 6 个连续的月经周期。

(3) 不良反应观察与处理：

1) 观察患者过敏的体征和症状（皮疹等）。如果出现症状，立即停止用药并通知医生。对于急性过敏可给予抗组胺药、肾上腺皮质激素、肾上腺素或其他升压药并吸氧和保持气道通畅（必要时可气管插管）。

2) 监测神经系统的体征和症状。

5. 特殊人群用药

(1) 禁用于妊娠期妇女，建议在哺乳期避免使用。

(2) 老年人用药：与成人患者相同。

(3) 儿童用药：不适用于儿童。

6. 健康指导

(1) 向患者解释使用本药的目的、可能出现的不良反应的症状，指导患者在出现不良反应时，应立即通知医护人员。

(2) 告知患者长期给予孕激素应按 28 日周期计算孕激素的用药日期，并监测体重。

(3) 告知长期使用孕激素妇女不宜吸烟，需定期检查肝功能，特别注意乳房检查。

(4) 告知患者若计划怀孕、处于哺乳期、怀疑怀孕，应及时告知医护人员。

（二）米非司酮

1. 药理作用

(1) 药效学：本药具有终止妊娠、抗着床、诱导月经及促进宫颈成熟等作用，与内源性孕酮竞争受体而达到拮抗孕酮的作用，与糖皮质激素受体亦有一定结合力。能明显增高妊娠子宫对前列腺素的敏感性。

(2) 药动学：本药口服吸收迅速，半合成及合成剂型血药浓度达峰时间分别 1.5、0.81 h，血药峰值分别为 0.8 mg/L 和 2.34 mg/L，但有明显个体差异。体内消除缓慢，半衰期为 20～34 h。

2. 适应证与禁用人群

(1) 适应证：

1) 用于抗早孕、催经止孕、胎死宫内引产。

2) 用于妇科手术操作，如宫内节育器的放置和取出、取内膜标本、宫颈管发育异常的激光分离，以及宫颈扩张和刮宫术。

(2) 禁用人群：

1) 对本药过敏者。

2) 心、肝、肾疾病患者及肾上腺皮质功能不全者。

3) 带宫内节育器，早期妊娠和怀疑宫外孕者。

3. 不良反应

(1) 部分妊娠妇女服药后，有轻度恶心、呕吐、眩晕、乏力、腰酸、下腹痛腹胀、肛门坠胀感和子宫出血。

(2) 个别妊娠妇女可出现头痛、腹泻、发热、乳房胀痛、皮疹。

4. 用药护理要点

(1) 评估：

1) 在开始治疗前，获取病史，以前是否使用孕激素，有无不良反应。

2) 在用药开始和整个过程中评估症状有无好转。

(2) 用药方法：

1) 用于终止 7 周(49 日)内的妊娠：空腹或进食 2 h 后，口服米非司酮 25～50 mg，每日 2 次，连服 2～3 日，总量 150 mg，第 3～4 日清晨口服米索前列醇 600 μg 或于阴道后穹窿放置卡前列甲酯栓 1 mg。卧床休息 1～2 h，观察 6 h。注意用药后出血情况，有无妊娠产物排出和不良反应。

2) 用于终止 8～16 周(50～112 日)内的妊娠：第 1、第 2 天分别空腹或进食 2 h 后，口服本药 100 mg，总量为 200 mg，每次服药后禁食 2 h，第 3 天在距第 1 次口服米非司酮 36～48 h，口服给予米索前列醇 400 μg，视临床情况可间隔 3 h 后重复给予米索前列醇 400 μg 一次，最多用药不超过 4 次。

(3) 不良反应观察与处理：

1) 观察患者过敏的体征和症状(皮疹等)。如果出现症状，立即停止用药并通知医生。对于急性过敏可给予抗组胺药、肾上腺皮质激素、肾上腺素或其他升压药并吸氧和保持气道通畅(必要时可气管插管)。

2) 监测神经系统的体征和症状。

(4) 其他注意事项：服用本药期间，避免服用阿司匹林和其他非甾体抗炎药。

5. 特殊人群用药

(1) 除终止早孕妇女外，其他妊娠期女性禁用；不推荐哺乳期妇女使用。

(2) 老年人用药：尚不明确。

(3) 儿童用药：尚不明确。

6. 健康指导

(1) 向患者解释使用本药的目的、可能出现的不良反应的症状，指导患者在出现不良反应时，应立即通知医护人员。

(2) 告知早孕患者停经时间不应超过 49 日，孕期越短，效果越好。

(3) 告知患者服药后，一般会出现少量阴道流血，少数妇女在用前列腺素药物前发生流产，约 80% 妊娠期妇女在使用前列腺素类药物后 6 h 内排出绒毛胎囊，约 10% 妊娠期妇女在服药后1周内排出绒毛胎囊。

(4) 告知患者因本药必须与前列腺素序贯用药,故有前列腺素类药物禁忌证,如青光眼、哮喘、过敏体质时,不宜用本药。

(5) 建议>35岁妊娠期妇女及吸烟女性避免使用。

三、作用于子宫的药

(一) 垂体后叶素

1. 药理作用

(1) 药效学:本药对平滑肌有强烈收缩作用,尤以对血管及子宫基层的作用更强,由于剂量不同,可引起子宫节律收缩至强直收缩。也能抑制排尿。

(2) 药动学:

1) 吸收:口服可被胃肠道吸收,t_{max}为1~2 h,半衰期为6~14 h。

2) 排泄:能与血浆蛋白中度结合,在肝内代谢,大部分以原形排出,约60%由尿排出。

2. 适应证与禁用人群

(1) 适应证:

1) 用于肺、支气管出血(如咯血)、消化道出血(呕血、便血)止血。

2) 用于产科催产。

3) 用于产后及子宫肌瘤术后收缩子宫、止血等。

4) 用于尿崩症减少排尿量。

(2) 禁用人群:

1) 对本药及所含成份过敏者。

2) 患有心肌炎、血管硬化等患者。

3) 剖官产史患者;骨盆狭窄、双胎、羊水过多、子宫膨胀过度、产道梗阻、产前出血(前置胎盘、胎盘早剥)的患者;子宫口未开的晚期妊娠的引产和催产者。

4) 中重度肾功能不全者。

3. 不良反应 血压升高、心悸、胸闷、心绞痛、尿量减少、尿急、面色苍白、出汗、恶心、腹痛等反应,还可有血管性水肿、荨麻疹、支气管哮喘、过敏性休克。

4. 用药护理要点

(1) 评估:

1) 在开始治疗前,获取病史,以前是否使用垂体后叶素,有无不良反应。

2) 在用药开始和整个过程中评估症状有无好转。

(2) 用药方法:

1) 引产或催产时静脉滴注:每次2.5~5 U,用氯化钠注射液稀释至每1 mL中含有0.01 U。

2) 控制产后出血静脉滴注0.02~0.04 U/min,胎盘排出后可肌内注射5~10 U。

3) 呼吸道或消化道出血:每次6~12 U。

4) 产后子宫出血:每次 3~6 U。

(3) 不良反应观察与处理:若出现血压升高、心悸、胸闷、心绞痛、尿量减少、尿急、面色苍白、出汗、恶心、腹痛等反应,及血管性水肿、荨麻疹、支气管哮喘、过敏性休克,应立即停药并对症处理。

(4) 其他注意事项:药物相互作用:①本药与麦角制剂如麦角新碱合用时,有增强子宫收缩作用。②本药含有缩宫素,与肾上腺素、硫喷妥钠、乙醚、氟烷、吗啡等同用时,会减弱子宫收缩作用。

5. 特殊人群用药

(1) 本药对患有肾炎、心肌炎、血管硬化、骨盆过窄、双胎、羊水过多、子宫膨胀过度等患者不宜应用。

(2) 在子宫颈尚未完全扩大时亦不宜采用本药。

(3) 高血压或有冠状动脉疾病患者慎用。

6. 健康指导

(1) 向患者解释使用本药的目的、可能出现的不良反应的症状,指导患者在出现不良反应时,应立即通知医护人员。

(2) 告知患者用药后注意电解质监测,尤其注意低钠血症的发生。在纠正低钠血症时补钠速度不宜过快,以避免出现渗透性脱髓鞘综合征。

(3) 告知患者若有高血压、冠状动脉病、脑血管疾病病史,应及时告知医护人员,谨慎用药。

(二) 缩宫素

1. 药理作用

(1) 药效学:本药为多肽类激素子宫收缩药。

1) 刺激子宫平滑肌收缩,模拟正常分娩的子宫收缩作用,导致子宫颈扩张,子宫对缩宫素的反应在妊娠过程中逐渐增加,足月时达高峰。

2) 刺激乳腺的平滑肌收缩,有助于乳汁自乳房排出,但并不增加乳腺的乳汁分泌量。

(2) 药动学:

1) 吸收:口服极易被消化液所破坏,故口服无效;滴鼻经黏膜则很快吸收,作用时效约 20 min;肌内注射在 3~5 min 起效,作用持续 30~60 min;静脉滴注立即起效,15~60 min 内子宫收缩的频率与强度逐渐增加,然后稳定,滴注完毕后 20 min,其效应逐渐减退。$t_{1/2}$ 一般为 1~6 min。

2) 排泄:本品经肝、肾代谢,经肾排泄,极少量是原形物。

2. 适应证与禁用人群

(1) 适应证:

1) 用于引产、催产、产后及流产后因宫缩无力或缩复不良而引起的子宫出血。

2) 用于了解胎盘储备功能(催产素激惹试验)。

(2) 禁用人群:

1) 骨盆过窄、产道受阻、明显头盆不称及胎位异常、有剖腹产史、子宫肌瘤剔除术史者及脐带先露或脱垂、前置胎盘、胎儿窘迫、宫缩过强、子宫收缩乏力长期用药无效、产前出血(包括胎盘早剥)、多胎妊娠、子宫过大(包括羊水过多)、严重的妊娠高血压综合征者。

2) 对本药过敏者。

3) 在阴道用前列腺素类药物的 6 h 内者。

3. 不良反应

(1) 消化系统:恶心、呕吐等。

(2) 心血管系统:心律失常、心率加快等。

(3) 精神神经系统:头痛。

(4) 呼吸系统:呼吸困难。

(5) 全身性反应:发热、寒战、全身不适,严重时过敏性休克等。

(6) 皮肤及附件:皮疹、瘙痒等。

(7) 其他:大剂量应用时可引起高血压或水潴留。使用后因宫缩过强可引起相关并发症,如子宫破裂、胎儿窘迫等。

4. 用药护理要点

(1) 评估:用药前及用药时需检查及监护。

1) 子宫收缩的频率、持续时间及强度。

2) 妊娠期妇女脉搏及血压。

3) 胎儿心率。

4) 静止期间子宫肌张力。

5) 胎儿成熟度。

6) 骨盆大小及胎先露下降情况。

7) 出入液量的平衡(尤其是长时间使用者)。

(2) 用药方法:

1) 引产或催产静脉滴注:每次 2.5～5 U 加入 500 mL 补液中,稀释至每 1 mL 中含有 0.01 U 缩宫素。静脉滴注开始时每分钟不超 0.001～0.002 U,每 15～30 min 增加 0.001～0.002 U,至达到宫缩与正常分娩期相似,最快每分钟不超过 0.02 U,通常为 0.002～0.005 U/min。

2) 控制产后出血静脉滴注 0.02～0.04 U/min,胎盘排出后可肌内注射 5～10 U。

(3) 不良反应观察与处理:

1) 严格掌握剂量及滴速。根据宫缩和胎心情况及时调整滴速,以免产生子宫强直性收缩,若出现相关并发症如子宫破裂、胎儿窘迫,应立即停药并通知医生,抑制宫缩,对症处理。

2) 观察患者过敏的体征和症状,如果出现症状,立即停止用药并通知医生。

(4) 其他注意事项:

1) 药物相互作用:①环丙烷等碳氢化合物吸入麻全麻时,使用缩宫素可导致产妇出现低血压,心动过缓和(或)房室节律失常。②恩氟烷浓度>1.5%,氟烷浓度>1.0%吸入全麻时,子宫对缩宫素的效应减弱。恩氟烷浓度>3.0%可消除反应,并可导致子宫出血。③与其他缩宫药同时用,可使子宫张力过高,产生子宫破裂和(或)宫颈撕裂。

2) 药物过量:①药物过量可引起高血压、子宫强烈收缩、子宫破裂;子宫胎盘灌注不足,可引起胎儿心率下降、缺氧甚至死亡;②长期大剂量给药可引起水中毒伴抽搐。

3) 下列情况应慎用:心脏病、临界性头盆不称、曾有宫腔内感染史、宫颈曾经手术治疗、宫颈癌、早产、胎头未衔接、妊娠期妇女年龄已超过35岁者。用药时应警惕胎儿异常及子宫破裂的可能。椎管阻滞时用本药,可发生严重的高血压,甚至脑血管破裂。

4) 本药只能在医院有医护监测时才能给药。产前使用时禁止快速静脉注射和肌内注射。

5. 特殊人群用药

(1) 儿童用药尚不明确。

(2) 老年人用药尚不明确。

6. 健康指导

(1) 向患者解释使用本药的目的、可能出现的不良反应的症状。

(2) 告知患者用药后,会定时观察胎儿心率,宫缩的频率、持续时间及强度,监测生命体征,如出现严重不良反应如心悸、胸闷、过敏性休克等,应立即停药,并通知医护人员。

(3) 告知患者用药后注意电解质监测,尤其注意低钠血症的发生。在纠正低钠血症时补钠速度不宜过快,以避免出现渗透性脱髓鞘综合征。

(4) 若患者有心脏病、高血压、冠状动脉病、脑血管疾病病史,宫颈手术史应告知。

(三) 依沙吖啶

1. 药理作用

(1) 药效学:本药经羊膜腔内给药和宫腔内给药,可引起子宫内蜕膜组织坏死而产生内源性前列腺素,引起子宫收缩,对子宫肌肉也有兴奋作用。

(2) 药动学:尚不明确。

2. 适应证与禁用人群

(1) 适应证:中期妊娠(引产药,用于终止12~26周妊娠)。

(2) 禁用人群:肝、肾功能不全者。

3. 不良反应

(1) 中毒时表现为少尿、无尿及黄疸,肝、肾功能严重损害。

(2) 3%~4%妊娠期妇女发热达38℃以上。

(3) 出血:容易发生胎盘滞留或部分胎盘、胎膜残留而引起大量出血。

(4) 软产道损伤常见为宫颈撕裂或宫颈管前壁或后壁穿孔。

4. 用药护理要点

(1) 评估:

1) 评估患者肝、肾功能。

2) 用本药引产时,评估是否已停用其他引产药(如催产素静脉滴注),以免导致软产道损伤。

(2) 用药方法:羊膜腔内给药:排空膀胱后,妊娠期妇女取仰卧位,选择宫体最突出部位,羊水波动明显处为穿刺点,用纱布持 7 号腰穿针垂直刺入腹壁,进入羊膜腔时有落空感,再继续进针 0.5~1 cm 后拔出针芯,有羊水流出后,将装有乳酸依沙吖啶 100 mg 溶液的注射器接在穿刺针上,再回抽羊水证实无误后将药液缓慢注入,拔针前须回抽羊水,将针芯插入针内快速拔针后,覆盖消毒纱布,轻压针眼。须在妊娠 16 周以后,经腹壁能注入羊膜腔内者使用此种给药途径。

(3) 不良反应观察与处理:
1) 观察患者如果出现过敏症状,立即停止用药并通知医生。
2) 用本药引产同时,慎用其他引产药(如催产素),以免导致软产道损伤。
3) 如出现体温 39 ℃以上,白细胞计数超过 $20×10^9$/L 时,应给予抗生素。

5. 特殊人群用药
(1) 老年人用药:尚不明确。
(2) 儿童用药:尚不明确

6. 健康指导
(1) 向患者解释使用本药的目的、可能出现的不良反应的症状。
(2) 指导患者发现不适症状,如头晕、头痛、恶心、呕吐、瘙痒、皮疹等应立即通知医护人员,进行相应处理。
(3) 告知患者定时监测体温,出现体温升高通知医生,遵医嘱对症处理。
(4) 患者分娩后应注意休息,保持外阴清洁,术后 1 个月禁止性生活及盆浴,并遵医嘱口服回奶药,以防乳胀不适。出院时告知患者 1 个月后复诊,如有发热、腹痛、出血多时要随时就诊。

(四) 卡前列素
1. 药理作用
(1) 药效学:刺激妊娠子宫肌层收缩,产后使子宫肌肉收缩可在胎盘部位发挥止血作用。
(2) 药动学:
1) 吸收:起始剂量 1 mL,间隔 1.5~3.5 h 可再次注射。
2) 排泄:尚不明确。

2. 适用证与禁用人群
(1) 适应证:常规处理方法无效的子宫收缩迟缓引起的产后出血。
(2) 禁用人群:
1) 对本药过敏者。
2) 急性盆腔炎患者。
3) 有活动性心肺肾肝疾病的患者。
4) 有使用前列腺素药物者,如青光眼、哮喘及过敏体质者。

3. 不良反应

(1) 恶心、呕吐、腹泻、寒颤和体温升高常见。

(2) 个别出现潮红、发热及手掌瘙痒,甚至过敏性休克。

4. 用药护理要点

(1) 评估:

1) 在开始治疗前,获取病史,以前是否使用卡前列素,有无过敏或不良反应。

2) 在用药开始和整个过程中评估症状有无好转。

(2) 用药方法:起始剂量为 $250\,\mu g(1\,mL)$,总剂量不得超过 $2\,mg(8\,mL)$。

(3) 不良反应观察与处理:本药不良反应一般为暂时性的,治疗结束后可恢复,最常见的不良反应多与它对平滑肌的收缩作用有关。

(4) 其他注意事项:药物相互作用:①本药可能会加强其它宫缩药的活性,故不推荐与其他宫缩药合用;②本品与其他强力宫缩药一样,必须严格遵循推荐剂量使用。必须由专业医务人员使用,且医院有能力提供及时的医疗监护和紧急手术设备。

5. 特殊人群用药

(1) 妊娠期及哺乳期用药:苯甲醇可以通过胎盘屏障。

(2) 老年人用药:尚不明确。

(3) 儿童用药:本药含苯甲醇,禁止用于儿童。

6. 健康指导

(1) 向患者解释使用本药的目的、可能出现的不良反应的症状。

(2) 指导患者如出现呕吐、腹泻、恶心、面部潮红等不适症状,立即向医护人员报告。

(3) 若发生不良反应做好心理指导避免情绪紧张,发生呕吐时,将患者的头偏向一侧,防止误吸,及时做好口腔护理,清洁面部。

(4) 告知患者发生排便增多时,及时清洗会阴部、更换会阴垫,保持会阴部清洁。

(五) 米索前列醇

1. 药理作用

(1) 药效学:本药为终止妊娠药,具有宫颈软化、增强子宫张力及宫内压作用。与米非司酮序贯合用可显著增高或诱发子宫自发收缩的频率和幅度。

(2) 药动学:

1) 吸收:本药口服后迅速吸收,$30\,min$ 后其活性代谢产物(米索前列醇酸)的血药浓度达峰值。

2) 排泄:本药的血浆清除半衰期为 $20\sim40\,min$。

2. 适应证与禁用人群

(1) 适应证:可用于终止 16 周(112 日)以内的宫内妊娠(与米非司酮片序贯合并使用),包括:①用于终止 7 周(49 日)内的妊娠;②终止 8~16 周(50~112 日)内的妊娠。

(2) 禁用人群:

1) 心、肝、肾疾病患者及肾上腺皮质功能不全者。

2) 有使用前列腺素类药物禁忌者,如青光眼、哮喘及过敏体质者。

3) 带宫内节育器妊娠和怀疑宫外孕者。

3. **不良反应** 恶心、呕吐、腹痛、腹泻、腹胀等。

4. **用药护理要点**

(1) 评估：

1) 在开始治疗前,获取病史,以前是否使用本药,有无过敏或不良反应。

2) 在用药开始和整个过程中评估治疗效果。

(2) 用药方法：

1) 用于终止 7 周(49 日)内的妊娠:空腹或进食 2 h 后,口服 25 mg～50 mg 米非司酮片,每日 2 次,连服 2～3 日,总量 150 mg,每次服药后禁食 2 h,第 3～4 日清晨口服本药 600 μg,或于阴道后穹窿放置卡前列甲酯栓 1 mg。卧床休息 1～2 h,观察 6 h。注意用药后出血情况,有无妊娠产物排出和不良反应。

2) 用于终止 8～16 周(50～112 日)内的妊娠:第 1、第 2 日分别空腹或进食 2 h 后,口服米非司酮 100 mg,总量为 200 mg,每次服药后禁食 2 h,第 3 日在距第 1 次口服米非司酮 36～48 h,口服给予本药 400 μg,视临床情况可间隔 3 h 后重复给予本药 400 μg 1 次,最多用药不超过 4 次。

(3) 不良反应观察与处理：

1) 观察患者过敏的体征和症状(皮疹等)。

2) 用于 16 周(112 日)以内的终止妊娠时,与米非司酮片应联合使用,不能单独使用。

3) 米非司酮片序贯合并前列腺素类药物用于终止 16 周(112 日)以内的妊娠,必须在具有急诊、刮宫手术和输液、输血条件下的医疗机构使用。

4) 本药口服间隔 3～4 h 使用,可以维持较好的宫缩,达到较好的流产效果,由于个体敏感性不同,在临床上应根据宫缩的实际情况,决定给予本药用量和频率,但总量不超过 2 mg。由于本药为前列腺素 E1(prostaglandin E1,PGE_1)类药物,此类药物对体温中枢有刺激作用,患者出现体温升高现象临床判断是否感染时,需考虑药物本身因素。

5) 应在医生指导下服药和随访,服药前医生必须向服药者详细告知治疗效果及可能出现的不良反应。

6) 服药后,一般会出现少量阴道出血,极少数妊娠妇女服用米非司酮后未使用前列腺素之前,即发生流产。在服药后 8～21 日应复诊,以确定流产效果。必要时做 B 超检查或血(human chorionic gonadotropin,HCG)测定,如确认为不全流产或继续妊娠,应及时处理。

7) 使用完本品 24 h 内未完全排出妊娠物者,必须及时改用其他方法终止妊娠。

(4) 其他注意事项:在本药治疗期间应避免同时使用含镁的抗酸剂,因为这可能加重本药引起的腹泻。

5. **特殊人群用药**

(1) 妊娠期及哺乳期用药:因为本药可引起子宫收缩,并且与流产、早产、胎儿死亡以及胎儿畸形相关。本药可经乳汁分泌,导致母乳喂养的婴儿出现腹泻。

(2) 老年人用药:本药在65岁或以上患者中的安全性特征与年轻患者相比无显著性差异。

(3) 儿童用药:尚无评价。

6. 健康指导

(1) 向患者解释使用本药的目的、可能出现的不良反应的症状。

(2) 告知患者监测生命体征,如有异常及时汇报医生进行处理。

(3) 告知患者使用本药后需要注意观察阴道出血情况,一般情况下会有少量的妊娠组织物,以及血性分泌物排出。如果出血量较多或者出血时间较长,应立即告知医护人员。

(4) 告知患者注意多休息,尽量不要剧烈运动,也不要过度劳累。

(5) 告知患者饮食方面尽量以清淡、易消化的食物为主,忌烟酒,忌生冷及辛辣刺激性的食物。

(虞正红　丁　娟　张　瑾)

第十章　皮肤科用药

第一节　皮肤抗细菌药

下面以 0.5％硫酸新霉素软膏为例做介绍。

1. **药理作用**

(1) 药效学:本药属广谱氨基糖苷类抗生素。对多数革兰阳性及阴性菌(包括结核杆菌在内)都有较好的抗菌作用。在局限性原发性脓皮病(如浅表的毛囊炎、深脓疮、脓疱病)及局限性继发性脓皮病(如感染性湿疹样皮炎,感染的真皮溃疡,破溃、糜烂),单独使用本药即可有效。葡萄球菌的感染最为有效。

(2) 药动学:

1) 吸收:经皮肤吸收。

2) 分布:吸收的小部分迅速分布在组织中,并通过肾脏排泄,与肾脏功能保持一致。粪便中未吸收的药物未吸收部分(约 97％)被清除。蛋白质结合研究表明,氨基糖苷类蛋白质结合的程度很低,根据测试方法不同,可能在 0～30％。

3) 排泄:肾脏是主要的排泄途径及组织结合部位,在肾皮质中浓度最高。重复给药,内耳也会逐渐累积。

2. **适应证与禁用人群**

(1) 适应证:皮肤损伤、烧伤处感染的预防,皮损区域局部涂抹,每日 2～3 次,可以用无菌纱布覆盖。

(2) 禁用人群:

1) 有过敏反应史或对其他氨基糖苷类发生严重毒性反应的患者。

2) 严重肾功能不全者。

3. **不良反应**

(1) 常见不良反应:恶心、呕吐和腹泻。

(2) 严重不良反应:吸收不良综合征:脂肪增加、血清胡萝卜素减少和木糖吸收下降;毒性:肾毒性、耳毒性和神经肌肉阻滞。

(3) 长期局部外用可引起接触性皮炎。

4. **用药护理要点**

(1) 评估:

1) 在开始用药前获取病史,以前是否使用氨基糖苷类药物及其反应。过敏史阳性患者禁用。

2）在用药开始和整个过程中评估皮肤感染症状（生命体征、皮肤损害情况、创面感染情况、肝功能、肾功能等）。

（2）用药方法：

1）本药可直接涂擦在患处，或使用无菌纱布、绷带覆盖封包，每日更换用药，注意无菌操作。

2）本药可存放在15～30℃的室温下。最好存储在密闭容器中。

（3）不良反应观察与处理：

1）观察患者过敏的体征和症状（皮疹、瘙痒）。如果出现这些症状，立即停止用药并通知医生。对于急性过敏可给予抗组胺药、肾上腺皮质激素、肾上腺素或其他升压药并吸氧和保持气道通畅（必要时可气管插管）。

2）监测患者神经毒性的表现如麻木、皮肤刺痛、肌肉抽搐等。

5. 特殊人群用药　妊娠期用药：孕妇服用时，氨基糖苷类可能会伤害胎儿。新霉素能透过胎盘，有报道称，母亲在怀孕期间接受治疗的儿童患有不可逆的双侧先天性耳聋。尽管在用其他氨基糖苷类药物治疗孕妇中尚未报告对胎儿或新生儿有严重的不良反应，但存在潜在的危害。尚未进行本药的动物繁殖研究。如果在怀孕期间使用本药，或者患者在服药期间怀孕，则应告知患者对胎儿的潜在危害。

6. 健康指导

（1）向患者解释使用本药的目的、可能出现的不良反应症状。

（2）指导患者此药物可能引起皮肤刺痛、腹泻、恶心、呕吐。

（3）建议患者在出现过敏反应的迹象和症状时，应立即通知医护人员。

（4）建议女性患者如果计划怀孕或在妊娠期，应在用药前告知医护人员。

（5）告知患者保证充足的水分摄入以减少发生肾脏中毒反应的风险。

（邰旭东　周静怡）

第二节　皮肤抗真菌药

下面以特比萘芬为例做介绍。

1. 药理作用

（1）药效学：本药属于丙烯胺类药物，具有广谱抗真菌活性，能特异地干扰真菌麦角固醇的早期生物合成，高选择性抑制真菌麦角鲨烯环氧化酶，使真菌细胞膜形成过程中麦角鲨烯环氧化反应受阻，从而达到杀灭或抑制真菌的作用。

（2）药动学：本药的作用使角质层中的脂质更多地以致密的方式堆叠，并造成脂质流动性降低，皮肤透过性降低。这表现出较高的角质层滞留，以及较低的皮肤透过特性。

2. 适应证与禁用人群

（1）适应证：手癣、足癣、体癣、股癣、花斑癣及皮肤念珠菌病等。

(2) 禁用人群：对本药任何成分过敏者。

3. 不良反应

(1) 不常见的不良反应（<1/10）：皮肤病损、皮肤不适、皮肤颜色变化、发红、烧热感、疼痛、用药部位疼痛、用药部位刺激。

(2) 罕见不良反应（1/1 000～1/100）：皮肤干燥、湿疹。如意外接触到眼睛，可能会对眼睛产生刺激。本药含有十六醇和硬脂醇，可能会导致局部皮肤反应，如接触性皮炎。

(3) 如果出现了下列任何可能提示过敏反应的症状，请停药并立即寻求医疗帮助。呼吸或吞咽困难。面部、唇、舌或咽喉肿胀。皮肤严重瘙痒，并且伴有红色皮疹或隆起的结节性红斑。

4. 用药护理要点

(1) 评估：

1) 在开始治疗前，对患者皮疹处进行评估，不得用于皮肤破溃处。

2) 本药性状发生改变时禁止使用。

(2) 用药方法：

1) 仅供外用。

2) 避免接触眼睛和其他黏膜（如口、鼻等），如果乳膏意外进入眼睛，擦掉并有流水彻底清洗眼睛，如果有任何不适症状持续存在，请看医生。

3) 本药涂敷后不必包扎。

4) 使用本药时，不得在治疗区域使用其他药品。

5) 对炎症反应明显、皮肤薄嫩部位，应尽量避免使用刺激性较大的剂型。

6) 避免搔抓患处，因为可能要导致进一步的损伤，不利于伤口愈合或使感染扩散。

7) 接触患处后要洗手，不与他人合用毛巾或衣物，以避免感染扩散。

8) 保持患处清洁并避免摩擦，经常清洗毛巾和衣物可以帮助治疗。

9) 如果用药2周后，症状没有改善，请咨询医生或药师。

(3) 不良反应观察与处理：用药部位如有烧灼感、红肿等情况应停药，并将局部药物洗净，必要时向医生咨询。

(4) 其他注意事项：

1) 16岁以下儿童，在使用本药前请咨询医生或药师。

2) 不得让婴儿接触到他人治疗中的皮肤，包括乳房。

3) 请将本药放在儿童不能接触的地方。

4) 儿童必须在成人监护下使用。

5) 对本药过敏者禁用，过敏体质者慎用。

5. 特殊人群用药

(1) 妊娠期用药：美国FDA确定本药为妊娠分级B级药物，但一般不建议在妊娠期间系统使用本药，外用须权衡利弊。

(2) 哺乳期用药：外用应权衡利弊，避开乳头区，并确保婴儿不直接接触治疗区域。

(3) 老年人用药：尚无证据提示老年患者与年轻患者需使用不同剂量或发生不同的不良反应。

(4) 儿童用药：根据医嘱使用药物。尚无证据提示儿童与年轻患者使用不同剂量或发生不同的不良反应。

(5) 肝、肾功能不全者用药：外用本药，即使多剂量累积使用，进入系统循环的药物量也极微少，且在体内没有蓄积作用。

6. 健康指导

(1) 告知患者积极预防，提高自身抵抗力。

(2) 告知患者改善感染局部的微生态环境，使之不利于真菌的定植和感染。如足部至少保证 24 h 清洗 1 次，而且洗后要确保擦干，尤其是趾间。

(3) 告知患者足癣患者频繁换洗袜子甚至鞋子，这可有效防治足癣的复发。

(4) 告知患者避免直接接触。在泳池、洗浴中心、足疗店等处注意个人防护，防范家里和邻里饲养的宠物对儿童皮肤的潜在威胁，注意集体生活中个体的自我保护等。

(5) 告知患者不与他人公用生活用品，例如指甲刀、鞋袜等。

(6) 建议患者积极治疗自身其他部位的癣病（特别是甲真菌病）。手、足避免长时间浸没在液体中。

（吴　筠　金之彦）

第三节　皮肤用肾上腺皮质激素

一、曲安奈德乳膏

1. 药理作用　本药通常是一种复方制剂，其中主要的有效成分一般包括曲安奈德、制霉菌素、硫酸新霉素和短杆菌肽等。本药中的曲安奈德为肾上腺皮质激素类药，有抗炎、抗过敏等作用，作用时间长，制霉菌素为广谱抗真菌药，对念珠菌属的抗菌活性高，新型隐球菌、曲菌、毛霉菌、小孢子菌、荚膜组织浆胞菌、皮炎芽生菌及皮肤癣菌通常对本药亦敏感。

本药可与真菌细胞膜上的甾醇相结合，至细胞膜通透性的改变，以致重要细胞内容物漏失而发挥抗真菌作用。其中硫酸新霉素对葡萄球菌属（甲氧西林敏感株）、棒状杆菌属、大肠埃希菌、克雷伯菌属、变形杆菌属等肠杆菌科细菌有良好抗菌作用，对各组链球菌、肺炎链球菌、肠球菌属等活性差。铜绿假单胞菌、厌氧菌等对本药耐药。新霉素全身用药有显著肾毒性和耳毒性，故目前仅限于口服或局部应用。

2. 适应证与禁用人群

(1) 适应证：过敏性皮炎、湿疹、神经性皮炎、脂溢性皮炎、接触性皮炎、中毒性皮炎、壅滞性皮炎、钱币状皮炎及异位性皮炎；念珠菌感染的皮肤病及间擦疹、肛门及外阴瘙痒。

(2) 禁用人群：

1) 牛痘、水痘等病毒性皮肤病患者。

2) 念珠菌以外的其他真菌性皮肤病患者。

3) 皮肤有严重感染者如脓疱病、体癣、股癣、单纯疱疹等。

4) 对本药所含各成分有过敏史者或其他糖皮质激素过敏者。

5) 眼科及鼓膜穿孔的患者。

3. 不良反应

(1) 偶见局部过敏反应，如出现皮肤烧灼感，瘙痒，针刺感等。

(2) 长期使用可引起局部皮肤萎缩、毛细血管扩张、痤疮样皮炎、毛囊炎、色素沉着及继发感染。

4. 用药护理要点

(1) 本药含有多种抗生素，长期使用会导致不敏感细菌和霉菌等的过量生长，而引起二重感染，对此必须同时使用其他抗菌素治疗。如发生不良反应，应立即停用。

(2) 本药含有新霉素能引起肾中毒和耳中毒，大面积烧伤、营养性溃疡患者应慎用。

(3) 有明显循环系统疾病的患者慎用。

(4) 避免全身大面积使用及长期使用，一般用药不宜超过4～6周。

(5) 涂药处如有烧灼、瘙痒、红肿时，应停止用药。

(6) 将此药置于儿童不能触及处。

5. 特殊人群用药

(1) 在权衡利弊的情况下，妊娠期及哺乳期妇女尽可能避免使用。

(2) 婴儿及儿童不宜使用。

(3) 老年患者应避免长期、大量使用。

6. 健康指导

(1) 向患者解释使用糖皮质激素外用药的目的、注意事项。

(2) 指导患者正确使用糖皮质激素外用药。建议患者在没有咨询医疗专业人员的情况下不要使用。

(3) 建议患者在出现不良反应或过敏反应的迹象和症状时，立即就医或告知医护人员。

(4) 建议女性患者如计划怀孕、处于哺乳期或疑似怀孕，应告知医护人员。

(5) 用药期间注意保持皮肤清洁、干燥，涂药前用温和不刺激的沐浴乳或温水清洗皮肤。

(6) 糖皮质激素药膏依据其抗炎效果不同，可分为弱效糖皮质激素、中效糖皮质激素、长效糖皮质激素、超长效糖皮质激素。抗炎效果越强，长时间用不良反应出现的风险也大。糖皮质激素制剂一般用于过敏性皮肤病，不用于感染性皮肤病。一般慢性皮疹如皮肤肥厚、苔藓样变等，可以选择中效、强效或超强效糖皮质激素。儿童一般选择弱效或中效糖皮质激素；面部、颈部、腋窝、会阴部等皮肤薄嫩部位一般选弱效中效糖皮质激素，时间不宜太长。

二、地奈德

1. 药理作用

(1) 药效学：本药为糖皮质激素类药物，具有抗炎、抗过敏、止痒及减少渗出的作用；可以减轻和防止组织对炎症的反应，能消除局部非感染性炎症引起的发热、发红及肿胀，从而减轻炎症的表现；具有防止或抑制细胞免疫反应、抑制初次免疫应答的免疫抑制作用。

(2) 药动学：本药经正常和患处皮肤均可吸收，皮肤炎症或其他疾病增加经皮吸收，封包治疗也可使吸收增加。吸收后本药的代谢途径与系统给药相同，主要在肝脏代谢，经肾脏排泄，部分原药和代谢产物也泌入胆汁。本药血浆蛋白结合率个体差异较大。

2. 适应证与禁用人群

(1) 适应证：适用于对皮质类固醇治疗有效的各种皮肤病，如接触性皮炎、神经性皮炎、脂溢性皮炎、湿疹、银屑病、扁平苔藓、单纯性苔藓、汗疱症等引起的皮肤炎症和皮肤瘙痒的治疗。

(2) 禁用人群：对外用皮质激素或本品中含有的其他成分过敏的患者禁用。

3. 不良反应

局部使用偶可引起灼热、瘙痒、刺激、皮肤干燥、毛囊炎、多毛症、痤疮样皮疹、色素脱失、口周炎、继发感染以及皮肤萎缩等。

4. 用药护理要点

(1) 用药方法：均匀涂搽于患处，每日 2～4 次。银屑病及其他顽固性皮肤病可采用本药封包治疗，若发生感染则应结束封包，并使用适当抗菌药物治疗。

(2) 不良反应的观察与处理：在部分患者中外用皮质激素的系统吸收可导致下丘脑-垂体-肾上腺轴质（hypothalamic-pituitary-adrenal axis，HPA）功能可逆性的抑制，皮质醇增多症、高血糖和糖尿病。使用效果更强的皮质类固醇激素、大面积、长时间使用皮质类固醇激素治疗或采用封包治疗的患者，应定期检测尿游离皮质醇或促肾上腺皮质激素释放试验来评估药物对 HPA 轴的抑制作用。如果出现 HPA 轴的抑制则应考虑停药，减少给药次数或更换用作用较弱的皮质类固醇。儿童使用外用皮质激素的吸收率更高，故发生系统毒性的概率更大。HPA 轴功能通常在停药后可较快地完全恢复正常。少数情况下，可发生停药反应，此时需采用系统皮质类固醇激素替代治疗。如果出现局部刺激症状，应停药并采取相应的治疗措施，若同时存在感染性皮肤病，则应停用皮质激素至感染被完全控制。

(3) 其他注意事项：

1) 本药需在医生指导下使用，仅供外用，避免接触眼睛。

2) 除患有适应证中疾病的患者外，其他皮肤病患者不宜使用本药。

3) 皮肤治疗区域的密闭性包扎、覆盖应在医生指导下进行。

4) 患者应向医生汇报所有局部不良反应，尤其在采用封包治疗情况下。

5) 在尿布覆盖区域使用皮质激素治疗的儿童不宜使用紧束的尿布和塑料裤，因为这样会在局部造成密闭的环境。

6) 过量使用外用皮质激素可透皮吸收并可产生系统性不良反应。

5. 特殊人群用药

(1) 妊娠期用药:无充分的人体试验考察外用皮质激素的致畸效应,因此,妊娠期妇女应充分权衡利弊后慎用本药。妊娠期妇女不应大剂量使用,大面积长期使用此类药品。

(2) 哺乳期用药:尚不知外用皮质激素是否泌入乳汁,但几乎不可能对婴儿造成不良影响,但哺乳期妇女仍应慎用本药。

(3) 儿童用药:儿童由于体表面积和体重的比值比成人更大,使用外用皮质激素治疗时发生 HPA 轴抑制和皮质醇增多症的概率更大。儿童外用此类药品时应在药品有效的前提下选择最低的剂量,长期使用此类药品可导致儿童生长发育迟缓。

6. 健康指导

(1) 告知患者本药仅供外用,避免接触眼睛。

(2) 除患有适应证中疾病的患者外,其他皮肤病患者不宜使用本药。

(3) 告知患者过量使用外用皮质激素可透皮吸收并可产生系统性不良反应。

(4) 告知患者本药仅涂抹于躯干、四肢皮疹处,避免涂抹于面部。

(5) 告知患者本药起效后禁止立刻停药,应在医生指导下逐渐减量至停药。

(6) 告知患者避免大面积使用本药,如皮疹面积较大,应分区使用。

(7) 告知患者避免长期使用本药,以免引起激素依赖性皮炎。

(高静慧 朱雪萍)

第四节 其他皮肤科用药

一、阿维 A

1. 药理作用

(1) 药效学:本药的抗银屑病作用是通过调控角蛋白基因表达来影响银屑病的异常角化过程,调控细胞分化与增殖、抗炎、抑制角质形成和抑制中性粒细胞趋化。通过下调细胞周期,减慢增殖速度。促进角质形成细胞的终末分化,减少角质层的厚度,减少表皮层与真皮层的炎症反应,使红斑减轻,斑块厚度减小。

(2) 药动学:

1) 吸收:口服本药生物利用度 20%~90%,摄入脂肪丰富的食物可增强生物利用度。口服后 1~4h 内达到血浆峰值,本药从小肠吸收,与牛奶或高脂肪饮食同服比空腹吸收为多。

2) 分布:高浓度储存在脂肪组织(特别在肝和皮下组织中)。超过 99% 吸收的药物与血浆蛋白结合。

3) 排泄:本药经口服吸收后,经代谢及简单的同分异构化互变为 13-顺式异构体,通过代谢成短链的降解产物和结合物从体内清除。本药一旦对靶细胞产生作用,则在肝脏通过细胞色素 P450 系统转化成其极性代谢产物主要从胆道排泄,亦可从肾排出。

2. **适应证与禁用人群**

(1) 适应证:脓疱型银屑病(局限型和泛发型),红皮病型银屑病,以及其他顽固性银屑病除此之外,还可以治疗角化异常性疾病,如毛发红糠疹、毛囊角化病、鱼鳞病、掌跖角化病等,皮肤肿瘤的治疗及预防等。

(2) 禁用人群:

1) 孕妇、哺乳期妇女及 2 年内有生育愿望的妇女。

2) 对本药任一成分或其他维甲酸类过敏的患者。

3) 严重肝、肾功能不全者,高脂血症者,维生素 A 过多症或对维生素 A 及其代谢物过敏者。

3. **不良反应** 大多数服用本药的患者均有不良反应。然而这些不良反应通常在减少服药剂量或停药后消失。A 过多综合征样反应,主要表现为:

(1) 皮肤:感觉过敏、光过敏,全身皮肤(尤其手掌及足底皮肤)变薄、脱落、红斑及瘙痒。常发生毛发脱落增多,指甲变脆和甲沟炎。

(2) 黏膜:唇炎、鼻炎、口干等;念珠菌所引起的外阴阴道炎发生率会提高。

(3) 眼:眼干燥、结膜炎等,极少患者会出现角膜溃疡。

(4) 肌肉、骨骼:肌痛、背痛、关节痛、骨增生等。

(5) 神经系统:头痛、步态异常、颅内压升高、耳鸣、耳痛等,罕有出现颅内高压。

(6) 消化系统:恶心、厌食、食欲改变、腹痛等,肠胃病症、肝炎及黄疸。

(7) 对紫外线敏感性增加:表现为更易出现日光、紫外线的晒伤。

(8) 治疗初始期间可能出现轻度的头痛。

(9) 实验室异常:可逆性肝酶、甘油三酯、胆红素、尿酸、网织红细胞等短暂性轻度升高;也可见高密度脂蛋白、血白细胞及磷、钾等电解质减少。

4. **用药护理要点**

(1) 评估:

1) 在开始治疗前,获取病史、绝对禁忌证:对本药任何成分过敏者、肝和肾功能损害者、酒精中毒者禁用。相对禁忌证:育龄期妇女、血脂异常且控制不佳者和同时接受四环素治疗的患者,轻度肝、肾功能不全(调整剂量),药物相互作用(增加毒性)、伴随器官毒性药物(增加毒性)、活动性感染(需评估阿维 A 毒性加重感染的可能性)、代谢综合征、依从性差或不符合适应证要求的患者、儿童或老年患者、酒精滥用者、由病毒感染或药物引起的肝炎、糖尿病、佩戴隐形眼镜者,有胰腺炎病史,患有高脂血症(特别是高甘油三酯血症)、使用药物控制高脂血症。这些患者在服用本药期间应严密评估其风险效益比。

2) 在用药开始和整个过程中评估皮肤症状(红斑、鳞屑、掌跖角化程度)和监测血生化指标(肝酶、肾功能、血糖、甘油三酯等)。

(2) 用药方法:口服给药:

1) 本药口服时一定要与主餐一起服用,通常建议患者吃第 1 口饭的时候与饭同服,这样能够增加阿维 A 的吸收性和利用度。不要空腹服用,否则药效会明显降低。

2) 本药为胶囊制剂,一般每粒胶囊是 10 mg。开始治疗时,应为每日 20~40 mg,即 2~4 粒,与主餐一起服用。我国的患者使用本药的剂量一般每日不超过 40 mg。

(3) 不良反应观察与处理:

1) 黏膜与皮肤不良反应:通常轻微、可逆的不良反应,外用润肤剂或糖皮质激素可得到改善,滋润鼻腔及人工泪液以缓解皮肤、鼻腔、眼睛的干燥,同时注意防晒,同时进行紫外线光疗的患者要适当降低光疗的剂量。

2) 畸形:育龄期妇女在治疗过程中避孕,至少避孕至停药后的 3 年。妊娠期间绝对禁忌。

血脂代谢异常:改变饮食习惯,加强运动,必要时口服降血脂药物(如辛伐他汀、阿托伐他汀等)

3) 肝炎:减少剂量,发生严重的急性肝炎时停止用药。

4) 骨骼肌肉反应:在密切监测骨骼肌肉疾病的相关症状和辅助检查下,通常可以避免。

(4) 其他注意事项:本药治疗第 4 周与第 8 周复查肝功能,第 8 周和第 16 周行血常规检查;第 4 周和第 16 周复查血脂。育龄期妇女需每月进行妊娠检测,治疗结束后女性至少 2 年内避孕,1 年内禁止献血;服药期间忌酒及含酒精类食物。常见药物相互作用,如表 10-1 所示。

表 10-1 阿维 A 常见药物相互作用

药物	相互反应
酒精	阿维 A 转换成阿维 A 酯
甲氨蝶呤	联合用药时注意肝脏药物积累
维生素 A	维生素 A 过量
微量孕酮	减少药效
苯妥英钠	阿维 A 可降低其与蛋白结合
四环素类抗生素	颅内压增高
降血脂药物	肌肉毒性风险增加
咪唑类抗真菌药	肝脏毒性

5. **特殊人群用药**

(1) 妊娠期及哺乳期妇女:生殖毒性,本药为高度致畸胎物质,妊娠期妇女禁用。妊娠期妇女和在服用本药期间及停药后 2 年内可能妊娠的妇女禁用,且所有育龄妇女均不得服用。在妊娠前或妊娠期间服用本药,无论服药时间长短或剂量大小,都有生产畸形婴儿的极大风险。准备接受本药治疗的育龄妇女,在治疗前 4 周、治疗期间及停止治疗后 2 年之内,绝对需要采取有效的避孕措施。在下一正常月经周期的第 2 日或第 3 日后,方可开始治疗。

(2) 老年人用药：慎用，请咨询医生或药师。

(3) 儿童用药：一般儿童对口服维A酸类比成人更耐受。儿童用药的安全性和有效性尚不明确，因而本药只用于患有严重角化异常性疾病，且无有效替代疗法的那些儿童。维A酸类可能导致骨骺早闭合，为降低风险，建议尽量使用小剂量，疗程不宜超过12～18个月，必须密切监测生长参数和骨质发育情况。应谨慎使用，详情请遵医嘱。

(4) 肝、肾损伤者禁用。

(5) 免疫力低下者慎用，详情请遵医嘱。

(6) 其他：血脂过高者禁用，糖尿病、酒精中毒患者慎用。

6. **健康指导**

(1) 向患者解释口服本药的注意事项、可能出现的不良反应的症状。

(2) 嘱育龄妇女在开始本药治疗前2周内，必须进行血液或尿液妊娠试验，确认妊娠试验为阴性后，在下次正常月经周期的第2日或第3日开始用本药治疗。在开始治疗前、治疗期间和停止治疗后至少2年内，必须使用有效的避孕方法。治疗期间，应定期进行妊娠试验，若妊娠试验为阳性，应立即与医生联系，共同讨论对胎儿的危险性及是否继续妊娠等。在本药治疗期间或治疗后2个月内，应避免饮用含酒精的饮料，并忌酒。

(3) 告知患者在服用本药前和治疗期间，应定期检查肝功能。若出现肝功能异常，应每周检查。若肝功能未恢复正常或进一步恶化，必须停止治疗，并继续监测肝功能至少3个月。对有脂代谢障碍、糖尿病、肥胖症、酒精中毒的高危患者和长期服用本药的患者，必须定期检查血清胆固醇和甘油三酯。

(4) 告知患者长期服用本药的患者，应定期检查有无骨异常。

(5) 告知正在服用维甲酸类药物治疗及停药后2年内的患者不得献血。

(6) 告知患者治疗期间，不要使用含维生素A的制剂或保健食品，要避免在阳光下过多暴露。

二、尿囊素维E乳膏（复硅霜）

1. **药理作用** 尿囊素别名脲基海因，能滋润皮肤，同时它可增加粒合质的吸湿能力，也能直接作用于角质蛋白分子，促使其结合水的能力增加，吸收更多的水分，使角质蛋白分散，鳞屑松解、脱落，使皮肤变得光滑、柔软。

维生素E可有效抑制过氧化脂质生成，对抗自由基，在皮肤保护中具有重要作用。这是一种脂溶性维生素，可以被皮肤所吸收，改变其原有异常状态，促进正常代谢，帮助皮肤恢复健康。同时可促进维胺酯吸收，减少其所带来的不良反应，帮助修复皮肤。

本药能减少细胞膜上脂质和脂蛋白的过度氧化，使皮肤表面形成一层润滑膜，从而改善皮肤的屏障功能，减少过敏原和刺激物进入机体，降低皮肤敏感性，缓解干燥、瘙痒等症状。

2. **适应证与禁用人群**

(1) 适应证：皮肤干燥、手足皲裂、鱼鳞病、老年性瘙痒症、冷性红斑、慢性湿疹、冻疮等皮肤病和肥厚性皮肤病。

(2) 禁用人群：已知对尿素囊、维生素 E 成分过敏者。

3. **不良反应**　较少见，偶见皮肤刺激如烧灼感，或过敏反应如皮疹、瘙痒等。

4. **用药护理要点**

(1) 评估：

1) 在开始用药前，获取病史，以前是否使用过尿素囊、维生素 E，有无过敏史。

2) 在用药开始和整个过程中评估用药部位情况(有无红肿、烧灼感、瘙痒等)。

(2) 用药方法：皮肤外用药。

(3) 不良反应观察与处理：观察用药部位如有烧灼感、瘙痒、红肿等情况应停药，并将局部药物洗净，必要时向医生咨询。

(4) 其他注意事项：

1) 避免接触眼睛。

2) 对本药过敏者禁用，过敏体质者慎用。

3) 本药性状发生改变时禁止使用。

4) 请将本药放在儿童不能接触的地方，避免误服。如果儿童需要使用本品治疗，应在成人监护下用药。

5) 用药前应仔细阅读说明书，学习和了解药物的不良反应等，避免出现严重的用药风险。如果正在使用其他药品，使用本药前请咨询医生或药师。

6) 用药期间出现任何严重、持续或进展性的症状，应及时就医。

5. **特殊人群用药**

(1) 妊娠期及哺乳期用药：应在医生指导下用药。

(2) 老年人用药：如果老年人需要使用本药治疗，应在医生指导下用药。

(3) 儿童用药：如果儿童需要使用本药治疗，应在医生指导、成人监护下用药。

(4) 肝、肾功能不全者用药：可以外用，应在医生指导下用药。

6. **健康指导**

(1) 向患者解释使用本药的目的、可能出现的不良反应的症状。

(2) 建议患者在使用前选择一小片皮肤(比如前臂屈侧)试用 1～2 日，以观察有无刺激反应或者过敏反应。对于炎症皮损，应联合外用抗炎制剂控制炎症，以减少刺激反应。

(3) 建议患者每日至少使用 2 次药膏于患处。对于面、颈部、手部等暴露部位受环境如洗手、低温和风吹等影响更容易出现皮肤干燥，使用次数宜适当增多。

(4) 告知患者如使用后出现过敏反应时，应立即停药，清洗用药部位，必要时向医生咨询。

(5) 告知患者本药为外用药剂，不可口服，使用时避免接触眼睛。应遮光、密闭保存。

三、卡泊三醇

1. **药理作用**　动力学研究表明口服给药经肝脏代谢，半衰期很短，人肝脏匀浆外实验显示人的代谢途径与鼠、豚鼠、兔相似，主要代谢物无药理活性。卡泊三醇经皮肤吸收为给药剂量的 1%～5%。

2. 适应证与禁用人群

(1) 适应证:寻常型银屑病(局部治疗)。

(2) 禁用人群:

1) 对本药任何成分过敏者。

2) 钙代谢失调者。

3. 不良反应 最常报道的不良反应多为皮肤反应,特别是用药部位的反应。高钙血症和过敏反应的报道非常罕见。根据临床数据,卡泊三醇软膏的不良反应发生率约为 15%。

(1) 皮肤和皮下组织不适:瘙痒、烧灼感、皮肤刺痛感、皮肤刺激、皮肤干燥、红斑、湿疹、皮疹(鳞状的、红斑的、斑丘疹的、脓疱的)、接触性皮炎、银屑病恶化、皮肤色素沉着、皮肤色素减退、光敏反应、荨麻疹、面部水肿、眼周水肿、血管性水肿。

(2) 代谢和营养紊乱:高钙血症、高钙尿症。

(3) 罕有出现口周皮炎。

4. 用药护理要点

(1) 评估:用药前评估患者,如有严重肾衰竭或严重肝脏功能不全的患者、对本药任何成分过敏者、钙代谢失调者禁用。

(2) 用药方法:将本品少量涂于患处皮肤,每日 1~2 次。推荐在治疗初期每日给药 2 次,适当时可减为每日 1 次给药,每周最大用量不应超过 100 g。

(3) 不良反应观察与处理:按照推荐给药剂量使用本药出现高钙血症的风险非常小。如果每周使用量超过最大使用剂量(100 g),则有可能会导致高钙血症,停药后血清钙水平可很快恢复正常。

5. 特殊人群用药

(1) 妊娠期及哺乳期妇女:慎用。

(2) 儿童:慎用。

(3) 严重肝功能不全者避免使用。

(4) 严重肾功能衰竭者避免使用。

6. 健康指导

(1) 告知患者本药不应用于面部。患者必须按说明书正确使用本药,以避免直接用于面部、眼及其他黏膜部位,不宜全身大面积、长期使用。每次用药后必须小心洗去手上残留的药物。

(2) 在治疗期间,建议患者限制或避免过度暴露在自然光或人工光下。只有在医生和患者均认为潜在的利益大于潜在的风险时,局部用本药后可与紫外照射联用。

(3) 告知患者本药辅料中含有丙二醇,其可能会引起皮肤刺激。

四、尿素乳膏

1. 药理作用

(1) 药效学:可使角质蛋白溶解变性,增进角质层水合作用,从而使皮肤柔软,防止干裂。

(2) 药动学：未进行相关实验且无可供参考数据。

2. 适应证与禁用人群

(1) 适应证：

1) 手足皲裂。

2) 角化型手足癣所引起的皲裂。

3) 扁平苔藓的对症治疗。

(2) 禁用人群：已知或怀疑对本药任何成分过敏者。

3. 不良反应　皮肤：短暂的刺痛、灼烧、瘙痒或刺激。

4. 用药护理要点

(1) 评估：

1) 在使用前，获取病史，以前是否使用此类药物及其反应。对本药过敏者禁用，过敏体质者慎用。

2) 本药性状发生改变时禁止使用。

(2) 用药方法：每日2次或在医生的指导下涂于患处。擦入直至完全吸收。

(3) 不良反应观察与处理：用药部位如有烧灼感、瘙痒、红肿等情况应立即停药，并将局部药物洗净，必要时向医生咨询。

(4) 其他注意事项：

1) 药物相互作用：地蒽酚与本药合用，能增加地蒽酚的透皮吸收，可降低地蒽酚的使用浓度，从而减轻对皮肤的炎症刺激。如与其他药物同时使用可能会发生药物相互作用，详情请咨询医生或药师。

2) 避免接触眼睛和其他黏膜（如口、鼻等）。

3) 用后应拧紧瓶盖，防止结冰或过热。保持瓶子密闭。

4) 贮藏：存放在20～25℃下，波动允许的温度范围是15～30℃。只要平均动力学温度不超过25℃，可以允许短暂暴露于最高40℃的温度下。但是，应尽量减少这种接触。

5) 请将本药放在儿童不能接触的地方。

6) 如正在使用其他药品，使用本药前请咨询医生或药师。

5. 特殊人群用药

(1) 妊娠期用药：动物繁殖性研究证明该药品对胎儿有不良反应，但尚未对妊娠期妇女进行充分严格的对照研究，并且妊娠期妇女使用本药的治疗获益可能胜于其潜在危害；或者，本药尚未进行动物试验，也没有对妊娠期妇女进行充分严格的对照研究。

(2) 哺乳期用药：目前还没有针对本药的哺乳期妇女用药的对照研究数据，喂哺婴儿出现不良反应的危害性可能存在。本类药物只有在权衡对婴儿的利大于弊后才可使用。

(3) 儿童用药：必须在成人监护下使用。

6. 健康指导

(1) 在将局部制剂应用于指甲时，建议患者让药物不被覆盖自然干燥，或用绷带覆盖。

（2）当使用局部制剂时，患者不应将化妆品或其他皮肤产品应用于经治疗的皮肤区域。

（3）建议患者避免药物接触眼睛、嘴唇或黏膜。

（朱榴燕　金瑛宏　蔡燕敏）

第十一章 眼科用药

第一节 眼用抗菌药

一、氨基糖苷类

下面以妥布霉素滴眼液为例做介绍。

1. 药理作用

(1) 药效学:本药作用机制是与细菌核糖体30S亚单位结合,抑制细菌蛋白质的合成。抗菌谱与庆大霉素近似,对大肠埃希菌、产气杆菌、克雷伯杆菌、奇异变形杆菌、某些吲哚阳性变形杆菌、铜绿假单胞菌、某些奈瑟菌、某些无色素沙雷杆菌和志贺菌等革兰阴性菌有抗菌作用。

(2) 药动学:本药中妥布霉素的高浓度使得感染部位(外眼表面)的妥布霉素浓度远高于最耐药的分离菌的最低抑菌浓度(minimum inhibitory concentration,MIC);在本药单次给药后,人眼中的妥布霉素浓度为 $848\pm674\,\mu g/mL$,这是给药后 1 min 的检测结果)。

2. 适应证与禁用人群

(1) 适应证:外眼及附属器敏感菌株感染的局部感染。

(2) 禁用人群:对本药任何成分过敏者。

3. 不良反应 常见的不良反应为眼局部的毒副作用与过敏反应,如眼睑发痒与红肿、眼部充血,眼睛瘙痒,流泪增多。见表 11-1。

表 11-1 妥布霉素滴眼液不良反应分类

系统器官分类	发生频率	不良反应
免疫系统疾病	不常见	超敏反应
	不详	过敏反应
神经系统疾病	不常见	头痛
眼部疾病	常见	眼睛过敏、眼睛瘙痒、眼睑水肿、眼部充血、流泪增多、眼部不适
	不常见	眼睑红斑,眼睛分泌物,结膜水肿,眼睛刺激,角膜炎,角膜磨损、视觉损害,视物模糊,眼睛疼痛,干眼
	不详	眼睛异物感
皮肤和皮下组织疾病	不常见	荨麻疹、皮炎、睫毛脱落、白斑病、瘙痒、皮肤干燥
	不详	皮疹,红斑,史-约综合征、多形性红斑

根据惯用方法将以下不良反应归类：非常常见（≥1/10），常见（≤1/100～1/10），不常见（1/1 000～1/100），罕见（1/10 000～1/1 000），非常罕见（<1/10 000），不详（从现有数据中无法估计）。不良反应的数据来自临床试验和本药上市后自发报告。

4. 用药护理要点

（1）评估：在开始治疗前，获取病史，了解患者是否对该药的任何成分过敏或者对氨基糖苷类药物过敏，如若过敏则禁止使用。超敏反应的严重程度可能为局部副作用或全身性反应，例如红斑、发痒、荨麻疹、皮疹、过敏反应、过敏样反应或大疱性反应。

（2）用药方法：

1）该药仅供眼部使用。不用于注射或口服。

2）在使用本药之前，确认患者已取下隐形眼镜，如确需佩戴，一般使用本药 15 min 后再次佩戴。

3）轻度及中度感染的患者，每 4 h 1 次，每次 1 滴（结膜囊容量约 20 μl，一滴眼药水约 30 μl）点患眼；重度感染的患者，每小时或每半小时一次，每次 1 滴，病情缓解后减量使用，直至病情痊愈。妥布霉素滴眼液可与眼膏联合使用，即白天滴用滴眼液，晚上使用眼膏。

4）在使用本药后，以下方法有助于减少全身吸收：闭上眼睑，保持 2 min；必要时，可用手指按压鼻泪管 2 min。

5）为了避免出药口被污染，必须小心避免出药口接触眼睑、周围区域、或其它表面。在不使用时，药物应保持密闭。

6）合并其它眼部药物治疗，两种治疗之间应间隔 5～10 min。

（3）不良反应观察与处理：

1）常见的不良反应为眼局部的毒副作用与过敏反应，如眼睑发痒与红肿、眼部充血、眼泪增多。出现此种反应时，应立即停药。

2）当药物使用过量时，患者也可能出现与不良反应类似的临床体征与症状，如点状角膜炎、红斑、流泪增加、水肿及眼睑发痒，如出现使用过量，可用温水或低浓度眼部冲洗液冲洗眼部。

（4）其他注意事项：

1）了解患者是否在接受全身性妥布霉素治疗，已有神经毒性、耳毒性和肾毒性的严重不良反应的，与本药合用时应慎重。

2）用药时如若出现暂时的视物模糊或其他视觉障碍，可能会影响驾驶或操作仪器的能力。如果使用时出现视物模糊，必须等待视物清晰后才能驾驶或操作仪器。

3）长期使用可能导致非敏感性菌株的过度生长，甚至引起真菌感染。如出现二重感染，应及时给予适当的治疗。

5. 特殊人群用药

（1）妊娠期用药：本药在妊娠女性中的使用数据目前暂无或有限。动物研究已显示具有生殖毒性。妊娠期间不建议使用本药。

（2）哺乳期用药：本药可能不会分布到乳汁中；但是不能排除对乳儿的风险。建议根据临床权衡利弊,或者停止哺乳,或者停止用药。

(3) 老年人用药:未进行该项实验且无可靠参考文献。

(4) 儿童用药:在≥1岁儿童中,本药的剂量可以与成人剂量相等。在<1岁儿童中的安全性和疗效尚未建立,没有可用数据。如长期应用,必要时定期监测眼压。

(5) 有氨基糖苷类药物过敏史的患者应禁止使用或慎用。

6. 健康指导

(1) 向患者解释使用本药的目的、可能出现的不良反应等症状。

(2) 建议患者在出现过敏反应或用药过量反应的迹象和症状时,应立即通知医护人员。

(3) 告知患者用药时出现暂时性的视物模糊或其他视觉障碍时,应待症状缓解,视觉恢复后方可进行相应操作。

(4) 在治疗眼部感染期间,不建议佩戴隐形眼镜。因此,应劝告患者在使用本品期间不要佩戴隐形眼镜。

(5) 使用妥布霉素滴眼液时,出药口不得接触任何物体表面,以免污染瓶内溶液。

(6) 该药物一般置于8~30 ℃进行保存,开封使用后关紧瓶盖,开封使用有效期一般为28日,之后请不要再使用。

二、大环内酯类

下面以红霉素眼膏为例做介绍。

1. 药理作用

(1) 药效学:红霉素为大环内酯类抗生素,作用机制是抑制细菌蛋白质合成,对革兰阳性细菌和沙眼衣原体有抗菌作用。

(2) 药动学:本药局部用药后很少吸收入血。

2. 适应证与禁用人群

(1) 适应证:沙眼、结膜炎、睑缘炎及眼外部感染。

(2) 禁用人群:尚不明确。

3. 不良反应 偶见眼睛疼痛、视力改变、持续性发红或刺激感等过敏反应。

4. 用药护理要点

(1) 评估:在开始治疗前,获取病史,了解是否对本药任何成分或对大环内酯类药物出现过敏反应,有过敏则禁用;过敏体质者慎用。

(2) 用药方法:涂于眼睑内或眼周外部,每次少许,每日1~2次,最后一次宜在睡前使用。

(3) 不良反应观察与处理:

1) 用药部位如有烧灼感、瘙痒、持续性红肿等情况应及时停药,并将局部药物洗净。

2) 偶有患者出现视力改变的情况,应立即停药,并将局部药物洗净,必要时及时就医。

(4) 其他注意事项:

1) 药物存放于阴凉(不超过20 ℃)干燥处。

2) 用药前观察本品性状,如发生变化时应禁止使用。

5. **特殊人群用药**

(1) 妊娠期和哺乳期用药:应在医生指导下使用。

(2) 儿童用药:必须在成人监护下使用。

6. **健康指导**

(1) 向患者解释使用红霉素眼膏的目的、可能出现的不良反应等事项。

(2) 告知患者用药前应洗净双手。

(3) 在治疗眼部感染期间,不建议佩戴隐形眼镜。因此,应劝告患者在使用本药期间不要佩戴隐形眼镜。

(4) 告知患者使用本药后应拧紧瓶盖,以免污染药品;使用时也应避免与其他表面物体接触,以免污染药物。

(5) 告知患者本药应放在儿童不能接触的地方。

(6) 告知患者本药为白色至黄色的软膏,一旦性状发生改变时应禁止使用。

三、喹诺酮类

以左氧氟沙星滴眼液为例做介绍。

1. **药理作用**

(1) 药效学:左氧氟沙星是消旋体氧氟沙星的光学活性部分,具有约 2 倍于氧氟沙星的活性。左氧氟沙星的作用机制为通过抑制细菌 DNA 回旋酶(拓扑异构酶Ⅱ)及拓扑异构酶Ⅳ的活性,从而阻碍细菌 DNA 的合成。

(2) 药动学:将本药以每次 2 滴、每天 4 次给健康成人连续滴眼 2 周,最终滴眼 1 h 后的血中浓度为定量界限($0.01\ \mu g/mL$)以下。

2. **适应证与禁用人群**

(1) 适应证:眼睑炎、睑腺炎、泪囊炎、结膜炎、睑板腺炎、角膜炎,以及眼科围手术期(无菌化疗法)。

(2) 禁用人群:对本药的成分、氧氟沙星及喹喏酮类抗菌制剂有过敏既往史的患者。

3. **不良反应**

(1) 过敏反应:严重不良反应,休克、过敏样症状(有可能引起休克、过敏样症状,应充分进行观察)。当发现红斑、皮疹、呼吸困难、血压降低,眼睑浮肿等症状时应停止给药,予以妥善的处置。

(2) 眼部不良反应:刺激感、弥漫性表层角膜炎等角膜障碍(概率 0.1%~5%),结膜炎(结膜充血、浮肿等)、眼痛(概率 0.1%以下)。

4. **用药护理要点**

(1) 评估:在开始治疗前,获取病史,了解患者是否对该药的任何成分过敏或者对氧氟沙星、喹诺酮类药物过敏,过敏者禁用。

(2) 用药方法:

1) 该药仅供眼部使用。不用于注射或口服。

2) 在使用本药之前,确认患者已取下隐形眼镜。

3) 本药一般每日3次,每次滴眼1滴(结膜囊容量20 μl,一滴眼药水30 μl),根据症状可适当对频次进行增减。对角膜炎急性期的治疗可每15～30 min滴眼1次,对严重的病例也可在开始30 min内每5 min滴眼1次,病情得以控制后再逐渐减少滴眼次数。治疗细菌性角膜溃疡可推荐使用高浓度的抗菌药滴眼液。

4) 在使用本药后,以下方法有助于减少全身吸收:闭上眼睑,保持2 min;必要时,可用手指按压鼻泪管2 min。

5) 为了避免出药口被污染,必须小心避免出药口接触眼睑、周围区域、或其他表面。在不使用时,药物应保持密闭。

6) 合并其他眼部药物治疗,两种治疗之间应间隔5～10 min。

(3) 不良反应观察与处理:

1) 主要的不良反应为:暂时性视觉下降、发热、一过性眼睛灼热、眼痛、畏光,偶有轻微似蛰样的刺激症状或眼部瘙痒感,弥漫性表层角膜炎过敏样症状。

2) 严重的不良反应可能引起红斑、皮疹、眼部浮肿等过敏样症状,甚者可出现呼吸困难、血压降低等休克症状。当出现此种不良反应时应立即停药,采取相应措施,立即告知医生进行妥善处理。

(4) 其他注意事项:

1) 为了防止耐药菌的出现等,原则上应获取标本用于培养和监测确认敏感性,尽量将用药时间控制在治疗疾病所需的最少时间以内。

2) 本药不宜长期使用,以免诱发耐药菌或真菌感染。

5. 特殊人群用药

(1) 妊娠期用药:对妊娠期间的安全性尚不明确,对妊娠期妇女或可能妊娠的妇女,只有在其治疗的有益性高于可能发生的危险性时方可给药。

(2) 哺乳期用药:只有在其治疗的有益性高于可能发生的危险性时方可给药。

(3) 老年人用药:通常老年人的生理功能有所降低,应注意予以减量等。

(4) 儿童用药:根据日本左氧氟沙星滴眼液上市后使用情况调查的结果,在15岁以下儿童的1160例中,1岁以下的186例中未见有不良反应,在1～15岁用药者中出现不良反应的为4例(点状角膜炎、眼瘙痒症、接触性角膜炎、荨麻疹)。

6. 健康指导

(1) 向患者解释使用本药的目的、可能出现的不良反应等症状。

(2) 建议患者在出现过敏反应的迹象和症状时,应立即通知医护人员且暂时停止用药。

(3) 在治疗眼部感染期间,不建议佩戴隐形眼镜,尤其是细菌性结膜炎、角膜炎患者。因此,应劝告患者在使用本药期间不要佩戴隐形眼镜。

(4) 告知患者使用本药时,出药口不得接触任何物体表面,以免污染瓶内溶液。

(5) 建议细菌性结膜炎、角膜炎患者不戴接触性透镜。

(6) 告知患者该药物一般置于遮光、密闭,阴凉处(不超过20 ℃)进行保存,开封使用后关紧瓶盖,开封使用有效期一般为28日,之后请不要再使用。

(归纯漪)

第二节 眼用抗病毒药

一、阿昔洛韦滴眼液

1. 药理作用

(1) 药效学:阿昔洛韦抗Ⅰ、Ⅱ型单纯疱疹病毒和水痘-带状疱疹病毒是因为阿昔洛韦能被病毒编码的胸苷激酶磷酸化为单磷酸无环鸟苷,后者再通过细胞酶的催化形成二磷酸、三磷酸无环鸟苷。三磷酸无环鸟苷是单纯疱疹病毒DNA聚合酶的强抑制剂,它作为病毒DNA聚合酶的底物与酶结合并掺入病毒DNA中去,因而终止病毒DNA的合成。

(2) 药动学:本药具有良好的眼内通透性,0.1%溶液滴眼30 min后,角膜药物浓度达30.94 $\mu g/g$,房水药物浓度为6.39 $\mu g/mL$;点药6 h后,分别为12.53 $\mu g/g$和0.15 $\mu g/mL$。3%眼膏涂用,房水浓度可达17 $\mu g/mL$。

2. 适应证与禁用人群

(1) 适应证:单纯疱疹性角膜炎。

(2) 禁用人群:对本药过敏者禁用。

3. 不良反应 滴眼可引起轻度疼痛和烧灼感,但易被患者耐受。

4. 用药护理要点

(1) 评估:在开始治疗前,获取病史,了解是否对本药任何成分过敏,有过敏则禁用;过敏体质者慎用。

(2) 用药方法:

1) 该药仅供眼部使用。不用于注射或口服。

2) 在使用本药之前,确认患者已取下隐形眼镜。

3) 该药在使用时一般2 h 1次,每次1滴(结膜囊容量20 μl,一滴眼药水30 μl),急性期使用时间隔30 min至1 h 1次,每次1滴。

4) 在使用本药后,以下方法有助于减少全身吸收:闭上眼睑,保持2 min;必要时,可用手指按压鼻泪管2 min。

5) 为了避免出药口被污染,必须小心避免出药口接触眼睑、周围区域、或其它表面。在不使用时,药物应保持密闭。

6) 合并其他眼部药物治疗,两种治疗之间应间隔5~10 min。

(3) 不良反应观察与处理:滴眼可引起轻度疼痛和灼烧感,但易被患者耐受,无需特殊处理。

(4) 其他注意事项:使用前在明亮处观察产品中是否有结晶或粉末状物析出。如有析出,需温热溶解后使用。

5. **特殊人群用药** 妊娠期、哺乳期、老年患者、儿童患者用药:尚不明确,应遵医嘱使用本药。

6. **健康指导**

(1) 向患者解释使用本药的目的、可能出现的不良反应等症状。

(2) 建议患者在出现不能耐受过敏反应的迹象和症状时,应立即通知医护人员且暂时停止用药。

(3) 在治疗眼部感染期间,不建议佩戴隐形眼镜。因此,应劝告患者在使用本药期间不要佩戴隐形眼镜。

(4) 告知患者使用本药时,出药口不得接触任何物体表面,以免污染瓶内溶液。

(5) 告知患者本药水溶性差,在寒冷天气下易析出结晶,用时需使之温热溶解方可使用。

(6) 告知患者本药一般置于密封、昏暗、阴凉处(避光且不超过20℃)进行保存,开封使用后关紧瓶盖,开封使用有效期一般为28日,之后请不再使用。

(归纯漪)

第三节 降眼内压药

一、胆碱能受体激动剂

下面以毛果芸香碱滴眼液为例做介绍。

1. **药理作用**

(1) 药效学:毛果芸香碱是一种具有直接作用的拟胆碱药物,通过直接刺激位于瞳孔括约肌、睫状体及分泌腺上的毒蕈碱受体而起作用。毛果芸香碱通过收缩瞳孔括约肌,使周边虹膜离开房角前壁,开放房角,增加房水排出。同时本药还通过收缩睫状肌的纵行纤维,增加巩膜突的张力,使小梁网间隙开放,房水引流阻力减小,增加房水排出,降低眼压。

(2) 药动学:本药的角膜透性良好。动物实验显示,用2%本药对家兔单剂量滴眼,房水中的药物峰浓度出现在用药后的30 min。用1%本药滴眼后,10~30 min开始缩瞳,降眼压作用达峰时间约为75 min。缩瞳持续时间为4~8 h。维持降眼压作用时间(与药物浓度有关)为4~14 h。

2. **适应证与禁用人群**

(1) 适应证:急性闭角型青光眼、慢性闭角型青光眼、开角型青光眼、继发性青光眼等。本药可与其他缩瞳剂、β受体拮抗剂、碳酸酐酶抑制剂、拟交感神经药物或高渗脱水剂联合用于治疗青光眼。检眼镜检查后可用本药滴眼缩瞳以抵消睫状肌麻痹剂或扩瞳药的作用。

(2) 禁用人群:任何不应缩瞳的眼病患者,如虹膜睫状体炎、瞳孔阻滞性青光眼患者等;对本药任何成分过敏者。

3. **不良反应** 可有眼刺痛,烧灼感,结膜充血引起睫状体痉挛,浅表角膜炎,颞侧或眼周头痛,诱发近视。此眼部不良反应通常发生在治疗初期,并在治疗过程中消失。老年人和晶状体混浊的患者在照明不足的情况下会有视力减退。有使用缩瞳剂后视网膜脱离的罕见报告。长期使用本药可出现晶状体混浊。局部用药后出现全身不良反应的情况罕见,但偶见特别敏感的患者,局部常规用药后出现流涎、出汗、胃肠道反应和支气管痉挛。

4. **用药护理要点**

(1) 评估:

1) 在开始治疗前,获取病史,了解患者是否对本药的任何成分过敏,过敏者禁用。

2) 在开始治疗前,获取病史,任何不应缩瞳的眼病患者,如虹膜睫状体炎,瞳孔阻滞性青光眼等都应禁止使用本药。

(2) 用药方法:

1) 本药仅供眼部使用。不用于注射或口服。

2) 不同症状用药方法如下:①慢性青光眼:0.5%～4%溶液,每次1滴(结膜囊容量20 μl,每滴眼药水30 μl),每日1～4次。②急性闭角型青光眼急性发作期:1%～2%溶液,每次1滴,每5～10 min滴眼1次,3～6次后每1～3 h滴眼1次,直至眼压下降(注意:对侧眼每6～8 h滴眼1次,以防对侧眼闭角型青光眼的发作)。③缩瞳:对抗散瞳作用,1%溶液滴眼,每次1滴,滴2～3次。④先天性青光眼房角切开或外路小梁切开术前:1%溶液,一般滴眼1～2次,每次1滴。⑤虹膜切除术前:2%溶液,每次1滴。

3) 为了避免出药口被污染,必须小心避免出药口接触眼睑、周围区域或其他表面。在不使用时,药物应保持密闭。

4) 合并其他眼部药物治疗,两种治疗之间应间隔5～10 min。

(3) 不良反应观察与处理:

1) 可有眼刺痛,烧灼感,结膜充血引起睫状体痉挛,浅表角膜炎,颞侧或眼周头痛,诱发近视。此眼部不良反应通常发生在治疗初期,并在治疗过程中消失。

2) 局部用药后出现全身不良反应的情况罕见,但遇见特别敏感的患者,局部常规用药后出现流涎、出汗、胃肠道反应和支气管痉挛等,可立即停药并通知医护人员。

3) 对严重的病例,阿托品是毛果芸香碱的拮抗药。

4) 本药眼局部滴用过量时,可用温水将其从眼部冲洗掉。

(4) 其他注意事项:

1) 哮喘、急性角膜炎患者慎用。

2) 瞳孔缩小常引起暗适应困难,应告知需在夜间开车或从事照明不好的危险职业的患者特别小心。

3) 定期检查眼压。如出现视力改变,需查视力、视野、眼压描记及房角等,根据病情变化改变用药及治疗方案。

4) 为避免吸收过多引起全身不良反应,滴眼后需用手指压迫泪囊部1～2 min。

5）如意外服用,需给予催吐或洗胃。

5. 特殊人群用药

（1）妊娠期用药：本药对于妊娠期用药的安全性尚未确定,故应慎用。

（2）哺乳期用药：建议哺乳期妇女慎用,或暂停哺乳。

（3）老年人用药：尚不明确。

（4）儿童用药：儿童要慎用本药,因患儿体重轻,易用药过量引起全身中毒。

6. 健康指导

（1）告知对本药任何成分过敏的患者、不应缩瞳的眼病（如虹膜睫状体炎、瞳孔阻滞性青光眼等）患者,应禁止使用本药。

（2）告知哮喘、急性角膜炎患者慎用本药。

（3）向患者解释使用本药的目的、可能出现的不良反应等症状。

（4）告知患者使用该药时,瞳孔缩小常引起暗适应困难,夜间开车或从事照明不好的危险职业的患者特别小心。

（5）告知患者为避免吸收过多引起全身不良反应,滴眼后需用手指压迫泪囊部1～2 min。

（6）妊娠期及哺乳期妇女、儿童（体重轻,易全身中毒）应慎用本药,或在医生建议下使用。

（7）告知患者使用本药时,出药口不得接触任何物体表面,以免污染瓶内溶液。

（8）告知患者本药一般置于遮光、密闭,阴凉处（不超过20℃）进行保存,开封使用后关紧瓶盖,开封使用有效期一般为28日,之后请不要再使用。

二、α-肾上腺素受体激动剂

下面以溴莫尼定滴眼液为例做介绍。

1. 药理作用

（1）药效学：溴莫尼定为一种α肾上腺素能受体激动剂,用药后2 h降眼压效果达到峰值在动物及人体中用荧光光度测定法进行的研究表明,溴莫尼定具有双重的作用机制：既减少房水的生成,又增加葡萄膜巩膜的外流。

（2）药动学：眼部给予0.1%或0.2%的本药溶液后,血浆浓度在0.5～2.5 h内达峰值,并以约为2 h的全身半衰期下降。溴莫尼定在人体的全身代谢很广泛,主要通过肝脏代谢。药物及其代谢物的主要清除途径为随尿排泄。约87%的口服放射性标记物在120 h内清除,其中的74%出现于尿液中。

2. 适应证与禁用人群

（1）适应证：开角型青光眼及高眼压症。

（2）禁用人群：对本药中任何成分过敏者、正在使用单胺氧化酶抑制剂治疗的患者、新生儿和婴儿（年龄小于2岁的儿童）。

3. 不良反应

（1）免疫系统：超敏反应。

(2) 全身和给药部位情况：疲乏。

(3) 眼部：结膜充血、眼内烧灼感、眼刺痛感、异物感、结膜滤泡增生症、眼痒、过敏性结膜炎、畏光、眼睑红斑、眼痛、眼干、眼睑水肿、结膜水肿、眼睑炎、眼刺激感、结膜分泌物增多、视觉障碍、泪溢、视力下降、滤泡性结膜炎、浅层点状角膜炎、眼部视物模糊和结膜炎等。

(4) 神经系统：嗜睡、头晕、头痛。

(5) 消化系统：口干。

4. 用药护理要点

(1) 评估：

1) 在治疗开始前，获取病史，了解患者是否对本药的任何成分过敏，过敏者禁用。亦禁用于使用单胺氧化酶抑制剂治疗的患者。

2) 在用药期间，不建议佩戴隐形眼镜，如需佩戴，一般在使用本药过后 15 min 再次佩戴。

(2) 用药方法：

1) 本药仅供眼部使用，不用于口服或注射。

2) 该药常规滴患眼为每日 2 次，每次 1 滴（结膜囊容量约 20 μl，每滴眼药水约 30 μl）。眼压在下午达高峰的患者或者需额外控制眼压的患者，下午可增加 1 滴。

4) 在使用本药后，以下方法有助于减少全身吸收：闭上眼睑，保持 2 min；必要时，可用手指按压鼻泪管 2 min。

5) 为了避免出药口被污染，必须小心避免出药口接触眼睑、周围区域、或其他表面。在不使用时，药物应保持密闭。

6) 合并其他眼部药物治疗，两种药物治疗之间应间隔 5～10 min。

(3) 不良反应观察与处理：当出现严重不良反应或患者不可耐受反应时可停药观察，必要时就医。

(4) 注意事项：

1) 尽管临床研究中本药对患者的血压影响甚小，但有严重心血管疾患的患者使用时仍应谨慎。由于未进行肝或肾功能受损患者使用本药的研究，故在治疗此类患者时应谨慎。抑郁、雷诺综合征、直立性低血压、血栓闭塞性脉管炎，以及大脑或冠状动脉功能不全等心血管疾病的患者，使用本药均应谨慎。

2) 本药的保存剂为苯扎氯铵，而苯扎氯铵有可能被软性接触镜吸收，因此戴软性隐形眼镜的患者应在滴用本药后，至少等待 15 min 后再佩戴隐形眼镜。

3) 与各种 α 肾上腺素受体激动药一样，本药亦可使某些患者产生疲劳或倦怠，故从事危险作业的患者使用本药有注意力下降的可能性。

5. 特殊人群用药

(1) 妊娠期用药：未进行孕妇使用本药的研究，但在动物研究中有极少量的溴莫尼定可通过胎盘，进入胎鼠的循环系统。因此只有判定本药可能给母亲带来的利益大于给胎儿带来的潜在危险时，方可使用。

(2) 哺乳期用药:虽然在动物试验中已发现酒石酸溴莫尼定随乳汁排出,但本药是否亦随母乳排出,尚不明确。因此是否停止哺乳或停止用药,应视本药对哺乳期妇女的重要性而定。

(3) 老年人用药:老年患者用药的安全性与成年人没有差别。

(4) 儿童用药:未对2岁以下的儿童使用本药的安全性及有效性进行研究。不推荐给2岁以下的儿童使用本药。

(5) 肝、肾功能不全者用药:由于未进行肝或肾功能受损患者使用本药的研究,故在治疗此类患者时,应谨慎。

6. 健康指导

(1) 告知对本药的任何成分过敏者、使用单胺氧化酶抑制剂治疗的患者,禁用本药。

(2) 向患者解释使用本药的目的、可能出现的不良反应等症状。

(3) 告知患者若出现严重不良反应时可停药观察。

(4) 告知妊娠期妇女、哺乳者、儿童应慎用本药,或在医生建议下使用。

(5) 告知有严重心血管疾病、肝或肾功能受损的患者,抑郁、雷诺综合征、直立性低血压、血栓闭塞性脉管炎,以及大脑或冠状动脉功能不全等心血管疾病的患者,均应谨慎使用本药。

(6) 告知患者使用本药时不建议佩戴隐形眼镜,如若必须佩戴,至少在用药15 min后再次佩戴。

(7) 本药可使某些患者产生疲劳或倦怠,所以从事危险作业的患者使用本药有注意力下降的可能性,故用药期间应避开危险作业等操作。

(8) 告知患者使用本药时,出药口不得接触任何物体表面,以免污染瓶内溶液。

(9) 告知患者本药一般置于25 ℃以下保存,开封使用后关紧瓶盖,开封使用有效期一般为28日,之后请不要再使用。

三、β肾上腺素受体拮抗剂

下面以噻吗洛尔滴眼液为例做介绍。

1. 药理作用

(1) 药效学:噻吗洛尔是一种非选择性β肾上腺能受体拮抗剂,没有明显的内源性拟交感活性和局麻作用,对心肌无直接抑制作用。

(2) 药动学:动物实验显示,用0.5%本药对家兔单剂量滴眼,房水和血中的药物峰浓度出现在用药后30 min,半衰期为1.5 h。全身吸收的马来酸噻吗洛尔在肝内代谢,70%的药物原形随尿排出。对6个接受治疗者的血浆药物浓度测定显示,每日用0.5%本药滴眼2次,早晨滴药后的平均血浆峰浓度为0.46 ng/mL,下午滴眼后的为0.35 ng/mL。

2. 适应证与禁用人群

(1) 适应证:原发性开角型青光眼。某些继发性青光眼、高眼压症、部分原发性闭角型青光眼,以及其他药物及手术无效的青光眼(加用本药滴眼可进一步增强降眼压效果)。

(2) 禁用人群：

1) 支气管哮喘者或有支气管哮喘史者、严重慢性阻塞性肺部疾病患者。

2) 窦性心动过缓、Ⅱ度或Ⅲ度房室传导阻滞、明显心力衰竭、心源性休克者。

3) 对本药过敏者。

3. 不良反应

(1) 眼部：最常见的不良反应是眼烧灼感及刺痛，偶有角膜知感减退及浅层点状病变、视网膜脱落、黄斑出血等。

(2) 心血管系统：心动过缓、心率失常、低血压。

(3) 神经系统：头晕，偶见头痛，乏力和皮肤过敏反应，加重重症肌无力的症状，感觉异常，嗜睡，失眠，恶梦，抑郁，焦虑，精神错乱，幻觉，晕厥，恶心，腹泻等。

(4) 呼吸系统：支气管痉挛、呼吸衰竭、呼吸困难、鼻腔充血、咳嗽、上呼吸道感染。

(5) 内分泌系统：掩盖糖尿病患者应用胰岛素或降糖药后的低血糖症状。

4. 用药护理要点

(1) 评估：

1) 在治疗开始前，获取病史，了解患者是否对本药的任何成分过敏，过敏者禁用。支气管哮喘或有支气管哮喘史者、严重慢性阻塞性肺部疾病、窦性心动过缓、Ⅱ或Ⅲ度房室传导阻滞、明显心力衰竭、心源性休克者禁止使用本药。

2) 在用药期间，不建议佩戴隐形眼镜，如需佩戴，一般在使用本药过后 15 min 再次佩戴。

(2) 用药方法：

1) 该药仅供眼部使用，不用于口服或注射。

2) 在使用本药前，确认患者已取下隐形眼镜，如需佩戴，一般使用本药过后 15 min 再次佩戴。

3) 本药滴眼使用，每次 1 滴(结膜囊容量约 20 μl，每滴眼药水约 30 μl)，每日 1～2 次，如眼压已控制，可改为每日 1 次。如原用其他药物，再改用本药治疗时，原药物不宜突然停用，应自滴用本药的第 2 日起逐渐停用。对病情较重者，更应谨慎或遵医嘱。

4) 在使用本药后，以下方法有助于减少全身吸收：闭上眼睑，保持 2 min；必要时，可用手指按压鼻泪管 2 min。

5) 为了避免出药口被污染，必须小心避免出药口接触眼睑、周围区域，或其他表面。在不使用时，药物应保持密闭。

6) 合并其他眼部药物治疗，两种药物治疗之间应间隔 5～10 min。

(3) 不良反应观察与处理：

1) 最常见的不良反应是眼烧灼感及刺痛，偶有角膜知感减退及浅层点状病变、视网膜脱落、黄斑出血等，一般停药后既缓解。

2) 当出现呼吸急促、脉搏明显减慢、过敏等症状时，请马上停止使用本药。使用中若出现脑供血不足症状时应立即停药。心功能损害者，使用本药时应避免服用钙离子拮抗剂。对无心力衰竭史的患者，如出现心力衰竭症状应立即停药。

3) 过量应用可引起类似全身应用 β 受体拮抗剂的不良反应,如头晕、头痛、气短、心动过缓、支气管痉挛及心搏停止,出现以上症状应立即停药,必要时就医。

(4) 注意事项:

1) 正在服用儿茶酚胺耗竭药(如利血平)者,使用本药时应严密观察,以防引起低血压和明显的心动过缓。

2) 冠状动脉疾病、糖尿病、甲状腺功能亢进症和重症肌无力者,使用本药滴眼时需遵医嘱。

3) 本药慎用于自发性低血糖患者及接受胰岛素或口服降糖药治疗的患者,因 β 受体拮抗剂可掩盖低血糖症状。

4) 本药不宜单独用于治疗闭角型青光眼。

5) 与其他滴眼液联合使用时,请间隔 5～10 min。

6) 定期复查眼压,根据眼压变化调整用药方案或遵医嘱使用。

7) 用药前应摇匀,避免出药口接触任何物体表面,防止药物污染。

8) 运动员慎用。

5. **特殊人群用药**

(1) 妊娠期用药:本药对于妊娠期妇女的安全性尚未确定。

(2) 哺乳期用药:可在哺乳期妇女乳汁中测到本药,因对授乳婴儿具有多种潜在不良反应,需根据滴用本药对母亲的重要性决定终止哺乳或终止用药。

(3) 老年人用药:老年患者慎用。

(4) 儿童用药:本药对于儿童的安全性和疗效尚未确定,小儿禁用。

6. **健康指导**

(1) 告知对本药的任何成分过敏者禁用本药。告知支气管哮喘或有支气管哮喘史、严重慢性阻塞性肺部疾病、窦性心动过缓、Ⅱ 或 Ⅲ 度房室传导阻滞、明显心力衰竭心源性休克者禁止使用本药。

(2) 向患者解释使用本药的目的、可能出现的不良反应等症状。

(3) 嘱患者使用本药时应告知医生自身全身系统疾病,帮助医生判断药物的相互作用。若出现不良反应,立即停药,及时通知医生。

(4) 嘱患者当出现呼吸急促、脉搏明显减慢、过敏等症状时,请马上停止使用本药。使用中若出现脑供血不足症状时应立即停药。心功能损害者,使用本药时应避免服用钙离子拮抗剂。对无心力衰竭史的患者,如出现相关症状应立即停药,必要时就医。

(5) 告知妊娠期、哺乳期妇女,以及儿童应慎用本药,或在医生建议下使用。

(6) 嘱患者使用本药应遵医嘱定期复查眼压,以便医生及时调整用药方案。

(7) 嘱患者使用本药时,出药口不得接触任何物体表面,以免污染瓶内溶液。

(8) 嘱患者本药一般置于遮光、密封保存,开封使用后关紧瓶盖,开封使用有效期一般为 28 日,之后请不要再使用。

(归纯漪)

第四节 眼用肾上腺皮质激素

下面以氟米龙滴眼液为例做介绍。

1. **药理作用**

(1) 药效学:抑制由机械、化学或免疫原性等刺激因子所致的炎症,对类固醇这种作用尚无明确的解释。皮质类固醇被认为是通过诱导磷酸酯酶 A_2 的抑制蛋白起作用,后者确切地称为脂皮质素,已被假定,这些抑制蛋白是通过抑制炎症介质如前列腺素和白三烯的共同前体花生四烯酸的释放,从而控制其炎症介质的生物合成,花生四烯酸在磷酸酯酶 A_2 的作用下从膜磷脂中释放。

(2) 药动学:眼局部滴氘标记的本品,30 min 后在房水中放射活性水平达峰值。在房水和角膜吸取物中发现高浓度快速产生的代谢物,表明氟米龙穿过角膜和房水,并在此进行代谢。

2. **适应证与禁用人群**

(1) 适应证:对类固醇敏感的睑球结膜、角膜及其他眼前段组织的炎症。

(2) 禁用人群:急性浅表性单纯疱疹病毒性角膜炎、眼组织的真菌感染、牛痘及水痘感染、大多数其他病毒性角膜和结膜感染、眼结核患者,以及对该药成分过敏者。

3. **不良反应** 本药可能引起眼内压升高,甚至青光眼,偶致视神经损害,后囊膜下白内障形成,继发性眼部病原体感染、眼球穿孔和延缓伤口愈合。

4. **用药护理要点**

(1) 评估:

1) 在治疗开始前,获取病史,了解患者是否对该药的任何成分过敏,过敏者禁用。以下情况的患者原则上不使用,但有特殊需要时,需谨慎用药:角膜上皮剥离或角膜溃疡的患者(有可能使这些疾病加重,此外有可能引起角膜穿孔);病毒性角结膜疾病、结核性眼疾病、真菌性眼疾病或化脓性眼疾病患者(有可能使这些疾病加重,此外有可能引起角膜穿孔)。

2) 在用药期间,不建议佩戴隐形眼镜,如需佩戴,一般在使用本药过后 15 min 再次佩戴。

(2) 用药方法:

1) 该药仅供眼部使用,不用于口服或注射。

2) 在使用本药前,确认患者已取下隐形眼镜,如需佩戴,一般使用本药过后 15 min 再次佩戴。

3) 该药滴眼使用,用前充分摇匀,每次 1 滴(结膜囊容量约 20 μl,一滴眼药水约 30 μl),每天 2~4 次。治疗开始的 24~48 h,可酌情增加至每 h 1 次,注意勿过早停药。可根据年龄、症状适当增减。

4) 在使用本药后,以下方法有助于减少全身吸收:闭上眼睑,保持 2 min;必要时,可用手指按压鼻泪管 2 min。

5）为了避免出药口被污染,必须小心避免出药口接触眼睑、周围区域,或其他表面。在不使用时,药物应保持密闭。

6）合并其他眼部药物治疗,两种药物治疗之间应间隔 5~10 min。

(3) 不良反应观察与处理:

1）可能引起眼压升高,甚至青光眼,所以须定期进行眼压检查。

2）可致视神经损害,后囊膜下白内障,继发性眼部感染,角膜穿孔及延缓伤口愈合,出现此症状时应立即停药,采取相应妥善措施。

(4) 注意事项:

1）有单纯疱疹病毒感染病史者慎用。

2）未行抗菌治疗的眼部急性化脓性感染,用药后可能掩盖病情或使病情恶化。

3）长期眼部使用类固醇可能导致角膜真菌感染,使用类固醇后或在使用中出现持续的角膜溃疡时应怀疑真菌感染。

4）与其他滴眼液联合使用时,请间隔 5~10 min。

5）定期复查眼压,根据眼压变化调整用药方案或遵医嘱使用。

6）用药前应摇匀,避免出药口接触任何物体表面,防止药物污染。

5. 特殊人群用药

(1) 妊娠期用药:妊娠期妇女使用类固醇的安全性尚无适当的证据。怀孕动物局部用皮质类固醇能导致胎儿发育异常,包括上腭裂和宫内发育延迟,但人胎儿出现此缺陷的风险可能性非常小。

(2) 哺乳期用药:同妊娠期用药。

(3) 老年人用药:老年患者使用无需调整剂量。

(4) 儿童用药:2 岁以下儿童应用的安全性和有效性尚未确立,应慎用。

6. 健康指导

(1) 告知对本药的任何成分过敏者禁用本药。有单纯疱疹病毒感染病史者慎用本药。

(2) 向患者解释使用本药的目的、可能出现的不良反应等症状。

(3) 告知患者使用本药时可能引起眼压升高,甚至青光眼,所以须定期进行眼压检查。

(4) 告知患者长期眼部使用类固醇可能导致角膜真菌感染,故用药期间应按医嘱按时复诊。

(5) 告知妊娠期及哺乳期妇女、儿童应慎用本药或在医生建议下使用。

(6) 使用本药时,出药口不得接触任何物体表面,以免污染瓶内溶液。

(7) 告知患者该药物一般置于遮光、密封保存(1~30 ℃),开封使用后关紧瓶盖,开封使用有效期一般为 28 日,之后请不要再使用。

(归纯漪)

第十二章 耳鼻喉及口腔科用药

第一节 耳部用药

下面以左氧氟沙星滴耳液为例做介绍。

1. **药理作用**

(1) 药效学:左氧氟沙星为氧氟沙星的左旋体,其抗菌活性约为氧氟沙星的 2 倍,它的主要作用机理是通过抑制细菌拓扑异构酶Ⅳ和 DNA 旋转酶(均为Ⅱ型拓扑异构酶)的活性,阻碍细菌 DNA 的复制而达到抗菌作用。

(2) 药动学:左氧氟沙星口服后吸收完全,单剂量口服 0.2 g 后,血药峰浓度(peak concentration,C_{max})约为 1.6 mg/L,达峰时间(peak time,T_{max})约为 1 h。血浆消除半衰期($t_{1/2}$)约为 6 h。蛋白结合率为 30%~40%。

左氧氟沙星吸收后广泛分布至各组织、体液,在扁桃体、前列腺组织、痰液、泪液、妇女生殖道组织、皮肤和唾液等组织和体液中的浓度与血药浓度之比为 1.1~2.1。

2. **适应证与禁用人群**

(1) 适应证:敏感菌引起的外耳道炎、中耳炎。

(2) 禁用人群:对本药及氟喹诺酮类药过敏的患者。

3. **不良反应** 偶有中耳痛及瘙痒感。

4. **用药护理要点**

(1) 评估:

1) 在开始治疗前,获取病史,了解患者是否对本药的任何成分过敏或者对氟喹诺酮类药物过敏,过敏者禁用。

2) 评估患者是否取下助听器或其他耳内设备。

(2) 用药方法:

1) 该药仅供外耳滴耳使用。

2) 该药滴耳使用,成人每次 6~10 滴,每日 2~3 次。滴耳后进行约 10 min 耳浴。根据症状适当增减滴耳次数。

3) 为了避免药物污染,点耳时注意不要将药瓶尖端直接接触耳朵。

(3) 不良反应观察与处理:偶有中耳痛及瘙痒感,可出现过敏症状、头痛、双重感染等。

(4) 其他注意事项:

1) 本药一般适用于中耳炎局限在中耳粘膜部位的局部治疗。若炎症已漫及鼓室周围时,除局部治疗外,应同时服用口服制剂。

2) 使用本药时若药温过低,可能会引起眩晕。故,使用本药的温度应接近体温。

3) 出现过敏症状时应立马停药。

4) 使用本药的疗程以 4 周为限。若继续给药时,应慎用。

5. 特殊人群用药

(1) 妊娠期用药:妊娠期妇女不宜应用,如确有应用指征,且利大于弊时方可慎用。

(2) 哺乳期用药:哺乳期妇女使用时应停止授乳。

(3) 老年人用药:尚不明确。

(4) 儿童用药:一般不用于婴幼儿。

6. 健康指导

(1) 告知对本药任何成分过敏或者对氟喹诺酮类药物的过敏者禁用本药。

(2) 向患者解释使用本药的目的、可能出现的不良反应等症状。

(3) 建议患者在出现过敏反应的迹象和症状时,应立即通知医护人员且暂时停止用药。

(4) 告知妊娠期及哺乳期妇女、儿童应慎用本药或在医生建议下使用。

(5) 告知患者使用本药时若药温过低,可能会引起眩晕。故,使用本药的温度应接近体温。

(6) 告知患者使用本药连续 4 周后应遵医嘱按时就诊,不得自行用药。

(7) 告知患者本药为淡黄绿色澄明液体,一般置于遮光、密闭保存,开封使用后关紧瓶盖。

(归纯漪)

第二节 鼻部用药

一、鼻用糖皮质激素

(一) 糠酸莫米松鼻喷雾剂

1. 药理作用

(1) 药效学:糠酸莫米松是一种局部用糖皮质激素,在发挥局部抗炎作用的剂量下并不引起全身作用。在体外细胞试验中,糠酸莫米松能高效抑制 IL-1、IL-5、IL-6 和 TNF-α 合成及释放;也能高效抑制人 $CD4^+$ T 细胞生成 TH_2 细胞因子、IL-4 和 IL-5。

(2) 药动学:

1) 吸收:鼻喷雾给药后,使用较低定量检测限(LLOQ)(0.25 pcg/mL)的灵敏分析方法测试,本药血浆中的系统生物利用度<1%。

2) 分布:糠酸莫米松 5~500 nL/mL 浓度范围内,体外蛋白结合率为 98%~99%。

3) 代谢:研究表明糠酸莫米松经鼻部吸收及吞咽的所有药物经历强代谢后代谢为多种代谢物。在血浆中未检测出主要代谢物。

4) 清除:静脉给药后,糠酸莫米松有效血浆清除半衰期是 5.8 h。吸收的药物大部分作为代谢物通过胆汁排泄,少数通过尿液排泄。

2. 适应证与禁用人群

(1) 适应证:成人、青少年和 3~11 岁儿童季节性或常年性鼻炎,对于曾有中至重度季节性过敏性鼻炎症状的患者,建议在花粉季节开始前 2~4 周用本药作预防性治疗。

(2) 禁用人群:对本药中任何成分(活性成分:糠酸莫米松水合物;非活性成份:纤维素、甘油、柠檬酸钠二水合物、柠檬酸水化物、聚山梨醇酯 80、苯扎氯铵、纯水)过敏者。

3. 不良反应

(1) 过敏反应:鼻腔吸入糠酸莫米松水合物很少发生即刻过敏反应,极少有过敏反应和血管性水肿的报道。

(2) 鼻部反应:在临床研究中报道与本药有关的局部不良反应(成人及青少年患者)包括头疼(8%),鼻出血[如明显出血、带血粘液和血斑(8%),咽炎(4%),鼻灼热感(2%)],鼻部刺激感(2%)及鼻溃疡(1%),这些不良反应常见于使用糖皮质激素类鼻喷雾剂时。鼻出血一般具有自限性,同时程度较轻,与安慰剂(5%)相比发生率较高,但与阳性对照的鼻腔用糖皮质激素(15%)相比发生率接近或较低,其他反应均与安慰剂相当。

在小儿患者中,不良反应如头疼(3%),鼻出血(6%),鼻部刺激感(2%)及流涕(2%)的发生率均与安慰剂(4%)相当。

罕有味觉及嗅觉干扰的报道。

(3) 眼部反应:有视物模糊的报道。

4. 用药护理要点

(1) 评估:

1) 在开始治疗前,获取病史,了解患者是否对该药的任何成分过敏,过敏者禁用。

2) 评估患者是否有鼻腔异物等,及时取出。

(2) 用药方法:

1) 该药鼻部使用。

2) 第 1 次给药前,充分振动瓶身,手揿喷雾器 10 次作为启动,直至看到均匀的喷雾,然后鼻腔给药。每揿喷出糠酸莫米松混悬液约 100 mg,相当于糠酸莫米松 50 μg。如果喷雾器停用 14 日或 14 日以上,则应在下一次应用前手揿 2 次,直到看到均匀的喷雾后重新启用。

3) 成人(包括老年患者)和青年:用于预防和治疗的常用推荐剂量为每侧鼻孔 2 揿(每揿为 50 μg),每日 1 次(总量为 200 μg),一旦症状被控制后,剂量可减至每侧鼻孔 1 揿(总量 100 μg),即能维持疗效。如果症状未被有效控制,可增加剂量至每侧鼻孔 4 揿的最大剂量,每日 1 次(总量 400 μg),在症状控制后减小剂量。一般在首次给药后 12 h 即能产生明显的临床效果。

4) 3~11岁儿童:常用推荐剂量为每侧鼻孔1揿(每揿为50μg),一日1次(总量为100μg)。

5) 具体操作:①喷鼻前,轻轻擤鼻,清洁2个鼻孔。②喷鼻时,闭合1个鼻孔,头微微向上倾斜。保持瓶体垂直,将喷嘴小心插入另一个鼻孔中。请勿直接对着鼻中隔(2个鼻孔之间的壁)喷雾。保持瓶体垂直很重要,如果未保持垂直,可能导致喷雾不完全或者不喷雾。③用拇指拖住瓶底部,用示指和中指用力向下按压白色喷嘴两侧1次,夹住喷嘴。④通过鼻孔轻轻吸气,然后通过口腔呼气。⑤喷鼻后,用干净的纸巾擦拭喷嘴,并盖上防尘帽。

6) 在每次用药前充分振摇瓶体。

7) 日常清洁鼻喷雾器时,取下防尘帽和白色喷嘴,将喷嘴用冷自来水浸泡,然后用冷自来水冲洗防尘帽和喷嘴两端,并晾干。常规清洁鼻喷雾器非常重要,否则将影响鼻喷雾器的正常工作。

(3) 不良反应观察与处理:

1) 成人及青少年患者常见不良反应:头疼。鼻出血如明显出血、带血黏液和血斑,咽炎,鼻灼热感,鼻部刺激感及鼻溃疡。鼻出血一般具有自限性,程度较轻。

2) 小儿患者中常见不良反应:头疼,鼻出血,鼻部刺激及流涕等,停药即缓解。

(4) 其他注意事项:

1) 禁止刺穿喷嘴。

2) 涉及鼻黏膜的未经治疗的局部感染,不应使用本药。

3) 使用本药达数月或更长时间的患者,应定期检查鼻黏膜,如鼻咽部发生局部真菌感染,则应停用本药或给予适当治疗。

4) 对于活动性或静止性呼吸道结核感染、未经治疗的真菌、细菌、全身性病毒感染或眼单纯疱疹的患者慎用本药。

5) 原先长期使用全身作用糖皮质激素而换用本品的患者,需加仔细注意,以免暴露原先存在的过敏性疾病或面临某些免疫功能的感染(水痘、麻疹等)。

6) 在全身和局部使用皮质类固醇后可能会报告视觉障碍,如出现视物模糊或其他视觉障碍等症状应考虑转诊眼科医生。

5. 特殊人群用药

(1) 妊娠期及哺乳期用药:尚不明确。

(2) 老年人用药:尚不明确。

(3) 儿童用药:鼻腔用糖皮质激素可能导致儿童患者生长速度减慢。对接受鼻腔用糖皮质激素的儿童患者应进行例行检测(如身高检查)。

(4) 肝、肾功能不全者用药:对糠酸莫米松在肾、肝损伤患者及不同年龄和不同性别患者中的药动学,还未进行充分研究。

6. 健康指导

(1) 告知对本药任何成分过敏者禁用本药。

(2) 向患者解释使用本药的目的、可能出现的不良反应等症状。

(3) 建议患者在出现过敏反应的迹象和症状时,应立即通知医护人员且暂时停止用药。

(4) 告知妊娠期及哺乳期妇女、幼儿应慎用本品或在医生建议下使用。

(5) 告知使用本药达数月或更长时间的患者,应定期检查鼻黏膜,如鼻咽部发生局部真菌感染,则应停用本药或给予适当治疗。

(6) 告知患者本药是一种定量手揿式喷雾装置,内容物为白色至类白色混悬剂,一般置于遮光、密闭 2~25 ℃保存。

(二) 布地奈德鼻喷剂

1. 药理作用

(1) 药效学:布地奈德是一种具有高效局部抗炎作用的糖皮质激素。预防性使用布地奈德对鼻刺激引起的嗜酸性细胞迁移和过敏反应有保护作用。

(2) 药动学

1) 吸收:相对于标示的每喷剂量,本药中布地奈德的全身利用度为 33%。在临床剂量,药动学是与剂量成比例的。在成人,用本药喷入布地奈德 256 μg 后,血药峰浓度为 0.64 nmol/L,在 0.7 h 内达峰。成人 AUC(曲线下面积)为 2.7 nmol·h/L,而儿童为 5.5 nmol·h/L,这表明儿童的糖皮质激素全身暴露量更高。

2) 分布和代谢:布地奈德分布容积约 3 L/kg,血浆蛋白结合率为 85~90%。布地奈德经肝脏首过代谢的程度很高(约 90%),代谢物的糖皮质激素活性较低。主要代谢物 6β-羟布地奈德和 16α-羟泼尼松龙的糖皮质激素活性不到布地奈德的 1%。在鼻中,布地奈德无局部代谢。

3) 消除:布地奈德主要通过由 CYP3A4 酶催化的代谢途径而消除。代谢物以其原形或结合的形式主要经肾排泄。尿中检测不到原形布地奈德。布地奈德的全身清除率高(0.9~1.4 L/min),静脉注射给药的血浆半衰期平均约 2~3 h。

2. 适应证与禁用人群

(1) 适应证:季节性和常年性过敏性鼻炎、常年性非过敏性鼻炎;鼻息肉(治疗)、鼻息肉切除后鼻息肉的再生(预防)。

(2) 禁用人群:对本药任何成分有过敏史者。

3. 不良反应

(1) 约 5%患者发生局部刺激、鼻出血、鼻腔出现出血性分泌物等不良反应。

(2) 速发或迟发的过敏反应,包括荨麻疹、皮疹、皮炎、血管性神经水肿等。

(3) 极少数患者在鼻腔内给予类固醇后出现粘膜溃疡和鼻中隔穿孔。

4. 用药护理要点

(1) 评估:

1) 在开始治疗前,获取病史,了解患者是否对该药的任何成分过敏,过敏者禁用。

2) 评估患者是否有鼻腔异物等,及时取出。

(2) 用药方法:

1) 该药鼻部试用,剂量应个体化。

2) 鼻炎(成人和 6 岁及 6 岁以上儿童)：推荐起始剂量为每日 256 μg，此剂量可于早晨 1 次喷入或早晚分 2 次喷入。即早晨每个鼻孔内喷入 128 μg 或早晚 2 次，每次每个鼻孔喷入 64 μg。每日用量超过 256 μg，未见作用增加。在获得预期的临床效果后，减少用量至控制症状所需的最小剂量。临床试验表明：一些患者每天早晨每个鼻孔喷入 32 μg 作为维持剂量是足够的。一些患者在开始治疗后 5～7 h 即可缓解症状，而达到最大疗效通常需要连续数天的治疗(少数患者可能需要 2 周才能达到最大疗效)。因此，治疗季节性鼻炎，如果可能的话，最好在接触过敏原前开始使用。伴有严重的鼻充血时可能需配合使用缩血管药物。为控制过敏所致的眼部症状有时可能需要同时给予辅助治疗。

3) 治疗或预防鼻息肉：推荐剂量为每日 256 μg，此剂量可于早晨一次喷入或早晚分 2 次喷入。在获得预期的临床效果后，减少用量至控制症状所需的最小剂量，以此作为维持剂量。

4) 对 18 岁起的成人，治疗过敏性鼻炎，32 μg/喷的剂量无需处方，最多可使用 3 个月。

(3) 不良反应观察与处理：

1) 约 5％患者发生局部刺激、鼻出血、鼻腔出现轻度出血性分泌物等的不良反应，一般无需处理，停药即缓解。

2) 速发或迟发的过敏反应，包括荨麻疹、皮疹、皮炎、血管性神经水肿和瘙痒等，应及时就医。

(4) 其他注意事项：

1) 禁止刺穿喷嘴。

2) 长期使用高剂量建议定期监测儿童和青少年生长。应权衡使用糖皮质激素的利益和可能抑制生长的风险。

3) 治疗伴有鼻部真菌感染和疱疹的患者应谨慎。

4) 对从使用全身糖皮质激素转而使用本药，且疑有下丘脑-垂体-肾上腺轴失调的患者，治疗时需谨慎。

5) 重度肝功能损害的患者使用时应考虑患者的全身作用。

6) 对患有肺结核的患者应特别警惕。

7) 本药不可接触眼睛，若接触眼睛，马上用水冲洗。

8) 应避免与酮康唑或其它强效 CYP3A4 抑制剂合用。若无法避免，给药间隔应尽可能长。

9) 运动员慎用。

5. 特殊人群用药

(1) 妊娠期用药：来自孕妇的临床经验有限。与其他糖皮质激素一样，在动物试验中，布地奈德引起各种类型的畸形(腭裂、骨骼畸形)。但是，动物实验的资料与人的关联性尚未显现。在获得更多的经验前，妊娠期妇女不应使用本药，除非有特别的考虑。

(2) 哺乳期用药：布地奈德可以入乳汁，但治疗剂量的布地奈德鼻喷雾剂预期对哺乳没有影响。

(3) 老年人用药：老年患者用量与成人相同。

(4) 儿童用药:6岁以下儿童使用本药的经验有限。

6. 健康指导

(1) 告知对本药任何成分过敏者禁用本药。

(2) 向患者解释使用本药的目的、可能出现的不良反应。

(3) 建议患者在出现过敏反应的迹象和症状时,应立即通知医护人员且暂时停止用药。

(4) 告知妊娠期及哺乳期妇女、幼儿应慎用本药或在医生建议下使用。

(5) 建议长期使用高剂量的儿童和青少年患者,定期监测生长。

(6) 布地奈德鼻喷雾剂不可接触眼睛,若接触眼睛,需马上用水冲洗。

(7) 运动员慎用该药。

(8) 本品为白色至类白色混悬剂,一般置于遮光、密闭,不超过30℃保存,不可冷冻。

二、鼻用血管收缩药

下面以羟甲唑啉喷雾剂为例做介绍。

1. 药理作用

(1) 药效学:羟甲唑啉为咪唑啉类衍生物,具有直接激动血管 $α_1$ 受体而引起血管收缩的作用,从而减轻炎症所致的充血和水肿。

(2) 药动学:尚不明确。

2. 适应证与禁用人群

(1) 适应证:急慢性鼻炎、鼻窦炎、过敏性鼻炎、肥厚性鼻炎。

(2) 禁用人群:

1) 萎缩性鼻炎及鼻腔干燥者。

2) 妊娠期妇女及2岁以下儿童。

3) 正在接受单胺氧化酶抑制剂(如帕吉林、苯乙肼、多塞平等)治疗的患者。

3. 不良反应

(1) 过敏反应:罕见。

(2) 全身及给药部位反应:用药过频易致反跳性鼻充血,久用可致药物性鼻炎。少数人有轻微烧灼感、针刺感、鼻黏膜干燥,以及头痛、头晕、心率加快等反应。

4. 用药护理要点

(1) 评估:

1) 在开始治疗前,获取病史,了解患者是否对本药的任何成分过敏,过敏者禁用;接受单胺氧化酶(MAO)抑制剂治疗的患者禁用。

2) 评估患者是否有鼻腔异物,及时取出。

(2) 用药方法:

1) 本药鼻部使用。

2) 喷鼻。成人和6岁以上儿童每次每侧1~3喷,早晨和睡前各1次。

(3) 不良反应观察与处理:

1) 个别患者可能有轻微的烧灼感、针刺感、鼻黏膜干燥,停药即缓解。

2) 出现过敏或疑似过敏症状者应及时就医。

(4) 其他注意事项:

1) 本药使用时应遵医嘱,2岁以内儿童禁用。

2) 本药不宜大量长期连续应用,连续使用时间不宜超过7日。

3) 有冠心病、高血压病、甲状腺机能亢进、糖尿病等严重器质性和代谢疾病的患者慎用。

5. 特殊人群用药

(1) 妊娠期用药:妊娠期妇女禁用。

(2) 儿童用药:2岁以下儿童禁用。2~6岁儿童应在医生指导下,在成人监护下使用。

6. 健康指导

(1) 告知对本药任何成分过敏者禁用;接受单胺氧化酶抑制剂治疗的患者禁用。

(2) 向患者解释使用本药的目的、可能出现的不良反应等症状。

(3) 建议患者在出现过敏反应的迹象和症状时,应立即通知医护人员且暂时停止用药。

(4) 告知患者本药使用时应遵医嘱,2岁以内儿童禁用,其他儿童应在成人监护下使用。

(5) 告知患者本药不宜大量长期连续应用,连续使用时间不宜超过7日。

(6) 告知有冠心病、高血压病、甲状腺机能亢进、糖尿病等严重器质性和代谢疾病的患者慎用本药。

三、鼻用抗过敏药

下面以左卡巴斯汀鼻喷雾剂为例做介绍。

1. 药理作用

(1) 药效学:盐酸左卡巴斯汀是一种强效、长效、速效、具有高度选择性的组胺 H1 受体拮抗剂。局部应用于鼻部,几乎立刻起效,消除过敏性鼻炎的典型症状(喷嚏、鼻痒、流涕),作用可维持数小时。

(2) 药动学:无相关资料。

2. 适应证与禁用人群

(1) 适应证:过敏性鼻炎。

(2) 禁用人群:对本药中的成分过敏者。

3. 不良反应

(1) 偶有使用本药后,出现暂时而轻微的局部刺激(鼻刺痛和烧灼感)的报道。≥1%的受试者报告的不良反应有:恶心、疲乏、疼痛、鼻窦炎、头痛、嗜睡、头晕、咽喉疼痛、鼻出血、咳嗽。<1%的受试者报告的不良反应有:给药部位刺激、给药部位疼痛、给药部位干燥、给药部位灼伤、给药部位不适、鼻腔不适、鼻塞。

(2) 较少见的不良反应有：超敏反应、过敏、呼吸困难、支气管痉挛、心悸、心动过速、鼻塞、鼻出血、头痛、眼睑水肿、疲乏、全身不适和用药部位反应（包括鼻部水肿和鼻腔不适）。

4. **用药护理要点**

(1) 评估：

1) 在开始治疗前，获取病史，了解患者是否对该药的任何成分过敏，过敏者禁用。

2) 评估患者是否有鼻腔异物，及时取出。

(2) 用药方法：

1) 该药鼻部使用。

2) 本药在用前必须摇匀。

3) 成人和儿童：常规剂量每鼻孔每次喷2揿，每日2次。也可增加至每次每鼻孔喷2揿，每日3~4次，连续用药直至症状消除。

4) 患者在用药前必须清洗鼻道（如擤鼻涕等）喷药时将药物吸入。第1次喷药前使气雾泵源充满，直至能很好地喷出气雾，然后再开始使用。

(3) 不良反应观察与处理：

1) 偶有使用本品后，出现暂时而轻微的局部刺激（鼻刺痛和烧灼感），一般停用本药后即缓解。

2) 出现过敏或疑似过敏症状（呼吸困难、支气管痉挛、全身不适），不能耐受应及时就医。

(4) 其他注意事项：

1) 肾功能不全患者应在医生指导下使用。

2) 通常情况下，本品无镇静作用，对精神运动性活动亦无影响。故汽车驾驶员和机械操作患者可以使用本药。需警告的是嗜睡仍可能发生，如发生该情况，应停止驾驶机、车、船、从事高空作业、机械作业及操作精密仪器。

3) 3岁以下儿童及老年人应在医生指导下使用。

4) 除非特别需要，孕妇不宜使用本药。哺乳期妇女应慎用。妊娠期及哺乳期妇女使用本品前需咨询医生或药师。

5) 对本药过敏者禁用，过敏体质者慎用。

6) 本药性状发生改变时禁止使用。

7) 若过量使用本品，可能出现镇静作用。一旦发生以上症状，应饮用大量清水以便加快该药的肾脏清除。

5. **特殊人群用药**

(1) 妊娠期用药：除非特别需要，妊娠期妇女不宜使用本药。

(2) 哺乳期用药：哺乳期妇女应慎用。妊娠期及哺乳期妇女使用本药前需咨询医生或药师。

(3) 老年人用药：老年人应在医生指导下使用。

(4) 儿童用药：3岁以下儿童应在医生指导下使用。

(5) 肝、肾功能不全者用药：肾功能不全患者应在医生指导下使用。

6. 健康指导

(1) 告知对本药任何成分过敏者禁用本药,过敏体质者慎用本药。告知肾功能不全患者应在医生指导下使用。

(2) 向患者解释使用本药的目的、可能出现的不良反应等症状。

(3) 建议患者在出现过敏反应的迹象和症状时,应立即通知医护人员且暂时停止用药。

(4) 需警告患者,使用本药时嗜睡仍可能发生,如发生该情况,应停止驾驶机、车、船、从事高空作业、机械作业及操作精密仪器。

(5) 3岁以下儿童及老年人应在医生指导下使用。

(6) 告知妊娠期及哺乳期妇女,使用本药前需咨询医生或药师。

(7) 告知患者或家属请将本药放在儿童不能接触的地方。

(8) 告知患者或家属儿童必须在成人监护下使用。

(9) 告知患者如正在使用其他药品,使用本药前咨询医生或药师。

(10) 若过量使用本药,可能出现镇静作用。一旦发生以上症状,应饮用大量清水以便加快该药的肾脏清除。

(11) 告知患者本药为含微细颗粒的混悬液,静置后微细颗粒下沉,振摇后成均匀的白色混悬液,存放于15～30℃保存,如发生性状改变即不可使用。

(归纯漪)

第三节 口腔用药

一、复方氯己定含漱液

1. 药理作用

(1) 药效学:本药为抗菌药物。其中所含葡萄糖酸氯已定为广谱杀菌剂;甲硝唑具有抗厌氧菌作用。

(2) 药动学:无相关资料。

2. 适应证与禁用人群

(1) 适应证:牙龈炎、冠周炎、口腔粘膜炎等引致的牙龈出血、牙周脓肿、口腔黏膜溃疡等(辅助治疗)。

(2) 禁用人群:对本药过敏者。

3. 不良反应

(1) 偶见过敏反应或口腔黏膜浅表脱屑。

(2) 长期使用能使口腔黏膜表面与牙齿着色,舌苔发黄,味觉改变。

4. 用药护理要点

(1) 评估:

1) 在开始治疗前,获取病史,了解患者是否对本药的任何成分过敏,过敏者禁用,过敏体质者慎用。

2) 评估患者神志是否能配合含漱,是否有张口受限。

(2) 用药方法:

1) 本药仅供含漱用。含漱后吐出,不得咽下。

2) 漱口。每次 10～20 mL,早晚刷牙后含漱,5～10 日为一疗程。

(3) 不良反应观察与处理:

1) 偶见过敏反应或口腔黏膜浅表脱屑,停药即可缓解。

2) 长期使用能使口腔黏膜表面与牙齿着色,舌苔发黄,味觉改变。无需特殊处理。

(4) 其他注意事项:

1) 本药连续使用不宜超过 3 个疗程。

2) 含漱时至少在口腔内停留 2～5 min。

3) 用时应避免接触眼睛。

4) 如正在使用其他药品,使用本药前咨询医生或药师。

5. **特殊人群用药**　无妊娠期用药、哺乳期用药、老年人用药和儿童用药的相关资料。

6. **健康指导**

(1) 告知对本药任何成分过敏者禁用本药;过敏体质者慎用本药。

(2) 向患者解释使用本药的目的、可能出现的不良反应。

(3) 建议患者在出现过敏反应的迹象和症状时,应立即通知医护人员且暂时停止用药。

(4) 告知患者本药连续使用不宜超过 3 个疗程。

(5) 告知患者含漱时至少在口腔内停留 2～5 min。

(6) 告知患者使用本药时应避免接触眼睛。

(7) 告知患者或家属请将本药放在儿童不能接触的地方。

(8) 告知患者或家属儿童必须在成人监护下使用。

(9) 告知患者如正在使用其他药品,使用本药前咨询医生或药师。

(10) 告知患者本药为黄色的液体,有芳香气味,遮光、密封保存,如发生性状改变即不可使用。

二、溶菌酶含片

1. **药理作用**

(1) 药效学:本药为一种糖胺聚糖溶解酶,可使构成革兰阳性细菌细胞壁的不溶性多糖水解而起杀菌作用。还能分解稠厚的黏蛋白,使炎性分泌物和痰液液化而易排出。

(2) 药动学:无相关资料。

2. **适应证与禁用人群**

(1) 适应证:用于急慢性咽炎、口腔溃疡。

(2) 禁用人群：尚不明确。

3. 不良反应　过敏反应：偶见过敏反应、皮疹等。

4. 用药护理要点

(1) 评估：

1) 在开始治疗前，获取病史，了解患者是否对本药的任何成分过敏，过敏者禁用，过敏体质者慎用。

2) 评估患者神志是否能配合口含漱，是否张口受限。

(2) 用药方法：口含。每次1片，每日4～6次。

(3) 不良反应观察与处理：偶见过敏反应、皮疹等，停药即可缓解。

(4) 其他注意事项：

1) 连续使用5日后炎症仍未消除，应向医生咨询。

2) 本药性状发生改变时禁止使用。

3) 如正在使用其他药品，使用本药前咨询医生或药师。

5. 特殊人群用药

(1) 妊娠期及哺乳期用药：无相关资料。

(2) 老年人用药：无相关资料。

(3) 儿童用药：儿童必须在成人监护下使用。

6. 健康指导

(1) 告知对本药任何成分过敏者禁用本药；过敏体质者慎用本药。

(2) 向患者解释使用本药的目的、可能出现的不良反应等症状。

(3) 建议患者在出现过敏反应的迹象和症状时，暂时停止用药。

(4) 告知患者连续使用5日后炎症仍未消除，应向医生咨询。

(5) 告知患者或家属请将本药放在儿童不能接触的地方。

(6) 告知患者家属儿童必须在成人监护下使用。

(7) 告知患者如正在使用其他药品，使用本药前咨询医生或药师。

(8) 告知患者本药为白色或橘黄色片，味甜，密封，在阴凉（不超过20 ℃）干燥处保存，如发生性状改变即不可使用。

（归纯漪）

第十三章 糖类、盐类与酸碱平衡药

第一节 糖 类

一、葡萄糖注射液

1. **药理作用** 静脉注射葡萄糖直接进入血液循环。葡萄糖在体内完全氧化生成二氧化碳和水,经肺和肾排出体外,产生能量,也可转化成糖原和脂肪贮存。一般正常人体每分钟利用葡萄糖的能力为 6 mg/kg。

2. **适应证与禁用人群**

(1) 适应证:①补充能量和体液:各种原因引起的进食不足或大量体液丢失(如呕吐、腹泻等)、全静脉内营养、饥饿性酮症。②低糖血症。③高钾血症。④高渗溶液用作组织脱水剂。⑤配制腹膜透析液。⑥药物稀释剂。⑦静脉法葡萄糖耐量试验。⑧配制GIK(极化液)。

(2) 禁用人群:①糖尿病酮症酸中毒未控制者。②高血糖非酮症性高渗状态的患者。

3. **不良反应**

(1) 高渗葡萄糖注射液滴注时引起静脉炎。

(2) 高浓度葡萄糖注射液外渗可致局部肿痛。

(3) 反应性低血糖。

(4) 高血糖非酮症昏迷:多见于糖尿病、应激状态、使用大量的糖皮质激素、尿毒症腹膜透析患者腹腔内给予高渗葡萄糖溶液及全营养疗法时。

(5) 电解质紊乱:长期单纯补给葡萄糖时易出现低钾、低钠及低磷血症。

(6) 高钾血症:1型糖尿病患者应用高浓度葡萄糖时偶有发生。

4. **用药护理要点**

(1) 评估:

1) 用药前了解患者病史,以下情况应慎用:①胃大部分切除患者行口服糖耐量试验时易出现倾倒综合征及低血糖反应,应改为静脉葡萄糖试验。②周期性麻痹、低钾血症患者。③应激状态或应用糖皮质激素患者。④水肿患者,严重心、肾功能不全患者,肝硬化腹水患者。

2) 如遇变色、结晶、浑浊、异物应禁用本药。

(2) 用法用量：

1) 补充热能患者因某些原因进食减少或不能进食时，可予25%葡萄糖注射液静脉注射，葡萄糖用量根据所需热能计算。

2) 葡萄糖是全静脉营养疗法最重要的能量供给物质。在非蛋白质热能中，葡萄糖与脂肪供给热量之比为2∶1。具体用量依据临床热量需要而定。根据补液量的需要，葡萄糖可配制为25%～50%的不同浓度，必要时加入胰岛素，每5～10g葡萄糖加胰岛素1U。由于高渗葡萄糖溶液对静脉刺激性较大，宜选用大静脉滴注。

3) 低糖血症严重者可先予50%葡萄糖注射液20～40mL静脉推注。

4) 饥饿性酮症严重者应用5%～25%葡萄糖注射液静脉滴注，每日100g葡萄糖可基本控制病情。

5) 等渗性失水者给予5%葡萄糖注射液静脉滴注。

6) 高钾血症者应用10%～25%注射液，每2～4g葡萄糖加胰岛素1U静脉输注，可降低血清钾浓度。但此疗法仅使细胞外钾离子进入细胞内，体内总钾含量不变，如不采取排钾措施，仍有再次出现高钾血症的可能。

7) 组织脱水者可予50%葡萄糖注射液20～50mL静脉注射，作用短暂。临床上应注意防止高血糖。用于调节腹膜透析液渗透压时，50%葡萄糖注射液20mL即10g葡萄糖可使1L腹膜透析液渗透压提高55 mOsm/kgH_2O。

(3) 不良反应观察与处理：

1) 高渗葡萄糖注射液滴注时，易发生静脉炎。使用过程中应注意患者局部注射部位有无发红、疼痛等。最好采用大静脉滴注。

2) 葡萄糖合并胰岛素使用过程中注意监测患者血糖。

3) 对于糖尿病、大剂量糖皮质激素、尿毒症腹膜透析患者腹腔内给予高渗葡萄糖溶液及全营养疗法时，容易发生高血糖，应按要求做好血糖管理。

4) 长期大量单纯补充葡萄糖容易发生低钾，应定期监测患者电解质浓度。

5) 1型糖尿病患者应用高浓度葡萄糖时偶有发生高钾血症，应注意血清钾离子浓度。

6) 心功能不全者输注速度不宜过快，一旦发生水肿、血压升高、心率加快、胸闷、呼吸困难等急性左心力衰竭症状，应及时通知医生，予强心、利尿、扩血管药物。

(4) 药物相互作用：尚不明确。

5. 特殊人群用药

(1) 妊娠期及哺乳期妇女：分娩时注射过多葡萄糖可刺激胎儿胰岛素分泌，发生产后婴儿低血糖。

(2) 儿童：补液过快、过多，可致心悸、心律失常，甚至急性左心力衰竭。

(3) 老年人：补液过快、过多，可致心悸、心律失常，甚至急性左心力衰竭。

6. 健康指导

(1) 向患者解释使用本药的目的、可能出现的不良反应。

(2) 嘱患者在用药过程中出现不适，及时告知医务人员。

(3) 告知患者在应激状态或应用糖皮质激素时容易诱发高血糖。

(4) 指导患者在用药过程中不要随意调节速度,老年人和儿童应严格控制补液量及速度。

(5) 告知患者在用药过程中及用药后注意随访血清钾指标,注意监测血糖。

二、果糖注射液

1. **药理作用** 本药是一种能量和体液补充剂,主要在肝脏、小肠壁、肾脏和脂肪组织通过胰岛素非依赖途径代谢,易于代谢为乳酸,迅速转化为能量,过量的果糖则以原形形式从肾脏排出。

2. **适应证与禁用人群**

(1) 适应证:

1) 注射剂的稀释剂。

2) 烧创伤、术后及感染等胰岛素抵抗状态下或不适宜使用葡萄糖时需补充水分或能源的患者的补液治疗。

3) 急性乙醇中毒的辅助治疗。

(2) 禁用人群:遗传性果糖不耐受症、痛风和高尿酸血症患者。

3. **不良反应**

(1) 循环和呼吸系统:过量输入可引起水肿,包括周围水肿和肺水肿。

(2) 内分泌和代谢:滴速过快[$\geqslant 1\,g/(kg \cdot h)$]可引起乳酸性酸中毒、高尿酸血症以及脂代谢异常。

(3) 电解质紊乱:稀释性低钾血症。

(4) 胃肠道反应:偶有上腹部不适、疼痛或痉挛性疼痛。

(5) 偶有发热、荨麻疹。

(6) 局部不良反应包括注射部位感染、血栓性静脉炎等。

4. **用药护理要点**

(1) 评估:用药前了解患者病史,肾功能不全、有酸中毒倾向及高尿酸血症患者慎用。

(2) 使用过程中应监测临床和实验室指标,以评价体液、电解质浓度和酸碱平衡。

(3) 过量使用可引起严重的酸中毒,故不推荐肠外营养中替代葡萄糖。

(4) 慎用于预防水过多和电解质紊乱。

(5) 过量输注无钾果糖可引起低钾血症,不用于纠正高钾血症。

(6) 注射速度宜缓慢,以不超过 $0.5\,g/(kg \cdot h)$ 为宜。

(7) 用法用量:缓慢静脉滴注,每日 10% 果糖注射液 $500 \sim 1\,000\,mL$。剂量根据患者的年龄、体重和临床症状调整。

(8) 不良反应观察与处理:

1) 过量输入可引起肺水肿。输注过程中注意观察患者有无呼吸急促、咳嗽、咳粉红色泡沫样痰等症状。一旦发生及时通知医生。予吸氧,遵医嘱使用强心、利尿、扩血管等药物。

2)使用过程中应预防酸碱失衡及电解质紊乱。有条件可监测血气,纠正相关指标。

3)观察患者有无恶心、呕吐等消化道症状,一旦发生对症用药。

4)如发生过敏反应及时停药,通知医生对症处理。

5)注意观察注射部位有无发红、疼痛等静脉炎症状。普通静脉炎可采用热敷、多磺酸粘多糖乳膏外涂等。一旦发生血栓性静脉炎要遵医嘱使用抗凝、抗炎药物。

(9)其他注意事项:

1)本药能加剧甲醇氧化成甲醛,不得用于甲醇中毒治疗。

2)药物相互作用:不宜与氨基己酸、氨苄青霉素、呋喃苯胺酸、硫酸肼苯哒嗪、硫喷妥钠、华法林等药物配伍使用。

3)药物过量:每日最多不超过300 g果糖。因大量输注能引起乳酸性酸中毒和高尿酸血症,因此也有部分国家将每日用量限定在25 g果糖以内。

5. 健康指导

(1)向患者解释使用本药的目的、可能出现的不良反应。

(2)嘱患者在用药过程中出现不适,及时告知医护人员。

(3)告知正在使用氨基己酸、氨苄青霉素、呋喃苯胺酸、硫酸肼苯哒嗪、硫喷妥钠、华法林等的患者,不宜同时使用本药。

(4)告知患者每日用量不可过大,以免引起乳酸性酸中毒和高尿酸血症。

(5)告知患者本药注射速度不宜过快,应严格按医嘱进行用药。

(6)建议患者有其余用药需求与本药进行合用时,先咨询医生或药师。

(刘 霄 许晓君)

第二节 盐 类

一、钾盐

(一)氯化钾

1. **药理作用** 钾离子是细胞内液中的主要阳离子,具有维持细胞的正常代谢、维持细胞内液的渗透压和酸碱平衡、增加神经肌肉应激性、抑制心肌收缩能力的生理功能,参与许多重要的生理过程。

2. **适应证与禁用人群**

(1)适应证:

1)治疗各种原因引起的低钾血症,如进食不足、呕吐、腹泻、排钾利尿剂的使用、长期使用糖皮质激素和高渗葡萄糖的输注等。

2)预防低钾血症,当患者存在失钾情况,尤其是发生低钾血症对患者危害较大时,需预防性补充钾盐,如进食很少、严重或慢性腹泻、失钾性肾病、巴特综合征(Bartter syndrome)等。

3) 洋地黄中毒引起的频发性、多源性期前收缩或快速心律失常。

(2) 禁用人群：高钾血症患者、急性和慢性肾功能不全者。

3. 不良反应

(1) 存在肾功能损害时应注意发生高钾血症。

(2) 口服可有胃肠道刺激症状，可能会出现恶心呕吐、胸痛、腹痛，甚至胃肠道出血、胃溃疡、胃穿孔。在空腹、剂量较大及原有胃肠道疾病者中更易发生。

4. 用药护理要点

(1) 评估：

1) 用药前了解患者血钾情况。

2) 在用药开始和整个过程中，观察患者的尿量情况，如尿量较少，应谨慎使用。

3) 静脉给予本药时，注意补钾浓度和速度，钾浓度不超过 3.4 g/L(45 mmol/L)，补钾速度不超过 0.75 g/h(10 mmol/h)，每日补钾量为 3~4.5 g(40~60 mmol)。

4) 静脉给药前评估患者的静脉情况，用药过程中注意患者是否有疼痛、静脉炎等表现。

(2) 用药方法：

1) 口服给药：常规剂量成人每次 0.5~1 g，每日 2~4 次，饭后服用，一般成人每日最大剂量为 6 g。

2) 静脉给药：有严重低钾血症或不能口服的患者(比如某些食管受压的心脏病患者，由于左心房增大而产生了食管溃疡)，采用静脉给药。一般将 10% 本药注射液 1~1.5 g 加入 500 mL 5% 葡萄糖注射液中静脉滴注，严禁直接静脉推注或未经稀释滴注氯化钾注射液。速度和剂量根据患者个人情况而定。

(3) 不良反应观察与处理：

1) 动态观察患者心电图和血钾变化：早期可出现 T 波高尖，Q-T 间期延长，随后 QRS 波增宽，P-R 间期延长，血钾浓度高于 5.5 mmol/L，应立即停止给药并通知医生。输注高渗碱性溶液或葡萄糖溶液及胰岛素可促进钾离子转移入细胞内，也可使用排钾利尿剂、口服阳离子交换树脂促使钾离子排出。如出现心律失常可给予 10% 葡萄糖酸钙 20 mL 静脉推注，缓解钾离子对心肌的毒性作用。

2) 观察患者的体征：观察患者是否出现神志淡漠、感觉异常、乏力、四肢软瘫、腹胀和腹泻等症状。血钾严重升高时有微循环障碍表现，如皮肤苍白、湿冷等，也可有心动过缓、心律失常表现，甚至心跳骤停。

(4) 其他注意事项：药物相互作用：低钾血症患者不应将本药与保钾利尿剂同时给予治疗，可能会产生严重的高钾血症。本药与血管紧张素转化酶抑制剂将通过抑制醛固酮的产生而保留钾，因此仅在严密监测下方可使用。

5. 特殊人群用药

(1) 妊娠期妇女：C 级，可能有害。尚未对本药进行动物生殖研究。若补钾的强度不会导致高钾血症，则也可能不会对胎儿或生殖能力产生不利影响。

(2) 哺乳期妇女：人类乳汁中正常的钾离子含量约为 13 mEq/L。由于口服钾元素成为体内钾元素库的一部分，如果体内钾元素不过量，则补充本药几乎不会影响母乳中的钾元素水平。

(3) 老年人：本药的临床研究没有包括足够数量的 65 岁及以上的受试者，但由于老年人出现肾功能下降的可能性更大，因此应谨慎选择治疗剂量，同时监测患者肾功能。

(4) 儿童：小儿剂量每日按体重 0.22 g/kg(3 mmol/kg)或按体表面积 3 g/m^2 计算。

(5) 肾功能不全者：肾功能受损的患者对这种药物产生毒性反应的风险可能更大。

6. 健康指导

(1) 向患者解释使用本药的目的和可能出现的不良反应。

(2) 告知患者应在饭后服用本药，不应空腹服用，不可压碎、咀嚼。

(3) 告知患者应严格按照医生处方剂量和频次服用本药，对于同时服用洋地黄制剂或利尿剂的患者更加重要。

(4) 告知患者注意观察有无消化道症状，特别是出现柏油样便或其他消化道出血迹象应立即告知医护人员。

(5) 告知患者注意观察有无神志淡漠、感觉异常、乏力、四肢软瘫、皮肤苍白、湿冷等高钾血症表现，如有，应立即告知医护人员。

(6) 告知患者静脉给药时，速度过快可出现局部疼痛，严重者可出现静脉炎表现。

(二) 谷氨酸钾注射液

1. 药理作用　谷氨酸能与血中过多的氨结合成无毒的谷氨酰胺，在肾脏中经谷氨酰胺酶的作用将氨解离，使血氨降低，从而改善肝性脑病症状。同时，钾离子可补充血钾不足，纠正低钾血症。

2. 适应证与禁用人群

(1) 适应证：

1) 血氨增多所致的肝性脑病、肝昏迷及其他神经症状，并且伴有低钾血症。

2) 伴有高氯血症或代谢性酸中毒的低钾血症。

(2) 禁用人群：碱血症患者慎用或禁用。

3. 不良反应

(1) 应用过量、速度过快或原有肾功能损害时易发生高钾血症。

(2) 静滴速度较快时可引起流涎、脸红与呕吐等症状。

(3) 合并焦虑状态的患者可有晕厥、心动过速、流泪及恶心等表现。

(4) 小儿用药可出现震颤。

4. 用药护理要点

(1) 评估：

1) 用药前评估静脉情况，静脉较细、滴注速度过快时容易引起疼痛。

2) 用药期间注意监测患者的电解质水平，包括钾、钠、氯等含量。

(2) 用药方法：静脉滴注。将谷氨酸钾 18.9 g 溶解于 5% 或 10% 葡萄糖注射液 500~1000 mL 缓慢滴注，每日 1~2 次。为维持电解质平衡，谷氨酸钾常与谷氨酸钠合用,以 1∶3 或 1∶2 比例混合。

(3) 不良反应观察与处理:注意是否出现高钾血症表现,如软弱、乏力、手足口唇麻木、意识模糊、呼吸困难、心律失常、传导阻滞,甚至心脏骤停。心电图可表现为高而尖的 T 波,并逐渐出现 P-R 间期延长,P 波消失,QRS 波变宽。应立即停药并通知医生,急查电解质水平。

(4) 其他注意事项:注意药物相互作用,包含以下几点。①与精氨酸同时应用可增强疗效,降低血氨且改善症状。②与肾上腺糖皮质激素、肾上腺盐皮质激素和促肾上腺皮质激素合用降低本药补钾疗效。③与库存血、含钾药物或保钾利尿剂合用发生高钾血症的概率增加,特别是对于肾功能损害的患者。④与血管紧张素转换酶抑制剂或环孢素 A 合用可抑制醛固酮分泌,引起高钾血症。⑤与肝素合用抑制醛固酮合成,可引起高钾血症。

5. 特殊人群用药

(1) 儿童:静滴过快可见震颤,引起流涎、皮肤潮红或呕吐。

(2) 肾功能不全者或无尿患者慎用本药。

6. 健康指导

(1) 用药前向患者解释该药物的作用及不良反应,注意观察有无恶心呕吐、心动过速、皮肤潮红、流涎等症状。

(2) 勿擅自调节静脉输液速度,过快时容易引起不良反应。

(3) 注意观察有无乏力、手足口唇麻木、意识模糊、皮肤苍白、湿冷等高钾血症表现,一旦发现应立即告知医护人员。

二、钙盐与磷酸盐

(一) 氯化钙注射液

1. 药理作用 大约 50% 的总血清钙是离子形式,钙离子可维持神经肌肉的正常兴奋性,促进神经末梢分泌乙酰胆碱,影响神经肌肉的兴奋性;可改善细胞膜的通透性,增加毛细管的致密性,使渗出减少,起抗过敏作用;可促进骨骼与牙齿的钙化形成。

2. 适应证与禁用人群

(1) 适应证:

1) 钙缺乏,急性血钙过低、碱中毒及甲状旁腺功能低下所致的手足搐搦症,维生素 D 缺乏症等。

2) 过敏性疾病。

3) 镁中毒、氟中毒的解救。

4) 心脏复苏时应用,如高血钾、低血钙或钙离子通道阻滞引起的心功能异常的解救。

(2) 禁用人群:

1) 在存在心室颤动或存在洋地黄毒性风险的患者中,本药禁用于心脏复苏。

2) 心搏停止的患者。

3) 使用强心苷类药物的患者。

3. **不良反应** 静脉注射可有全身发热,静注过快可产生恶心、呕吐、心律失常甚至心跳骤停。高钙血症早期可表现为便秘、倦睡、持续头痛、食欲不振、口中有金属味、异常口干等,晚期征象表现为精神错乱、高血压、眼和皮肤对光敏感,恶心、呕吐、心律失常等。

4. **用药护理要点**

(1) 评估:

1) 了解患者病史,查看患者有无禁忌。

2) 评估患者静脉情况,给药前确认导管在静脉内,用药期间注意观察患者注射部位皮肤情况。

3) 用药前关注患者电解质水平,特别是血清钙水平。

4) 检查本药溶液清澈且密封完好。

5) 询问患者既往用药史,使用洋地黄类药物的患者应遵医嘱谨慎使用本药。

(2) 用药方法:

1) 用于低钙或电解质补充,每次 0.5~1 g 稀释后缓慢静脉注射(不超过 0.5 mL/min),根据患者电解质水平重复给药。

2) 用于甲状旁腺机能亢进术后骨饥饿综合征患者的低钙,0.9% 氯化钠注射液或右旋糖酐内加入本药,滴注速度 0.5~1 mg/min,最快 2 mg/min。

3) 用于强心剂时,将 0.5~1 g 本药稀释后缓慢静脉滴注,不超过 1 mL/min。也可 0.2~0.8 g 心内注射。

4) 用于高钾血症治疗时应根据血钾情况决定剂量。高镁血症治疗时,首次 0.5 g 缓慢静脉注射(不超过 5 mL/min),根据血镁情况重复给药。

5) 儿童:低钙治疗剂量为 25 mg/kg 缓慢静脉滴注。

(3) 不良反应观察与处理:静脉注射时不宜推注过快。

(4) 其他注意事项:药物相互作用:与雌激素同用可增加钙的吸收。与噻嗪类利尿药合用会增加肾脏对钙的重吸收,可导致高钙血症。

5. **特殊人群用药**

(1) 妊娠期妇女:胎儿对本药有不良反应,但研究尚未充分,妊娠期妇女使用本药的治疗获益可能胜于潜在危害。

(2) 哺乳期妇女:钙可以从母乳中排出,哺乳期和非哺乳期妇女钙需求量相同。

(3) 老年人:肠道吸收钙的作用随年龄增加而减少,如排出增加,老年人用量需增加。

(4) 儿童:低钙治疗剂量为 25 mg/kg 缓慢静脉滴注。

(5) 肾功能不全者:慎用。如确需使用,应基于血清钙水平确定剂量。

(6) 呼吸性酸中毒患者:慎用。

6. **健康指导**

(1) 告知患者本药的作用与不良反应。

(2) 注意观察患者有无中枢神经症状或体征,如神经错乱等,应立即报告医护人员。

(3) 告知患者不能随意调节静滴速度,如有穿刺处疼痛、药物外渗、皮肤坏死等应立即告知医护人员。

(4) 告知患者警惕高钙血症的发生,如出现便秘、头疼、食欲不振等表现,应及时告知医护人员。

(5) 告知患者用药期间有合用洋地黄类药物、其他电解质补充剂等应严格根据医嘱用药。

(二) 葡萄糖酸钙

1. **药理作用**　参见"氯化钙注射液"。

2. **适应证与禁用人群**

(1) 适应证:

1) 钙缺乏症,如骨质疏松症、佝偻病、骨软化症以及妊娠、哺乳和绝经期妇女钙的补充。

2) 甲状旁腺功能减退症或维生素D缺乏症所致低钙血症。

3) 过敏性疾病以及镁中毒、氟中毒的解救。

4) 心脏复苏(如高血钾、低血钙或钙离子通道阻滞所致心功能异常的解救)。

(2) 禁用人群:

1) 呼吸性酸中毒患者。

2) 高钙血症患者。

3) 高钙尿症患者。

4) 含钙肾结石或有肾结石病史患者。

5) 对本药中任何成分过敏者。

6) 肾功能不全患者。

7) 接受头孢曲松钠治疗的新生儿(28日以内)。

3. **不良反应**

(1) 口服本药偶见便秘、恶心、呕吐、腹泻、荨麻疹、面部斑丘疹、面部潮红、痒、咽部充血、胸闷、过敏反应等。

(2) 可致高钙血症,早期可表现为便秘、倦睡、持续头痛、食欲不振、口中有金属味、异常口干等,晚期征象表现为精神错乱、高血压、眼和皮肤对光敏感、恶心、呕吐、心律失常等。血钙过高还可导致钙沉积在眼结膜和角膜,影响视觉。

(3) 静脉注射给药可出现全身发热。静脉注射过快可产生恶心、呕吐、心律失常。

(4) 心跳停止,同时使用洋地黄类药物治疗的患者反应尤其明显。静脉注射时如药液外漏,可致静脉炎及注射部位皮肤发红、皮疹和疼痛,随后可出现脱皮和皮肤坏死。

4. **用药护理要点**

(1) 评估:

1) 用药前了解患者是否有过敏史。

2) 在用药开始和整个过程中,观察患者心电图变化。

3) 在用药后,复查患者血清钙变化。

(2) 用药方法:

1) 成人口服常用量:①葡萄糖酸钙口服溶液,成人每次10~20 mL(1~2支),每日3次;②葡萄糖酸钙片,每次0.5~2 g,每日3次;③葡萄糖酸钙含片,含化或咀嚼后服用,成人每次0.5~1 g,每日3次。

2) 小儿口服常用量:①葡萄糖酸钙口服溶液,儿童每次10 mL(1支),每日2次;②葡萄糖酸钙片,0.5~1 g,每日3次;③葡萄糖酸钙含片,儿童0.5~0.7 g/kg,分次服用。

3) 成人注射用量:①低钙血症:静脉注射1 g,注射量不超过2 mL/min(1 mL:0.1 g),需要时可重复注射至抽搐症状得到控制。②抗高血钾、高血镁:静脉注射1~2 g,每分钟注射量不超过2 mL,同时心电图监测以控制用量。③氟中毒抢救:口服10%葡萄糖酸钙溶液,使氟化物形成不溶性氟化钙;静脉注射本药1 g,1 h后重复;如有皮肤组织氟化物损伤,每平方厘米受损面积应用10%葡萄糖酸钙50 mg,灼伤皮肤用2.5%葡萄糖酸钙凝胶涂敷。以上成人用量每日不超过15 g。

4) 儿童注射用量:低钙血症:按体重25 mg/kg,静脉缓慢注射。但因刺激性较大,本药注射液一般情况不用于小儿。

(3) 不良反应观察与处理:

1) 口服钙剂在合理用药下一般不良反应少,若注射时药液漏出血管外,应立即停止注射,并用氯化钠注射液作局部冲洗注射,局部给予氢化可的松、1%利多卡因和透明质酸,热敷,并抬高局部肢体。

2) 对于过敏性休克等严重全身反应按过敏抢救流程处理。立即停止用药并通知医生。对于急性过敏可给予抗组胺药、肾上腺皮质激素、肾上腺素或其他升压药并吸氧和保持气道通畅,必要时可气管插管。

(4) 其他注意事项:

1) 药物相互作用:①禁止与氧化剂、枸橼酸盐、可溶性碳酸盐、磷酸盐和硫酸盐配伍。②不宜与洋地黄类、草酸盐类药物合用。③大量饮用含酒精和咖啡因的饮料、进食富含纤维素的食物以及大量吸烟,均会抑制钙剂的吸收。④与苯妥英钠及四环素类同用,两者吸收减少。⑤维生素D、避孕药、雌激素能增加钙的吸收。⑥含铝的抗酸药与本药同服时,铝的吸收增多。⑦与噻嗪类利尿药合用时,易发生高钙血症。⑧与含钾药物合用时,应注意心律失常的发生。

2) 长期或大量应用本药,血清磷酸盐浓度降低。

5. 特殊人群用药 参见"氯化钙注射液"段落。

6. 健康指导

(1) 向患者解释使用本药的目的、可能出现的不良反应症状。

(2) 建议患者在出现过敏反应或神经系统反应的迹象和症状时,应立即通知医护人员。

(3) 建议女性患者如果计划怀孕或哺乳,或怀疑怀孕,应告知医护人员。

(4) 告知患者用药期间应避免大量进食富含纤维素的食物,因钙与纤维素可结合成不易吸收的化合物,能抑制钙的吸收。

(5) 告知患者用药期间不可大量饮用含酒精和咖啡因的饮料,以及避免大量吸烟,否则会抑制钙剂的吸收。

(6) 告知患者静脉给药时，相关的风险包括局部组织炎症、局部坏死和钙质沉着。

(三) 磷酸钠盐

1. **药理作用**　本药为口服灌肠溶液，主要作用是使下部肠道膨胀而刺激排便反射，同时通过增加大便含水量促进大便排泄。

2. **适应证与禁用人群**

(1) 适应证：患者结肠 X 线及肠道内窥镜检查前或手术前清理肠道。

(2) 禁用人群：先天性巨结肠、肠梗阻、腹水、充血性心脏病或肾功能衰竭患者。

3. **不良反应**　本药用药后可能会出现恶心、呕吐、胃胀、腹疝、腹泻、乏力、眩晕、过敏反应、肝功能检查 ALT 和 AST 升高、肛门刺激症及短暂性电解质紊乱(24 h 内恢复正常)。若过量使用可能会导致高磷酸盐血症、低钙血症、低钾血症、高钠血症和脱水。偶见流涎。

4. **用药护理要点**

(1) 评估：

1) 在用药前，详细了解病史，有无使用过本药，是否曾发生过敏情况。

2) 是否存在用本药的禁忌证。

3) 在用药期间了解排便情况，大便性状、量，评估肠道准备效果。

(2) 用药方法：本药作为肠道准备时服药，一般分 2 次，每次服药 45 mL。

1) 第 1 次服药时间在操作检查前一天傍晚 19 点，采用稀释法，用 750 mL 以上温凉开水稀释本药后服用。

2) 第 2 次服药时间在操作检查当天早晨 7 点(或在操作或检查前至少 3 h)或遵医嘱，用法同第 1 次。为获得良好肠道准备效果，建议患者在可承受范围内多饮水。

(3) 不良反应观察与处理：

1) 观察患者有无恶心、呕吐、腹胀、乏力、眩晕等症状。如果出现上述症状，应立即停止用药并通知医生。

2) 监测肝、肾功能，电解质指标，避免发生低钙血症、低钾血症、高钠血症等水电解质紊乱情况。必要时给予补充电解质溶液。

(4) 其他注意事项：

1) 药物相互作用：服用钙离子通道拮抗剂、利尿药以及可能影响电解质水平药物的患者应慎用本药。

2) 控制本药使用剂量，禁止联合其他缓泻药物。若重复给药，应监测患者电解质水平。在患者第 2 次摄入药物前充分饮水。

3) 本药应放在儿童不易拿到的地方。如果发生药物过量或误食，应及时就医。

5. **健康指导**

(1) 向患者详细解释使用本药的目的以及可能出现的不良反应症状。

(2) 指导患者正确规范的使用本药，避免过量服用。

(3) 建议患者在出现不良反应的症状时，应立即告知医护人员。

(4) 如有直肠出血，使用本药品后没有大便等情况，应停用药品，告知医护人员。

(5) 有肾脏疾病、心脏疾病、孕妇或哺乳期者，用药前请咨询医生。

(6) 用药期间不得服用其他缓泻药物，服用钙离子通道拮抗剂、利尿药的患者应告知医护人员，慎用本药物。

（蔡诗凝　李菁菁　董锦锦）

第三节　酸碱平衡调节药

一、碳酸氢钠

1. 药理作用　本药在体内被吸收后，碳酸氢根离子与尿液中氢离子结合生成碳酸，再分解成二氧化碳和水。前者可弥散进入肾小管细胞，与细胞内水再结合，生成碳酸，解离后的碳酸氢根离子被重吸收进入血循环。

2. 适应证与禁用人群

(1) 适应证：

1) 口服给药：碱化尿液及酸血症；缓解胃酸过多引起的胃痛、胃灼热感、反酸；轻至中度代谢性酸中毒。

2) 静脉给药：

A. 重度代谢性酸中毒，如严重肾脏病、循环衰竭、心肺复苏、体外循环及严重的原发性乳酸性酸中毒、糖尿病酮症酸中毒等。

B. 尿酸性肾结石的预防，减少磺胺类药物的肾毒性，以及急性溶血防止血红蛋白沉积在肾小管。

C. 某些药物中毒，如巴比妥类、水杨酸类药物及甲醇等中毒。

(2) 禁用人群：

1) 需要做胃酸分泌试验或血、尿 pH 测定的患者。

2) 吞食强酸后的中毒患者。

3. 不良反应（长期服用）

(1) 神经系统：出现精神症状，如肌肉疼痛、抽搐，以及持续性头痛。

(2) 消化系统：导致胃酸相对不足，常会出现口腔内异味、食欲不振，以及恶心等现象。

(3) 心血管系统：导致体内钠负荷过量，影响心脏功能且会使血管变得脆弱。

(4) 泌尿生殖系统：导致肾脏的碱中毒，出现尿频、尿急等症状。肾功能不全的患者尤为明显。

(5) 其他：干扰钙的吸收。

4. 用药护理要点

(1) 评估：用药前询问病史，以前是否使用本药及其反应。有发生过不良反应或满足其禁忌证的患者慎用,并做好相关不良反应的用药观察。

(2) 用药方法:

1) 口服或静脉给药。

2) 本药片剂为白色,一般餐前口服;本药注射液为无色的澄明液体,一般用于静脉给药。

3) 静脉滴注:5%本药常规输注时,钠离子输注速度不超过 8 mmol/min。对于成人心跳骤停,可快速静脉滴注 200～300 mmol/L。在少数紧急代谢性酸中毒时,可给药 2～5 mmol/(L·kg)的,静脉滴注时间 4～8 h,测 $PaCO_2$ 后再确定补碱剂量和速度。

(3) 不良反应观察与处理:

1) 观察患者是否出现呼吸短促、肌无力、心率失常、抽搐等症状。如果出现,立即停止用药并通知医生。

2) 观察患者静脉输注处的皮肤情况,如若输液外渗,一般可用25%维生素C进行局部封闭或硫酸镁湿敷。

3) 监测神经系统的体征和症状(疲倦、惊厥、昏迷)、肌张力过高,应适当纠正液体和电解质紊乱,予葡萄糖酸钙;严重碱中毒可给于氯化铵。

(4) 其他注意事项:

1) 药物相互作用:本药是碱性溶液,pH 值为 7.50～8.50,非紧急时不建议与其他药物混合使用。

A. 合用肾上腺皮质激素、促肾上腺皮质激素、雄激素时,易发生高钠血症和水肿。

B. 与苯丙胺、奎尼丁合用,易出现毒性作用。

C. 与抗凝药,如华法林和 M 胆碱酯酶药等合用,后者吸收减少。

D. 与含钙药物及乳制品合用,可致乳-碱综合征。

E. 与西咪替丁、雷尼替丁等 H_2 受体拮抗剂合用,后者的吸收减少。

F. 与排钾利尿药合用,增加发生低氯性碱中毒的风险。

G. 碱化尿液能抑制乌洛托品转化成甲醛,从而抑制后者治疗作用。且能增加肾脏对水杨酸制剂的排泄。

H. 减少口服铁剂的吸收。

I. 增加左旋多巴的口服吸收。

J. 钠负荷增加使肾脏排泄锂增多,故与锂制剂合用时,锂制剂的用量应酌情调整。

2) 实验室检测影响:对胃酸分泌试验或血、尿 pH 测定结果有明显影响。

5. **特殊人群用药**

(1) 妊娠期妇女:非必要不使用。

(2) 哺乳期妇女:本药可经乳汁分泌,但对婴儿的影响尚无相关资料。

(3) 老年人:尚不明确。

(4) 儿童:口服一般每次 0.1～1.0 g,每日 3 次。国内治疗酸中毒,注射给药参考成人剂量。心肺复苏抢救时,首次静脉注射按体重 1 mmol/kg,以后根据血气分析结果调整用量。国外一般不建议用于儿科患者。

(5) 下列人群慎用：

1) 少尿或无尿患者。

2) 钠潴留并有水肿的患者，如肝硬化、充血性心力衰竭、肾功能不全、妊娠高血压综合征患者。

3) 原发性高血压患者。

4) 下列人群不作静脉内用药：

A. 代谢性或呼吸性碱中毒的患者。

B. 因呕吐或持续胃肠负压吸引导致大量氯丢失的患者。

C. 低钙血症患者。

6. 健康指导

(1) 向患者解释使用本药的目的及可能出现的不良反应。

(2) 告知患者注意药物间的互相作用及配伍禁忌。

(3) 建议患者在出现神经系统反应的迹象和症状时，应立即通知医护人员。

(4) 建议女性患者如果计划怀孕或哺乳，或怀疑怀孕，应告知医护人员。

(5) 告知患者如使用期间，用了最大剂量2周且出现严重胃痛，应停止使用并告知医护人员。

(6) 请患者放置药品在儿童接触不到的地方，12岁以下儿童禁用，如果不慎儿童误服，请及时联系医护人员。

(7) 告知患者口服给药时，如使用的为散剂，需等药粉完全溶解后服用。过度饱食食物或饮料时，不要服用本药。

(8) 告知患者静脉给药时，如使用不当或者静脉通脆，可能会导致静脉炎或者药物外渗。

二、乳酸钠注射液

1. **药理作用** 乳酸钠进入体内后被转化为糖原或丙酮酸，或进入三羧酸循环被分解为水和二氧化碳，两者在碳酸酐酶催化下生成碳酸，再解离成碳酸氢根离子。主要在血液之中发挥作用。

2. **适应证与禁用人群**

(1) 适应证：代谢性酸中毒，腹膜透析液中缓冲剂、高钾血症伴严重心律失常QRS波增宽者。

(2) 禁用人群：

1) 心力衰竭及急性肺水肿患者。

2) 脑水肿患者。

3) 明显乳酸性酸中毒患者。

4) 重症肝功能不全患者。

5) 严重肾功能衰竭伴少尿或无尿患者。

3. 不良反应

(1) 神经系统：低钙血症者，在纠正酸中毒后易出现手足发麻、疼痛、搐搦、呼吸困难等症状。

(2) 循环系统：心率加速、胸闷、气急等肺水肿、心力衰竭表现等。

(3) 血压升高。

(4) 体重增加、水肿。

(5) 使用过量时出现代谢性碱中毒。

(6) 低钾血症。

4. 用药护理要点

(1) 评估：

1) 用药前询问患者病史，既往是否有高血压、糖尿病、心功能不全、肝功能不全及肾功能不全。

2) 用药前观察患者的全身水肿情况，并检查测定患者的血气分析，心、肺、肾功能状态。

(2) 用药方法：

1) 静脉给药。

2) 乳酸钠制剂一般为11.2%高渗溶液，呈无色的澄明液体。临床应用时可根据需要配制成不同渗透压浓度；等渗液浓度为1.86%。

3) 静脉滴注：速度不宜过快，一般根据患者二氧化碳结合力计算用量，速度控制在50滴/分钟内。

4) 高钾血症：首次可予静脉滴注11.2%注射液40～60 mL，以后酌情给药。严重高钾血症导致缓慢异位心律失常，特别是心电图QRS波增宽时，应在心电监护下给药，注意血钠浓度及防止心力衰竭。

(3) 不良反应观察与处理：

1) 观察患者生命体征的变化，尤其是血压及中心静脉压的变化，有异常及时通知医生。

2) 观察患者各项化验指标(血气分析，二氧化碳结合力，血清钾、钠、钙、氢浓度，肾功能)的变化，有异常及时通知医生。

3) 监测心肺功能状态和症状(浮肿、气急、发绀、肺部呼吸音、颈静脉充盈、肝-颈静脉反流等)，有异常及时停药通知医生。

4) 监测肝功能状态和症状(黄疸、神志改变、腹水)，使用乳酸钠前后密切观察，有异常随时通知医生。

(4) 其他注意事项：

1) 药物相互作用：本药与新生霉素钠、盐酸四环素、磺胺嘧啶钠呈配伍禁忌。

2) 实验室检测影响：对血、尿pH测定结果有一定影响。

5. 特殊人群用药

(1) 妊娠期妇女：有妊娠高血压综合征者慎用。

(2) 哺乳期妇女：乳酸钠终末代谢产物为碳酸氢钠，可经乳汁分泌，但对婴儿的影响尚无相关资料。

(3) 老年人：老年患者常有隐匿性心、肾功能不全，应慎用。

(4) 儿童：根据医嘱酌情减量。

6. 健康指导

(1) 向患者解释使用本药的目的及可能出现的不良反应。

(2) 指导患者使用本药时不要随意调节输液的速度，如有出现不适应立即通知医护人员。

(3) 建议患者在出现心、肺、肝功能不全的迹象和症状时，立即通知医护人员。

(4) 建议女性患者如果计划怀孕或哺乳，或怀疑怀孕，应告知医护人员。

(5) 告知糖尿病患者应用本药期间应严格按照医嘱使用，尤其是使用苯乙双胍的糖尿病患者。

(6) 告知高血压患者使用本药期间需严密监测自身的血压，如血压升高及时通知医护人员。

(7) 告知患者本药常为高渗性溶液，如输液不当，容易出现静脉炎或药物外渗，引起局部皮肤及组织坏死。

(梅静骅　倪　佳　唐颖嘉)

第十四章 抗微生物药

第一节 抗生素

一、青霉素类

1. **药理作用** 青霉素通过干扰细菌细胞壁的合成而产生抗菌作用。约19%在肝内代谢。在肾功能正常情况下,约75%的注射量于6h内自肾脏排出。

2. **适应证与禁用人群**

（1）适应证：

1）溶血性链球菌、肺炎链球菌、对青霉素敏感金黄色葡萄球菌等革兰阳性球菌所导致的各种感染,如血流感染、肺炎、脑膜炎、扁桃体炎、中耳炎、猩红热、丹毒、产褥热等。

2）草绿色链球菌和肠球菌属所导致的心内膜炎。

3）梭状芽孢杆菌所导致的破伤风、气性坏疽、白喉、流行性脑脊髓膜炎、鼠咬热、梅毒、钩端螺旋体病、溃疡膜性咽峡炎、放线菌病等。

（2）禁用人群：对任何青霉素类过敏的患者禁用本品。

3. **不良反应**

（1）过敏反应：青霉素毒性虽低,但过敏反应较常见,在各种抗感染药物中居首位。严重的过敏反应是过敏性休克,若不及时抢救,病死率高。其他过敏反应尚有溶血性贫血、药物性皮疹、接触性皮炎、间质性肾炎、哮喘发作等。

（2）毒性反应：少见,青霉素肌内注射部位可发生周围神经炎。鞘内注射超过 2×10^4 U 或静脉滴注大剂量青霉素可引起肌肉阵挛、抽搐、昏迷等反应。

（3）电解质紊乱：大剂量使用青霉素钾可发生高钾血症或钾中毒反应。大剂量使用青霉素钠对于肾功能减退或心功能不全患者可造成高钠血症。

（4）赫氏反应和治疗矛盾：用青霉素治疗梅毒、钩端螺旋体病或其他感染时可有症状加剧现象,称为赫氏反应,系大量病原体被杀灭引起的全身性反应。治疗矛盾见于梅毒患者,系由于治疗后梅毒病灶消失过快,但组织修复较慢,或纤维组织收缩,妨碍器官功能所致。

（5）二重感染：青霉素治疗期间可出现耐青霉素金黄色葡萄球菌、革兰阴性杆菌或白色念珠菌感染,念珠菌过度繁殖可使舌苔呈棕色甚至黑色。

4. 用药护理要点

(1) 评估:

1) 用本类药物前必须详细询问既往病史、家族史、用药史、过敏史,有无胸闷、瘙痒、面部发麻、发热等过敏反应症状。

2) 用药前必须先做青霉素皮肤敏感试验,阳性反应者禁用。但皮试阴性者不能排除出现过敏反应的可能。有青霉素过敏患者一般不进行皮试,治疗停药在3日以上或不同厂出品或批号者,应另行皮试。

3) 交叉过敏反应:患者对一种青霉素类过敏者可能对其他青霉素类亦过敏,也可能对青霉胺或头孢菌素类过敏。

(2) 用药方法:

1) 青霉素钾或钠极易溶于水,所以注射液应新鲜配制应用。

2) 肌内注射:$5×10^5$ U 的青霉素钠或钾,加入灭菌注射用水 1 mL 使其溶解;超过 $5×10^5$ U 者则需加入灭菌注射用水 2 mL;不应以氯化钠注射液作为溶剂。

3) 静脉滴注:以分次静脉滴注为宜,一般每 6 h 1 次。

(3) 不良反应观察与处理:观察患者有无皮疹、瘙痒、喉水肿、喘息等过敏的体征和症状。当发生过敏性休克时,必须就地抢救,立即肌注盐酸肾上腺素 0.5~1 mL,必要时以 5%葡萄糖注射液或氯化钠注射液稀释后静脉注射,临床表现无改善者,半小时后重复 1 次。心搏停止者,肾上腺素可做心内注射,同时静脉滴注大剂量肾上腺皮质激素,并补充血容量;血压持久不升者给予多巴胺等血管活性药。抗组胺药亦可考虑采用,以减轻荨麻疹。有呼吸困难者予以氧气吸入或人工呼吸,喉头水肿明显者应及时做气管切开。

5. 特殊人群用药 肾功能损害严重者需调整剂量或延长给药间隔时间。

6. 健康指导

(1) 向患者解释使用本类药物的目的、皮试原因及可能出现的过敏不良反应的症状。

(2) 向患者及家属解释即使皮试阴性,亦有可能会出现过敏反应,使用过程如有不适及时告知医护人员。

(3) 建议患者在出现过敏反应迹象和症状时,应立即通知医护人员。

(4) 建议女性患者如果计划怀孕或哺乳,或怀疑怀孕,应告知医护人员。

(5) 告知患者及家属在输注过程中,不要随意调节滴速。

二、头孢唑林

1. 药理作用 本品属于头孢菌素类,肌内注射后平均最大血浆浓度发生在给药后 1~2 h 之间;静脉滴注后 30 min 后达到峰浓度。药物吸收后,可在各组织、体腔、体液中达到有效抗菌浓度。难以透过血脑屏障。在体内不代谢;原形药主要通过肾小球滤过,部分通过肾小管分泌自尿中排出。腹膜透析一般不能清除。

2. 适应证与禁用人群

(1) 适应证:敏感致病菌所致的下呼吸道感染、尿路感染、心内膜炎、皮肤及软组织感染、胆道感染、前列腺炎和附睾炎、血流感染、骨和关节感染及手术期感染预防。

(2) 禁用人群：对头孢唑林、任何一种辅料或任何其他头孢菌素过敏的患者，以及哺乳期妇女。

3. **不良反应** 本药不良反应较少见。

(1) 过敏反应：轻度过敏反应如皮疹、药物热等过敏反应较少见。

(2) 血液系统：偶见嗜酸性粒细胞增多。

(3) 消化系统：恶心、呕吐、腹泻和腹部不适等胃肠道反应较为多见。

(4) 神经系统：个别可出现头晕、复视、耳鸣、抽搐等神经系统反应。

(5) 其他：白色念珠菌二重感染偶见。

4. **用药护理要点**

(1) 评估：

1) 为了防止过敏反应的发生，用药前必须详细询问既往病史，包括用药史，是否有青霉素类、头孢菌素类或其他β-内酰胺类抗生素过敏史，或过敏性疾病史，有无易为患者所忽略的过敏反应症状，如胸闷、瘙痒、面部发麻、发热等，以及有无个人或家属变态反应性疾病史等。

2) 在用药开始和整个过程中评估感染症状(生命体征、感染伤口灶、痰、尿、粪、白细胞数)。

(2) 用药方法：

1) 肌内注射：分别加入 2 mL 和 2.5 mL 灭菌注射用水或氯化钠注射液于 500 mg 和 1 g 注射用头孢唑林中。

2) 静脉注射：将 0.5 g 或 1 g 头孢唑林溶解于 10 mL 灭菌注射用水中，做缓慢静脉注射(3～5 min)。静脉滴注前，再用 100 mL 稀释液稀释。

(3) 不良反应观察与处理：

1) 观察患者过敏的体征和症状(皮疹、瘙痒、喉水肿、喘息)。如果出现这些症状，立即停止用药并通知医生。对于急性过敏可给予抗组胺药、肾上腺皮质激素、肾上腺素或其他升压药并吸氧和保持气道通畅(必要时可气管插管)。

2) 监测神经系统的体征和症状(意识障碍，包括意识混乱、幻觉、麻木、昏迷)，肌阵挛，过量使用会刺激大脑发生惊厥、抽搐，可使用抗惊厥药。

3) 观察患者有恶心、呕吐、腹泻等胃肠道反应，及时用药处理。

4) 定期检测患者肝、肾功能指标，及时用药处理。

(4) 其他注意事项：药物相互作用与硫酸阿米卡星、盐酸金霉素、盐酸四环素、葡萄糖酸红霉素、硫酸多黏菌素 B、戊巴比妥、葡萄糖酸钙有配伍禁忌，会发生不良反应。

5. **特殊人群用药**

(1) 有胃肠道疾病者，尤其是结肠炎患者应慎用。

(2) 肝、肾功能不全者：减量用药。

6. **健康指导**

(1) 向患者解释使用本药的目的、可能出现的不良反应的症状。

(2) 指导患者空腹时服用最佳,食物可延缓吸收。

(3) 建议患者在出现过敏反应或神经系统反应的迹象和症状时,应立即通知医护人员。

(4) 建议女性患者如果计划怀孕或哺乳,或怀疑怀孕,应告知医护人员。

(5) 应用本药期间饮酒或服含乙醇药物时患者可出现双硫仑样反应,故在应用本品期间和以后数天内,应避免饮酒和服含乙醇的药物。

(6) 肌内注射时,注射部位可能引起硬结、疼痛。嘱患者勿热敷及按揉。

(7) 静脉给药时,不要随意调节滴速,如有不适,立即告知医护人员。

三、美罗培南

1. **药理作用** 本药属于碳青霉烯类,对铜绿假单胞菌和不动杆菌,化脓性链球菌、无乳链球菌、肺炎链球菌,以及甲氧西林敏感金黄色葡萄球菌和凝固酶阴性葡萄球菌、敏感葡萄球菌、厌氧菌(除脆弱拟杆菌外)敏感,对黄杆菌属、嗜麦芽窄食单胞菌和部分洋葱伯克霍尔德菌、屎肠球菌和甲氧西林耐药葡萄球菌较差。主要经肾小球滤过和肾小管分泌排泄,尚有约2%的药物经胆管排泄。

2. **适应证与禁用人群**

(1) 适应证:致敏菌所致的血流感染,细菌性脑膜炎、肺炎、肺脓肿、脓胸等下呼吸道感染,腹膜炎、肝脓肿、胆道感染等腹腔感染,盆腔感染,肾盂肾炎等尿路感染。

(2) 禁用人群:对本药及其他碳青霉烯类药物过敏者,以及哺乳期妇女。

3. **不良反应**

(1) 过敏反应:如皮疹、瘙痒、过敏性皮炎、荨麻疹、水肿。

(2) 血液系统:白细胞减少、中性粒细胞减少、血小板减少、嗜酸性粒细胞增多等。

(3) 消化系统:恶心、呕吐、腹泻、便秘等胃肠道反应。

(4) 神经系统:头痛、眩晕、失眠、嗜睡、意识障碍、癫痫等严重不良反应。

4. **用药护理要点**

(1) 评估:

1) 为了防止过敏反应的发生,用药前必须详细询问既往病史,包括用药史,是否有本药及其他碳青霉烯类药物过敏史等。

2) 在用药开始和整个过程中评估感染症状(生命体征、感染伤口灶、痰、尿、粪、白细胞数)。

(2) 用药方法:静脉滴注或注射时本品静脉滴注时间>15~30 min;或溶解于5~20 mL无菌注射用水中缓慢静脉注射,注射时间应>5 min。

(3) 不良反应观察与处理:

1) 观察患者过敏的体征和症状(皮疹、瘙痒、喉水肿、喘息)。如果出现这些症状,立即停止用药并通知医生。对于急性过敏可给予抗组胺药、肾上腺皮质激素、肾上腺素或其他升压药并吸氧和保持气道通畅(必要时可气管插管)。

2) 监测神经系统的体征和症状(意识障碍,包括意识混乱、幻觉、麻木、昏迷),肌阵挛,过量使用会刺激大脑发生惊厥、抽搐,可使用抗惊厥药。

3) 观察患者有恶心、呕吐、腹泻等胃肠道反应,及时用药处理。

4) 观察注射部位有无硬结、红肿、灼热感等不适,及时对症处理。

(4) 其他注意事项:药物相互作用,如碳青霉烯类药物与丙戊酸联合应用,可促进后者代谢增加,导致其浓度减低于有效治疗浓度,甚至引发癫痫。

5. **特殊人群用药**

(1) 妊娠期妇女慎用。

(2) 老年患者及肾功能损害患者,内生肌酐清除率<50 mL/min 时,应调整给药剂量。

(3) 有中枢神经系统基础疾病、精神异常、癫痫史或合并应用其他可能导致癫痫药物患者。

6. **健康指导**

(1) 向患者解释使用本药的目的、可能出现的不良反应的症状。

(2) 指导患者向医护人员报告腹泻的发生,特别是大便中有血、脓或黏液的情况。建议患者在没有咨询医疗专业人员的情况下不要进行治疗。

(3) 建议患者在出现过敏反应或神经系统反应的迹象和症状时,应立即通知医护人员。

(4) 建议女性患者如果计划怀孕或哺乳,或怀疑怀孕,应告知医护人员。

(5) 告知患者及家属不能与氨基糖苷类抗生素一起使用。

(6) 静脉给药时,告知患者及家属在输注过程中,不要随意调节滴速。如剂量过大或速度过快可出现血管灼热感、疼痛,严重者可致血栓性静脉炎。

(7) 告知患者及家属静脉注射时会引起恶心、呕吐、腹泻、便秘等胃肠道反应,及时告知医护人员。

四、硫酸阿米卡星

1. **药理作用** 本药可穿过胎盘屏障,本品在体内不代谢。主要经肾小球滤过排出,9 h 内排出 84%~92%;单次肌内注射 0.5 g,尿药浓度可高达 800 mg/L 以上,24 h 内排出 94%~98%,10~20 日内完全排泄。

2. **适应证与禁用人群**

(1) 适应证:

1) 敏感铜绿假单胞菌及其他假单胞菌属、大肠埃希菌、变形杆菌属等所致严重感染,如细菌性心内膜炎、血流感染、下呼吸道感染、骨与关节感染、皮肤及软组织感染、胆道感染、腹腔感染、烧伤感染、手术后感染及反复发作性尿路感染等。

2) 革兰阴性杆菌对庆大霉素或妥布霉素耐药菌株所致的感染。

(2) 禁用人群:对本药或其他氨基糖苷类过敏者,妊娠期及哺乳期妇女。

3. **不良反应**

(1) 耳毒性:可发生耳鸣、耳部饱胀感,高频听力减退,严重者可发展到耳聋。

(2) 神经毒性:可导致前庭神经和听神经损害。

(3) 肾毒性:表现为非少尿性肾脏损伤或少尿伴急性肾衰竭,前者表现为多尿、血尿、蛋白尿等。个别严重肾脏损害者可导致尿毒症。

(4) 其他:偶有头痛、药疹、震颤、麻木、关节痛、嗜酸性细胞增多、肝功能异常、贫血和视力模糊等。

4. 用药护理要点

(1) 评估:

1) 用药前评估患者是否对本药及其他氨基糖苷类药物过敏。

2) 用药前监测肾功能、尿常规,以防出现严重的肾毒性必要时行听力检查或电测听。

(2) 用药方法:成人常用量肌内注射或静脉滴注。①单纯性尿路感染病原菌对常用抗感染药物耐药者,每 12 h 0.2 g。②用于其他全身性感染,每 8 h 5 mg/kg,或每 12 h 7.5 mg/kg;也可采用每日 1 次给药的治疗方案。成人每日量不超过 1.5 g,疗程不超过 10 日。

(3) 不良反应观察与处理:

1) 观察患者过敏的体征和症状。如果出现这些症状,立即停止用药并通知医生。对于急性过敏可给予抗组胺药、肾上腺皮质激素、肾上腺素或其他升压药并吸氧和保持气道通畅(必要时可气管插管)。

2) 发生头晕、眩晕、耳鸣、麻木、共济失调等。患者原有肾功能损害是耳毒性发生的重要诱发因素。应及早发现、及时停药。

3) 初期表现为尿液中出现管型、蛋白质及红细胞等,尿量增多或减少,电解质失衡(低镁血症,也可有低钙血症和低钾血症)。如早期发现、及时停药,大多可逆转。

4) 神经系统毒性:及早发现,及时停药。

(4) 其他注射事项:

1) 本药不宜与两性霉素 B、头孢噻吩钠、呋喃妥因钠、磺胺嘧啶钠和四环素等联合应用,因可发生配伍禁忌。

2) 逾量处理:由于缺少特异性拮抗药,阿米卡星过量或引起毒性反应时,主要用对症疗法和支持疗法,腹膜透析或血液透析有助于从血中清除本品。

5. 特殊人群用药

(1) 肝、肾功能严重减退的患者:宜避免应用氨基糖苷类,有应用指征时需根据肾功能减退程度减量用药,并进行血药浓度监测。

(2) 老年人:有应用指征时需根据肾功能减退程度减量用药,并进行血药浓度监测。

6. 健康指导

(1) 向患者解释使用本药的目的、可能出现的不良反应的症状。

(2) 告知患者较长期应用可引起二重感染,立即停药可恢复。

(3) 告知患者本药可影响听力,用药期间应检测听力,及早发现、及时停药。

(4) 告知患者出现肾毒性时,应饮足量的水,以减少肾小管损害。出现早期肾脏损害时,及时停药,肾损害大多是可逆的。如出现少尿、肾功能不全,应及时部分患者停药,10日左右后患者出现多尿期,肾功能的恢复需要数周至数月。

(5) 告知患者使用本药应监测血药浓度,尤其是老年和肾功能减退患者。

五、盐酸多西环素

1. **药理作用** 本药属于四环素类,具有广谱抗病原微生物作用,为抑菌药,高浓度时具有杀菌作用。本品主要自肾小球滤过排出体外,给药后 24 h 内可排出给药量的 60%,其不吸收部分自粪便中以原形排泄。少量药物自胆汁分泌至肠道排出。

2. **适应证与禁用人群**

(1) 适应证:

1) 作为首选或选用药物可应用于下列疾病:①立克次体病,包括流行性斑疹伤寒、地方性斑疹伤寒、落基山斑疹热、恙虫病和 Q 热。②支原体属感染。③衣原体属感染,包括鹦鹉热、性病淋巴肉芽肿、非特异性尿道炎、输卵管炎、宫颈炎及沙眼。④回归热。⑤布氏菌病。⑥霍乱。⑦兔热病。⑧莱姆病、鼠疫。治疗布氏菌病和鼠疫时需与氨基糖苷类联合应用。

2) 对青霉素类抗生素过敏的破伤风、气性坏疽、雅司病、梅毒、淋病和钩端螺旋体病。

3) 由于目前常见致病菌对四环素类耐药现象严重,仅在病原菌对此类药物呈现敏感时,方有指征选用该类药物。例如可选用于对药物敏感的金黄色葡萄球菌、肺炎链球菌、化脓性链球菌、淋病奈瑟菌、脑膜炎奈瑟菌、大肠埃希菌、产气肠杆菌、志贺菌属、耶尔森菌、单核细胞增多性李斯特菌、放线菌属等所致呼吸道、胆道、尿路和皮肤、软组织感染,也可用于痤疮的治疗。

(2) 禁用人群:对本药有过敏史者,或对四环素类中任何品种有过敏史者;肝、肾功能严重减退的患者;哺乳期及妊娠期妇女。

3. **不良反应**

(1) 沉积在牙齿、骨骼和指甲中,致牙齿产生不同程度的黄染变色,牙釉质发育不良及龋齿,并可致骨发育不良。

(2) 可引起恶心、呕吐、上腹不适、腹胀、腹泻等胃肠道症状。

(3) 使人体内正常菌群减少,导致维生素缺乏、真菌繁殖,出现口干、咽痛、口角炎、舌炎、舌苔色暗或变色等。

(4) 二重感染:长期应用可诱发耐药金黄色葡萄球菌、革兰阴性杆菌和真菌等的消化道、呼吸道和尿路感染,严重者可致败血症。

(5) 肝损害:通常为肝脂肪变性。

(6) 肾损害:可引起已有肾功能损害者的氮质血症加重。

(7) 可引起药物热或皮疹,后者可表现为荨麻疹、多形性红斑、湿疹样红斑等,也可诱发光感性皮炎。过敏性休克、哮喘、紫癜等亦偶有发生。

(8) 偶可致良性颅内压增高(假性脑瘤),可表现为头痛、呕吐、视物模糊、视神经乳头水肿等。

(9) 局部可产生疼痛等刺激症状,严重者发生血栓性静脉炎。

(10) 偶可引起血小板减少症。

(11) 使用失效或降解的四环素类可引起范科尼综合征,即肾小管性酸中毒,表现为多尿、恶心、烦渴、糖尿、氨基酸尿、高磷酸盐尿、低钾血症、高尿酸血症、酸中毒、蛋白尿。

4. 用药护理要点

(1) 评估:

1) 用药前评估患者是否妊娠期或是否正在授乳。

2) 用药期间定期监测肝、肾功能,以及血常规。

(2) 用药方法:

1) 细菌性感染,第1日100 mg,每12 h 1次。继以每次100～200 mg,每日1次;或每次50～100 mg,每12 h 1次。

2) 由沙眼衣原体或解脲脲原体引起的尿道炎,以及沙眼衣原体所致单纯性尿道炎、宫颈炎或直肠感染,均为每次100 mg,每日2次,疗程7～10日。

3) 梅毒,每次100 mg,每12 h 1次,早期梅毒疗程15日;晚期梅毒30日。

4) 性病淋巴肉芽肿,每次100 mg,每日2次,疗程21日。

(3) 不良反应观察与处理:

1) 可引起药物热或皮疹,后者可表现为荨麻疹、多形性红斑、湿疹样红斑等,也可诱发光感性皮炎。可致过敏性休克、哮喘、紫癜等亦偶有发生。立即停止用药并通知医生。对于急性过敏可给予抗组胺药、肾上腺皮质激素、肾上腺素或其他升压药并吸氧和保持气道通畅(必要时可气管插管)。

2) 可引起恶心、呕吐、上腹不适、腹胀、腹泻等胃肠道症状也可使人体内正常菌群减少,导致维生素缺乏、真菌繁殖,出现口干、咽痛、故口服时,应饮用足量水(约240 mL),以避免食管溃疡和减少胃肠道刺激症状。

3) 若出现严重皮肤反应,应立即停药,并给予相应治疗。

5. 特殊人群用药

(1) 老年人:长期使用对肝有损伤,应慎用,定期检查肝功能。

(2) 肾功能轻度不全者,应注意慎用,用药期间定期检查肾功能。

6. 健康指导

(1) 向患者解释使用本药的目的、可能出现的不良反应的症状。

(2) 告知患者本药发生二重感染的比例较高,涉及阴道、咽喉、口腔、肠道等部位,注意二重感染的发生。服药期间不宜暴露在日光下,以防发生皮肤反应,一旦发生,立即停药。

六、万古霉素

1. 药理作用　对多数革兰阳性球菌和杆菌具有杀菌作用;对肠球菌属具有抑制作用。约90%药物在24 h内由肾小球滤过并经尿以原形排泄。

2. 适应证与禁用人群

(1) 适应证：

1) 耐药革兰阳性菌所致严重感染，特别是甲氧西林耐药葡萄球菌属、肠球菌属及青霉素耐药肺炎链球菌所致败血症、心内膜炎、脑膜炎、肺炎、骨髓炎等。

2) 中性粒细胞减少或缺乏症合并革兰阳性菌感染。

3) 青霉素过敏或经其他抗生素治疗无效的严重革兰阳性菌感染。

4) 经甲硝唑治疗无效的艰难梭菌所致假膜性肠炎（口服）。

(2) 禁用人群：对本药或去甲万古霉素过敏者以及妊娠期妇女。

3. 不良反应

(1) 偶有药物热、皮疹、瘙痒、过敏样反应等变态反应，静脉给药可引起血栓性静脉炎，偶有中性粒细胞或血小板减少、心力衰竭等。次数显著增多或减少、食欲缺乏、恶心或呕吐、异常口渴、软弱无力等。

(2) "红人综合征"的发生率低，多见于快速大剂量静滴后，症状有食欲缺乏、寒战或发热、晕厥、瘙痒、恶心或呕吐、心动过速、皮疹或面红，颈根、上半身背部、前臂等处发红或麻刺感。

4. 用药护理要点

(1) 评估：

1) 用药前进行细菌培养和药敏试验。

2) 用药期间定期监测肝、肾功能，以及全血细胞计数。

(2) 用药方法：

1) 全身性感染：每 6 h 静脉滴注 0.5 g 或 7.5 mg/kg，或每 12 h 静脉滴注 1 g 或 15 mg/kg。

2) 艰难梭菌引起的假膜性结肠炎：口服剂量：每次 125～500 mg，每 6 h 1 次，疗程 5～10 日。

(3) 其他注意事项：药物相互作用，如氨基糖苷类、两性霉素 B 注射剂、阿司匹林、碱性溶液、二甲双胍、华法林有配伍禁忌。

5. 特殊人群用药

(1) 哺乳期妇女：慎用。

(2) 肝功能损害者：慎用。

(3) 肾功能损害者要调整使用剂量。

6. 健康指导

(1) 向患者解释使用本药的目的、可能出现的不良反应的症状。

(2) 告知患者本药对组织有高度刺激性，静脉注射药液外漏后可引起局部剧痛和组织坏死。故使用本药静脉注射必须轮换使用，并应避免药液外漏。

(3) 告知患者本药给药期间可致静脉炎，静脉给药时，要告知患者不要随意调节补液滴速。

(4) 告知患者使用本药可致"红人综合征"，出现皮疹或面红，颈根、上半身背部、前臂等处发红或麻刺感。用药前使用抗组胺药可使症状减轻或避免出现。

(5) 告知患者治疗过程中必须监测血药浓度,尤其是需延长疗程或有肾功能减退或听力减退或耳聋病史及老年患者。

(6) 告知患者本药可引致耳鸣、听力减退,肾功能损害,尤其是老年患者有引起耳毒性(听力丧失)与肾毒性的高度危险,治疗期间应定期检查听力,严重者立即停药。

(7) 告知患者本药也可引致尿液中蛋白、管型、细胞数及测定尿相对密度等,给药期间应监测肾功能及尿常规情况。

(郑　峥　林蕾蕾　阮婷婷)

第二节　合成抗菌药

一、左氧氟沙星

1. 药理作用　本药为喹诺酮类,具有广谱抗菌作用,尤其对需氧革兰阴性杆菌的抗菌活性高。氟喹诺酮类为杀菌药,尤其对甲氧西林敏感葡萄球菌、溶血性链球菌、肺炎链球菌等的抗菌作用增强。作用机制同环丙沙星。本药主要经肾排出,其余量自粪排出。

2. 适应证与禁用人群

(1) 适应证:

1) 敏感菌所致下列感染:慢性支气管炎急性细菌感染性加重、社区获得性肺炎和医院获得性肺炎、急性鼻窦炎、急性单纯性下尿路感染、复杂性尿路感染、急性肾盂肾炎、复杂性和非复杂性皮肤及其附属结构感染。

2) 非复杂性皮肤及其附属结构感染;沙眼衣原体所致非淋菌性尿道炎和宫颈炎;急性盆腔炎和腹腔感染;怀疑有厌氧菌混合感染时,需加用抗厌氧菌药;单纯性和复杂性尿路感染;细菌性前列腺炎;伤寒;感染性腹泻;骨、关节感染;血流感染等较重感染。

(2) 禁用人群:对氧氟沙星、左氧氟沙星、或对喹诺酮类中任何一种药物过敏者;哺乳期及妊娠期妇女。

3. 不良反应

(1) 胃肠道反应:较为常见,多表现为腹部不适或疼痛、食欲不振、恶心或呕吐、腹泻或便秘、味觉异常等。

(2) 中枢神经系统反应:发生率仅次于胃肠道反应,多表现为头晕、头痛、嗜睡或失眠等。

(3) 过敏反应:

1) 皮疹、皮肤瘙痒,偶可出现渗出性多形性红斑和血管神经性水肿。

2) 光过敏和光毒性,表现为暴露部位轻至中、重度皮疹及疱疹。

3) 偶可发生过敏性休克。

(4) 本药的注射剂静脉给药时可致静脉炎。

(5) 偶可发生以下严重不良反应：

1) 严重中枢神经系统反应或精神改变，可表现为抽搐、癫痫样发作、烦躁不安、焦虑、幻觉、精神异常、意识混乱、震颤等，大多发生于肾功能减退患者（包括老年患者）未减量用药或有中枢神经系统基础疾病以及周围神经病变患者。

2) 血尿、皮疹、发热等间质性肾炎表现。

3) 结晶尿，见于高剂量应用时。

4) 关节疼痛、僵硬、肿胀等关节病变，以及肌腱炎、肌腱断裂等。

5) 史-约综合征、中毒性表皮剥脱性坏死等皮肤反应。

6) 中性粒细胞缺乏症、白细胞减少、血小板减少、溶血性贫血、再生障碍性贫血、骨髓抑制等血液系统反应。

(6) 少数患者可出现血清氨基转移酶升高、血肌酐及血尿素氮增高，多属轻度，并呈一过性。

4. **用药护理要点**

(1) 评估：

1) 在开始治疗前，获取病史，如以前是否使用本药或其他喹诺酮类药有过敏反应，是否为妊娠期妇女。

2) 在开始治疗前，获取标本用于培养和监测药物敏感性。第1次用药可能在收到检测结果之前。

3) 在用药开始和整个过程中评估感染症状（生命体征、感染伤口灶、痰、尿、粪、白细胞数）。长期用药应定期检测肝肾功能，造血功能。糖尿病患者用药期间应密切监测血糖。

(2) 用药方法：

1) 口服：①慢性支气管炎急性细菌感染性加重。②社区获得性肺炎。③急性鼻窦炎。④皮肤及软组织感染，每日400 mg，分2次服，或每日500 mg，一次性顿服，疗程7～14日。⑤急性单纯性下尿路感染，每日200 mg，一次性顿服，疗程3～7日。⑥复杂性尿路感染、急性肾盂肾炎，每日400 mg，分2次服，或每日500 mg，一次性顿服，疗程10～14日。⑦慢性细菌性前列腺炎，每日400 mg，分2次服，或每日500 mg，一次性顿服，疗程6周。⑧与适当的抗菌疗法联合用药根除幽门螺杆菌，每次0.5 g，每日1次，餐后口服，疗程7日或10日（对于耐药性严重的地区，可考虑延长至14日，但不宜超过14日）。

2) 缓慢静脉滴注：需注意本药的注射剂只供缓慢静脉滴注，不可快速静脉输注，也不可用作肌内注射。每200 mg的本品静脉滴注时间不少于60 min。

(3) 不良反应观察与处理：参阅"健康指导"段落。

5. **特殊人群用药**　参阅"健康指导"段落。

6. **健康指导**

(1) 向患者解释使用本药的目的、可能出现的不良反应的症状。

(2) 用药期间需注意胃肠道反应，表现为腹部不适或疼痛、胃纳减退、恶心或呕吐，一旦出现立即告知医护人员。

(3) 肾功能减退者未调整剂量应用本药时,易发生抽搐、癫痫样发作等严重中枢神经系统不良反应,需根据肾功能减退情况调整剂量,定期检测肾功能。

(4) 建议女性患者如果怀疑怀孕或哺乳,应告知医护人员。

(5) 中枢神经系统疾病患者,包括脑动脉硬化、癫痫患者,如有明确指征需应用该类药物时,密切观察生命体征及有无癫痫发作,一旦出现立即停药,使用抗惊厥药物。

(6) 糖尿病患者应用本药期间如发生低血糖反应(头晕、目眩、饥饿感),要及时告知医护人员。

(7) 本药宜空腹服用;也可于餐后服用,以减少胃肠道反应;服用时宜同时饮水250 mL。

(8) 本药注射剂应缓慢静脉滴注,滴注过快易发生用药部位的不良反应。

(9) 本药导致光敏反应发生,在用药期间应避免过度日光或人工紫外线照射。

(10) 用药期间出现血清氨基转移酶升高、血肌酐及血尿素氮增高,定期监测肝功能。

(11) 有用药期间出现结晶尿报道,在患者的尿 pH 值在 7 以上时尤易发生,故应碱化尿液。每日进水量必须充足,以使每日尿量保持在 1 200~1 500 mL 以上。

(12) 用药期间出现中性粒细胞缺乏症、白细胞减少、血小板减少、溶血性贫血、再生障碍性贫血、骨髓抑制等血液系统反应,定期检测血常规,一旦出现立即告知医护人员。

(13) 用药期间偶可引起肌腱炎,严重者可发生肌腱断裂;60 岁以上高龄,合用非甾体类药物,肾脏、心脏或肺移植等因素进一步增加风险。类风湿关节炎等有肌腱功能障碍病史患者使用本药,肌腱断裂的风险增加。如用药过程中患者出现局部疼痛、炎症表现或肌腱断裂等症状时应停药,注意休息并限制其活动,直至肌腱炎或肌腱断裂的诊断被明确排除。

(14) 在静脉滴注本药前、后,如输液应用其他药物时均应先以液体(如 0.9%氯化钠注射液、5%葡萄糖注射液等与莫西沙星相容的液体)冲洗静脉通道或更换输液器。静脉给药时,静脉滴注时间不少于 60 min,如剂量过大或速度过快可出现血管灼热感、疼痛,严重者可致静脉炎,一旦出现立即停药。

二、甲硝唑

1. **药理作用** 本药为硝基咪唑类,对大多数厌氧菌具有强大抗菌作用,但对需氧菌和兼性厌氧菌则无作用。抗阿米巴原虫的机制为抑制其氧化还原反应,使原虫的氮链发生断裂。本药在肝脏中代谢,其羟化代谢产物具有抗菌活性。本药及其代谢产物 60%~80%经尿排出,其中约 20%以原形排出;6%~15%随粪便排泄。

2. **适应证与禁用人群**

(1) 适应证:

1) 各种厌氧菌引起的血流感染、心内膜炎、脓胸、肺脓肿、腹腔感染、盆腔感染、妇科感染、骨和关节感染、脑膜炎、脑脓肿、皮肤及软组织感染、艰难梭菌引起的抗生素相关肠炎、幽门螺杆菌相关性胃窦炎或消化性溃疡、牙周感染及加德纳菌阴道炎等。

2) 可作为某些手术前的预防用药,如结肠、直肠择期手术等。

3) 肠道及肠外阿米巴病(阿米巴肝脓肿等)、阴道滴虫病、小袋虫病、麦地那龙线虫病、贾第虫病。

(2) 禁用人群:对本药或其他硝基咪唑类过敏者;妊娠初始3个月者。

3. 不良反应 本药最严重的不良反应为高剂量时可引起癫痫发作和周围神经病变,后者主要表现为肢端麻木和感觉异常。某些病例长程用药时易产生周围神经病变。其他常见的不良反应有以下几种。

(1) 胃肠道反应,如恶心、食欲缺乏、呕吐、腹泻、腹部不适、味觉改变、口干、口腔内有金属味等。

(2) 血液系统反应,白细胞减少、血小板减少以及可逆性中性粒细胞减少。

(3) 过敏反应,如皮疹、荨麻疹等。

(4) 中枢神经系统症状,如头痛、眩晕、晕厥、共济失调和精神错乱等。

(5) 局部反应,如血栓性静脉炎等。

4. 用药护理要点

(1) 评估:

1) 治疗前、延长治疗或重复治疗后应监测血细胞计数及其分类计数。

2) 对 Cockayne 氏综合征患者,治疗前、开始治疗后 2~3 日内应监测肝功能,治疗期间和治疗结束后亦应频繁监测。

(2) 用药方法:

1) 厌氧菌感染:常用量,口服,每次 500 mg,每日 3 次,疗程 7 日或更长。口服每日最大剂量不可超过 4 g。静脉滴注,首剂 15 mg/kg;继以 7.5 mg/kg,每 8~12 h 1 次,每次最大剂量不超过 1 g;每次静滴时间在 1 h 以上。疗程 7 日或更长。

2) 肠道感染:口服,每次 500 mg,每日 3 次;抗生素相关性肠炎,口服,每次 500 mg,每日 3~4 次。

3) 与其他抗菌药联合用于根除幽门螺杆菌:每次 0.4 g,每日 2 次,餐后口服,疗程 7 日或 10 日。

(3) 不良反应观察与处理:

1) 若出现中枢神经系统不良反应或过敏反应,应立即停药。

2) 若已知或之前未被识别的念珠菌病的症状加重,需给予抗念珠菌治疗。

3) 若用药部位出现烧灼感、红肿等,应停药并将局部药物洗净。

5. 特殊人群用药 老年人由于肝功能减退,使用本药时药动学可能改变,应慎用。必须使用本药时,应监测与本药相关的不良反应。

6. 健康指导

(1) 向患者解释使用本药的目的、可能出现的不良反应的症状。

(2) 告知患者用药期间不应饮用含乙醇的饮料,因其可干扰乙醇的氧化过程,引起体内乙醛蓄积,导致双硫仑样反应,可出现腹部痉挛、恶心、呕吐、头痛、面部潮红等。

(3) 告知患者药物不应与含铝的针头和套管接触,静脉滴注速度宜慢,每次滴注时间应超过 1h,并避免与其他药物同瓶滴注。

(4) 告知患者用药期间若出现过敏反应,如皮疹、荨麻疹,应立即停药,并告知医护人员。

(5) 告知患者用药期间若出现胃肠道反应,如出现恶心、食欲缺乏、呕吐、腹泻、腹部不适、味觉改变、口干、口腔内有金属味等症状,应立即停药。

(6) 告知患者用药期间出现血液系统反应,白细胞减少、血小板减少,以及可逆性中性粒细胞减少等,定期检测血常规,一旦出现立即停药。

(7) 告知科凯恩综合征(cockayne syndrome)患者若出现肝功能检查结果异常,应停药,并监测肝功能直至恢复至用药前水平。若出现潜在肝损伤症状(如腹痛、恶心、粪便颜色改变或黄疸),亦应立即停药。

(8) 告知患者本药最严重的不良反应为高剂量时可引起癫痫发作和周围神经病变,后者主要表现为肢端麻木和感觉异常,一旦出现,立即停药。

(郑　峥　林蕾蕾　陶棘蕾)

第三节　抗真菌药

一、唑类抗真菌药

(一) 氟康唑

1. 药理作用

(1) 吸收:口服吸收完全,生物利用度超过 90%。

(2) 分布:在体内广泛分布于皮肤、水疱液、腹腔液、痰液等组织、体液中。

(3) 排泄:本药可自血液透析、腹膜透析中被部分清除。

2. 适应证与禁用人群

(1) 适应证:真菌感染性疾病。

(2) 禁用人群:对本药有过敏史者禁用。

3. 不良反应

(1) 过敏反应:可表现为皮疹,偶可发生严重的剥脱性皮炎、渗出性多形性红斑。

(2) 消化道系统:如恶心、呕吐、腹痛或腹泻等肝毒性反应。

(3) 神经系统:可发生头痛等不良反应。

4. 用药护理要点

(1) 评估:

1) 在开始治疗前,获取病史,如以前是否使用过唑类抗真菌药,有无过敏史。

2) 在开始抗菌治疗前,获取真菌培养和其他相关实验室研究(包括组织病理学)的标本。在等待特异性诊断检查确认疾病期间,可开始早期针对性治疗。但在出结果后,应相应地调整抗真菌治疗。

3) 在用药开始和整个过程中评估感染症状(生命体征、感染伤口灶、痰、尿、粪、白细胞数),倾听患者主诉。

(2) 用药方法:

1) 口服用药或静脉给药或外用。

2) 口服用药:①播散性念珠菌病。首次剂量 0.4 g,以后每次 0.2 g,每日 1 次,持续 4 周,症状缓解后至少持续 2 周。②口咽部念珠菌病。首次剂量 0.2 g,以后每次 0.1 g,每日 1 次。③外阴阴道念珠菌病。单剂量 0.15 g(3 片)。④用温开水分散后口服或直接吞服。

3) 静脉给药:静脉滴注,100 mL 滴注时间为 30～60 min。

4) 外用:滴入眼睑内,每次 1～2 滴,每 2～4 h 1 次,或遵医嘱。

(3) 不良反应观察与处理:

1) 观察患者过敏的体征和症状(皮疹、瘙痒、红斑):如果出现这些症状,立即停止用药并通知医生。轻度皮疹通常在 1 周以后消失,同时可以口服氯雷他定等抗过敏药物缓解。如果患者出现严重的皮疹、红斑,此时要及时就医,可以进行地塞米松等脱敏治疗。

2) 监测肾脏系统的体征和症状(少尿、血尿等):如果出现这种反应,需要立刻停药就医,根据检查结果进行下一步处理。

3) 监测消化系统的体征和症状(恶心、呕吐、腹痛或者腹泻等症状等):通常无须特殊处理,停药以后即可消失。在此期间患者可以多饮水,以加速药物排泄,严重时需要就医,可以使用甲氧氯普胺(胃复安)等药物,缓解腹痛、腹泻症状;如果患者出现上腹部疼痛、皮肤发黄、厌食等症状,可能出现肝毒性症状,需要立即停药。

(4) 其他注意事项:药物相互作用。

1) 与甲苯磺丁脲、格列吡嗪等口服降糖药合用时,本药可减少该类药物在肝脏的代谢,使其血药浓度升高,导致低血糖症,因此需监测血糖,并减少磺酰脲类降糖药的剂量。

2) 与华法林、双香豆素等抗凝药合用时,本品可降低其代谢,增强其抗凝作用,致患者的凝血酶原时间延长,并可发生出血倾向,应监测凝血酶原时间并谨慎使用。

3) 利福平、利福喷汀与本药合用时,可降低本药的血药浓度,应根据临床情况调整本药剂量。

5. 特殊人群用药

(1) 艾滋病患者:隐球菌脑膜炎防止复发时可长期应用本药,每日 200 mg。

(2) 老年人:无肾功能损伤者,可采用成人的正常剂量。

(3) 儿童:不推荐本药用于 6 个月以下的婴儿患者。

(4) 哺乳期妇女:本药可分泌至乳汁中,乳汁中药物浓度与血药浓度相仿,因此不推荐用于哺乳期妇女,必须采用时应停止授乳。

(5) 肾功能损伤者(肌酐清除率＜40 mL/min)用药应根据受损程度相应调整给药方案。

6. 健康指导

(1) 向患者解释应用本药的目的及可能出现的不良反应。

(2) 嘱患者勿随意调节滴速。

(3) 指导患者向医护人员报告有无恶心、呕吐、腹痛、腹泻等;同时观察是否有皮疹、皮炎、头痛等不良反应也应及时告知医生。

(4) 建议对哺乳期妇女不推荐使用本药,如需使用,应停止母乳喂养。

(5) 建议患者在本药治疗过程中,应定期检测肝功能,一旦出现临床症状或肝功能持续异常,需及时就医,并在医生指导下停药。

(二) 伏立康唑

1. 药理作用

(1) 吸收:口服本品吸收迅速而完全,口服后生物利用度约为96%。

(2) 分布:分布容积为4.6 L/kg。血浆蛋白结合率约为58%。

(3) 排泄:仅有少于2%的药物以原形经尿排出。血液透析可清除少量本药。

2. 适应证与禁用人群

(1) 适应证:①侵袭性曲霉病。②食管念珠菌病。③非中性粒细胞缺乏症患者念珠菌属血流感染。④念珠菌属所致播散性皮肤感染与腹部、肾脏、膀胱及伤口感染。

(2) 禁用人群:对本药任一成分过敏者。

3. 不良反应

(1) 过敏反应:有过敏性休克样的即刻反应,包括面红、发热、出汗、心动过速、胸闷、呼吸困难、晕厥、恶心、瘙痒和皮疹。皮疹、瘙痒、斑丘疹常见;大多数皮疹为轻、中度。患者一旦出现皮疹,必须进行严密观察,若皮疹加重,则必须停药。

(2) 全身反应:常见者有发热、寒战、头痛、腹痛、胸痛等。

(3) 视网膜系统:约30%的用药者曾出现视觉改变、视物模糊、色觉改变或畏光。视物障碍通常为轻度。视物障碍可能与较高的血药浓度和(或)剂量有关。这种改变在疗程超过29日后不再进展,并且停药后可以完全恢复。

(4) 心血管系统:常见者有心动过速、高血压、低血压、血管扩张。

(5) 消化系统:常见者有恶心、呕吐、腹泻、肝功能异常、胆汁淤积性黄疸、口干。

(6) 血液系统:常见者有血小板减少症、贫血。

(7) 神经系统:常见者有眩晕、幻觉等。

4. 用药护理要点

(1) 评估:

1) 在开始治疗前,获取病史,以前是否使用此类药物,有无过敏史。

2) 在开始抗真菌治疗前,获取真菌培养和其他相关实验室研究(同氟康唑)。

3) 在用药开始和整个过程中评估感染症状(同氟康唑)。

(2) 用药方法:

1) 口服给药:本药口服制剂应在餐前或餐后1 h服用。

2) 静脉给药:本药静脉制剂应静脉滴注给药,滴注速度不可超过每小时3 mg/kg。

(3) 不良反应的观察与处理:

1) 观察患者过敏的体征和症状(皮疹、瘙痒)。如果出现这些症状,立即停止用药并通知医生。对于急性过敏可给予抗组胺药、肾上腺皮质激素、肾上腺素或其他升压药并吸氧和保持气道通畅(必要时可气管插管)。

2)监测视网膜系统的体征和症状(视觉改变、视物模糊、色觉改变或畏光),如果出现这些症状,立即停止用药并通知医生。服用本药可能会引起视觉障碍,在用药期间应该避免驾驶或者是操纵机器。如果连续治疗超过28日,需要监测视觉功能,包括视敏度、视力范围及色觉等。

3)监测消化系统的体征和症状(恶心、呕吐、腹泻),如果出现这些症状,立即停止用药并通知医生并遵医嘱用药。

4)监测神经系统的体征和症状(眩晕、幻觉),如果出现这些症状,立即停止用药并通知医生。

(4)其他注意事项:药物相互作用。

1)应用环孢素治疗的患者开始使用本药时,建议其环孢素的剂量减半,并严密监测其血药浓度,其血药浓度增高与肾毒性有关。当停用本药时,仍需严密监测环孢素的血药浓度,必要时逐渐增加环孢素的剂量。

2)本药可使应用华法林抗凝治疗患者的凝血酶原时间显著延长。因此当两者合用时,需严密监测凝血酶原时间,可能需要调整华法林的剂量。

5. 特殊人群用药

(1)妊娠期及哺乳期妇女:不宜使用本药。服用本药可能会导致皮肤的光过敏反应,所以在用药期间应避免强烈的直接的阳光照射。孕龄期妇女用药期间应采取有效的避孕措施。

(2)肾功能减退(肌酐清除率<50 mL/min)用药不宜注射本药注射剂,可选口服制剂。

6. 健康指导

(1)向患者解释使用本药的目的、可能出现的不良反应的症状。

(2)告知患者如出现视物模糊、色觉改变或畏光等症状,及时通知医护人员。

(3)告知患者禁止与利福平、利福布汀、卡马西平合用,会降低本药的血药浓度。

(4)告知患者禁止与麦角胺、二氢麦角胺等麦角生物碱类药物合用,会导致麦角中毒。

(5)告知患者禁止与西罗莫司合用,会增加西罗莫司的血药浓度。

(6)指导哺乳期妇女用药期间停止母乳喂养。

二、抗生素类抗真菌药

下面以两性霉素B为例做介绍。

1. 药理作用

(1)吸收:口服吸收少且不稳定。

(2)分布:体内分布广,在有炎症的胸水、腹水、滑膜液和眼房水中的药物浓度高,但在脑脊液中药物浓度极低。

(3) 排泄：本品通过肾脏缓慢排泄（数周至数个月）。

2. 适应证与禁用人群

(1) 适应证：

1) 真菌感染类疾病。

2) 作为美洲利什曼原虫病的替代治疗药物。

(2) 禁用人群：对本药任何成分有过敏史者。

3. 不良反应

(1) 过敏反应：静滴过程中或静滴后数小时可发生寒战、高热、严重头痛、恶心和呕吐、呼吸急促、眩晕等。

(2) 消化系统：可出现腹泻、消化不良、食欲缺乏、体重减轻等不良反应。

(3) 心血管系统：滴速过快可引起心室颤动或心脏骤停。本药引起的低钾血症亦可导致心律失常。本药局部刺激性大，注射部位可发生血栓性静脉炎。

(4) 血液系统：血液系统毒性反应可发生正常细胞性贫血。由于引起大量钾离子排出，可致低钾血症。

(5) 神经系统：视物模糊或复视、癫痫样发作。鞘内注射本药可引起严重头痛、发热、呕吐、颈项强直、下肢疼痛、尿潴留等，严重者导致下肢截瘫。

4. 用药护理要点

(1) 评估：

1) 开始治疗前，获取病史，两性霉素 B 的使用情况及过敏史。

2) 在用药开始和整个过程中评估感染症状（生命体征、不良反应症状）。

(2) 用药方法：

1) 静脉给药或鞘内给药或局部用药。

2) 静脉滴注：开始给药时可先试从每次 1～5 mg 或按体重每次 0.02～0.1 mg/kg 给药，以后根据患者耐受情况每日或隔日增加 5 mg，当增加至每次剂量 0.6～0.7 mg/kg 时即可暂停增加剂量。最高单次剂量按体重不超过 1 mg/kg，每日或隔 1～2 日给药 1 次，总累积量 1.5～3.0 g，疗程 1～3 个月，也可延长至 6 个月，需视患者病情及感染种类而定。对敏感真菌所致感染宜采用较小剂量，即成人单次剂量 20～30 mg，疗程仍宜较长。

3) 鞘内给药：首为 0.05～0.1 mg，以后逐渐增至每次 0.5 mg，最大量每次不超过 1 mg，每周给药 2～3 次，总量 15 mg 左右。鞘内给药时宜与小剂量地塞米松或琥珀酸氢化可的松同时给予，并需用脑脊液反复稀释药液，边稀释边缓慢注入以减少不良反应。

4) 局部用药：气溶吸入时成人每次 5～10 mg，用灭菌注射用水溶解成 0.2%～0.3% 溶液应用；超声雾化吸入时本品浓度为 0.01%～0.02%，每日吸入 2～3 次，每次吸入 5～10 mL。持续膀胱冲洗时每日以两性霉素 B 5 mg 加入 1 000 mL 灭菌注射用水中，按每小时注入 40 mL 速度进行冲洗，共用 5～10 日。

(3) 不良反应观察与处理：

1) 观察患者过敏的体征和症状（皮疹、瘙痒、喉水肿、喘息），抢救措施同唑类抗真菌药。

2) 观察患者静脉输注时发生急性反应的体征和症状(发热、寒战、低血压、气管痉挛、休克)。为减少本药的不良反应,给药前可给解热镇痛药和抗组胺药,如吲哚美辛和异丙嗪等,同时给于琥珀酸氢化可的松或地塞米松一同静脉滴注。应避免快速静脉滴注。如果在静脉滴注时药液漏出血管外,可用5%葡萄糖注射剂抽吸冲洗,也可加少量肝素钠注射剂于冲洗液中。

(4) 其他注意事项:

1) 药物相互作用:①由于本药可诱发低钾血症,因此除了为减轻本药的不良反应可合用肾上腺皮质激素(可加重低钾血症)外,一般不推荐两者合用。②本药与氟胞嘧啶合用可增强两者药效;但也可增强氟胞嘧啶的毒性。③氨基糖苷类、抗肿瘤药、多黏菌素类、万古霉素等具有肾毒性的药物以及环孢素等具有肾毒性的免疫抑制药与本药合用时将导致肾毒性增强。④同时应用使尿液碱化的药物可增加本药的排泄,并防止或减少肾小管性酸中毒的发生。同时应用利尿药可能增加引起低钾血症的发生风险,应监测血钾浓度。

2) 治疗期间应监测以下项目:①肾功能,定期检查尿常规、血尿素氮及血肌酐。如血尿素氮或血肌酐值的升高具有临床意义时,则需减量或停药,直至肾功能改善。②肝功能,如发现肝功能异常并逐渐加重者应停药。③血钾测定,治疗过程中每周至少测定2次。

5. 特殊人群用药

(1) 妊娠期及哺乳期妇女:本药用于治疗患全身性真菌感染的孕妇,对胎儿无明显影响。哺乳期妇女应避免应用本药或于用药时暂时停止哺乳。

(2) 肝、肾功能不全者用药:

1) 肾功能损害:肾功能轻、中毒损害的患者慎用,重度肾功能损害者则需延长给药间期或减量应用,应用其最小有效量,在当治疗累计剂量>4 g时可引起不可逆性肾功能损害。

2) 肝功能损害:本药可致肝毒性,肝病患者避免应用本药。

6. 健康指导

(1) 向患者解释使用两性霉素B的目的、可能出现的不良反应的症状。

(2) 告知患者如出现呼吸窘迫等过敏反应的迹象和症状时,立即通知医护人员。

(3) 治疗期间应定期检测肝、肾功能,电解质,使用初期可给予心电监测,观察患者心律变化。

(4) 本药宜匀速、缓慢、避光滴注,每剂滴注时间至少4~6 h。告知患者及家属不得随意调节补液速度。

(5) 静脉输注时,易引起静脉炎;应避免外渗,若外渗,易引起皮肤缺血性坏死,建议使用中心静脉导管进行药物输注。

三、棘白菌素类抗真菌药

下面以卡泊芬净为例做介绍。

1. 药理作用

(1) 吸收：随着静脉应用本药剂量的加大，健康人的血药浓度亦成比例增加。

(2) 分布：本药的血浆蛋白结合率可高达 97%。

(3) 排泄：约 35% 给药量的本品及其代谢产物经粪便排泄；41% 经尿液排泄，其中约 1.4% 以原形从尿液中排泄。

2. 适应证与禁用人群

(1) 适应证：

1) 念珠菌属血流感染、腹腔脓肿、腹膜炎和胸腔感染。

2) 食管念珠菌病。

3) 难治性或不能耐受其他药物治疗，如两性霉素 B、两性霉素 B 含脂制剂和（或）伊曲康唑的侵袭性曲霉病。

(2) 禁用人群：对本药或其任何成分过敏者。

3. 不良反应

(1) 全身反应：发热、寒战。

(2) 过敏反应：皮疹。

(3) 消化系统：恶心、呕吐。

(4) 神经系统：头痛。

4. 用药护理要点

(1) 评估：

1) 在开始治疗前，获取病史，如以前是否使用过本药，了解患者过敏史。

2) 在用药开始和整个过程中评估感染症状（生命体征、不良反应症状）。

3) 治疗期间定期随访肝功能指标。

(2) 用药方法：静脉给药。食管念珠菌病每日 50 mg，缓慢静脉滴注至少 1 h。肾功能损害及轻度肝功能损害患者不需调整剂量。

(3) 不良反应观察与处理：

1) 观察患者过敏的体征和症状（皮疹、瘙痒），抢救措施同唑类抗真菌药。

2) 应用本品可能会发生静脉炎，观察注射部位皮肤红肿痛情况，若有进行对症处理。

3) 本药应单独给药，不得使用任何含有右旋糖（$\alpha\text{-}D$-葡聚糖）的稀释液，因为本药在含有右旋糖的稀释液中不稳定。

(4) 其他注意事项：药物相互作用有以下几种。

1) 本药可致他克莫司血药浓度减低。两者合用时应监测他克莫司的血药浓度，并调整他克莫司的剂量。

2) 应用利福平可使本药血药谷浓度降低 30%；故合用利福平的患者，应予以本药每日 70 mg。

5. 特殊人群用药

(1) 妊娠期妇女：慎用。

(2) 哺乳期妇女：应用本药时宜停止授乳。

(3) 老年人：65 岁以上老年患者使用本药血药浓度有轻度增加，但不需调整剂量。

(4) 肝、肾功能不全者：

1) 对轻度肝功能不全的成年患者无须调整剂量。但对中度肝功能不全的成年患者，按需调整剂量。

2) 无须对肾功能不全患者进行剂量调整。本药是不可透析的；因此在血液透析后不需要补充剂量。

6. 健康指导

(1) 向患者解释使用本药的目的、可能出现的不良反应的症状。

(2) 建议患者在出现过敏反应的迹象和症状时，应立即通知医护人员。

(3) 建议患者应遵医嘱规范用药，不宜与环孢素合用。

(4) 指导哺乳期妇女用药期间停止母乳喂养。

（钱韵佳　袁　征　严晓雯）

第四节　抗病毒药

一、抗疱疹病毒药

（一）阿昔洛韦

1. 药理作用

(1) 吸收：口服吸收差，进食对血药浓度影响不明显。

(2) 分布：能广泛分布至各组织与体液中，包括脑、肾、肺、肝、小肠、肌肉、脾、乳汁、子宫、阴道黏膜与分泌物、脑脊液及疱疹液。在肾、肝和小肠中浓度高，脑脊液中浓度约为血中浓度的一半。药物可以通过胎盘。

(3) 排泄：在肝内代谢，经尿排泄。腹膜透析清除药量很少。

2. 适应证与禁用人群

(1) 适应证：

1) 单纯疱疹病毒感染：口服用于生殖疱疹病毒感染初发和复发病例；对反复发作病例口服该品用作预防。注射剂用于免疫缺陷者。

2) 带状疱疹病毒感染：口服用于免疫功能正常者带疱疹和免疫缺陷者轻症病例的治疗。注射剂用于免疫缺陷者严重带疱疹患者的治疗。

3) 免疫缺陷者水痘。

(2) 禁用人群：对本药有过敏史者。

3. 不良反应

(1) 常见的不良反应：

1) 过敏反应：皮肤瘙痒或荨麻疹。

2) 消化系统:口服可引起恶心、呕吐、腹泻等。
(2) 少见的不良反应:
1) 全身反应:发热、头痛、全身不适、皮疹、皮肤瘙痒、脱发、肝炎、黄疸,长期给药偶见月经紊乱。
2) 血液系统:ALT 增高。
3) 泌尿系统:大剂量静脉滴注可发生尿路结晶。肾功能减退者慎用。

4. 用药护理要点

(1) 评估:在开始治疗前,获取病史,以前是否使用本药,有无过敏史。有无肝、肾功能疾病史。

(2) 用药方法:

1) 口服用药。①带状疱疹:成人常用量每次 800 mg,每日 5 次,共 7～10 日。②水痘:每次 20 mg/kg,每日 4 次,共 5 日,出现症状立即开始治疗。③肾功能不全者,详见表 14-1。

表 14-1 阿昔洛韦用于肾功能减退患者的剂量调整(口服)

	肌酐清除率 mL/min(mL/s)	剂量(mg)	给药间隔(h)
生殖器疱疹			
起始或间歇治疗	>10(0.17)	200	4(每日 5 次)
	0～10(0～0.17)	200	12
慢性抑制疗法	>10(0.17)	400	12
	0～10(0～0.17)	200	12
带状疱疹	>25(0.42)	800	4(每日 5 次)
	>10～25(0.17～0.42)	800	8
	0～10(0～0.17)	800	12

2) 静脉滴注:①重症生殖器疱疹初治,按体重每 8 h 滴注 5 mg/kg,共 5 日。②带状疱疹,每次 500 mg,每 8 小时 1 次;肾功能减退者按需调整给药方案。③单纯疱疹性脑炎,每 8 h 滴注 10 mg/kg,共 10 日。④成人每日最高剂量按体重 30 mg/kg。药液至少在 1 h 内匀速滴入,避免快速滴入或静脉推注,否则可发生肾小管内药物结晶沉积。成人急性或慢性肾功能不全者不宜用该品静滴,因滴速过快时可引起肾功能衰竭。

(3) 不良反应观察与处理:

1) 观察患者过敏的体征和症状(皮疹、瘙痒),抢救措施同唑类抗真菌药。

2) 监测泌尿系统的体征和症状(急性肾衰竭、血尿)。如果出现这些症状,立即停止用药并通知医生。给予充足的水分防止药物沉积于肾小管;血透有助于排泄血中的药物,对急性肾衰竭和血尿患者尤为重要。

(4) 注意事项:药物相互作用。本药给药时与肾毒性药物合用可加重肾毒性,特别是肾功能不全者更易发生。

5. 特殊人群用药

(1) 哺乳期妇女:服药时宜暂停授乳。

(2) 老年人：由于生理性肾功能的衰退，本药剂量需调整。

(3) 急性或慢性肝、肾功能不全患者：不宜用本药静脉滴注，因滴速过快时可引起肾衰竭。

6. 健康指导

(1) 向患者解释使用本药的目的、可能出现的不良反应的症状。

(2) 告知患者口服给药时，应服用充足的水分，以防止本药在肾小管内沉淀，预防肾损害。

(3) 告知患者静脉用药配置时应不超过 7 g/L，否则宜引起静脉炎。

(4) 告知患者静脉滴注时应>1 h 匀速缓慢滴入，避免快速滴入或静脉推注，用药后 2 h 指导患者多饮水。

(5) 告知血液透析的患者应在血透后用药，以免降低药效。

(6) 告知患者静脉用药期应监测肾功能。

(7) 告知哺乳期妇女用药期间暂停母乳喂养。

(8) 告知女性生殖器疱疹患者大多易患子宫颈癌，因此至少每年检查 1 次，以早期发现。静脉用药可能引起肾毒性，用药前或用药期间应检查肾功能。

(二) 更昔洛韦（丙氧鸟苷）

1. 药理作用

(1) 吸收：口服吸收差。

(2) 分布：在体内广泛分布于各种组织中，可透过胎盘屏障进入胎儿血液循环；亦可进入眼内组织。

(3) 排泄：主要以原形经肾排出。本药可经血液透析清除。

2. 适应证与禁用人群

(1) 适应证：

1) 免疫缺陷者如艾滋病或器官移植者合并巨细胞病毒视网膜炎而危及视力。

2) 艾滋病患者合并危及生命的巨细胞病毒感染者。

(2) 禁用人群：

1) 对本药及阿昔洛韦过敏者。

2) 中性粒细胞计数<50×10^9/L 或血小板计数<25×10^9/L 者。

3. 不良反应

(1) 过敏反应：皮疹。

(2) 全身反应：药物热。

(3) 泌尿系统：血肌酐和血尿素氮升高。

(4) 血液系统：用药后约 40% 的患者中性粒细胞计数减低至 1.0×10^9/L 以下，大多在用药后 1~2 周发生，通常可逆转，也有长期不逆转，导致致死性的感染；AIDS 患者的发生风险更大。约 20% 的患者血小板计数减低至 50×10^9/L 以下，此外可有贫血。

(5) 中枢神经系统：精神异常、紧张、震颤等，发生率约 5%。

(6) 消化系统：恶心、呕吐、腹痛、食欲缺乏、肝功能异常。

4. 用药护理要点

（1）评估：

1）在开始治疗前，获取病史，以前是否使用本药，有无过敏史。是否处于妊娠期或哺乳期。

2）在开始治疗前，获取病史，是否既往有无贫血或血液系统疾病，采集血标本。中性粒细胞计数$<50\times10^9$/L或血小板计数$<25\times10^9$/L者禁用。

（2）用药方法：

1）静脉滴注：本品注射剂需静滴给药，不可肌内注射。每次 5 mg/kg，每 12 h 1 次，连用 14~21 日（缓慢滴注 1 h 以上）；患者需给予充足水分，以免增加毒性。肾功能减退患者剂量应酌减。

2）口服用药：本药胶囊应于进餐后服用，以增加吸收。本药口服仅适用于巨细胞病毒视网膜炎患者经本药注射剂治疗后病情已稳定者以作为维持治疗。

（3）不良反应观察与处理：

1）观察患者过敏的体征和症状（同阿昔洛韦）。

2）监测血液系统的体征和症状（中性粒细胞减少、血小板减少），用药期间应注意口腔卫生，疗程中应定期监测周围血象。如中性粒细胞计数在 0.5×10^9/L 以下或血小板计数低于 25×10^9/L 时应暂予停药，直至中性粒细胞计数增加至 0.75×10^9/L 以上方可重新给药。

（4）其他注意事项：药物相互作用有以下几种。

1）影响造血系统的药物、可引起骨髓抑制的药物及放射治疗等与本药合用时，可增强对骨髓的抑制作用。

2）本药与具有肾毒性药物合用时（如两性霉素 B、环孢素）可能加重肾功能损害，使本品经肾排出量减少而引起不良反应。

3）本药与亚胺培南-西司他丁合用可发生全身抽搐，故两者不宜合用。

5. 特殊人群用药

（1）哺乳期妇女：用药期间应停止哺乳。

（2）儿童：12 岁以下儿童及婴儿患者慎用。

（3）肾功能不全者：应根据其肾功能适当调整剂量。

6. 健康指导

（1）向患者解释使用本药的目的、可能出现的不良反应的症状。

（2）告知患者用药期间如出现皮疹、恶心、呕吐、腹痛等，应立即通知医护人员。

（3）指导患者口服胶囊时应于进餐后服用，以增加吸收。

（4）告知患者静脉给药时应至少静脉滴注 1 h 以上，切勿自行调节滴速，同时告知患者补充充足的水分。

（5）指导患者应在用药后 1~2 周后定期监测周围血象，可能会出现中性粒细胞减少等。

（6）指导哺乳期妇女用药期间停止母乳喂养。

二、抗流感病毒药

下面以奥司他韦为例做介绍。

1. 药理作用

(1) 吸收:口服给药后,迅速被胃肠道吸收,并且不受进食影响。

(2) 分布:口服磷酸奥司他韦后其活性代谢产物在肺、支气管、肺泡灌洗液、鼻黏膜、中耳和气管中均达到抗病毒的有效浓度水平。

(3) 排泄活性代谢产物是由尿排泄。口服放射性物质标记的药物研究表明少于20%的剂量由粪便排出。

2. 适应证与禁用人群

(1) 适应证:用于甲型和乙型流感病毒(包括各种亚型)患者的治疗和预防。

(2) 禁用人群:对本药过敏者禁用。

3. 不良反应

(1) 消化系统:口服本药后耐受性好,无药物引起的严重不良反应。常见的不良反应为轻度恶心、呕吐。大多在用药后2日内发生,疗程中逐渐减轻或消失。与食物同服可减少胃肠道反应。

(2) 神经系统:亦会出现失眠、头痛等神经系统症状。

4. 用药护理要点

(1) 评估:

1) 在开始治疗前,获取病史,如以前是否使用过本药,有无过敏史。

2) 在开始治疗前,询问果糖耐受度,果糖可能对遗传性果糖不耐受的患者有害。1剂75 mg磷酸奥司他韦口服混悬液可提供2 g山梨糖醇,可能导致消化不良和腹泻。

3) 在用药开始和整个过程中评估感染症状(CRP、白介素-6)。

(2) 用药方法:

1) 口服用药:本药可以与食物同服或分开服用。但对一些患者,进食同时服药可提高药物的耐受性。在流感症状开始的第1天或第2天(理想状态为36 h内)就应开始治疗。

2) 成人和青少年:本药胶囊制剂在成人和13岁以上青少年的推荐口服剂量是每次75 mg,每日2次,共5日。

3) 流感的预防:本药用于与流感患者密切接触后的流感预防时的推荐口服剂量为75 mg,每日1次,至少10日。同样应在密切接触后2日内开始用药。本药于流感季节时预防流感的推荐剂量为75 mg,每日1次。有数据表明连用药物6周安全有效。服药期间一直具有预防作用。

(3) 不良反应观察与处理:监测消化系统的体征和症状(恶心、呕吐)和神经系统的体征和症状(幻觉、谵妄和行为异常),如果出现精神神经性症状,立即停止用药并通知医生。

(4) 其他注意事项:本药不能取代流感疫苗。

5. 特殊人群用药

（1）已有肾功能不全患者：流感治疗与预防：对肌酐清除率＞60 mL/min 的患者不必调整剂量。肌酐清除率＜60 mL/min 的患者按需调整相应给药方案。

（2）老年患者、免疫力低下者及肝功能不全者：在治疗和预防流感时，对于用药剂量无须调整。

（3）妊娠期妇女：应用预防或治疗流感时，不建议调整剂量。

（4）哺乳期妇女：用药时应停止授乳。

6. 健康指导

（1）向患者解释使用本药的目的、可能出现的不良反应的症状。

（2）指导患者可与食物同服，减轻胃肠道反应。

（3）告知如出现恶心、呕吐应立即通知医护人员，多在出现在用药后 2 日内，在疗程中会逐渐减轻或消失。

（钱韵佳　袁　征　郑　峥）

第五节　抗结核病药

一、异烟肼

1. 药理作用

（1）吸收：口服后吸收快。

（2）分布：吸收后分布于全身组织和体液中，包括脑脊液、胸水、腹水、皮肤、肌肉、乳汁和干酪样组织。可穿过胎盘，进入胎儿血液循环。

（3）排泄：本品主要经肾排泄（约 70%），在 24 h 内排出，亦可从乳汁排出，少量可自唾液、痰液和粪便中排出。相当量的异烟肼可经血液透析与腹膜透析清除。

2. 适应证与禁用人群

（1）适应证：

1）各型结核病的预防（单用）。

2）各型结核病的治疗（与其他抗结核药联合），包括结核性脑膜炎及其他分枝杆菌感染。

（2）禁用人群：

1）对本药过敏，包括药源性肝炎患者。

2）急性肝病患者。

3）有本药引起的肝脏损害、药物热、寒战、关节炎等不良反应史者患者。

3. 不良反应

（1）全身反应：眼或皮肤黄染、发热、皮疹。

（2）神经系统：发生较多者有步态不稳或四肢麻木、针刺感、烧灼感或手足疼痛（周围神经炎)。

(3) 消化系统：食欲减退、异常乏力或软弱、恶心或呕吐(肝毒性的前驱症状)。

4. 用药护理要点

(1) 评估：在开始治疗前，获取病史，了解患者有无使用过此类药物，有无过敏史，了解患者肝肾功能的情况，按实际情况调整用药方法及剂量。

(2) 用药方法：

1) 口服用药或肌内注射或静脉给药。

2) 口服用药：①预防，成人，每日 0.3 g，顿服。②治疗，成人，与其他抗结核药合用，按体重每日 5～8 mg/kg，每日 0.3～0.4 g，顿服；或每日 15 mg/kg，最高 900 mg，每周 2～3 次。

3) 肌内注射：治疗剂量同口服。

4) 静脉滴注：用于重症病例，用氯化钠注射液或 5% 葡萄糖注射液溶解并稀释后静脉滴注，每日 0.3～0.6 g(注射多用于不能口服的患者)。

5) 除预防性用药外，治疗必须与其他抗结核药物联合，避免单一用药。间歇疗法时，成人异烟肼剂量为 500～600 mg，每周给药 2 次或 3 次。

(3) 不良反应观察与处理：

1) 观察患者过敏的体征和症状(皮疹、瘙痒、喉水肿、喘息)，抢救措施同唑类抗真菌药。

2) 监测神经系统的体征和症状：四肢麻木、针刺感、烧灼感或手足疼痛(周围神经炎)，发生极少者有视物模糊或视力减退，合并或不合并眼痛(视神经炎)，如果出现这些症状，立即停止用药并通知医生，并遵医嘱用药。

3) 监测有无药物中毒的体征和症状，大量使用异烟肼后，0.5～2 h 会出现中毒症状，2～3 h 后最为严重。主要表现为恶心呕吐、眩晕、视物模糊、出汗、全身强直、抽搐、出现明显的发绀。严重者会导致休克、昏迷、肺水肿，还会出现代谢性酸中毒症状。如果出现这些症状，立即停止用药并通知医生，并遵医嘱如下处理：①保持呼吸道通畅。②采用短效巴比妥类制剂和维生素 B_6 静脉内给药。③立即抽血测定动脉血气、血电解质、血尿素氮、血糖等。④立即静脉给予碳酸氢钠，纠正代谢性酸中毒，需要时重复给予。⑤采用渗透性利尿药，促进本药排泄，预防中毒症状复发。⑥严重中毒患者应及早配血，做好血液透析的准备，不能进行血液透析时，可进行腹膜透析，同时合用利尿药。

(4) 其他注意事项：药物相互作用有以下几种。

1) 服用本药时每日饮酒，易引起异烟肼所诱发的肝脏毒性反应。应劝告患者服药期间避免饮用含乙醇的饮料。

2) 含铝抗酸药可延缓并减少异烟肼口服后的吸收，使血药浓度减低，故应避免两者同时服用，或在口服抗酸药前至少 1 h 服用异烟肼。

3) 抗凝药(如香豆素)与异烟肼同时应用时，由于本药抑制了抗凝药的代谢，从而使抗凝作用增强。

4) 利福平与本药合用时可增加肝毒性的危险性。

5) 本药为维生素 B_6 的拮抗药,可能导致周围神经炎,两者合用时维生素 B_6 的需要量增加。

5. **特殊人群用药**

(1) 哺乳期妇女:用药期间停止哺乳。

(2) 新生儿、肝及肾功能不全者:慎用。

(3) 其他特殊患者用药:

1) 慢性肝病、注射用药、使用本药的同时每日饮酒者、女性(尤其是黑色人种和西班牙人)、围产期,使用本药引起药源性肝炎的风险较高。

2) 避免应用于有精神病、癫痫病史者,肝功能损害、HIV 感染、周围神经病变或有易患因素、同时使用其他慢性病药物、严重肾功能损害者应慎用。

3) 35 岁以上患者用本品引起药源性肝炎的风险增大。

6. **健康指导**

(1) 向患者解释使用本药的目的、可能出现的不良反应的症状。

(2) 告知患者如出现步态不稳或四肢麻木、针刺感、烧灼感等周围神经炎症状,及时通知医护人员。

(3) 告知患者服药期间如出现胃肠道刺激症状,可与食物同服,但可能减少本药的吸收。

(4) 告知患者如同时服用抑酸药应在口服抑酸药前至少 1 h 服用,与抑酸药同服可能减少异烟肼的吸收。

(5) 向患者强调坚持规律、全程、合理用药的重要性,保证整个疗程的顺利完成。

二、利福平

1. **药理作用**

(1) 吸收:口服吸收良好。

(2) 分布:吸收后可分布至全身大部分组织和体液中,包括脑脊液。在唾液中亦可达有效治疗浓度;本品可通过胎盘屏障,进入胎儿血液循环。

(3) 排泄:本药主要经胆汁从肠道排泄,存在肠肝循环;60%~65%的给药量经粪便排出,亦可经乳汁分泌,不能经血液透析或腹膜透析被清除。水解后形成无活性的代谢产物由尿排出。

2. **适应证与禁用人群**

(1) 适应证:

1) 各种结核病的初治与复治(与其他抗结核药联合用药),包括结核性脑膜炎的治疗。

2) 麻风、非结核分枝杆菌感染的治疗(与其他药物联合用药)。

3) 甲氧西林耐药葡萄球菌所致的严重感染(与万古霉素(静脉)可联合用药)。军团菌属严重感染(与红霉素联合方案用药)。

4) 无症状脑膜炎奈瑟菌带菌者(以消除鼻咽部脑膜炎奈瑟菌;但不适用于脑膜炎奈

瑟菌感染的治疗)。

(2) 禁用人群:

1) 对本药或利福霉素类过敏者。

2) 有活动性脑膜炎奈瑟菌感染者。

3) 严重肝功能不全、胆管阻塞者。

3. 不良反应

(1) 过敏反应:瘙痒、皮肤发红或皮疹。

(2) 全身反应:畏寒、呼吸困难、头晕、发热、头痛、肌肉与骨骼疼痛、寒战(流感样综合征)、尿液、唾液、粪便、痰液、汗液呈橘红色或红棕色、巩膜或皮肤黄染。

(3) 消化系统:腹泻、胃部痉挛、胃灼热、食欲缺乏、恶心呕吐、异常乏力。

(4) 泌尿系统:尿液浑浊或血尿、尿量或排尿次数显著减少(间质性肾炎)。

4. 用药护理要点

(1) 评估:

1) 在开始治疗前:获取病史,了解患者肝功能、胆道的情况,按实际情况调整用药方法及剂量。

2) 在用药前:了解患者生活习惯,有饮酒史者告诫其戒酒。了解其过敏史,过敏者禁用。

(2) 用药方法:

1) 口服用药:①成人,与其他抗结核药合用,每日 0.45～0.6 g,一次性顿服;②老年人,每日按体重 10 mg/kg,一次性顿服。

2) 脑膜炎奈瑟菌带菌者(无症状):①成人,每日 5 mg/kg,每 12 h 1 次,连续 2 日。②老年人,一日按体重 10 mg/kg,一次性顿服。

(3) 不良反应观察与处理:

1) 观察患者过敏的体征和症状(同异烟肼)。

2) 监测患者全身反应的症状,大量使用利福平后,可引起的症状:精神迟钝;眼周或面部水肿;全身瘙痒;"红人综合征"。有原发性肝病、嗜酒者或同服其他肝毒性药物者可能引起死亡。若出现这些症状,立即停止用药并通知医生。并遵医嘱采取以下处理措施:①洗胃。②给予利尿药以促进药物排泄。

(4) 其他注意事项:药物相互作用有以下几种。

1) 禁忌与雷诺嗪、洛匹那韦、沙奎那韦、替拉那韦、伏立康唑合用。

2) 对氨基水杨酸盐、抗酸药和降低胃肠动力药可影响利福平的吸收,导致本药血药浓度减低;合用时,两药之间至少相隔 6 h。

3) 服用利福平时避免使用口服避孕药避孕,应改用其他避孕方法。

5. 特殊人群用药

(1) 老年人:老年患者肝功能有所减退,用药量应酌减。

(2) 肝功能不全者:慎用。一般不用于结核病的预防性治疗。

(3) 肾功能不全者:不需减量。

6. 健康指导

(1) 向患者解释使用本药的目的、可能出现的不良反应的症状。

(2) 告知患者利福平应于空腹时(餐前 1 h 或餐后 2 h)用水送服,以保证最佳吸收。如出现胃肠道刺激症状则可在进食后服用。

(3) 告知患者服药后可使尿液呈橘红色或红棕色,属于正常现象。

(4) 告知患者服药期间避免饮酒,容易导致药源性肝功能损害。

(5) 向患者强调坚持规律、全程、合理用药的重要性,保证整个疗程的顺利完成。

(钱韵佳　袁　征　程　香)

第十五章 肠内、肠外营养制剂

第一节 肠内营养制剂

一、氨基酸型(通用型)

(一) 氨基酸型肠内营养粉

1. **药理作用** 具有良好的营养作用,氮源为氨基酸,经肠黏膜可吸收。在标准配置下,1 mL 可提供 0.004 kJ 热量,每袋包装共提供 1.3 kJ 热量。本药渗透压不太高[610 mOsm/(kg·H_2O)],有助于防止胃肠道不良反应。

2. **适应证与禁用人群**

(1) 适应证:重症代谢障碍及胃肠道功能障碍(肠内营养支持)。如短肠综合征、胰腺炎、白蛋白低下、慢性肾病、放射性肠炎的癌症、手术后。

(2) 禁用人群:无特殊禁用人群。

3. **不良反应** 按标准配置,以防高渗性腹泻。个别患者出现腹胀、腹泻,然而通过调整给药温度、浓度和速度可以得到很好改善。极个别患者通过上述措施不能缓解的,暂停给药,待胃肠功能恢复后可以继续使用。

4. **用药护理要点**

(1) 用药方法:

1) 管饲:室温下应用,连续滴注。

2) 口服:与调味剂混和,冷冻。通过连续管饲或缓慢口服可达到患者理想的耐受程度,获得高输入量。

(2) 用药量:配制 300 mL 全浓度本品(1 kcal/mL)(1 袋),即将 250 mL 温水倒半升或更大的容器内。加入 1 袋药品,加盖振荡 20 s。静置 5~10 min,未溶的颗粒可溶解。

大量配制溶液时,溶液应不超过容器的 3/4,需更长时间振荡溶液,如需要,可搅拌溶液。

5. **特殊人群用药**

(1) 妊娠期及哺乳期用药:无妊娠期及哺乳期妇女的用药经验,故用药请咨询医生或药师。

(2) 老年人用药:无特殊要求。

(3) 儿童用药:除医生指示外,不用于 10 岁以下儿童。

6. 健康指导

(1) 向患者解释使用本药的目的、可能出现的不良反应的症状。

(2) 告知肠道完全梗阻者应慎用本药。

(3) 告知有高血糖倾向者(请以胰岛素或降血糖药物控制)应慎用本药。

(4) 告知肾衰未进行透析者应慎用本药。

(二) 肠内营养粉剂

1. **药理作用**　肠内营养粉剂是一种营养要素,依据具高营养价值的卵白蛋白配成的氨基酸。几乎不需经过消化就可直接通过上消化道吸收。本药含有促进肠黏膜细胞再生的特异营养物和肠道细胞氧化代谢反应的重要燃料谷氨酰胺。微量元素中含有硒,对来自基础血清硒较低的低硒地区的患者有临床意义。

2. **适应证与禁用人群**

(1) 适应证:应用本药可减少肠内细菌数、清净肠内粪便量,对需要保持肠内净化和术前作肠道准备的患者尤为适用。应激状态下(严重创伤、烧伤、感染)高分解代谢和营养不良的患者亦适用。

(2) 禁用人群:胃肠道功能衰竭、完全性肠梗阻、严重的腹腔内感染、重症糖尿病、大量使用类固醇,糖代谢异常者禁用。

3. **不良反应**　腹泻(2.9%);腹部饱食感(4.4%);氨基转移酶升高(3.7%);恶心、嗳气(2.1%)呕吐(1.6%);腹痛(1.5%)。管饲速度不当更易引起腹泻。有报道指出当滴速超过100 mL/h(1 kcal/mL)时,腹泻发生机会明显增加(15%~50%以上)。

4. **用药护理要点**

(1) 可管饲喂养或口服,能量密度为1 kcal/mL,用药的滴速、用量和浓度必须根据病情和患者的耐受性而定。

(2) 标准配法:取凉水255 mL,加散剂1袋,搅拌均匀后成为300 mL溶液,全溶后放入冰箱中,若需温热使用可加温至25 ℃。每日使用1 800卡,口服1 800 mL标准浓度溶液,以满足身体所需的能量和营养。

5. **特殊人群用药**　对小儿和初次应用者应以低速度、低浓度开始,分阶段达到标准维持量以免产生腹泻。

6. 健康指导

(1) 向患者解释使用本药的目的、可能出现的不良反应的症状。

(2) 对小肠大部分切除后造成短肠综合征的患者应先行肠外营养支持,术后4日左右才可谨慎开始使用本药。

(3) 管饲使用输液泵或控制器以稳定输入速度为佳。

(4) 已配制的营养液如不立即使用,应在冰箱内保存,但不能以冰凉状态滴注。

二、短肽型(通用型)

1. **药理作用**　短肽型肠内营养剂为复方制剂,其主要成分为:水解乳清蛋白、麦芽糊精、植物油、矿物质、维生素和微量元素等。成分标示值(每100 mL液体由25 g粉剂冲调而成）。本药能补充人体日常生理功能所需的能量及营养成分。

2. 适应证与禁用人群

（1）适应证：胃肠道功能有损失，而不能或不愿进食足够数量的常规食物以满足机体营养需求的应进行肠内营养治疗的患者，主要用于以下几种情况。

1）代谢性胃肠道功能障碍：胰腺炎、感染性肠道疾病、放射性肠炎及化疗、肠瘘、短肠综合症、艾滋病病毒感染。

2）危重疾病：严重烧伤、创伤、脓毒症、大手术后的恢复期。

3）营养不良患者的术前喂养。

4）肠道准备。

5）本药可用于糖尿病患者。

（2）禁用人群：

1）肠道功能衰竭患者。

2）完全性肠道梗阻患者。

3）严重腹腔内感染患者。

4）对本药中任一成分过敏的患者。

5）对本药中任一成分有先天性代谢障碍的患者。

6）顽固性腹泻等需要进行肠道休息处理的患者。

3. 不良反应 摄入过快或严重超量时可能会出现恶心、呕吐、腹泻等胃肠道不适反应。

4. 用药护理要点

（1）用药方法：口服或管饲喂养。严禁经静脉输注。

（2）用药量：在洁净的容器中先注入 50 mL 冷水，加入本药 1 袋，充分混合。待粉剂完全溶解后，再加冷水至 500 mL，轻轻搅拌混匀即可。管饲喂养时，先置一根喂养管到胃、十二指肠或空肠上端部分，正常滴速为 100～125 mL/h（开始时滴速宜慢）。对初次胃肠道喂养的患者，初始剂量最好从每日 1 000 kcal 开始，在 2～3 日内逐渐增加至需要量。一般患者，每日给予 2 000 kcal 即可满足机体对营养成分的需求。高代谢患者（烧伤、多发性创伤），每日可用到 4 000 kcal 以适应机体对能量需求的增加。

（3）用药注意事项：

1）溶解配置时应谨慎操作以保证产品的卫生。

2）溶解配置好的产品应尽量一次用完。若有剩余，应置于有盖容器中，4 ℃条件下保存，但不得超过 24 h。

5. 特殊人群用药

（1）妊娠期及哺乳期妇女：本药为营养支持用药，具体使用由医生处方决定。

（2）老年人：本药为营养支持用药，可用于老年患者。

（3）儿童：不能用于 1 岁以内的婴儿；不宜作为 1～5 岁儿童的单一营养来源；使用时应根据患者情况由医生处方决定。

6. 健康指导

（1）告知患者使用本药的目的、可能出现的不良反应的症状。

(2) 告知严重糖代谢异常的患者慎用本药。

三、整蛋白型(通用型)

(一) 肠内营养粉剂

1. **药理作用**　本药为复方制剂,成分为:蛋白质、脂肪、碳水化合物、维生素、矿物质等。本药与水混合后为低渣流质,可作为日常营养补充,口服或管饲后能提供均衡的营养供给。

2. **适应证与禁用人群**
(1) 适应证:可作为唯一营养来源或部分营养补充。
(2) 禁用人群:①不能口服或肠内进食的患者。包括肠梗阻患者、严重的短肠症患者或高排泄量的瘘患者。②患有半乳糖血症者及牛乳或大豆蛋白过敏者。

3. **不良反应**　没有肠营养禁忌证的患者正确服用时一般不会出现不良反应。

4. **用药护理要点**
(1) 用药方法:不可胃肠外注射或静脉注射使用。作为全营养支持或部分营养补充,可口服或管饲给予。打开容器后注意防腐以避免污染。

本品在室温下或冷却后服用。

1) 口服:制备 250 mL 服用量,在杯中加入 200 mL 凉水。缓慢地搅拌下加入肠内营养粉剂(55.8 g)。搅拌直到溶解。

2) 管饲:在医生的指导下服用。根据患者的条件和耐受量调整流速,体积和稀释量。额外需要的液体应通过每餐和两餐之间的给水来满足。在服用时通过常规的管饲给予,也可通过治疗前后给水来补足所需水分。连续管饲时,胃内的残留物应每 2 或 4 h 检查 1 次;间歇管饲时,在每次管饲前检查 1 次。如果患者表现出不能忍受(比如恶心、腹部绞痛、腹胀或腹泻),给药速度应减至 25 mL/h,接着再缓慢地增加至正常速度。此时患者应全浓度供给。速度和浓度不宜同时改变。如果患者仍不能忍受可将配方稀释。本药的正确混合对于防止插管堵塞和保证全部的营养转运是重要的。

在连续进食时每 3~6 h 或每次间歇进食后,用水(如 25~100 mL)清洗管道,预防管道堵塞并且提供额外的水分。

(2) 用药量:
1) 营养补充:本药作为口服补充营养时,建议每次 250 mL,每日 3 次。
2) 全营养:本药作为唯一营养来源时,口服或管饲,剂量应该根据个体的热量需要。

5. **特殊人群用药**
(1) 妊娠期及哺乳期妇女:无特殊要求,应根据营养需求调整用量。
(2) 老年人:无特殊要求,应根据营养需求调整用量。
(3) 儿童:4 岁以下儿童不宜服用本药。

6. **健康指导**
(1) 向患者解释使用本药的目的、可能出现的不良反应的症状。
(2) 告知患者冲调好的本品应该立即服用或加盖冰箱保存,在 24 h 内服完。开盖的罐子应该用盖子盖住,贮存于阴凉、干燥处,不用冰箱冷藏。一旦打开,粉剂应该在 3 周内用完。

(二) 肠内营养混悬液

1. **药理作用** 本药中的成份均为日常饮食中存在的营养要素,其体内吸收代谢过程类似正常食物。本药能补充人体日常生理功能所需的能量及营养成分。

2. **适应证与禁用人群**

(1) 适应证:有胃肠道功能或部分胃肠道功能损伤,而不能或不愿进食足够数量的常规食物的情况。主要包括以下几种。

1) 厌食和其相关的疾病:因代谢应激,如创伤或烧伤而引起的食欲不振、神经性/精神性疾病或损伤、意识障碍、心/肺疾病的恶病质、癌性恶病质和癌肿治疗的后期、艾滋病病毒感染/艾滋病。

2) 机械性胃肠道功能紊乱:颌面部损伤、头颈部癌肿、吞咽障碍、上消化道阻塞,如食管狭窄。

3) 危重疾病:大面积烧伤、创伤、脓毒血症、大手术后的恢复期。

4) 营养不良患者的手术前喂养。

(2) 禁用人群:

1) 肠道功能衰竭患者。

2) 完全性肠道梗阻。

3) 严重腹腔内感染。

4) 对本药中任一成分过敏的患者。

5) 对本药中任一成分有先天性代谢障碍的患者。

6) 顽固性腹泻等需要进行肠道休息的患者。

3. **不良反应** 使用本药可能会出现腹泻、腹痛等胃肠道不适反应。

4. **用药护理要点**

(1) 用药方法:口服或管饲喂养。管饲喂养时,先置入一根喂养管到胃、十二指肠或空肠上端部分。正常滴速为每小时 100～125 mL(开始时滴速宜慢),剂量根据患者需要,由医生处方而定。

(2) 用药量:

1) 一般患者,每日给予 2 000 kcal 即可满足机体对营养成分的需求。

2) 高代谢患者(烧伤,多发性创伤),每日可用到 4 000 kcal 以适应机体对能量需求的增加,或使用能量密度为 1.5 kcal/mL 的产品。

3) 初次胃肠道喂养的患者,初始剂量最好从每日 1 000 kcal 开始,在 2～3 日内逐渐增加至需要量。若患者的耐受力较差,也可从使用 0.75 kcal/mL 的低浓度开始,以使机体逐步适应,本药低能量密度规格更便于医护人员控制能量输入速率,较适于糖尿病等对能量摄入敏感的患者。

4) 若患者不愿或不能摄入过多的液体,如心、肾功能不足患者,为满足机体能量要求,可酌情使用能量密度为 1.5 kcal/mL 的产品。

(3) 用药注意事项：

1) 不宜用于要求低渣膳食的患者。

2) 严禁经静脉输注。

3) 在使用过程中，须注意液体平衡，保证足够的液体摄入，以补充由纤维素排泄所带走的水分。

4) 密闭，常温(10～30 ℃)保存。已打开的瓶子在4 ℃下最多存放24 h。

5. **特殊人群用药**

(1) 妊娠期及哺乳期妇女：本药为营养支持用药，具体使用由医生处方决定。

(2) 老年人：本药为营养支持用药，具体使用由医生处方决定。

(3) 儿童：不能用于1岁以内的婴儿，不宜作为1～5岁儿童的单一营养来源，使用时应根据患者情况由医生处方决定。

6. **健康指导**

(1) 向患者解释使用本药的目的、可能出现的不良反应的症状。

(2) 告知严重糖代谢异常的患者慎用本药。

(3) 告知严重肝、肾功能不全的患者慎用本药。

四、整蛋白型(糖尿病型)

下面以肠内营养乳剂(TPF-D)为例做介绍。

1. **药理作用** 本药为营养成分完全，专供糖尿病患者使用的肠内全营养制剂，能为糖尿病患者提供所需的各种营养，包括蛋白质、脂肪、碳水化合物、维生素、矿物质、微量元素。提供的营养物质符合糖尿病患者的代谢特点，处方中碳水化合物主要来源于木薯淀粉和谷物淀粉，因此能减少糖尿病患者与糖耐受不良患者的葡萄糖负荷。

2. **适应证与禁用人群**

(1) 适应证：有以下症状的糖尿病患者的全部肠内营养。①咀嚼和吞咽障碍。②食管梗阻。③中风后意识丧失。④恶病质，厌食或疾病康复期。⑤糖尿病合并营养不良。

(2) 禁用人群：

1) 所有不适于用肠内营养的患者，如胃肠道张力下降、急性胰腺炎，以及有严重消化和吸收功能障碍。

2) 其他严重的脏器疾病者，如肝功能不全、肾功能不全者。

3) 对本药所含物质有先天性代谢障碍的患者。

4) 对果糖有先天性不耐受的患者。

3. **不良反应** 给药速度太快或过量时，可能发生恶心、呕吐或腹泻等胃肠道不良反应。

4. **用药护理要点**

(1) 用药方法：

本药通过管饲或口服使用，应按照患者体重和消耗状况计算每日用量。

1) 以本药作为唯一营养来源的患者：推荐剂量为按体重每日30 mL/kg，平均剂量为每日 2 000 mL(1 800 kcal)。

2）以本品补充营养的患者：根据患者需要使用，推荐剂量为每日 500 mL(450 kcal)。

管饲给药时，应逐渐增加剂量，第 1 日的速度约为 20 mL/h，以后逐日增加 20 mL/h，最大滴速 125 mL/h。通过重力或泵调整输注速度。

（2）不良反应观察与处理：给药速度太快或过量时，可能发生恶心、呕吐或腹泻等胃肠道不良反应。需及时告知医生或去医院就诊，是否更换喂养制剂或改变喂养方式。

（3）其他注意事项：

1）必要时按照本药的用法来适当调节降糖药用量，尤其是本药的用量和给予的时间有变化时。

2）对非胰岛素依赖的糖尿病患者，最好采用持续管饲或将每日用量分成几个小部分的方法给药。

3）对手术后和创伤后的糖尿病患者应作相应的代谢检查。

4）应保证足够的液体补充，如饮水或输液。

5）本药含钠较低，可以满足糖尿病患者的需要。但单用本药补充营养时，应适当补充钠。

6）使用前摇匀，有效期内使用。

5. 特殊人群用药

（1）孕妇及哺乳期妇女：处于妊娠期前 3 个月的孕妇和育龄妇女每日摄入维生素 A 不应超过 10 000 IU。本药与含维生素 A 的其他营养制剂一起使用时，应考虑这一因素。

（2）儿童：根据成年人的营养需求量制订处方，本药主要应用于成年患者，较少儿童应用的临床经验。

（3）老年人：适用。

6. 健康指导

（1）各患者解释使用本药的目的、可能出现的不良反应和症状。

（2）告知患者本药含维生素 K，同时使用香豆素类抗凝剂时，应注意药物相互作用。

（3）告知患者在使用过程中注意低钠血症的发生，尤其是在早期是否有头晕，注意力不集中等表现，需引起重视。

（4）告知患者使用过程中应注意补充足够的水分摄入，应建议心功能不全的患者，在水分摄入的过程最好咨询医生给予指导，避免心力衰竭的发生。

（5）告知患者糖尿病患者，在使用期间仍要注意观察血糖变化。

五、整蛋白型（肿瘤型）

下面以肠内营养乳剂（TPF‑T）为例做介绍。

1. 药理作用 本药为复方制剂。本药是一种高脂肪、高能量、低碳水化合物含量的肠内全营养制剂，特别适用于癌症患者的代谢需要。本药所含 ω‑3 脂肪酸以及维生素

A、维生素 C 和维生素 E 能够改善免疫功能、增强机体抵抗力。此外,膳食纤维有助于维持胃肠道功能。本药所含营养成分来源于天然食品,与正常人普通饮食成分相类似,对人体无毒性作用。

2. 适应证与禁用人群

(1) 适应证:癌症患者的肠内营养。具体包括以下几种:①恶病质。②厌食。③咀嚼和吞咽障碍。④食管梗阻。

(2) 禁用人群:

1) 所有不适于用肠内营养的疾病,如胃肠道张力下降、急性胰腺炎、有严重消化和吸收功能障碍的患者。

2) 其它严重的脏器疾病,如肝、肾功能不全。

3) 对本药中所含物质有先天性代谢障碍的患者。

3. 不良反应　给药速度太快或过量时,可能发生恶心、呕吐或腹泻等胃肠道不良反应。

4. 用药护理要点

(1) 用药方法:本药通过管饲或口服使用,应按照患者体重和营养状况计算每日剂量。

1) 以本药为唯一营养来源的患者:患者非恶病质时,推荐剂量为按体重每日 20～25 mL(约 30 kcal)/kg。对于恶病质患者,推荐剂量为按体重每日 30～40 mL(约 40～50 kcal)/kg。

2) 以本药补充营养的患者:推荐剂量为每日 400～1 200 mL(520～1 560 kcal)。管饲给药时,应逐渐增加剂量,第 1 日的速度约为 20 mL/h。以后逐日增加 20 mL/h,最大滴速为 100 mL/h。通过重力或泵调整输注速度。

(2) 不良反应观察与处理:不良反应主要为肠内喂养不耐受,咨询医生后可先减量或降低喂养速度,必要时更换制剂。同时应警惕由肠内喂养导致的其他并发症,包括误吸、失禁性皮炎等,要提前预防。

(3) 其他注意事项:①使用前摇匀,有效期内使用。②宜由少至多进行肠内喂养,如出现肠内喂养不耐受的情况及时调整速度或更换其他肠内营养制剂。

5. 特殊人群用药

(1) 妊娠期及哺乳期妇女:处于妊娠期前 3 个月的孕妇和育龄妇女每日摄入维生素 A 不应超过 10 000 IU。本药与含维生素 A 的其他营养制剂一起使用时,应考虑这一因素。

(2) 儿童:本药根据成年人的营养需求量制订处方,主要应用于成年患者,较少儿童应用的临床经验。

(3) 老年人:适用。

6. 健康指导　向患者解释使用本药的目的、可能出现的不良反应的症状。

(钟美珺　吴佳庆)

第二节　肠外营养制剂

一、平衡型氨基酸

下面以复方氨基酸注射液(18AA)为例做介绍。

1. 药理作用

(1) 药效学：氨基酸输液在能量供给充足的情况下，可进入组织细胞，参与蛋白质的合成代谢，获得正氮平衡，并生成酶类、激素、抗体、结构蛋白等生理活性物质，促进组织愈合，恢复正常生理功能。

(2) 药动学：氨基酸代谢主要通过3种途径：①转氨基或脱氨基作用；②氨基酸碳链的氧化分解；③脱羧基作用。肝脏是机体分解及转变各种氨基酸最重要的器官。几乎除支链氨基酸外，主要在肝内进行氧化分解，肝功能衰竭时血中芳香氨基酸浓度升高，进入脑组织增多，是导致肝昏迷的重要原因。

2. 适应证与禁用人群

(1) 适应证：低蛋白血症、手术后患者的营养不良。

(2) 禁用人群：严重肝及肾功能不全、肝昏迷、严重氮质血症、严重尿毒症患者，以及氨基酸代谢障碍者。

3. 不良反应

(1) 全身性反应：寒战、发冷、发热。

(2) 胃肠系统：恶心、呕吐。

(3) 呼吸系统：胸闷、呼吸困难。

(4) 中枢及外周神经系统：头晕、头痛。

(5) 过敏反应：由于含有抗氧化剂焦亚硫酸钠或亚硫酸氢钠，因此可能会诱发过敏反应(尤其哮喘患者)，表现为皮疹、瘙痒等，严重者可发生过敏性休克，如发生应立即停药。

(6) 其他：心悸、面部潮红、多汗等。

4. 用药护理要点

(1) 评估：在开始治疗前，评估患者肝、肾功能情况。评估患者静脉通路情况，尽可能选择粗直血管。输注前确定是否有回血，局部有无红肿、疼痛、静脉炎等发生。在用药开始和整个过程中评估有无过敏症状，一般多为疹样过敏反应。

(2) 用药方法：

1) 遵医嘱静脉滴注，每次250～500 mL，儿童35～50 mL/kg。静脉缓慢滴注，每次250 mL，滴速250 mL不应少于150 min(20～30滴/分钟)。

2) 作为肠外营养制剂给药时，应严格按照配置程序进行混合。配置过程中应严格无菌操作，推荐在静脉配置中心完成药物配置。使用前应对药品进行检查，如发现异常，则不能使用。

3) 成人用平衡氨基酸输液不适宜小儿使用。

4) 避免将氨基酸输液制剂与其他输液制剂或药物混合,有增加理化性不相容和微生物污染的危险性。因此,不推荐与其他制剂混合使用。

5) 应密闭,置凉暗处(不超过 20 ℃)保存。

(3) 不良反应观察与处理：

1) 氨基酸为高渗溶液,严格按照输注速度进行滴注,避免输注过快,加强巡视,做好外周静脉局部注射部位的观察和护理。

2) 滴注过程中加强观察有无不适反应,滴注速度过快引起的恶心、呕吐、胸闷、心悸、发冷、发热和头痛等不良反应,应减慢输注速度,继续观察有无好转,症状不改善应暂停输注。

3) 本氨基酸制剂系盐酸盐,大量输入可能导致酸碱失衡。大量应用或并用电解质输液时,应注意电解质与酸碱平衡。避免过量或快速输注引起代谢性酸中毒,定期检查肝、肾功能,电解质,酸碱平衡。

4) 用前必须详细检查药液,如发现瓶身有破裂、混浊、漏气、封口松动、变色、发霉、沉淀、变质等异常现象时绝对不可使用。氨基酸一经打开应立即输注,不可贮存后再使用。

5. **特殊人群用药**　对于孕妇及哺乳期妇女、儿童、老年人用药目前尚不明确。

6. **健康指导**

(1) 向患者解释使用本药的目的,及可能出现的不良反应的症状。

(2) 指导患者在输注时,及时报告输液部位局部反应,如出现血管灼热感、疼痛、红肿等。

(3) 建议患者在输液过程中不要随意调整滴速,告知输注过快后出现不良反应的症状。

(4) 告知出现过敏反应的迹象和症状,一旦出现应立即告知医护人员。

(5) 滴注过程中为防止微生物污染,应告知患者不可自行更换液体。

二、肝病适用性复方氨基酸注射液

下面以复方氨基酸注射液(10%)为例做介绍。

1. **药理作用**

(1) 药效学:本药为 20 种氨基酸组成的复方制剂,用于氨基酸补充。

(2) 药动学:本药制剂谱构成是根据肝硬化患者的氨基酸代谢动力学的研究结果确定。因这些患者出现典型的氨基酸失调,表现为支链氨基酸浓度低、芳香氨基酸浓度升高和甲硫氨酸浓度升高,这种失调被认为是肝硬化患者蛋白质耐受降低和肝昏迷发展的原因之一。本药成分中支链氨基酸含量相对较高,适合于肝硬化患者的氨基酸和蛋白质代谢机制。使用本药可以调节病理状态下的氨基酸谱构成。

2. **适应证与禁用人群**

(1) 适应证:严重肝功能不全和即将或者已经发展为肝性脑病患者的氨基酸失调。

(2) 禁用人群:

1) 对本药制剂中任何活性物质或辅料过敏者。
2) 非肝源性的氨基酸代谢紊乱者。
3) 伴随着重要功能受损的血液动力学不稳定状态(衰竭和休克状态)者。
4) 组织缺氧者。
5) 代谢性酸中毒者。
6) 无法进行血液过滤或血液透析的严重肾功能不全者。
7) 体液潴留者。
8) 急性肺水肿者。
9) 心功能不全失代偿期者。

3. **不良反应**
1) 肠胃功能紊乱:恶心、呕吐。
2) 其他:头痛、寒颤、发热。

4. **用药护理要点**
(1) 评估:
1) 评估有无低渗性脱水、低钾血症及低钠血症,如未得到纠正时不建议使用。
2) 评估有无肾功能不全,确定使用应该随血清尿素和肌酐的水平进行调整。
3) 评估患者血浆渗透压是否增加,应根据血清渗透压动态调整。
(2) 用药方法:
1) 建议经中央静脉导管输注。
2) 成人:应根据个体需求给药。标准剂量:7~10 mL/(kg·d),相当 0.7~1.0 g/(kg·d)。

最大剂量:15 mL/(kg·d),相当于 1.5 g/(kg·d)。

3) 如肝昏迷氨基酸治疗:可根据医嘱,将治疗最初阶段滴速加快,直到起效,起效后维持 45~75 mL/h 或 0.6~1.0 mL/(kg·d)。输注时应与适当的碳水化合物联合应用。
4) 全肠外营养治疗时为促进氨基酸的有效利用和合成代谢,宜同时补充非蛋白质能量物质(碳水化合物和脂肪乳)、电解质、维生素及微量元素。
5) 输注前应检查溶液是否符合,如出现颗粒、浑浊或变色的情况,容器或容器封口破损将不能使用。
6) 应避光,25℃以下保存。
(3) 不良反应观察与处理:
1) 在输注时应监测出入水量、电解质、血糖和肝功能,维持血浆渗透压和酸碱平衡。
2) 加强巡视,观察输注部位是否出现炎症或感染的体征。
3) 输注时严格执行无菌操作,连接输液器后应立即给药。
4) 本氨基酸制剂最高含有 2.3 mmol(或 53 mg)/1 000 mL 的钠,限钠患者治疗中特别需要监测血钠的变化。

5. **特殊人群用药**
(1) 妊娠期及哺乳期妇女:没有在妊娠期和哺乳期使用本药的相关数据,应严格依据临床判断使用。

(2) 儿童、老年人:尚不明确。

6. 健康指导

(1) 向患者解释使用本药的目的,及可能出现的不良反应的症状。

(2) 告知患者本药渗透压较高,必须从中心静脉导管输注,做好导管置入及维护的宣教。

(3) 滴注期间应记录出入水量,如出现尿量减少、精神改变等应及时告知医护人员。

(4) 指导患者在输注时,及时报告输液部位局部反应,如出现血管灼热感、疼痛、红肿等。

(5) 告知患者在输液过程中不要随意调整滴速,保证输注的密闭性,避免自行更换输液。

(6) 应告知限钠治疗的患者本药制剂含钠,在饮食上更需要控制钠盐的摄入。

三、肾病适用性复方氨基酸注射液

下面以复方氨基酸注射液(9AA)为例做介绍。

1. 药理作用

(1) 药效学:可补充体内必需氨基酸,使蛋白质合成显著增加而改善营养状况。本药可恢复肾衰患者下降的必需氨基酸血浆浓度。如同时供给足够的能量,可加强同化作用,使蛋白质无须作为能源被分解利用,不产生或极少产生氮的终末代谢产物,有利于减轻尿毒症症状。亦有降低血磷,纠正钙磷代谢紊乱作用。

(2) 药动学:尚不明确。

2. 适应证与禁用人群

(1) 适应证:慢性肾功能衰竭。

(2) 禁用人群:氨基酸代谢紊乱、高氨血症、严重肝功能损害、心功能不全、水肿、低血钾、低血钠严重脱水,水容量不足等患者。

3. 不良反应　静脉滴注速度过快能引起恶心、呕吐、心悸、寒战等反应,老年人和危重患者尤要注意。

4. 用药护理要点

(1) 评估:

1) 评估有无氨基酸制剂过敏史。

2) 评估心功能、肝功能情况。

3) 评估患者水电解质、酸碱平衡。

(2) 用药方法:

1) 静脉滴注,成人 250 mL/d,或 0.2 g/(kg·d),缓慢滴注。

2) 小儿用量应遵医嘱。

3) 输注时应给予葡萄糖等能量补充,否则本药制剂进入体内转变为热量,而不能合成蛋白。

4) 输注时应严格控制给药速度,不超过 15 滴/分。

5) 输注时注意无菌原则,使用本制剂前应详细检查药液有无浑浊,密封完好才能使用。药液一经使用后,剩余药液切勿保存再用。

6) 若遇冷析出结晶,可置 50 ℃ 温水中溶解后再用。

7) 应密闭,置凉暗处保存(避光并不超过 20 ℃),请勿横卧倒置贮藏。

(3) 不良反应观察与处理:

1) 加强监测血糖、血清蛋白、肾功能、肝功能、电解质、二氧化碳结合力、血钙、血磷等,必要时检查血镁和血氨。如出现异常,应及时予以纠正。

2) 注意水平衡,防止血容量不足或过多。

3) 尿毒症患者宜在补充葡萄糖同时,按医嘱给予胰岛素。

4) 糖尿病患者应给予适量胰岛素,以防出现高血糖。

5. 特殊人群用药 妊娠期及哺乳期妇女、儿童、老年人:尚不明确。

6. 健康指导

(1) 使用本药制剂的患者,应告知低蛋白,高热量饮食。热量摄入应为 2 000 kcal/d 以上,如饮食摄入量不达标应及时告知医生。

(2) 其余同"复方氨基酸注射液(18-AA)"。

四、长链脂肪酸

下面以脂肪乳注射液 C14-24 为例做介绍。

1. 药理作用 脂肪乳进入血液后与血中载脂蛋白 C 结合,在载脂蛋白酶的作用下,甘油三酯分解成为游离脂肪酸,提供集体能量和必须脂肪酸,游离脂肪酸亦可与血浆中白蛋白结合,或经肝脏氧化,或转化为极低密度脂蛋白,再进入血流。本药是供静脉输注用的灭菌的脂肪乳剂,含有注射用大豆油和注射用卵磷脂,其中约 60% 的脂肪酸是必需脂肪酸。

2. 适应证与禁用人群

(1) 适应证:①人体必需脂肪酸缺乏症、经口服途径不能维持和恢复正常必需脂肪酸水平的情况。②动脉粥样硬化、脂肪肝、小儿湿疹,以及神经衰弱症。

(2) 禁用人群:休克和严重脂质代谢紊乱(如高脂血症)患者。

3. 不良反应 可引起体温升高,偶见发冷畏寒以及恶心、呕吐。其他不良反应比较罕见,包括以下几种。

(1) 即刻和早期不良反应:高过敏反应(过敏反应、皮疹、荨麻疹),呼吸影响[如呼吸急促以及循环影响(如高血压/低血压)]。溶血、网状红细胞增多、腹痛、头痛、疲倦、阴茎异常勃起等。

(2) 迟发不良反应:长期输注本药,婴儿可能发生血小板减少。另外,长期肠外营养时即使不用本品也会有短暂的肝功能指标的异常。偶可发生静脉炎,血管痛及出血倾向。

(3) 患者脂肪廓清能力减退时,尽管输注速度正常仍可能导致脂肪超载综合征。脂肪超载综合征偶尔也可发生于肾功能障碍和感染患者。脂肪超载综合征表现为高脂血症、发热、脂肪浸润、脏器功能紊乱等，但一般只要停止输注，上述症状即可消退。

4. 用药护理要点

（1）评估：

1）在开始用药前，应详细了解患者的过敏史，并监测患者血糖、甘油三酯、电解质等指标；本药慎用于脂肪代谢功能减退的患者，如肝、肾功能不全，糖尿病酮中毒、胰腺炎、甲状腺机能低下（伴有高脂血症）以及败血症患者。

2）输注本药时，应密切观察血清甘油三酯浓度，连续使用 1 周以上的患者，应检查患者的脂肪廓清能力。

（2）用药方法：

1）静脉滴注给药。

2）本药可单独输注或用于配制含葡萄糖、脂肪、氨基酸、电解质、维生素和微量元素等的"全合一"营养混合液。只有在可配伍性得到保证的前提下，才能将其他药品加入本药内。

本药也可与葡萄糖注射液或氨基酸注射液通过 Y 形管道混合后输入体内。该法既适用于中心静脉也适用于外周静脉。

3）滴注量：按脂肪量计，输注的脂肪量一般不超过每日 3 g/kg（体重）（相当于 10% 脂肪乳注射液 10～20 mL，20% 脂肪乳 5～10 mL）。

4）滴注时间：10% 脂肪乳注射液 500 mL 的输注时间不少于 5 h；20% 脂肪乳注射液 250 mL 的输注时间不少于 3 h。

5）滴注速度：滴注速度开始控制在 10 滴/分钟以内，如患者耐受性好，则 20 分钟后增加到 20 滴/分钟。

（3）不良反应观察与处理：

1）较少药液外渗的处理：药液渗出面积约 2～3 cm² 者，尽量抽吸血管外渗出药液后，立即硫酸镁局部冷湿敷，或局部用酒精擦敷皮肤部位，扩张血管。渗出药液较少者，可自行吸收痊愈。

2）较多药液外渗的处理：药液外渗范围较大者，尽量抽吸外渗药液，除上述方法外，还可在渗出部位多处注射透明质酸酶，促使皮下局部渗液扩散加快而利于吸收；为避免局部组织坏死，可将透明质酸 150～300 U 加入 0.25% 普鲁卡因注射液 10～15 mL 中，局部封闭以促进弥散、吸收。

3）静脉滴注速度不宜太快，以免引起恶心、呕吐、发热、寒战、胸部压迫感等急性症状。速度过快或总量过多，患者可发生高脂血症或脂肪超载综合征等脂肪代谢紊乱。一旦发生类似症状，应立即停止输注。对长期应用的患者，应定期做脂肪廓清实验以了解患者对脂肪的代谢、利用能力。

5. 特殊人群用药

（1）新生儿和婴儿：每日使用剂量为 0.5～4 g（甘油三酯）/kg，输注速度不超 0.17 g/(kg·h)。每天最大用量不应超过 4 g/kg。只有在密切监测血清甘油三酯、肝功能、氧饱和度等指标的情况下输注剂量才可逐渐增加至每日 4 g/kg。

（2）早产儿及低体重新生儿，最好是 24 h 连续输注，开始时每日剂量为 0.5～1 g/kg，以后逐渐增加到每日 2 g/kg。

（3）必需脂肪酸缺乏者：为预防和治疗必需脂肪酸缺乏，非蛋白热卡中至少有 4%～8% 的能量应由脂肪乳注射液来提供，以供给足够量的亚油酸和亚麻酸。当必需脂肪酸缺乏合并应激时，治疗必需脂肪酸缺乏所需脂肪乳注射液的量也应相应增加。

6. 健康指导

（1）向患者解释使用本药的目的、可能出现的不良反应的症状。

（2）使用前，应详细询问患者的过敏史并监测患者血糖、甘油三酯、电解质等指标。

（3）给药时不能随意调节滴注速度，若出现发现恶心、呕吐、发热、寒战、胸部压迫感等症状时，应立即通知医护人员。

（4）告知患者用药时若注射部位出现疼痛及时告知医护人员。

（5）告知患者若连续使用脂肪乳剂 1 周以上须要做脂肪廓清试验，定期检查患者廓清所给予脂肪的能力，可把应用剂量调整到最适当的范围。

脂肪廓清试验具体操作如下：输注前采血样，离心，如果血浆呈乳状，则原定的输注计划应延期实施（此法不适用于高脂血症的患者）；当发现患者脂肪廓清能力降低时，最好再查血清甘油三酯。

五、中、长链脂肪酸

下面以中、长链脂肪乳注射液 C6-24 为例做介绍。

1. 药理作用　中链脂肪与长链脂肪 1∶1 物理混合的脂肪乳注射液。中链脂肪酸在血液中溶解度高，易于吸收、代谢，对肝功能损害小，且能够抵抗过氧化物反应，从而降低对人体免疫系统的不利影响。

2. 适应证与禁用人群

（1）适应证：需要接受胃肠外营养的情况和（或）必需脂肪酸缺乏症。

（2）禁用人群：

1）严重凝血障碍患者、休克和虚脱患者、妊娠期妇女、急性血栓栓塞患者、伴有酸中毒和缺氧的严重脓毒血症患者、脂肪栓塞患者、急性心肌梗死和中风患者、酮症酸中毒昏迷和糖尿病性前期昏迷患者。

2）输液过程中出现甘油三酯蓄积时，以下情况时也将禁忌：脂类代谢障碍、肝功能不全、肾功能不全、网状内皮系统障碍、急性出血坏死性胰腺炎。

3）胃肠外营养的一般禁忌：各种原因引起的酸中毒、未治疗的水电解质代谢紊乱（低渗性脱水、低血钾、水潴留）、代谢不稳定、肝内胆汁淤积。

3. 不良反应

（1）早期不良反应：①体温轻度升高。②发热感、寒冷感。③寒颤。④不正常的热感（红晕）或发绀。⑤食欲下降，恶心、呕吐。⑥呼吸困难。⑦头痛、背痛、骨痛、胸痛、腰痛。⑧阴茎异常勃起（少见）。⑨血压升高或降低（高血压、低血压）。⑩过敏反应（例如过敏性样反应、皮疹)。

(2) 过量综合征:表现为如下症状:①肝肿大,可能伴有或不伴有黄疸。②脾肿大。③肝功能异常。④贫血、白细胞减少、血小板减少。⑤出血倾向和出血。⑥凝血指标的改变或下降(如出血时间、凝血时间、凝血酶原时间等)。⑦体温升高。⑧血脂升高。⑨头痛、胃痛、疲倦。

4. 用药护理要点

(1) 评估:

1) 用药前,详细了解病史,询问过敏史,检查患者血清甘油三酯水平。

2) 用药期间应定期检查血清甘油三酯、血糖、酸碱平衡、血电解质、液体出入量及血常规。脂肪乳输注过程中,血清甘油三酯浓度不应超过 3 mmol/L。

(2) 用药方法:

1) 静脉滴注给药。

2) 建议剂量:按体重每日静脉滴注本药 10% 10～20 mL/kg 或本药 20% 5～10 mL/kg,相当于 1～2 g(2 g 为最大推荐剂量)脂肪/kg。

3) 输注速度:最大速度为按体重每小时静脉滴注本药 10% 1.25 mL/kg 或 20% 0.625 mL/kg(相当于 0.125 g 脂肪/kg)。在开始使用本药进行肠外营养治疗时,建议用较慢的速度,即按体重每小时 0.05 g 脂肪/kg 进行滴注。

(3) 不良反应观察与处理:

1) 用药期间严格控制输注速度,密切观察患者病情变化。

2) 若出现体温升高、发热和(或)寒冷感、食欲下降、恶心、呕吐、呼吸困难、头痛、胸背痛、骨痛等早期不良反应,或输入脂肪乳时血清甘油三酯浓度高于 3 mmol/L,应停止输注;若需要继续用药应减少剂量后再输注。

3) 定期监测血糖,若有显著反应性升高应停止输注。

4) 要密切注意过量综合征的发生可能性。过量综合征可能由于不同病例的遗传因素导致代谢不同而引起,发生的快慢也不同;而且由于所患疾病的不同,发生的剂量也不同。

(4) 其他注意事项:

1) 药物相互作用:尚未发现与其他药品的相互作用。

2) 加入多价阳离子(如钙)可能发生不相容,特别当钙与肝素结合时更是如此。只有当可配伍性得到证实时,本品才能与其他注射液、电解质浓缩液或药物混合。

3) 对大豆或其他蛋白质高度敏感的患者慎用。

4) 只有在溶液均匀和容器未损坏时使用。本药在加入其他成份后不能继续贮存。本药开瓶后一次未使用完的药液应予以丢弃,不得再次使用。

5. 特殊人群用药

(1) 孕妇及哺乳期妇女:禁用。

(2) 儿童:目前尚无将本药用于新生儿、婴幼儿或儿童的经验。

(3) 老年人:可以使用。

6. 健康指导

（1）向患者解释使用本药的目的、可能出现的不良反应。建议患者在没有咨询专业医疗人员的情况下不要进行治疗。

（2）告知患者输注期间若出现体温升高、发热和(或)寒冷感、食欲下降、恶心、呕吐、呼吸困难、头痛、胸背痛、骨痛等早期不良反应，应立即告知医护人员。

（3）告知患者用药期间出现注射部位疼痛、发热，立即告知医护人员予以停药。

（4）告知患者应定期检查血清甘油三酯，脂肪乳输注过程中血清甘油三酯浓度不应超过 3 mmol/L。

（5）告知患者定期检查血糖、酸碱平衡、血电解质、液体出入量及血常规。

（6）告知患者用药期间不得服用含钙离子的制剂和食物。

（7）建议女性患者如果计划怀孕或哺乳，怀疑怀孕，应告知医护人员。

（潘文彦　张　莉）

第十六章 肿瘤用药

第一节 抗肿瘤药

一、影响核酸生物合成的药物

(一) 氟尿嘧啶

1. 药理作用　本药在体内先转变为 5-氟-2-脱氧尿嘧啶核苷酸,后者抑制胸腺嘧啶核苷酸合成酶,阻断脱氧尿嘧啶核苷酸转变为脱氧胸腺嘧啶核苷酸,从而抑制 DNA 的生物合成。

2. 适应证与禁用人群

(1) 适应证:消化道肿瘤,或较大剂量治疗绒毛膜上皮癌;乳腺癌、卵巢癌、肺癌、宫颈癌、膀胱癌及皮肤癌等。

(2) 禁用人群:妊娠初期 3 个月内的妇女。

3. 不良反应

(1) 胃肠道反应:食欲不振、恶心、呕吐、口腔炎、胃炎、腹痛及腹泻。严重者有血性腹泻或便血。

(2) 骨髓抑制:可致白细胞及血小板减少。

(3) 注射部位可引起静脉炎或动脉内膜炎。

(4) 有脱发、皮肤或指甲色素沉着等。

4. 用药护理要点

(1) 评估:监测全血细胞计数。

(2) 用药方法:

1) 静脉注射。

2) 外用:5%霜剂或10%、5%丙二醇溶液剂抹擦。

(3) 其他注意事项:与甲氨喋呤合用,应先给后者,4~6 h 后,再给予氟尿嘧啶,否则会减效。先予亚叶酸钙 60~300 mg 静脉滴注,继用本药可增加本药疗效。

5. 特殊人群用药

(1) 儿童:应在医生指导下进行。

(2) 老年人,肝肾功能不全者,特别是有骨髓抑制者,剂量应减少。

6. 健康指导

(1) 向患者解释使用本药的目的、可能出现的不良反应的症状。

(2) 告知患者用药期间不宜饮酒或谨慎合用阿司匹林类药物，以减少消化道出血的可能。

(3) 指导患者开始治疗前及疗程中应定期检查血象。

(4) 告知患者禁止在皮肤破溃处使用本药乳膏。

(二) 阿糖胞苷

1. 药理作用　本药为嘧啶类抗代谢性抗肿瘤药，具有细胞周期特异性，对 S 期细胞最为敏感，通过抑制细胞 DNA 的合成而干扰细胞的增殖。

2. 适应证与禁用人群

(1) 适应证：急性髓系白血病、急性淋巴细胞白血病、慢性粒细胞白血病、非霍奇金淋巴瘤、高危白血病(高剂量)。

(2) 禁用人群：退行性和中毒性脑病(尤其是接受甲氨蝶呤或电离辐射治疗后，以及癌症外的原因存在极低的血细胞计数)患者。

3. 不良反应

(1) 胃肠道反应：食欲减退、恶心、呕吐。

(2) 骨髓抑制：白细胞和血小板减少、贫血。

(3) 其他：发热、脱发、皮疹、肝功能损害。

4. 用药护理要点

(1) 评估：用药期间监测全血细胞计数、骨髓涂片、肝肾功能、血尿酸水平。

(2) 用药方法：皮下注射、静脉给药、鞘内注射。

(3) 不良反应观察与处理：如出现阿糖胞苷综合征，可考虑给予本药的同时给予皮质激素。皮质激素亦可预防此综合征。

5. 特殊人群用药　肝、肾功能不全者，用药应减量。

6. 健康指导

(1) 向患者解释使用本药的目的、可能出现的不良反应的症状。

(2) 适当增加液体的摄入量，使尿液保持碱性，必要时联用别嘌醇，以防止发生血清尿酸升高、尿酸性肾病。

(3) 告知女性患者用药期间和用药后 6 个月内应采取避孕措施。

(三) 卡培他滨

1. 药理作用　在体内卡培他滨在酶作用下转化为 5-氟尿嘧啶(5-FU)。正常细胞和肿瘤细胞都能将 5-FU 代谢为 5-氟-2-脱氧尿苷酸单磷酸(FdUMP)和 5-氟尿苷三磷酸(FUTP)。这些代谢产物通过两种不同机制引起细胞损伤。

2. 适应证与禁用人群

(1) 适应证：结肠癌、乳腺癌、胃癌化疗。

(2) 禁用人群：既往对氟嘧啶有严重、非预期的反应或已知对氟嘧啶过敏患者，已知二氢嘧啶脱氢酶(DPD)活性完全缺乏的患者。

3. 不良反应

（1）皮肤和皮下组织疾病：手足综合症，表现为麻木、感觉迟钝、感觉异常、皮肤红斑和肿胀、水疱或严重疼痛等。

（2）消化道反应：恶心、呕吐、腹泻等。

（3）其他：脱发、黏膜炎、疲乏、发热、嗜睡、中性粒细胞减少等。

4. 用药护理要点

（1）评估：用药期间监测全血细胞计数、肝及肾功能。

（2）用药方法：

1) 25 ℃保存，15～30 ℃亦可接受。包含 150 mg 和 500 mg 两种规格。

2) 服药方法：卡培他滨片剂每日 2 次口服，应在餐后 30 min 内用水整片吞服，不得压碎或切割。如果患者无法整片吞服卡培他滨片剂而必须压碎或切割，则应由接受安全操作细胞毒性药物专业培训的人员进行该操作。胶囊不建议剥开服用。

5. 特殊人群用药

（1）妊娠期或计划妊娠的妇女：卡培他滨治疗期间避免妊娠。

（2）哺乳期妇女：哺乳期妇女停止授乳。

6. 健康指导

（1）向患者解释使用本药的目的、可能出现的不良反应的症状。

（2）告知患者服药注意事项：服药前，可先喝一口水湿润咽喉部，避免药物黏到口腔或食管壁上，需整片吞服，禁止咀嚼、折断或压碎药片。如果您吞咽整个药物有困难，请咨询医生，可能还有其他方法可以服用这种药物。如果必须切割或压碎药片，请勿自行操作。坐位或站立用 200 mL 温水送服，注意服药后不宜立即躺卧，待活动 20～30 min 才可躺下。

（3）告知患者使用本药可能会发生称为手足综合征的问题，这可能会导致指纹丢失。还需要注意防寒保暖，预防手足综合征的发生。做好预防措施：每日早晚将手足在温水中浸泡 10 min，然后涂上油脂丰富的润肤剂（凡士林软膏或绵羊油尿素霜等）；夜晚穿棉袜、手套增强油脂吸收，皮肤有水时用纯棉毛巾轻拍。手掌和脚底避免过冷过热的刺激、压力和皮肤摩擦，禁忌阳光直射。如果手脚容易出汗，选用松紧合适的棉手套、鞋袜，采用柔软舒适的鞋垫。避免剧烈运动及用力拧毛巾等动作；避免接触洗衣粉、肥皂等化学物品。避免涂刺激性药物及酒精等。

（四）吉西他滨

1. 药理作用

具有细胞周期特异性，即吉西他滨主要作用于 DNA 合成期（S 期）的细胞，在一定的条件下，可以阻止 G1 期/S 期交接点的细胞进展。

2. 适应证与禁用人群

（1）适应证：非小细胞肺癌、胰腺癌、乳腺癌。

（2）禁用人群：对本药或者任何辅料高度过敏的患者。

3. 不良反应

（1）骨髓抑制：贫血、白细胞减少和血小板减少。

(2) 肝功能异常。

(3) 消化道反应：恶心、呕吐、腹泻、口腔炎。

(4) 生殖泌尿系统：轻度蛋白尿和血尿。

(5) 皮肤和附件器官：皮疹。

4. 用药护理要点

(1) 评估：监测全血细胞计数、肝及肾功能。

(2) 用药方法：静脉滴注 30 min。延长输液时间和增加给药频率都可能增加毒性。

5. 特殊人群用药

(1) 老年人慎用本药。

(2) 哺乳期妇女：用药期间停止哺乳。

6. 健康指导

(1) 向患者解释使用本药的目的、可能出现的不良反应的症状。

(2) 建议性成熟的男性在治疗期间以及此后 6 个月内不要生育，可在治疗前保存精子。

(五) 培美曲塞

1. 药理作用 本药是一种多靶点抗癌叶酸拮抗剂，通过破坏细胞复制所必须的关键的叶酸依赖性代谢过程，从而抑制细胞复制。

2. 适应证与禁用人群

(1) 适应证：非小细胞肺癌、恶性胸膜间皮瘤。

(2) 禁用人群：接种黄热病疫苗患者。

3. 不良反应 最常见不良反应(发生率≥20%)包括疲劳、恶心和食欲减退。

4. 用药护理要点

(1) 评估：监测全血细胞计数、肝及肾功能。

(2) 用药方法：只能用于静脉输注，10 min 以上。

(3) 预防毒性用药：

1) 补充维生素：为了减轻毒性，患者每日口服叶酸制剂或含叶酸的复合维生素(350~1000 μg)。在第 1 次培美曲塞给药前 7 日中，至少有 5 日每日必须口服 1 次叶酸，而且在整个治疗过程中直至培美曲塞末次给药后 21 日应继续口服叶酸。在培美曲塞首次给药前 1 周中，患者还必须接受一次维生素 B_{12}(1000 μg)肌内注射，此后每 3 个周期注射 1 次。在以后的维生素 B_{12} 注射时，可以与培美曲塞安排在同一日。

2) 补充皮质类固醇地塞米松(或同类药物)预服给药：可以降低皮肤反应的发生率和严重程度。在培美曲塞给药前一日、给药当日和给药后一日进行地塞米松 4 mg，每日 2 次口服给药。

5. 特殊人群用药

(1) 肾功能不全者：如果患者的肌酐清除率＜45 mL/min，不应进行培美曲塞给药。

(2) 妊娠期及哺乳期妇女用药：不应当在妊娠期间使用，除非在慎重考虑母亲的需要和对胎儿的风险后明确需要。在本药治疗期间和末次给药后 1 周内必须停止哺乳。

6. 健康指导

(1) 向患者解释使用本药的目的、可能出现的不良反应的症状。

(2) 必须指导接受培美曲塞治疗的患者补充叶酸和维生素 B_{12} 作为预防措施。

(3) 有生育可能性的女性患者,在治疗期间必须采取有效的避孕措施。

(4) 建议性成熟的男性在治疗期间以及此后 6 个月内不要生育。

(5) 由于本药治疗可能导致不可逆性不育,建议男性在治疗前咨询精子保存事宜。

二、调节体内激素平衡的药物

(一) 枸橼酸他莫昔芬

1. **药理作用**　本药为化学合成的非甾体抗雌激素类抗癌药。如果乳腺癌细胞内有雌激素受体(ER),当激素进入肿瘤细胞内并与其结合,促使肿瘤细胞的 DNA 和 mRNA 的合成,从而可刺激肿瘤细胞生长。

2. **适应证与禁用人群**

(1) 适应证:乳腺癌。

(2) 禁用人群:有眼底疾病者;有深部静脉血栓史者;肺栓塞史者;妊娠期和哺乳期妇女。

3. **不良反应**　潮热、体重增加。长时间(17 个月以上)大剂量(每日 240～320 mg)使用本药可出现视网膜病变和角膜混浊,还可出现视敏度降低。

4. **用药护理要点**

(1) 治疗期间应定期检查全血细胞计数,如有骨转移应定期监测血钙浓度,大剂量长期服用者应定期做眼科检查。

(2) 用药方法:口服给药。

(3) 用药警示:

1) 由于本药可促进排卵,有导致怀孕的可能,故患有乳腺癌的未绝经妇女不宜使用本药。若绝经前必须使用本药,应同时服用抗促性腺激素药物。

2) 治疗期间及停药后 2 个月,患者应严格避孕,但不得使用雌激素类药物进行避孕。

5. **特殊人群用药**

(1) 妊娠期妇女:禁用本药。

(2) 哺乳期妇女:用药期间停止哺乳。

6. **健康指导**

(1) 向患者解释使用本药的目的、可能出现的不良反应的症状。

(2) 告知患者片剂完整吞服,药物避光密封保存。并向患者说明不按照医嘱或说明书用药可能会影响疗效且会增加不良反应。

(3) 请患者采取非激素类避孕方法进行避孕。

(4) 告知患者使用本药期间请尽量避免驾驶等危险行为。

(二) 氟维司群

1. **药理作用**　本药为竞争性雌激素受体拮抗药,亲和力与雌二醇相似,可竞争性结合雌激素受体,下调人乳腺癌细胞中的雌激素受体蛋白。

2. **适应证与禁用人群**

(1) 适应证:用于绝经(包括自然绝经和人工绝经)后妇女在抗雌激素辅助治疗期间或治疗后疾病复发、或在抗雌激素治疗期间疾病进展的激素受体阳性的局部晚期或转移性乳腺癌。

(2) 禁用人群:妊娠期及哺乳期妇女,严重肝功能损害的患者。

3. **不良反应** 常见表现为虚弱无力、肝酶升高、恶心、头疼。

4. **用药护理要点**

(1) 用药前后及用药时:有生育能力的妇女用药前 7 日内应进行妊娠试验;监测肝功能。

(2) 用药方法:肌内注射。

(3) 用药注意事项:

1) 此药物在 2~8 ℃避光保存,给予 500 mg 时,分两侧臀部各注射本药 250 mg,连续缓慢肌注(每 250 mg 注射时间为 1~2 min)。由于靠近坐骨神经,于臀部肌肉外上象限注射时应谨慎注意避开内角。

2) 育龄妇女用药期间和用药结束后 2 年内应采取有效的避孕措施。

5. **特殊人群用药**

(1) 妊娠妇女使用本药可导致胎儿损害,故禁用本药。

(2) 哺乳期妇女如需使用本药,则用药期间和用药结束后 1 年内不应哺乳;如需哺乳,则哺乳期间禁用本药。

6. **健康指导**

(1) 向患者解释使用本药的目的、可能出现的不良反应的症状。

(2) 告知患者使用本药期间尽量避免驾驶等危险行为。

三、干扰转录过程和阻止合成的药物

下面以注射用盐酸阿霉素为例做介绍。

1. **药理作用** 本药在整个细胞周期均有活性作用(包括细胞间期),穿透进入细胞后,与染色体结合。严重干扰 DNA 合成、DNA 依赖性的 RNA 合成和蛋白质合成。

2. **适应证与禁用人群**

(1) 适应证:急性白血病、恶性淋巴瘤、实体瘤(尤其是乳腺癌、肺癌、软组织肉瘤、骨肉瘤)。

(2) 禁用人群:蒽环类药过敏者,严重心律失常、心肌功能不全者,心肌梗死病史患者,既往使用蒽环类药已达药物最大累积剂量者,妊娠期和哺乳期妇女。

3. **不良反应** 骨髓抑制、心脏毒性、胃肠道反应、脱发。注射时药物外溢可致局部组织坏死和溃疡。

4. **用药护理要点**

(1) 评估:用药前和用药期间监测心脏功能,如心电图、多门核素血管造影术

(MUGA 扫描)或超声心动图(ECHO)检查。当累积剂量超过 300 mg/m² 时,应增加监测频率。监测全血细胞计数、肝及肾功能等。

(2) 用药方法:静脉给药、动脉给药、动脉内注射、膀胱内灌注。不可肌内注射、皮下注射、鞘内注射。

(3) 不良反应观察与处理:如出现心肌病的体征或症状,应停药。

5. 特殊人群用药

(1) 老年人:慎用本药。

(2) 儿童和青少年:使用本药后发生迟发性心脏毒性的风险增加。推荐儿童长期定期进行心血管监测。2 岁以下儿童慎用本药。

6. 健康指导

(1) 向患者解释使用本药的目的、可能出现的不良反应的症状。

(2) 用药后可有心血管毒性:主要表现为心肌受损,活动无耐力,呼吸困难、上楼气喘、心慌、气短、头晕、乏力等。症状加重时应注意做适当休息,避免劳累,精神过度紧张,胸痛往往是在劳累时诱发,如快走、上楼、持重物时,所以应当避免这些活动。一过性心动过速和低血压较常见,一般不需处理。禁烟酒,禁高油脂辛辣刺激的食物避免情绪过度激动防感染。

四、抑制蛋白质合成与功能的药物

下面以培门冬酶为例做介绍。

1. 药理作用　本药为门冬酰胺酶与聚乙二醇(PEG)5 000 的共价结合物,通过门冬酰胺酶来耗竭血液中的门冬酰胺,从而杀死白血病细胞。

2. 适应证与禁用人群

(1) 适应证:儿童急性淋巴细胞白血病。

(2) 禁用人群:

1) 对本药有严重过敏史者。

2) 既往使用门冬酰胺酶治疗出现过急性血栓症、胰腺炎、严重出血事件的患者。

3. 不良反应

(1) 胃肠道:恶心、呕吐、腹泻、腹痛。

(2) 代谢/内分泌系统:高血糖症、高脂血症(包括高胆固醇血症、高三酰甘油血症)、低蛋白血症、葡萄糖耐量降低。

(3) 其他:发热、体重减轻、嗜睡、精神错乱、低血钙和氮质血症等。

4. 用药护理要点

(1) 评估:监测凝血参数、全血细胞计数、淀粉酶、脂肪酶、肝功能、尿糖、血糖、甘油三酯。

(2) 用药方法:

1) 静脉给药、肌内注射。

2) 静脉滴注:滴注时间应为 1~2 h。

(3) 不良反应观察与处理：如出现严重急性过敏反应，应立即停药，并给予抗组胺药、肾上腺素、氧气和静脉注射类固醇等救治措施。

5. **特殊人群用药** 65 岁及 65 岁以上老年患者与年轻患者对本药的应答是否存在差异尚不明确。

6. **健康指导**

(1) 向患者解释使用本药的目的、可能出现的不良反应的症状。

(2) 告知患者为降低发生胰腺炎的风险，应在化疗后 2 周内预防性给予低脂饮食。每日总脂肪摄入量约占总能量的 20% 以内，每天脂肪成人不超过 40g。建议采用无油烹调的方式，不吃坚果、肥肉、动物皮。当然对于其他看不见的油脂，如蛋糕、奶茶、夹心饼干、油酥点心、油炸食品等食物，同样要避免摄入。对于榴莲、牛油果等含脂肪较多的水果也应当心摄入。

(3) 建议有生育能力的妇女用药期间和用药结束后至少 3 个月内采取有效的避孕措施（包括屏障避孕法），但不推荐使用口服避孕药。

五、影响微管蛋白的药物

（一）长春新碱

1. **药理作用** 本药可干扰蛋白质代谢及抑制 RNA 多聚酶的活力，并抑制细胞膜类脂质的合成和氨基酸在细胞膜上的转运。

2. **适应证与禁用人群**

(1) 适应证：急性白血病、恶性淋巴瘤、生殖细胞肿瘤、小细胞肺癌、乳腺癌、慢性淋巴细胞白血病、消化道癌、黑素瘤、多发性骨髓瘤。

(2) 禁用人群：脱髓鞘型进行性腓骨肌萎缩症（Charcot-Marie-Tooth）患者。

3. **不良反应** 剂量限制性毒性是神经系统毒性，表现为手足麻木、腱反射消失、腹痛、便秘、麻痹性肠梗阻等。注射时药物外渗可致局部组织坏死。

4. **用药护理要点**

(1) 评估：监测血细胞计数、肝及肾功能。

(2) 用药方法：静脉注射。

5. **特殊人群用药**

(1) 老年人：65 岁以上老年人单次最大剂量为 1 mg。

(2) 儿童：2 岁以下儿童的周围神经髓鞘形成尚不健全，应慎用本药。

6. **健康指导**

(1) 向患者解释使用本药的目的、可能出现的不良反应的症状。

(2) 告知患者一般在治疗开始后 3 个月左右，可出现四肢麻木、疼痛、肌肉震颤、深腱反射消失。长期用药可出现下肢无力，下床活动时动作宜缓慢，当心跌倒。

(3) 可有进行性脱发：建议患者剪短头发，佩戴合适的假发、头巾，并使用温和洗发液洗头以保持头发清洁。

(4) 静脉注药外渗可引起局部皮肤毒性甚至坏死，建议安装 PICC 导管或静脉输液港。

(5) 建议有生育能力的女性避免妊娠。

(6) 建议采取常规预防便秘的措施。

(二) 紫杉醇

1. 药理作用 本药是一种抗微管剂,通过促进微管蛋白二聚体的聚合并阻止其解聚而达到稳定微管的作用,抑制肿瘤细胞的分裂和增殖。

2. 适应证与禁用人群

(1) 适应证:卵巢癌和乳腺癌,对肺癌、大肠癌、黑色素瘤、头颈部癌、淋巴瘤、脑瘤也都有一定疗效。

(2) 禁用人群:对本药或其他以聚氧乙烯蓖麻油配制的药物有过敏反应病史者、妊娠期和哺乳妇女。

3. 不良反应

(1) 骨髓抑制:是本药主要的剂量限制性毒性。

(2) 过敏反应:脸红、皮疹、低血压、呼吸困难、心动过速、胸痛,偶有发生的与过敏反应有关的寒战、休克和背痛。

(3) 心血管系统:低血压、心动过缓、晕厥、心律失常、高血压。

(4) 胃肠道:恶心、呕吐、腹泻、黏膜炎,偶见的小肠梗阻、肠穿孔等。

(5) 神经系统:外周神经病变、运动神经和感觉神经病变。

(6) 关节痛/肌痛:这一症状通常是一过性的,在本药治疗后 2~3 日出现,几天后恢复。

(7) 其他:肝及肾功能异常、静脉炎、绝大多数患者脱发、指甲的改变(色素沉着或甲床变色)、浮肿。

4. 用药护理要点

(1) 评估:监测血细胞计数、肝及肾功能。

(2) 用药方法:为了防止发生严重的过敏反应,用药前 12 h 及 6 h 左右给予地塞米松 20 mg 口服,或用药前 30~60 min 左右静注地塞米松 20 mg;苯海拉明(或其同类药)50 mg,用药前 30~60 min 静注或深部肌内注射;用药前 30~60 min 给予静注西咪替丁 300 mg 或雷尼替丁 50 mg。滴注时间大于 3 h。

5. 特殊人群用药 重度骨髓抑制和重度神经病变在老年患者中更常见。

6. 健康指导

(1) 向患者解释使用本药的用药目的、可能出现的不良反应的症状。

(2) 在用药期间,如患者发生明显的传导异常,予合适的治疗并在随后继续进行的本药治疗时连续的心电监护。

(3) 告知患者使用本药会出现神经毒性:四肢或躯体感觉异常、麻木、疼痛、肌肉无力、指/趾尖刺痛(24 h 内即可出现)。尽量卧床休息,下床活动要有人陪伴,以免摔伤。

(4) 告知患者使用本药会出现心血管毒性:一过性心动过速和低血压较常见,一般不需处理。但在滴注过程中应请家属陪同并注意观察。

(5) 关节和肌肉酸痛：一半左右的患者在用药后 2~3 日会感到关节和肌肉疼痛，与所用剂量相关，一般在几日内恢复。

(三) 多西他赛

1. 药理作用 本药通过促进微管聚合成稳定的微管并抑制其解聚从而使游离微管的数量显著减少，阻滞细胞于 G2 和 M 期，从而抑制癌细胞的有丝分裂和增殖。

2. 适应证与禁用人群

(1) 适应证：晚期乳腺癌、卵巢癌、非小细胞肺癌(有较好的疗效)。头颈部癌、胰腺癌、小细胞肺癌、胃癌、黑色素瘤、软组织肉瘤(有一定疗效)。

(2) 禁用人群：严重骨髓抑制，肝功能、肾功能损害者，妊娠期及哺乳期妇女。

3. 不良反应

(1) 骨髓抑制：中性粒细胞减少，贫血常见，少数有重度血小板减少。

(2) 过敏反应：轻度过敏反应表现为瘙痒、潮红、皮疹、药物热、寒战等，严重过敏反应不多见，其特征为支气管痉挛、呼吸困难和低血压。

(3) 体液潴留和水肿：可出现下肢体液潴留，甚至发展至全身水肿，极少数患者可出现胸腹腔积液、心包积液。

(4) 皮肤反应：主要见于手、足，亦可在臂部、脸部和胸部出现皮疹，可伴瘙痒，常在用药后 1 周内发生，可在下次用药前恢复。部分患者可发生指(趾)甲改变，色素沉着，甚至指(趾)甲脱落。

(5) 胃肠道反应：恶心、呕吐和腹泻。

(6) 其他：脱发、乏力、黏膜炎、关节肌肉痛、神经毒性及心血管毒性。

4. 用药护理要点

(1) 评估：监测血细胞计数、肝及肾功能。

(2) 用药方法：静脉滴注 1 h。患者在接受多西他赛治疗前需预防用药以减轻体液潴留的发生率和严重程度及减轻过敏反应的的严重程度。预处理用药：口服糖皮质激素类，如地塞米松，在多西他赛用药前一日开始服用，每日 16 mg(例如：每日 2 次，每次 8 mg)，持续 3 日。

5. 特殊人群用药 肝功能有损害的患者慎用。

6. 健康指导

(1) 向患者解释使用本药的目的、可能出现的不良反应的症状。

(2) 告知患者使用本药会出现指(趾)甲的色素沉着：先发生于指(趾)甲近端，随甲的生长向远端推进。建议可多食用含维生素 C、E 的蔬果，避免在白天食用含高感光物质的蔬菜，如芹菜、胡萝卜、香菜等，做好防晒。

(3) 告知患者使用本药会出现手足综合征：同卡培他滨。

六、拓扑异构酶Ⅰ抑制剂

下面以伊立替康为例做介绍。

1. 药理作用 伊立替康是喜树碱的衍生物，特异性地作用于拓扑异构酶Ⅰ。

2. 适应证与禁用人群

（1）适应证：晚期大肠癌、晚期肾细胞癌。

（2）禁用人群：慢性炎性肠病和（或）肠梗阻、胆红素异常、WHO体力状态评分＞2的患者。妊娠期及哺乳期妇女。

3. 不良反应

（1）胃肠道反应：腹泻、恶心、呕吐、早发性腹泻（用药后24 h内发生）、迟发性腹泻（用药后24 h后发生）等。

（2）骨髓抑制：中性粒细胞减少是剂量限制性毒性。

（3）胆碱能综合症：鼻炎、流涎增多、瞳孔缩小、流泪、出汗、潮红，可引起腹部痉挛或早发性腹泻的肠蠕动亢进等胆碱能综合征。

（4）神经系统：失眠和头晕，患者会出现一过性言语障碍。

（5）肝、肾功能异常等。

4. 用药护理要点

（1）评估：监测血细胞计数、肝及肾功能。

（2）用药方法：静脉滴注30～90 min。

5. 特殊人群用药

（1）肾功能损害的患者，不推荐透析患者使用本药。

（2）老年人用药：建议在≥65岁的患者中使用较低的初始剂量。

（3）儿童用药：儿童用药安全性或有效性尚不确定。

6. 健康指导

（1）向患者解释使用本药的目的、可能出现的不良反应的症状。

（2）告知患者使用本药期间会出现迟发性腹泻：在使用本药24 h后及在下周期化疗前任何时间均有发生迟发性腹泻的危险。一旦出现第1次稀便，患者需开始饮用大量含电解质的饮料并马上开始抗腹泻治疗，应及时就诊。当出现已下症状应住院治疗腹泻：腹泻同时伴有发热；严重腹泻（需静脉补液）开始高剂量的氯苯哌酰胺治疗48 h后仍有腹泻发生。氯苯哌酰胺不应用于预防性治疗。出现严重腹泻的患者，在下个周期用药应减量。

（3）若出现急性胆碱能综合征（早发性腹泻及其他不同症状如出汗、腹部痉挛、流泪、瞳孔缩小及流涎），应使用硫酸阿托品治疗（0.25 mg皮下注射）。

七、拓扑异构酶抑制药

以依托泊苷为例做介绍。

1. 药理作用
本药为细胞周期特异性抗肿瘤药，作用于DNA拓扑异构酶Ⅱ，形成药物-酶-DNA稳定的可逆性复合物，阻碍DNA修复。

2. 适应证与禁用人群

（1）适应证：小细胞肺癌、恶性淋巴瘤、恶性生殖细胞瘤、白血病、神经母细胞瘤、横纹肌肉瘤、卵巢癌、非小细胞肺癌、胃癌、食管癌。

(2) 禁用人群：本对药过敏者、消化道溃疡患者、妊娠期和哺乳期妇女。

3. **不良反应**
(1) 骨髓抑制：白细胞和血小板减少，贫血，是剂量限制性毒性。
(2) 胃肠道反应：恶心、呕吐、食欲不振、口腔炎、腹泻、偶有腹痛、便秘。
(3) 过敏反应：有时可出现皮疹、红斑、瘙痒等。
(4) 皮肤反应：脱发较明显，有时发展至全秃，但具可逆性。
(5) 神经毒性：手足麻木、头痛等。
(6) 其他反应：发热、心电图异常、低血压、静脉炎等。

4. **用药护理要点**
(1) 评估：监测血细胞计数、肝及肾功能。
(2) 用药方法：
1) 口服给药：宜餐前服用。
2) 静脉滴注：至少滴注 30 min。

5. **特殊人群用药**　老年人、儿童应慎用。

6. **健康指导**
(1) 向患者解释使用本药的目的、可能出现的不良反应的症状。
(2) 告知患者用药后可能发生低血压，头晕；起身不要过急，防止血压降低，引起头晕；多卧床休息。定期监测血压，观察生命体征变化，有异常时及时通知医生对症处理。

八、抗信号转导药

(一) 吉非替尼

1. **药理作用**　本药是一种选择性表皮生长因子受体(EGFR)酪氨酸激酶抑制剂。

2. **适应证与禁用人群**
(1) 适应证：EGFR 基因具有敏感突变的局部晚期或转移性非小细胞癌、既往接受过化学治疗的局部晚期或转移性非小细胞癌。
(2) 禁用人群：已知对本药任一赋形剂有严重过敏反应者，治疗期间肝转氨酶轻、中度升高者。

3. **不良反应**
(1) 消化系统：腹泻、恶心、呕吐、厌食、口腔黏膜炎及溃疡。
(2) 皮肤及指甲：多见皮肤反应，主要为轻度或中度；脓疱性皮疹，在红斑的基础上有时伴皮肤干燥发痒，常见指甲异常。
(3) 眼部疾病：常见结膜炎和睑炎，主要为轻度；弱视。少见可逆性角膜糜烂，有时伴睫毛生长异常。
(4) 其他：常见乏力，多为轻度；脱发。体重下降、外周性水肿、肝功能异常。
(5) 血液和淋巴系统：常见出血，如鼻衄和血尿。
(6) 呼吸系统：常见呼吸困难。少见间质性肺病，常较严重。

4. 用药护理要点

(1) 评估:监测肝功能。

(2) 用药方法:推荐剂量为250 mg(1片),每日1次,空腹或与食物同服。

5. 特殊人群用药

(1) 妊娠期或哺乳期妇女:应劝告育龄女性避免妊娠、建议哺乳母亲停止母乳喂养。

(2) 儿童不推荐使用。

6. 健康指导

(1) 向患者解释使用本药的目的、可能出现的不良反应的症状。

(2) 告知患者使用本药会出现皮疹:不用碱性化学日用品,如肥皂等清洗皮肤,仅用清水即可。皮肤破溃或有脓包时要注意避免感染,必要时请就诊。

(3) 告知患者在服用吉非替尼前6 h或服用后6 h内避免服用抗酸剂或胃酸减少剂。

(4) 告知患者以下情况加重时应就医:任何眼部症状、严重或持续的腹泻、恶心、呕吐或厌食。

(二) 索拉非尼

1. **药理作用** 本药是多种激酶抑制剂,可抑制肿瘤细胞增殖和抗血管生成作用。

2. 适应证与禁用人群

(1) 适应证:不能手术的晚期肾细胞癌、无法手术或远处转移的原发肝细胞癌、局部复发性或转移性的进展性放射性碘难治性分化型甲状腺癌。

(2) 禁用人群:对本药任一成分有严重过敏症状的患者。

3. 不良反应

(1) 皮肤毒性:皮疹和手足皮肤反应通常多为1到2级,多见开始服用索拉非尼后的6周内出现。

(2) 高血压:多为轻到中度,多在开始服药后的早期阶段就出现,用常规的降压药物即可控制。

(3) 出血:治疗后可能增加出血的机会。

4. 用药护理要点

(1) 评估:监测血细胞计数、肝及肾功能。

(2) 用药方法:推荐口服剂量为每次0.4 g,每日2次,空腹或伴低脂、中脂饮食服用,以一杯温开水吞服。脂肪含量高的食物会影响本药的吸收。

5. 特殊人群用药

(1) 妊娠期及哺乳期妇女:孕期避免应用本药,用药期间应停止哺乳。

(2) 儿童用药:安全性和有效性尚不明确,不建议用药。

6. 健康指导

(1) 向患者解释使用本药的用药目的、可能出现的不良反应的症状。

(2) 告知患者遵医嘱规律用药:不可自行增加用药剂量,如果漏服且还没有到下次预定时间,可立即补服,若快到下次预定时间,无须补服,或应咨询医生或药师。

(3) 告知患者用药时应监测血压:使用降压药物后仍严重或持续的高血压或出现高

血压危象的患者,需考虑永久停用本药。

(4) 告知患者用药期间避免接种活疫苗,停药 3 个月后再进行。

(5) 告知患者用药期间,如需进行大手术,需暂停使用本药,手术伤口愈合后,再咨询医生何时重新开始用药。

(6) 告知患者用药期间出现手足皮肤反应(红肿、脱皮)、皮疹(小红疙瘩),可涂抹尿素软膏,每日 1～2 次,注意皮肤保湿;若出现手足疼痛,可涂抹双氯芬酸二乙胺乳膏剂软膏止痛。

(7) 告知患者用药期间出现严重腹泻时,可遵医嘱服用蒙脱石散或盐酸洛哌丁胺。

(三) 拉帕替尼

1. 药理作用 本药是一种小分子表皮生长因子(EGFR:ErbB-1,ErbB-2)酪氨酸激酶抑制剂。

2. 适应证与禁用人群

(1) 适应证:HER2(ErbB-2 过度表达)且既往接受过包括蒽环类、紫杉醇、曲妥珠单抗治疗的晚期或转移性乳腺癌。

(2) 禁用人群:对本药及同类过敏患者、妊娠期妇女。

3. 不良反应

(1) 胃肠道反应:恶心、腹泻、口腔炎和消化不良。

(2) 皮肤:皮肤干燥、皮疹。

(3) 心血管系统:左室射血分数下降。

(4) 与卡培他滨联用:恶心、腹泻及呕吐,掌跖肌触觉不良等。

(5) 其他:背痛、呼吸困难、失眠。

4. 用药护理要点

(1) 评估:监测心脏功能、肝功能。

(2) 用药方法:每日服用 1 次,不推荐分次服用。

5. 特殊人群用药

(1) 哺乳期妇女用药时应停止哺乳。

(2) 尚无儿童应用本品的安全性和有效性资料。

6. 健康指导

(1) 向患者解释使用本药的目的、可能出现的不良反应的症状。

(2) 告知患者遵医嘱规律用药:不可自行增加用药剂量,如果漏服,无需补服,或应咨询医生或药师。

(3) 告知患者本药为空腹口服药物,避免与食物同服,干扰药物的吸收。

(4) 告知患者用药期间首次出现不成形便后,立即服用止泻剂如易蒙停,重度腹泻时,及时就医。

(5) 告知患者用药期间出现皮疹(小红疙瘩),可使用抗过敏药如马来酸氯苯那敏片、炉甘石洗剂,严重时应立即就医。

(6) 告知患者用药期间出现胸闷、心悸、活动后气促等不适,应复查心电图及心脏彩超,排除本品引起的心脏毒性反应。

(四) 依维莫司

1. **药理作用** 本药是一种 mTOR 抑制剂(雷帕霉素哺乳动物靶点),PI3K/AKT 通路下游的一种丝氨酸苏氨酸激酶。

2. **适应证与禁用人群**

(1) 适应证:既往接受舒尼替尼或索拉非尼治疗失败的成年患者晚期肾细胞癌,不可切除的、局部晚期或转移性的、分化良好的(中度分化或高度分化)成人患者进展期胰腺神经内分泌瘤,需要治疗干预但不适于手术切除的成年和儿童患者结节性硬化症相关的室管膜下巨细胞星形细胞瘤。

(2) 禁用人群:对本药有效成分、其他雷帕霉素衍生物或本药中任一辅料过敏者;在使用本药和其他雷帕霉素衍生物中已观察到过敏反应的患者。

3. **不良反应**

(1) 全身症状:疲乏、皮疹。

(2) 口腔及黏膜:黏膜炎、口腔溃疡。

(3) 消化系统:恶心、呕吐、厌食症、腹泻。

(4) 机会性感染风险增加:如肺炎、其他细菌感染和侵袭性真菌感染。

(5) 肺毒性:咳嗽、呼吸困难、发热和肺部浸润增加。

(6) 其他:贫血、血小板减少、中性粒细胞减少、高脂血症、血清转氨酶和碱性磷酸酶升高。

4. **用药护理要点**

(1) 评估:监测全血细胞计数、肝功能、血糖、血清甘油三酯和胆固醇,监测是否出现新的或进行性肺部症状。

(2) 用药方法:每日1次。每天同一时间服用,与食物同服或不同服均可。

5. **特殊人群用药**

(1) 18岁以下儿童或青少年严格按照说明书使用。

(2) 无须立即手术的结节硬化症相关的室管膜下巨细胞星形细胞瘤儿科患者,建议使用。

6. **健康指导**

(1) 向患者解释使用本药的目的、可能出现的不良反应的症状。

(2) 告知患者用药期间应监测血糖水平,尤其是糖尿病患者。

(3) 告知患者服药注意事项:本药可在进食或不进食服用,每日1次。药片应与一杯水一起吞咽,切勿咀嚼或压碎。服药时勿饮用葡萄柚制品,避免导致血药浓度显著增加。

(4) 告知患者生活中注意保持口腔卫生,饭后用清水漱口,用软毛刷刷牙。当出现口腔炎或口腔溃疡时,应到医院采取正规局部治疗。

(5) 告知患者用药期间当出现咳嗽、呼吸困难和发热等症状,应及时告知医生,根据实际情况判断是否需要停药。

九、烷化剂类

以环磷酰胺为例介绍。

1. **药理作用**　本药为氮芥类烷化剂，属于周期非特异性药。
2. **适应证与禁用人群**

(1) 适应证：①恶性淋巴瘤、多发性骨髓瘤、乳腺癌、小细胞肺癌、卵巢癌。②睾丸肿瘤、头颈部鳞癌、鼻咽癌、横纹肌瘤、骨肉瘤。③各种自身免疫性疾病，如严重类风湿性关节炎、全身性红斑狼疮、儿童肾病综合征等。④器官移植的排斥反应。⑤翼状胬肉术后、角膜移植术后蚕蚀性角膜溃疡等（滴眼药）。

(2) 禁用人群：对本药过敏者、妊娠期及哺乳期妇女。

3. **不良反应**

(1) 骨髓抑制、脱发、消化道反应、口腔炎、膀胱炎，个别报道有肺炎、过量的抗利尿激素分泌等。一般剂量对血小板影响不大，也很少引起贫血。

(2) 超高剂量时（>120 mg/kg）可引起心肌损伤及肾毒性。泌尿系统损伤表现为蛋白尿、管型尿、氮质血症、肾功能减退，严重时出现出血性膀胱炎、急性肾衰竭和尿毒症。

4. **用药护理要点**

(1) 评估：监测血细胞计数、肝及肾功能。

(2) 用药方法：静脉滴注 30～120 min。

5. **特殊人群用药**　老人慎用。

6. **健康指导**

(1) 向患者解释使用本药的目的、可能出现的不良反应的症状。

(2) 告知患者用药期间应积极预防和应对泌尿系统的损伤：注意多饮水（>2 000 mL），促进化疗代谢产物的排出，保证每日尿量达 2 000～3 000 mL。

(3) 患者给予预防口腔炎的措施：保持口腔和牙齿清洁及湿润，饮食应清淡易消化，多进食高蛋白高维生素的食物。禁忌吸烟、喝酒。如果发生口腔炎，如出现感觉异常、多发红斑、融合性溃疡和出血性损伤，则需及时就医给予改善口炎的药物。

（张晓菊　陈凤珍　杨　旸　顾玲俐）

第二节　抗肿瘤辅助药

一、美司钠

1. **药理作用**　本药作用在肾小管上皮内，形成的二硫化物再降解为游离硫醇化合物，与尿液中环磷酰胺和异环磷酰胺的代谢产物（丙烯醛、4-羟基-异环磷酰胺）发生化学反应，形成无毒性的加成化合物，从而起到解毒的保护作用。解毒过程仅在肾脏和输尿管中进行，全身不良反应和抗肿瘤效应不受影响。

2. 适应证与禁用人群

(1) 适应证：氧氮磷环类化疗药（如环磷酰胺、异环磷酰胺、曲磷胺）引起的泌尿道毒性，尤其是既往使用过上述药物治疗导致膀胱炎，以及既往接受过小骨盆放疗或存在泌尿道疾病史的高危患者。

(2) 禁用人群：对本药或其他巯醇化合物过敏者。

3. 不良反应　偶有轻微的过敏反应：如皮肤和黏膜反应（瘙痒、红斑、水肿）、局部肿胀（风疹样水肿）。少数情形下可能会出现由急性过敏反应诱发的低血压、心率加快或短暂的肝转氨酶升高等现象。

4. 用药护理要点

(1) 评估：监测尿隐血、尿量。

(2) 用药方法：静脉注射，给药剂量为化疗药剂量的20%，在给予化疗药的0 h、4 h、8 h注射本药。异环磷酰胺连续性静脉滴注时，在给药的0 h，注射本药，给药剂量为异环磷酰胺剂量的20%，而后该药可按照异环磷酰胺剂量的100%与其同步输注，最后应再加6～10 h的美司钠（达到异环磷酰胺剂量的50%）输注，以更好的保护泌尿道。

5. 特殊人群用药　在儿童中的治疗经验表明，个别患者可增加给药频率（如最多6次）和缩短给药间隔（如3 h）。

6. 健康指导

(1) 向患者解释使用本药的目的、可能出现的不良反应的症状。

(2) 告知患者治疗期间需多饮水（>2000 mL/d），保证每日尿量达2000～3000 mL。

(3) 给予化疗药后0 h、4 h、8 h注射本药。告知患者具体时间。

(4) 告知有生育能力的男性患者在用药期间和用药结束后3个月内应采取有效的避孕措施。有生育能力的妇女避孕措施应延长至用药结束后6个月。

二、帕洛诺司琼

1. 药理作用　放疗、化疗及外科手术等因素可引起肠嗜铬细胞释放5-羟色胺（5-HT），5-HT可激活中枢或迷走神经的5-HT_3受体而引起呕吐反射。本药通过拮抗中枢化学感受区及外周迷走神经末梢的5-HT_3受体，从而抑制恶心、呕吐。

2. 适应证与禁用人群

(1) 适应证：中、重度致吐化疗引起的急性恶心、呕吐和延迟性恶心、呕吐（预防）；手术后24 h内的恶心、呕吐（预防）。

(2) 禁用人群：对本药或其他5-HT_3受体拮抗药过敏者。

3. 不良反应

(1) 便秘、腹胀、皮疹。

(2) 少见头痛、眩晕、心动过速，偶见静坐不能、支气管痉挛、腹泻、癫痫、低钾血症等。

4. 用药护理要点

(1) 评估：用药前评估患者是否具有化疗导致恶心呕吐的高危因素、化疗方案的致吐风险等。用药过程中及用药后,观察止吐药物不良反应。

(2) 用药方法:静脉给药。化疗前约 30 min 单剂注射本药 0.25 mg,注射时间为 30 s 以上。

(3) 不良反应观察与处理:便秘严重者症状可持续 5～7 日,注意调整饮食结构,增加运动。

5. **特殊人群用药** 无须调整剂量。

6. **健康指导**

(1) 向患者解释使用本药的目的、可能出现的不良反应的症状。

(2) 指导患者向医护人员报告相关不良反应的发生,若出现便秘、头痛、罕见腹泻、腹痛、头昏、失眠、尿潴留、关节痛等,应立即通知医护人员。

三、神经激肽-1 受体拮抗剂

1. **药理作用** 本药为人类 P 物质/神经激肽 1(NK_1)受体的选择性高亲和力拮抗药,可通过血-脑脊液屏障,与脑内 NK_1 受体结合。可抑制高致吐风险化疗药物引起的急性和迟发性呕吐,并增强 5-HT_3 受体拮抗药和糖皮质激素的止吐活性。

2. **适应证与禁用人群**

(1) 适应证:与其他止吐药联用于预防初次或重复进行高度致吐性化疗(HEC)的急性或迟发性恶心和呕吐。

(2) 禁用人群:对本药过敏者。

3. **不良反应** 便秘、呃逆、食欲减退、消化不良、疲乏、ALT 升高。

4. **用药护理要点**

(1) 评估:同"帕洛诺司琼"。

(2) 口服给药:本药可与或不与食物同服。与糖皮质激素、5-羟色胺 3(5-HT_3)受体拮抗药联用。具体服用方法:首日 125 mg,在化疗前 1 h 口服;第 2～3 日,每次 80 mg,每日 1 次,于早晨口服。

(3) 不良反应观察与处理:同"帕洛诺司琼"。

5. **特殊人群用药** 无须调整剂量。

6. **健康指导**

(1) 向患者解释使用本药的目的、服药方法、可能出现的不良反应。

(2) 告知育龄妇女用药和停药后 1 个月内,应选择避孕措施。

四、右雷佐生

1. **药理作用** 为乙二胺四乙酸的环状衍生物,容易穿透细胞膜,在细胞内转变为开环螯合剂,干扰铁离子中介的自由基的形成,而后者为蒽环类抗生素产生心脏毒性的部分原因。

2. **适应证与禁用人群**

(1) 适应证:接受多柔比星治疗累积量达 300 mg/m²,并且继续使用多柔比星的女性转移性乳腺癌。

(2) 禁用人群：不使用含蒽环类药物的化学治疗患者。

3. **不良反应**

(1) 注射部位疼痛。

(2) 骨髓抑制：白细胞减少、粒小板减少和血小板减少。

(3) 血清铁浓度增高、血清锌和钙浓度降低。恶心、呕吐、腹泻、肝酶升高、血淀粉酶升高。

4. **用药护理要点**

(1) 定期监测全血细胞计数、肝功能、血清铁、锌浓度。

(2) 用法及用量：

1) 推荐剂量比为 10∶1(例如：右雷佐生 500 mg/m²；多柔比星 50 mg/m²)。

2) 用 25 mL 灭菌注射用水对该药进行复溶，复溶浓度为 10 mg/mL，复溶后采用 0.9%氯化钠溶液或乳酸钠林格氏液进行稀释。复溶液可在室温下存放 30 min(2～8 ℃下储存 3 h)。以 0.9%氯化钠溶液进行稀释后可在室温下 1 h(2～8 ℃下 4 h)保持稳定，以乳酸钠林格氏液稀释后可在室温下 3 h(2～8 ℃下 6 h)保持稳定。

3) 快速静脉点滴，静脉滴注时间为 15～30 min，滴完后即刻给予多柔比星。

(3) 其他注意事项：

1) 密切监测心脏毒性。本药不可用于非蒽环霉素类药物引起的心脏毒性。

2) 若本药接触到皮肤和黏膜，应立即用肥皂和水彻底清洗。

5. **特殊人群用药**　哺乳期妇女用药时应停止哺乳。

6. **健康指导**

(1) 向患者解释使用本药的目的、可能出现的不良反应的症状。

(2) 告知患者此药物可经静脉缓慢推注或滴注，静脉滴注时间至少为 15 min，30 min 内滴完。

(3) 向患者说明应定期监测全血细胞计数、肝功能、血清铁、锌浓度。

五、唑来膦酸

1. **药理作用**　本药属于含氮双膦酸化合物，主要作用于人体骨骼，通过对破骨细胞的抑制，从而抑制骨吸收。唑来膦酸的主要分子靶点是破骨细胞中法泥基磷酸合成酶。

2. **适应证与禁用人群**

(1) 适应证：肿瘤骨转移患者和多发性骨髓瘤患者的骨骼损害、恶性肿瘤引起的高钙血症(与标准抗肿瘤治疗合用)。Paget's 病(变形性骨炎)、绝经后妇女的骨质疏松症、成年男性的骨质疏松症。

(2) 禁用人群：对本药或其他二膦酸盐过敏者、严重低钙血症患者、肌酐清除率＜35 mL/mim 的肾功能损害患者、妊娠期及哺乳期妇女。

3. **不良反应**　不良反应多为轻度和一过性的，大多数情况下无须特殊处理，会在 24～48 h 内自动消退。最常见的不良反应是发热。

4. 用药护理要点

（1）给药前应监测血清肌酐、血钙浓度；定期监测血钙、血磷、血镁浓度。对长期用药者，应每3～6个月检查患者是否患有蛋白尿和氮质血症。

（2）用法用量：

1）静脉滴注：成人每次4 mg，用100 mL 0.9％氯化钠注射液或5％葡萄糖注射液稀释后静脉滴注，滴注时间应不少于15 min，每3～4周给药1次或遵医嘱。

2）实体肿瘤骨转移患者和多发性骨髓瘤患者的骨骼损害：除按上述用药外，每日口服钙500 mg和维生素D 400 U。

（3）注意事项：

1）注射液的配制：将4 mg本药用5 mL无菌注射用水溶解，然后用0.9％氯化钠注射液（或5％葡萄糖注射液）100 mL稀释。

2）用药前应纠正低血钙，充分补充钙和维生素D。伴有恶性高钙血症的患者用药前应充分补水。

5. 特殊人群用药

（1）儿童不推荐使用。

（2）老年患者肾功能较低下，给药时应密切监测肾功能状况。此外，老年患者常合并使用利尿药，应定期检查电解质（血钙、血磷）情况。

6. 健康指导

（1）向患者解释使用本药的目的、可能出现的不良反应的症状。

（2）告知患者滴注时间不能少于15 min。

（3）告知患者用药期间请采取避孕措施，同时需要保持口腔卫生。此外，需监测血钙、血磷，还可能需要定期监测血红蛋白、血细胞比容、尿蛋白。

（张晓菊　陈凤珍　杨　旸　顾玲俐）

第三节　生物靶向治疗药

一、尼妥珠单抗

1. 药理作用

（1）药效学：尼妥珠单抗可阻断EGFR与其配体的结合，并对EGFR过度表达的肿瘤具有抗血管生成、抗细胞增殖和促凋亡作用。

（2）药动学：人体内生物学分布的主要器官为肝脏、脾脏、心脏、肾脏和胆囊，其中肝脏摄取量最高。

2. 适应证与禁用人群

（1）适应证：与放疗联合治疗表皮生长因子受体表达阳性的Ⅲ/Ⅳ期鼻咽癌。

（2）禁用人群：对尼妥珠单抗或其任一成分过敏者。

3. **不良反应** 常见发热、寒战、恶心和呕吐、发冷、血压降低、虚弱、头痛、贫血、肢端青紫。

4. **用药护理要点**

(1) 评估：

1) 在开始治疗前,建议先确认肿瘤组织 $EGFR$ 基因表达水平,针对 $EGFR$ 基因中、高表达的患者推荐使用本品。

2) 在开始治疗前,获取病史,以前是否使用过尼妥珠单抗,是否出现过敏反应。

(2) 用药方法：

1) 静脉滴注给药：将本药 100 mg 加入 250 mL 氯化钠注射液中静脉滴注 1 h 以上。在给药过程中及给药结束后 1 h 内,需密切监测患者的状况。首次给药应在放射治疗的第 1 日,并在放射治疗开始前完成。以后每周给药 1 次,共 8 次。

2) 输液准备：冻融后抗体的大部分活性丧失,故尼妥珠单抗在储存和运输过程中严禁冷冻。本药稀释于氯化钠注射液后,在 2~8 ℃可保持稳定 12 h,在室温下可保持稳定 8 h。

3) 不良反应观察与处理：观察患者的体温、血压及胃肠道反应等。大多数不良反应均可自行缓解或使用常规剂量的镇痛药和(或)抗组胺类药物对症治疗。

5. **特殊人群用药**

(1) 妊娠期妇女：慎用。

(2) 哺乳期妇女：本药治疗期间及在最后一次给药后 60 日内停止哺乳。

6. **健康指导**

(1) 向患者解释使用本药的目的、可能出现的不良反应的症状。

(2) 建议患者在出现发热、血压下降、恶心、呕吐时,立即通知医护人员。

二、重组人血管内皮抑制素

1. **药理作用**

(1) 药效学：通过抑制形成血管的内皮细胞迁移来达到抑制肿瘤新生血管的生成,阻断了肿瘤细胞的营养供给,从而达到抑制肿瘤增殖或转移的目的。

(2) 药动学：肿瘤患者每日 2 h 内静脉滴注重组人血管内皮抑制素,连续 28 日。谷浓度随给药次数增加有持续增高的趋势,总剂量和滴注次数可影响峰浓度和谷浓度水平。

2. **适应证与禁用人群**

(1) 适应证：联合长春瑞滨与铂类化疗方案用于治疗初治或复治的Ⅲ/Ⅳ期非小细胞肺癌患者。

(2) 禁用人群：对本药任一成分过敏者。

3. **不良反应**

(1) 心脏反应：疲乏、胸闷、心慌、窦性心动过速、轻度 ST-T 改变、房室传导阻滞、房性期前收缩、偶发室性期前收缩。

(2) 消化系统反应：腹泻、无症状性转氨酶升高、黄疸。

4. 用药护理要点

(1) 评估：

1) 在开始治疗前，获取病史，以前是否使用过重组人血管内皮抑制素，是否出现过敏反应。

2) 在治疗过程中，应定期监测心电图。

(2) 用药方法：静脉滴注给药。临用时将重组人血管内皮抑制素加入 250～500 mL0.9%氯化钠注射液中，滴注时间 3～4 h。与 NP 化疗方案联合给药时，本药在治疗周期的第 1～14 日，每天给药 1 次，连续给药 14 日，休息 1 周，再继续下周期治疗。通常可进行 2～4 个周期的治疗。

(3) 不良反应观察与处理：心脏不良反应。用药初期少数患者可出现轻度疲乏、胸闷、心慌，绝大多数不良反应经对症处理后可以好转。

5. 特殊人群用药

(1) 妊娠期及哺乳期妇女：需要时应在医生严密观察下使用。

(2) 老年人：有严重心脏病史的老年肿瘤患者，应在医生指导下使用。

(3) 儿童：应在医生指导下使用。

(4) 心、肾功能不全者：慎用。

6. 健康指导

(1) 向患者解释使用本药的目的、可能出现的不良反应的症状。

(2) 建议患者在出现心脏不良反应的迹象和症状时，应立即通知医护人员。

(3) 建议女性患者如果计划怀孕或哺乳，或怀疑怀孕，应告知医护人员。

三、安罗替尼

1. 药理作用

(1) 药效学：安罗替尼是一种多靶点的受体酪氨酸激酶抑制剂。

(2) 药动学：空腹口服后，血浆浓度平均达峰时间为 9.3 h，平均消除半衰期为 113 h。平均表观分布容积为 2 061～3 312 L。主要经粪和尿排泄。

2. 适应证与禁用人群

(1) 适应证：

1) 既往至少接受过两种系统化疗后出现进展或复发的患者的局部晚期或转移性非小细胞肺癌。

2) 腺泡状软组织肉瘤、透明细胞肉瘤及既往至少接受过含蒽环类化疗方案治疗后进展或复发的患者的其他晚期软组织肉瘤。

3) 既往至少接受过两种化疗方案治疗后进展或复发的患者的小细胞肺癌。

(2) 禁用人群：

1) 对安罗替尼任何成分过敏者。

2) 中央型肺鳞癌或具有大咯血风险的患者。

3) 重度肝、肾功能不全患者。

4) 妊娠期及哺乳期妇女。

3. **不良反应**

(1) 出血：咯血、消化道出血。

(2) 胃肠系统疾病：腹泻、腹痛、口咽疼痛、呕吐、恶心、牙疼、口腔黏膜炎、腹胀、便秘、口腔溃疡、口干、胃食管反流病、肠梗阻。

(3) 呼吸系统、胸及纵隔疾病：咳嗽、呼吸困难、上呼吸道感染、鼻衄、肺部感染、气胸、胸腔积液。

4. **用药护理要点**

(1) 评估：

1) 在开始治疗前，无须进行基因检测。

2) 在开始治疗前，获取病史，以前是否使用过安罗替尼，是否出现不良反应。

3) 在治疗过程中，需监测血压及血小板、凝血酶原时间。

(2) 用药方法：口服给药：每次 8 mg、10 mg、12 mg，每日 1 次。连续服药 2 周，停药 1 周，即 3 周(21 日)为一个疗程。直至疾病进展或出现不可耐受的不良反应。

(3) 不良反应观察与处理：

1) 观察患者的出血征象。具有出血风险、凝血功能异常的患者应慎用本区。对于出现 2 级出血事件的患者应暂停安罗替尼治疗，如 2 周内恢复至＜2 级，则下调一个剂量继续用药。如再次出血，应永久停药。一旦出现 3 级或以上的出血事件，则永久停药。

2) 观察患者的肠道反应(腹泻)。同时注意评估是否有脱水或电解质失衡，必要时考虑静脉补液，使用洛哌丁胺、益生菌和蒙脱石散治疗。严重时也可考虑预防性抗生素治疗并加用生长激素释放抑制激素。

3) 监测患者的呼吸道症状。出现突发胸痛或呼吸困难等症状，须立即就医。确认气胸的患者应于医院行闭式引流术或其他医学干预。

4) 监测患者的血压情况。发现高血压或头痛、头晕症状，应在医生指导下接受降压药物治疗，暂停盐酸安罗替尼治疗或剂量调整。

5. **特殊人群用药**　轻、中度肝及肾功能不全患者须在医生的指导下慎用。

6. **健康指导**

(1) 向患者解释使用本药的目的、可能出现的不良反应的症状。

(2) 建议患者在出现高血压、腹泻、突发胸痛、呼吸困难或出血症状时，应立即通知医护人员。

(3) 建议患者早餐前口服。

(4) 用药期间如出现漏服，确认距下次用药时间短于 12 h，则不再补服。

(5) 建议女性患者如果计划怀孕或哺乳，或怀疑怀孕，应告知医护人员。

四、利妥昔单抗

1. **药理作用**

(1) 药效学：本药是一种人鼠嵌合性单克隆抗体，能够与跨膜 CD20 抗原特异性结合。

(2) 药动学:对滤泡性非霍奇金淋巴瘤的患者,利妥昔单抗血清抗体浓度随着剂量的增加而升高。通常 3~6 个月后仍可在血清中检测到本药。

2. 适应证与禁用人群

(1) 适应证:

1) 复发或耐药的滤泡中央型淋巴瘤。

2) CD20 抗原阳性的弥漫性大 B 细胞性非霍奇金淋巴瘤[与标准 CHOP(环磷酰胺、多柔比星、长春新碱、泼尼松)化疗联合治疗]。

3) 实践中本药的应用并不仅限于上述适应证,理论上表达 CD20 的 B 细胞淋巴瘤均可应用本药,如套细胞淋巴瘤等。

(2) 禁用人群:

1) 对本药任一成分或鼠蛋白过敏的患者。

2) 哺乳期妇女。

3. 不良反应

(1) 肿瘤负荷较大(单个病灶直径>10 cm)的患者,发生严重(3~4 度)不良反应的危险性升高,应极其慎重。

(2) 静脉滴注相关的不良反应:发热、寒战。其他症状包括面部潮红、血管性水肿、恶心、荨麻疹或皮疹、疲乏、头痛、瘙痒、呼吸困难、咽喉刺激、鼻炎、呕吐及肿瘤疼痛。出现严重细胞因子释放综合征的患者,可因多脏器功能衰竭、呼吸功能衰竭和肾衰竭而致死。

(3) 过敏反应。

(4) 肝、肾功能损害:轻度、暂时性的肝功能异常。

(5) 非霍奇金淋巴瘤患者中合并乙肝病毒感染较为常见。

4. 用药护理要点

(1) 评估:

1) 在开始治疗前,获取病史,以前是否使用过本药,是否出现过敏反应。

2) 在开始治疗前,需要进行乙肝病毒监测。

3) 在用药期间定期监测肝功能、乙肝病毒 DNA 及常规的全血细胞计数检查。

(2) 用药方法:

1) 输液准备:在无菌条件下抽取本药,用氯化钠注射液或 5%葡萄糖注射液稀释,轻轻倒转输注袋以使溶液混合,同时避免出现泡沫。

2) 治疗前用药:包括解热镇痛药(如对乙酰氨基酚)和抗组胺药(如盐酸苯海拉明),应在每次滴注利妥昔单抗之前 30~60 min 使用。也可考虑治疗前用肾上腺皮质激素进行预处理。

3) 静脉滴注:①第 1 次滴注:推荐的初始滴注速度为 50 mg/h,自开始输注后每 30 min 输注速度可增加 50 mg/h(即每 30 min 剂量增加 25 mg),直到达到最大滴注速度 400 mg/h。②随后的滴注:随后滴注本药的开始速度为 100 mg/h,每 30 min 滴注速度可增加100 mg/h(即每30 min剂量增加50 mg),直到达到最大滴注速度400 mg/h。③复发后的再治疗:如果患者初次用利妥昔单抗治疗有效,复发后可再次接受利妥昔单抗治疗,这些患者再次治疗的缓解率可与第1次治疗相当。

(3) 不良反应观察与处理:

1) 观察患者是否出现细胞因子释放综合征:①临床表现:严重呼吸困难、发热、寒战、强直、荨麻疹和血管性水肿之外,通常伴有支气管痉挛和缺氧。高尿酸血症、高钾血症、低钙血症、急性肾衰竭、LDH升高,有时还会出现急性呼吸功能衰竭甚至死亡。通常在第1次静脉滴注开始的或2 h内出现。②处理:静脉滴注利妥昔单抗时出现细胞因子释放综合征,停止输注并应用解热镇痛药、抗组胺药等措施后可缓解,偶尔需要吸氧、静脉输注氯化钠注射液或支气管扩张药,必要时应用肾上腺皮质激素。通常减慢滴注速度后,各种与治疗相关的轻至中度不良反应会减轻。当症状改善后,滴注速度可重新提高。一旦患者出现严重反应,尤其是严重的呼吸困难、支气管痉挛和缺氧应立即停止输注,给予对症治疗,并立即评价患者是否出现肿瘤溶解综合征,包括做相应的实验室检查及胸片检查。只有当所有症状消失后、各项实验室检查以及胸片检查恢复正常后,方可重新开始治疗。如果第2次再出现同样的严重不良反应,考虑停止治疗。

2) 观察患者过敏的体征和症状。典型的过敏反应通常在静脉滴注开始后几分钟之内出现。如果出现这些症状,立即停止用药并通知医生。遵医嘱使用抗过敏反应的药物包括肾上腺素、抗组胺药、肾上腺皮质激素。

3) 观察患者的血压情况。出现高血压遵医嘱给予降血压药物。

5. 特殊人群用药

(1) 妊娠期妇女:育龄妇女在接受利妥昔单抗治疗过程中及治疗结束后12个月之内,应采取有效的避孕措施。

(2) 肝、肾功能不全者:慎用本药。

6. 健康指导

(1) 向患者解释使用本药的目的、可能出现的不良反应的症状。

(2) 建议患者在出现细胞因子释放综合征、过敏反应或心血管系统反应的迹象和症状时,应立即通知医护人员。

(3) 告知患者本药治疗过程中,仍需要进行常规的全血细胞计数检查。

(4) 告知患者本药对驾驶和操作机器能力的影响目前尚不清楚。

(5) 建议女性患者如果计划怀孕或哺乳,或怀疑怀孕,应告知医护人员。

(6) 告知患者本药治疗中可能会出现低血压,因此在治疗前12 h及治疗过程中应避免应用抗高血压药物。

(陈怡雯 倪丽萍 吴 薇)

第十七章 精神药物

第一节 抗精神病药

一、第一代抗精神病药物(典型抗精神病药)

典型抗精神病药物主要作用于脑内多巴胺 D_2 受体,为 D_2 受体阻断剂。其他药理作用包括对 $α_1$、$α_2$ 肾上腺素受体、毒蕈碱 M 受体、组胺 H_1 受体具有阻断作用。临床上治疗幻觉、妄想、思维障碍、行为紊乱、兴奋、激越、紧张症候群具有明显疗效。

以氯丙嗪为例介绍。

1. 药理作用

(1) 药效学:本药为吩噻嗪类抗精神病药,其作用机制主要与其阻断中脑边缘系统及中脑皮层通路的多巴胺受体 D_2 有关。

(2) 药动学:口服吸收好,1~3 h 达血药浓度峰值,半衰期($t_{1/2}$)为 12~36 h。本品有"首过"效应。血浆蛋白结合率 90% 以上。易透过血-脑屏障,颅内药物浓度高 4~5 倍。在肝脏代谢,主要以代谢物形式从尿和粪便中排出。

2. 适应证与禁用人群

(1) 适应证:

1) 兴奋躁动、幻觉妄想、思维障碍及行为紊乱等阳性症状。精神分裂症、躁狂症或其他精神病性障碍。

2) 各种原因所致的呕吐或顽固性呃逆。

(2) 禁用人群:基底神经节病变、帕金森病、帕金森综合征、骨髓抑制、青光眼、昏迷及对吩噻嗪类药过敏者。

3. 不良反应

(1) 抗胆碱能不良反应:口干、眼干、视物模糊、便秘、尿潴留、混乱(谵妄)。

(2) 心血管反应:体位性低血压、头昏和反应性心动过速。

(3) 锥体外系反应,如急性肌张力障碍、静坐不能、帕金森综合征、迟发型运动障碍等,是最严重的不良反应。

(4) 偶可发生恶性综合征:临床表现:①高热。②严重的锥体外系症状(肌肉强直、运动不能等)。③意识障碍。④自主神经功能紊乱(多汗、流涎、心动过速、血压不稳)。⑤急性肾衰。⑥循环衰竭。实验室检查可发现白细胞计数增高,氨基转移酶升高、肌酸磷酸激酶和肌红蛋白升高。

4. 用药护理要点

(1) 评估:

1) 在治疗前,评估患者疾病史和用药史,如心血管疾病(如心力衰竭、心肌梗死、传导异常),癫痫者应慎用。另外,本药不适用于有意识障碍的精神异常者。

2) 用药后引起体位性低血压,应定期监测血压。

3) 应定期检查心电图、肝功能与白细胞计数。

(2) 用药方法:口服。用于精神分裂症或躁狂症,从小剂量开始,每次 25～50 mg(0.5～1 片),每日 2～3 次,每隔 2～3 日缓慢逐渐递增 1 次 25～50 mg(0.5～1 片),治疗剂量每日 400～600 mg(8～12 片)。用于其他精神病,剂量应偏小。体弱者剂量应偏小,应缓慢加量。

(3) 不良反应观察与处理:

1) 抗胆碱能不良反应:

口干:可多喝水,咀嚼冰片或无糖口香糖,或人工唾液制品可能缓解口干。

眼干:人工泪液可能缓解眼干。视物模糊通常是短暂的,仅近视力会受影响。如果症状严重,可以遵医嘱用毛果芸香碱滴眼液。

便秘:增加膳食中的液体和种类(麸、沙拉)及水果;增加运动;如果需要,对于慢性便秘患者可遵医嘱采用通便药。

尿潴留:①鼓励患者尽力自行排尿,或采取物理的方法诱导排尿。②遵医嘱给予新斯的明 10～20 mg 口服,每日 3 次。若无效时,可遵医嘱行导尿术。③做好心理疏导,耐心安慰患者,消除紧张情绪,对曾经发生过此类症状的患者,更应加强宣教工作。④护士要密切观察患者的排尿情况,及时发现不适,记录处理情况。

2) 体位性低血压:注意告知患者在变换体位时要慢,防止跌倒。避免长时间站立,尤其是服药后最初几个小时。对年老体弱的患者,护士要密切观察服药过程中血压的情况。一旦出现体位性低血压(乏力、头晕、心悸、出汗、恶心、呕吐等),立即让患者就地平卧或取头低脚高位(抬高下肢 30°),松解领扣和裤带。观察患者的面色、瞳孔、意识、血压、脉搏、呼吸等。轻者稍事休息,即可恢复。严重反应者,应立即通知医生采取急救措施,遵医嘱使用升压药,去甲肾上腺素 1～2 mg,加入 5%葡萄糖溶液 200～500 mL,静脉滴注。禁用肾上腺素,因为肾上腺素可使 β 受体兴奋,血管扩张,使血液流向外周及脾脏,从而加重低血压反应。另外,对于严重或反复出现低血压者,遵医嘱减药或换药。

3) 锥体外系反应:

A. 急性肌张力障碍:立即安抚患者,通知医生并遵医嘱给予肌内注射东莨菪碱 0.3 mg 或异丙嗪 25 mg 可即时缓解。有时需遵医嘱减少药物剂量,加用抗胆碱能药如盐酸苯海索,或换用锥体外系反应低的药物。

B. 静坐不能:安抚患者,通知医生并遵医嘱给予苯二氮䓬类药或 β 受体拮抗剂如普萘洛尔等。有时需遵医嘱减少抗精神病药剂量,或选用椎体外系反应低的药物。

C. 帕金森综合征:遵医嘱给予抗胆碱能药物盐酸苯海索,抗精神病药物的使用应缓慢加药或使用最低有效剂量。

D. 迟发性运动障碍:关键在于预防,使用最低有效剂量或换用锥体外系反应低的药物。异丙嗪和银杏叶提取物可能具有一定改善作用。抗胆碱能药物会促进和加重迟发性运动障碍,应避免使用。早期发现、早期处理有可能逆转迟发性运动障碍。

4) 恶性综合征:立即停用抗精神病药物;给予支持治疗,调节水、电解质及酸碱平衡,给氧,保持呼吸道通畅,必要时人工辅助呼吸,物理降温,保持适当体位,防止发生压力性损伤,预防感染,保证充足营养。目前对恶性综合征尚无有效治疗方法,早期发现、及时处理是治疗原则。当患者出现高热、意识障碍、严重锥体外系症状时,需要警惕恶性综合征的出现。

5. **特殊人群用药**

(1) 妊娠期妇女:慎用。

(2) 哺乳期妇女:使用本药期间停止哺乳。

(3) 老年人:从小剂量开始,缓慢加量,应视病情酌减用量。

(4) 儿童:6岁以下儿童慎用。6岁以上儿童酌情减量。

(5) 肝、肾功能不全者:应减量。

6. **健康指导**

(1) 向患者解释使用本药的目的、用药注意事项及可能出现的不良反应。

(2) 嘱咐患者变换体位时(起床、如厕),动作要缓慢,如感觉头晕时,应尽快平卧休息,以防意外发生。出现体位性低血压(乏力、头晕、心悸、出汗、恶心、呕吐等)时,及时告知医生。

(3) 指导患者向医护人员报告躯体不适的情况,特别是肢体震颤、僵直、静坐不能,口、唇、舌、面部不自主运动伴手足徐动时,要及时告知医护人员。

(4) 建议女性患者如果计划怀孕或哺乳,或怀疑怀孕,应告知医护人员。

(5) 告知患者应用本药期间禁止饮酒。

(6) 告知患者当出现高热、严重的锥体外系症状(肌肉强直、运动不能等)、意识障碍、自主神经功能紊乱(多汗、流涎、心动过速、血压不稳)等情况,请及时告知医生。

(7) 告知患者用药期间不宜驾驶车辆、操作机械或高空作业。

二、第二代抗精神病药物(非典型抗精神药物)

第二代抗精神病药物与传统抗精神病药之间有一些不同,主要体现在受体结合情况、不良反应方面及对精神分裂症患者的效用谱方面的差异总体上,与传统抗精神病药相比,第二代抗精神病药物治疗阴性症状的疗效要好,急性运动障碍的不良反应较少,导致迟发性运动障碍的风险低。这些药物也可以改善精神分裂症患者的认知障碍与抑郁症状。受体结合方面具有较高的5-羟色胺受体阻断作用,称多巴胺受体拮抗剂,对中脑边缘系统的作用比对纹状体系统的作用更具有选择性,包括氯氮平、利培酮、奥氮平、喹硫平、齐拉西酮和阿立哌唑等。

(一) 氯氮平

1. 药理作用

(1) 药效学：本药对脑内 5-HT_{2A} 受体和多巴胺(D_1)受体的阻滞作用较强，对多巴胺(D_4)受体也有阻滞作用。此外还有抗胆碱(M_1)，抗组胺(H_1)及抗 α-肾上腺素受体作用，极少见锥体外系反应，一般不引起血中泌乳素增高。能直接抑制脑干网状结构上行激活系统，具有强大镇静催眠作用。

(2) 药动学：口服吸收快而完全，食物对其吸收速率和程度无影响。吸收后迅速广泛分布到各组织，生物利用度个体差异较大，平均约 50%~60%，有肝脏首过效应。服药后 3.2 h(1~4 h)达血浆峰浓度，消除半衰期($t_{1/2}$)平均 9 h(3.6~14.3 h)，组织结合率高。经肝脏代谢，50% 由尿排泄，30% 随粪便排出。在同等剂量与体重一定的情况下，女性患者的血清药物浓度明显高于男性患者，吸烟可加速本药的代谢，肾清除率及代谢在老年人中明显减低。本药可从乳汁中分泌且可通过血-脑脊液屏障。

2. 适应证与禁用人群

(1) 适应证：精神病阳性症状及阴性症状。①急性与慢性精神分裂症的各个亚型，如幻觉妄想型、青春型。②精神分裂症有关的情感症状，如抑郁、负罪感、焦虑。③对一些用传统抗精神病药治疗无效或疗效不好的精神病症状。④躁狂症或其他精神病性障碍的兴奋躁动和幻觉妄想。

(2) 禁用人群：

1) 严重心、肝、肾疾患、低血压、青光眼患者。

2) 对氯氮平或氯氮平其他组份过敏的患者。

3) 骨髓增生障碍的患者。

4) 未得到有效控制的癫痫患者。

5) 麻痹性肠梗阻患者。

6) 曾因氯氮平导致粒细胞缺乏症或严重粒细胞减少的患者。

7) 与典型抗精神病药类似，对有严重中枢神经系统抑制或处于各种原因所致昏迷状态的患者。

8) 正在使用其他能引起粒细胞缺乏症或有骨髓抑制作用的药物的患者。

3. 不良反应

(1) 血液系统：粒细胞缺乏症。

(2) 中枢神经系统反应，如镇静、嗜睡头晕、眩晕、头痛和震颤等。

(3) 心血管反应，如心动过速、低血压和晕厥等。

(4) 自主神经系统反应，如流涎、出汗、口干和视觉障碍等。

(5) 代谢及内分泌：体重增加、高血糖、血脂异常及代谢综合征。

4. 用药护理要点

(1) 评估：

1) 用药前评估患者有无尿潴留、前列腺增生、闭角型青光眼，以上患者慎用。心血管或脑血管疾病患者，或易发生低血压病症的患者需在医生指导下谨慎使用本药。

2) 治疗头3个月内应坚持每1~2周检查白细胞计数及分类,以后定期检查。

3) 定期检查肝功能与心电图。

4) 定期监测体重。

5) 定期检查血糖,避免发生糖尿病或酮症酸中毒。

(2) 用药方法:

1) 口服从小剂量开始,首次剂量为每次25 mg,每日2~3次。

2) 逐渐缓慢增加至常用治疗量每日200~400 mg,高量可达每日600 mg。

3) 维持量为每日100~200 mg。

(3) 不良反应观察与处理:

1) 粒细胞减少症:①轻度减少:白细胞计数$(3~3.5)×10^9/L$,可遵医嘱继续药物治疗,每周2次血常规,注意预防感染,并适当给予升高白细胞的药物。②中度减少:白细胞计数$(2~3)×10^9/L$,应遵医嘱立即停药,每天监测血常规,白细胞计数正常后可再用药物,并注意观察,预防感染,给予升高白细胞的药物。③重度减少:白细胞计数$<2×10^9/L$,应遵医嘱立即停药,每天监测血常规,直至白细胞及分类恢复正常水平2周。

2) 过度镇静:轻者可不处理,随着继续治疗或减小剂量或临睡前给药,嗜睡、镇静的主诉可能会减少。严重者遵医嘱予以减药。嘱患者勿驾车及操作机器。

3) 代谢内分泌的不良反应:预防为主,合理选择抗精神病药物。体重增加较多者,调整饮食结构(避免高能量饮料)及生活方式,在治疗过程中监测体重、腹围、BMI、血糖和血脂,必要时遵医嘱减药或换药。

5. **特殊人群用药**

(1) 妊娠期妇女:禁用。

(2) 哺乳期妇女:使用本药期间应停止哺乳。

(3) 老年人:使用本药更容易引起不良反应,剂量选择非常重要。

(4) 儿童:使用本药的安全性和有效性尚不明确。12岁以下儿童不宜使用。

(5) 肝、肾功能不全者:禁用。

6. **健康指导**

(1) 向患者解释使用本药的目的、可能出现的不良反应的症状。

(2) 随着继续治疗或减小剂量,嗜睡、镇静、流涎(尤其在睡觉时流涎)的不适会减少。夜间流涎多时要侧睡,枕头上垫毛巾。

(3) 如果出现体温升高、咽痛、乏力和其他一些感染性指征,要及时告知医生,遵医嘱随时监测白细胞计数变化。

(4) 服药过程中,定期监测体重,体重增加较多者,调整饮食结构(避免高能量饮料),多运动。定期监测血糖和血脂。服药期间不宜饮酒。

(5) 避免驾车及操作机器或高空作业。

(二) 利培酮

1. **药理作用**

(1) 药效学:本药治疗精神分裂症的机制尚不清楚。据认为其治疗作用是对D_2受体及 5-HT_2 受体拮抗联合效应的结果。对 D_2 及 5-HT_2 以外其他受体的拮抗作用可能与本药的其他作用有关。

(2) 药动学：口服后可被完全吸收，并在 1～2 h 内达到血药浓度峰值，其吸收不受食物影响，因此可以单独服用或与食物同服。本药的消除半衰期为 3 h 左右，70% 的药物经尿液排泄，14% 的药物经粪便排泄。

2. 适应证与禁用人群

(1) 适应证：

1) 成人及 13～17 岁青少年的精神分裂症的急性期治疗，以及维持治疗。

2) 成人及 10～17 岁儿童和青少年双相情感障碍的躁狂发作（单药治疗，也可与锂盐或丙戊酸盐联合治疗）。

3) 5～17 岁儿童和青少年孤独症相关的易激惹；5～17 岁儿童和青少年智力低下或精神发育迟滞及品行障碍相关的持续攻击或其他破坏性行为。

3. 不良反应 常见的为剂量相关的椎体外系不良反应和血催乳素水平增高，其他不良反应包括镇静、头晕、体重增加等。

4. 用药护理要点

(1) 评估：

1) 开始使用时，应评估患者的躯体情况和精神病用药史，患有帕金森氏综合征和癫痫的患者应慎用本药。若有应用其他精神病药应渐停原先使用的抗精神病药。

2) 定期监测体重。

3) 定期监测血压、心电图。

4) 血浆中催乳素浓度。

(2) 用药方法：

1) 本药口服溶液/利培酮片/利培酮胶囊：成人推荐起始剂量为每日 2 次，每次 1 mg（1 mL），第 2 日增加到每日 2 次，每次 2 mg（2 mL）；如能耐受，第 3 日增加到每日 2 次，每次 3 mg（3 mL）。此后，可维持此剂量不变，或根据个人情况进一步调整。

2) 本药口崩片：口崩片服用时置于舌上，几十秒钟内将自行崩解并随唾液吞咽入胃，无需用水即可吞服（也可以用水吞服）。

(3) 不良反应观察与处理：参阅"氯丙嗪"和"氯氮平"段落。

5. 特殊人群用药

(1) 妊娠期妇女：慎用。只有获益超过风险的情况下才能在妊娠期使用本药。

(2) 哺乳期妇女：服用本药的妇女不应哺乳。

(3) 老年人：建议起始剂量减半，剂量可根据个体需要进行调整。具有阿尔茨海默病相关精神症状的老年患者在使用本药时可能出现脑血管不良事件发生的风险增大，需注意。患有心血管疾病的人（如心力衰竭、心肌梗死、传导异常、脱水、失血及脑血管病变）应慎用，从小剂量开始并应逐渐加大剂量。

(4) 儿童：起始量低，逐渐增量。

(5) 肝、肾功能不全者：肾病及肝病患者起始剂量及维持剂量均应减半，剂量调整幅度及速度应降低。

6. **健康指导** 参阅"氯丙嗪"和"氯氮平"段落。

(三) 奥氮平

1. **药理作用**

(1) 药效学：本药治疗精神分裂症的作用可能是通过对多巴胺和 $5-HT_{2A}$ 的拮抗作用。本药治疗与 Ⅰ 型双相情感障碍有关的急性躁狂或混合发作的机理尚不清楚。

(2) 药动学：奥氮平口服给药后吸收良好，在 $5\sim 8\,h$ 内达到血浆药物浓度峰值。药物吸收不受食物影响。女性受试者的药物平均消除半衰期较男性受试者长，药物清除减缓。老年人药物平均消除半衰期延长。

2. **适应证与禁用人群**

(1) 适应证：

1) 精神分裂症。

2) 对本药初次治疗有效的患者，巩固治疗可以有效维持临床症状改善。

3) 中到重度的躁狂发作。

4) 对本药治疗有效的躁狂发作患者，本药可以预防双相情感障碍的复发。

(2) 禁用人群：已知对本药的任何成分过敏的患者、已知有窄角性青光眼危险的患者。

3. **不良反应**

1) 代谢和营养障碍：体重增加、胆固醇水平升高、血糖水平升高、甘油三酯水平升高、尿糖、食欲增加。

2) 神经系统疾病：嗜睡、头晕、静坐不能、帕金森综合征、运动障碍。

3) 血管疾病：体位性低血压，偶见血栓栓塞。

4) 胃肠道疾病：轻度的一过性抗胆碱能作用，包括便秘和口干。偶见腹胀唾液分泌过多。

5) 肝胆疾病：ALT 和 AST 短暂、无症状升高，尤其是在治疗早期。

4. **用药护理要点**

(1) 评估：

1) 用药前评估患者是否用药史，对本药任何成分过敏的患者和窄角性青光眼危险的患者禁用此药。

2) 定期监测体重、血糖、血脂、肝功能及催乳素水平。

3) 定期监测心电图。

(2) 用药方法：

1) 治疗精神分裂症：本药的推荐起始剂量是每日 $10\,mg$，每日 1 次。

2) 治疗躁狂发作：单独治疗的推荐起始剂量是 $15\,mg$，联合治疗中 $10\,mg$，每日 1 次。

3) 预防双相情感障碍复发：推荐起始剂量为每日 $10\,mg$。

(3) 不良反应观察与处理：参阅"氯丙嗪"和"氯氮平"段落。

5. **特殊人群用药**

(1) 妊娠期妇女：已经怀孕或在本药治疗期间准备怀孕的患者，要通知医生。由于经验有限,只有当可能的获益大于对胎儿的潜在危险时方能使用本药。

(2) 哺乳期妇女:服用本药期间建议停止哺乳。

(3) 老年人:对 65 岁及以上的老年人,应考虑使用较低的起始剂量。

(4) 儿童:本药在中国 18 岁以下儿童及青少年患者中用药的安全有效性尚未确立。

(5) 肝、肾功能不全者:建议低剂量开始,缓慢加量。

6. 健康指导　参阅"氯丙嗪"和"氯氮平"段落。

(四) 喹硫平

1. 药理作用

(1) 药效学:本药是一种新型非典型抗精神病药,作用机制尚不明确,可能是通过拮抗中枢 D_2 受体和 $5-HT_{2A}$ 受体来发挥其抗精神分裂症作用和双相情感障碍的情绪稳定作用。其活性代谢物去甲喹硫平,具有相似的对 D_2 受体的作用,但对 $5-HT_{2A}$ 受体的作用更强。

(2) 药动学:本药口服后吸收良好,代谢完全。进食对喹硫平的生物利用度无明显影响。本药的血浆蛋白结合率为 83%。喹硫平经肝脏广泛代谢,73% 从尿液中排出,21% 从粪便中排出。

2. 适应证与禁用人群

(1) 适应证:本品用于治疗精神分裂症和治疗双相情感障碍的躁狂发作。

(2) 禁用人群:

1) 对本药活性物质或任何辅料过敏者。

2) 正在使用细胞色素 P450 3A4 抑制剂(如 HIV 蛋白酶抑制剂、唑类抗真菌剂、红霉素、克拉霉素和奈法唑酮)的患者。

3. 不良反应　常见的药物不良反应有困倦、头晕、便秘、体位性低血压、口干、肝酶异常、心悸。

4. 用药护理要点

(1) 评估:

1) 患者的用药史和过敏史,避免有用药禁忌情况。

2) 定期监测肝功能。

3) 定期监测血压、心电图。

(2) 用药方法:口服。每日 2 次,饭前或饭后服用。

(3) 不良反应观察与处理:心血管疾病可能会导致直立性低血压,尤其是在最初的加药期;在老年患者中上述现象较年轻患者多见。在喹硫平治疗的前 2 周通常会发生嗜睡,这可能会增加意外受伤(摔倒)的发生,尤其是老年患者。因此,应告知患者注意此类风险,直到患者适应药物的潜在作用。但继续治疗后会缓解。

5. 特殊人群用药

(1) 妊娠期妇女:慎用。仅在论证获益大于潜在风险时,才可在妊娠期间使用本药。

(2) 哺乳期妇女:应考虑母乳喂养对婴儿带来的益处和本药治疗对母亲带来的益处

后,再决定是停止母乳喂养还是中止治疗。

(3) 老年人:慎用,尤其在开始用药时。老年患者的起始剂量要低,逐渐增量,有效剂量可能较一般年轻患者低。

(4) 儿童:不推荐18岁以下儿童和青少年使用本药。

(5) 肝、肾功能不全者:慎用。对肾脏或肝脏损害的患者,本品的起始剂量要低,逐渐增量。

6. **健康指导** 参阅"氯丙嗪"和"氯氮平"段落。

(施忠英 孔庆芳)

第二节 抗抑郁药

抗抑郁药是一类主要用于治疗各种抑郁障碍的药物,通常不会提高正常人情绪。除了能治疗各类抑郁障碍外,也常用于治疗广泛性焦虑障碍、惊恐障碍、社交焦虑障碍、恐惧障碍、强迫障碍、躯体形式障碍、创伤后应激障碍、经前期烦闷障碍、进食障碍,以及慢性疼痛等。

一、选择性5-羟色胺再摄取抑制剂

(一) 氟西汀

1. **药理作用**

(1) 药效学:本药具有抗抑郁作用,推测与其抑制中枢神经元5-HT再摄取有关。

(2) 药动学:口服后吸收很快,血浆氟西汀浓度约在6~8h达峰。大约94.5%的氟西汀与人血清蛋白结合。主要在肝脏中代谢成活性代谢产物去甲氟西汀及其他代谢物,从肾脏由尿排出,不论氟西汀本身,还是代谢产物去甲氟西汀,排泄很慢,前者半衰期2~3日,后者7~9日。

2. **适应证与禁用人群**

(1) 适应证:抑郁症、强迫症、神经性贪食症(作为心理治疗的辅助用药,以减少贪食和导泻行为)。

(2) 禁用人群:

1) 正在使用或停用单胺氧化酶抑制剂14日内的患者。正在使用利奈唑胺或静脉注射亚甲蓝等单胺氧化酶抑制剂的患者。

2) 正在使用下列延长Q-T间期的药物的患者:匹莫齐特、硫利达嗪。

3. **不良反应**

(1) 常见不良反应为口干、食欲减退、恶心、失眠、乏力;少数病例可见焦虑、头痛。

(2) 治疗停止时的撤药反应:本药的停药通常会产生撤药症状,头晕、感觉障碍(包括感觉异常)、睡眠障碍(包括失眠和多梦)、乏力、激越或焦虑、恶心和(或)呕吐、震颤和头痛是最常报告的不良反应。

4. 用药护理要点

(1) 评估：

1) 用药前评估患者的疾病史、用药史和过敏史，避免禁忌用药的情况发生。

2) 定期监测血压。

(2) 用药方法：口服。本药可单次或分次给药，可与食物同服，亦可餐间服用。

1) 抑郁症：推荐剂量是每天20 mg，如有必要，在治疗最初的3~4周时间内对药物剂量进行评估和调整以达到临床上适当的剂量，60 mg为最大剂量。抑郁症患者必须持续治疗至少6个月，以确保症状的消失。

2) 强迫症：推荐剂量是每日20 mg，如果治疗2周后，由于使用20 mg剂量无明显疗效，可以逐渐增加剂量达到60 mg的最大剂量。

3) 神经性贪食症：推荐剂量是每日60 mg。

(3) 不良反应观察与处理：

1) 患者的不良反应可随着治疗时间逐渐适应，一般不需特别处理。

2) 撤药反应：一般这些症状是轻度到中度并且是自限的，然而在一些患者中这些症状可能很严重和(或)延长缓解时间。因此，当本品治疗需要停止时，建议逐渐减少剂量。

5. 特殊人群用药

(1) 妊娠期妇女：应仔细考虑服用本药的潜在风险，以及抗抑郁药治疗抑郁症的既定获益。

(2) 哺乳期妇女：因为本药能够分泌到人乳汁中，所以不建议在服用本药时哺乳。

(3) 老年人：增加剂量应谨慎，且日剂量一般不宜超过40 mg。最高推荐剂量为每日60 mg。

(4) 儿童：由于尚未明确在中国儿童及青少年(18岁以下)中使用的安全性及疗效，因此不推荐在该人群中使用。

(5) 肝、肾功能不全者：在肝病患者中使用本药必须谨慎。如果对肝病患者给药，应当降低剂量或给药频率。在肾损害患者中，剂量或给药频率一般不需要常规性降低。

6. 健康指导

(1) 向患者解释使用本药的目的、用药注意事项及可能出现的不良反应的症状。

(2) 告知患者一般的药物不良反应随着治疗时间会逐渐耐受，不用特别处理。如果出现高热、肌肉强直、自主神经不稳定可能伴有生命体征快速波动以及精神状态改变，请及时告知医生。

(3) 告知家属和看护者需要监测患者是否出现激动、易激惹、行为异常和其他上述症状以及自杀倾向，并立即向医疗服务提供者报告此类症状。这些监测应包括家属或看护者的每日观察。

(4) 告知患者不能突然停药以免引起戒断反应。

(5) 告诫患者用药期间避免驾车或操作危险性的机械。

(6) 告知患者服药过程中不宜饮酒，过多摄入含咖啡因食物、药物或饮料可能增加焦虑、烦躁等而干扰诊断。

(7) 勿掰开、粉碎或咀嚼缓释或控释剂型药物,应该用水整片吞服。

(8) 告知患者同时饮用葡萄柚汁可能增加血药浓度。

(二) 舍曲林

1. 药理作用

(1) 药效学:本药是一种选择性的 5-HT 再摄取抑制剂。其作用机制与其对中枢神经元 5-HT 再摄取的抑制有关。

(2) 药动学:服药 4.5~8.4 h 人体血药浓度达峰值。青少年和老年人的药代动力学参数与 18~65 岁之间成人无明显差别。平均半衰期为 22~36 h,血浆蛋白结合率为 98%。本药主要首先通过肝脏代谢,半衰期是 62~104 h。最终代谢产物从粪便和尿中等量排泄,只有少量(0.2%)舍曲林以原形从尿中排出。

2. 适应证与禁用人群

(1) 适应证:①抑郁症的相关症状,包括伴随焦虑、有或无躁狂史的抑郁症。(疗效满意后,继续服用本药可有效地防止抑郁症的复发和再发)。②强迫症(疗效满意后,继续服用本药可有效地防止强迫症初始症状的复发)。

(2) 禁用人群:①对舍曲林过敏者;②同时使用单胺氧化酶抑制剂的患者;③同时使用匹莫齐特的患者。

3. 不良反应

(1) 胃肠道:腹泻(稀便)、口干、消化不良和恶心。

(2) 代谢及营养:厌食。

(3) 神经系统:头晕、嗜睡和震颤。

(4) 精神:失眠。

(5) 生殖系统及乳腺:性功能障碍(主要为男性射精延迟)。

(6) 皮肤及皮下组织:多汗。

4. 用药护理要点

(1) 评估:

1) 用药前评估患者的疾病史、用药史和过敏史,避免禁忌用药的情况发生。

2) 定期监测血压。

3) 定期监测心电图。

(2) 用药方法:

1) 成人剂量:每日 1 次口服给药,早或晚服用均可。可与食物同时服用,也可单独服用。

初始治疗:每日服用舍曲林 50 mg。

剂量调整:对于每日服用 50 mg 疗效不佳而对药物耐受性较好的患者可增加剂量,因舍曲林的消除半衰期为 24 h,调整剂量的时间间隔不应短于 1 周。最大剂量为 200 mg 每日。

2) 儿科人群的剂量(儿童和青少年):

强迫症:在儿童中(6~12 岁),本药起始剂量应为 25 mg,每日 1 次;在青少年中

(13～17岁),本药起始剂量应为50 mg,每日1次。

(3) 不良反应观察与处理:

1) 胃肠道反应:可清淡饮食,少量多餐。开始可选择自己喜欢的食物。

2) 头晕、嗜睡和震颤:注意起身等变换体位时不要过快,以免发生摔倒。严重者可告知医生。

3) 失眠:轻者可通过调整睡眠习惯、放松训练等非药物方式进行改善,严重者告知医生处理。

4) 性功能障碍者请告知医生进行调药。

5) 出汗多者要多饮水、勤换衣物。

(4) 其他注意事项:

1) 舍曲林合并单胺氧化酶抑制剂,包括选择性的单胺氧化酶抑制剂司来吉兰、可逆性的单胺氧化酶抑制剂吗氯贝胺,以及其他单胺氧化酶抑制剂药物(如利奈唑胺),可出现严重不良反应,类似5-HT综合征的表现,有时是致命性的。

2) 与其他使Q-Tc间期延长的药物(如某些抗精神病药物和抗生素)合用会导致Q-Tc延长/或室性心律失常(例如TdP)的风险增加。

5. 特殊人群用药

(1) 妊娠期妇女:只有当服药的益处明显大于药物对胎儿的潜在风险时,方可服用本药。

(2) 哺乳期妇女:不推荐,除非经临床医生判断使用本药的利大于弊。

(3) 老年人:用药剂量与年轻患者无差异。由于一些老年患者具有更高的敏感性。服药后要特别注重可能发生的不良反应。

(4) 儿童:本药可以用于6～17岁的儿童和青少年强迫症患者。尽管儿童患者对本药的代谢稍快,为了避免产生过高的血药浓度,对儿童强迫症患者建议使用较低剂量,尤其是6～12岁体重较轻的儿童。

(5) 肝、肾功能不全者:在慢性轻度肝功能损伤的患者中,本药的清除率降低,清除半衰期延长,伴发肝脏疾病的患者须慎用本药。若肝功能损伤患者服用本药,应降低服药剂量或给药频率。肾功能损伤患者,不影响本药的药代动力学和蛋白结合作用,所以无须调整剂量。

6. 健康指导 参阅"氟西汀"段落。

(三) 帕罗西汀

1. 药理作用

(1) 药效学:本药是一种强效、高选择性5-HT再摄取抑制剂,本药的作用机制是使突触间隙中5-HT浓度升高,增强中枢5-HT能神经功能。

(2) 药动学:口服后本药能完全吸收,吸收后经首过代谢。正常男性每日口服帕罗西汀30 mg,大部分10日左右能达到稳态。95%与血浆蛋白结合,分布于全身各组织,包括中枢神经系统,仅1%留在体循环中。平均清除半衰期约为21 h(CV 32%)。64%由尿液排泄,大约有36%由粪便排泄(可能是经由胆汁)。

2. 适应证与禁用人群

(1) 适应证：各种类型的抑郁症、强迫症，亦可治疗惊恐障碍、社交焦虑障碍。

(2) 禁用人群：

1) 已知对本药及其赋形剂过敏者。

2) 正在使用单胺氧化酶抑制剂或以单胺氧化酶抑制剂进行治疗结束后 2 周内的患者。

3) 正在使用甲硫哒嗪的患者。

4) 正在使用哌迷清的患者。

3. 不良反应 可有胃肠道不适，如恶心、厌食、腹泻等。亦可出现头痛、不安、无力、嗜睡、失眠、头晕等。少见不良反应有过敏性皮疹及性功能减退。突然停药可见撤药综合征，如失眠、焦虑、恶心、出汗、眩晕或感觉异常等。

4. 用药护理要点

(1) 评估：

1) 用药前评估患者的疾病史、用药史和过敏史，避免禁忌用药的情况发生。

2) 定期监测血压。

3) 定期监测心电图。

(2) 用药方法：口服，建议每日早餐时顿服，药片完整吞服勿咀嚼。

治疗抑郁症：一般剂量为每日 20 mg。服用 2～3 周后根据患者的反应，某些患者需要加量，每周以 10 mg 量递增，每日最大剂量可达 50 mg，应遵医嘱。

帕罗西汀的停药：①本药一般不宜突然停药。以周为间隔逐渐减量，每周的日用剂量比上周的日用剂量减少 10 mg，每周减量 1 次。②当日用剂量减至每日 20 mg 时，患者按该剂量继续用药 1 周，然后停药。如果减量或停药后出现不能耐受的症状，可以考虑恢复到前次的用药剂量治疗。

(3) 不良反应观察与处理：轻度皮疹经对症治疗可以继续用药；对于较严重的皮疹，应当逐渐减、停药物。其他参阅"舍曲林"相关内容。

5. 特殊人群用药

(1) 妊娠期妇女：慎用。对于妊娠妇女或计划怀孕的妇女，只有在衡量本药潜在受益大于潜在风险时方可使用，否则需选择可替代的治疗措施。

(2) 哺乳期妇女：慎用。本药仍不能用于哺乳期，除非有证据说明母亲的预期受益大于可能对婴儿的风险。

(3) 老年人：推荐老年患者使用更低的起始剂量。

(4) 儿童：18 岁以下儿童及青少年患者用药的安全有效性尚未确立。

(5) 肝、肾功能不全者：严重肾功能损害（肌酐清除率＜30 mL/min）或肝功能损害的患者，服用本药后血药浓度较健康人高。因此推荐剂量为每日 20 mg，如果需要增加剂量，也应限制在服药范围的低限。

6. 健康指导 参阅"氟西汀"段落。

(四) 氟伏沙明

1. 药理作用

(1) 药效学：本药的作用机制被认为与其在脑神经元中的特异性 5-HT 再摄取抑制剂有关。

(2) 药动学：本药口服后完全吸收，服药后 3~8 h 即达最高血浆浓度。由于首过代谢，平均绝对生物利用度是 53%。血浆蛋白结合率为 80%。单剂量服用血浆半衰期 13~15 h，多次服用后的血浆半衰期为 17~22 h，如果维持剂量不变，10~14 日后可达稳定血浆水平。主要在肝脏中代谢，经肾脏排泄。

2. 适应证与禁用人群

(1) 适应证：抑郁症和强迫症。

(2) 禁用人群：

1) 对本药任一成分过敏者禁用。

2) 正在使用单胺氧化酶抑制剂的患者。

3. 不良反应

(1) 代谢及营养类疾病：常见食欲减退。

(2) 神经系统疾病：常见激越、紧张、焦虑、眩晕、失眠、嗜睡、震颤、头痛、头晕。

(3) 心血管系统疾病：常见心悸（心动过度）。偶见体位性低血压。

(4) 胃肠系统疾病：常见腹痛、便秘、腹泻、消化不良、恶心、呕吐。

(5) 皮肤组织：常见多汗症、盗汗。偶见皮肤过敏反映（包括血管性水肿、皮疹、瘙痒）。

(6) 生殖系统：常见异常（延迟）射精。

4. 用药护理要点

(1) 评估：

1) 用药前评估患者的疾病史、用药史和过敏史，避免禁忌用药的情况发生。

2) 定期监测血压。

3) 定期监测心电图。

(2) 用药方法：口服。宜用水吞服，不应咀嚼。

治疗抑郁症：推荐起始剂量为每日 50 或 100 mg，睡前一次服用。建议逐渐增量直到有效。常用有效剂量为每日 100 mg。可根据个人反应调节。若每日剂量超过 150 mg，可分次服用。患者症状缓解后，继续服用抗抑郁制剂至少 6 个月。

(3) 不良反应观察与处理：参阅"帕罗西汀"。

(4) 其他注意事项：若停用本药治疗，在改用单胺氧化酶抑制剂之前，至少应停药 1 周。

5. 特殊人群用药

(1) 妊娠期妇女：除非孕妇的临床情况需以本药治疗，否则妊娠期间不应使用本药。

(2) 哺乳期妇女：禁用。

(3) 老年人：常规每日用量与年轻患者相比无明显差异。然而，老年患者上调剂量时，应相对缓慢，并始终谨慎用药。

(4) 儿童:18岁以下儿童及青少年抑郁症患者用药的安全有效性尚未确立。不推荐本药用于18岁以下儿童及青少年抑郁症的治疗。本药可用于18岁及以下儿童青少年强迫症患者。

(5) 肝、肾功能不全者:用药起始剂量应较低并密切监控。

6. 健康指导 参阅"舍曲林"段落。

二、5-羟色胺和去甲肾上腺素再摄取抑制剂

(一) 文拉法辛

1. 药理作用

(1) 药效学:文拉法辛在人体内抗抑郁的确切作用机制尚不明确,但被认为与通过抑制5-HT、去甲肾上腺素的再摄取而增强中枢神经系统的5-HT、去甲肾上腺素效应有关。

(2) 药动学:文拉法辛容易吸收,主要在肝脏内代谢。单次口服文拉法辛后,至少有92%被吸收。文拉法辛的绝对生物利用度约为45%。在服用文拉法辛48h后约有87%的药物经尿排出体外。

2. 适应证与禁用人群

(1) 适应证:抑郁症(包括伴有焦虑的抑郁症)及广泛性焦虑障碍。

(2) 禁用人群:对本药过敏者、正在服用单胺氧化酶抑制剂的患者。

3. 不良反应 可有胃肠道不适如恶心、厌食、腹泻等。亦可出现头痛、不安、无力、嗜睡、失眠、头晕或震颤等。少见不良反应有过敏性皮疹及性功能减退。可引起血压升高,且与剂量呈正相关。大剂量时可诱发癫痫。突然停药可见撤药综合症如失眠、焦虑、恶心、出汗、震颤、眩晕或感觉异常等。

4. 用药护理要点

(1) 评估:

1) 用药前评估疾病史、用药史和过敏史,避免禁忌用药的情况发生,同时闭角型青光眼、癫痫患者慎用。严重心脏疾患、高血压、甲状腺疾病、血液病患者慎用。

2) 用药过程中应监测血压,血压升高应减量或停药。

3) 患者出现有转向躁狂发作倾向时应立即停药。

(2) 用药方法:本药不同剂型、不同规格的用法用量可能存在差异,请阅读具体药物说明书使用,或遵医嘱。

1) 片剂和胶囊制剂:口服,开始剂量为每次25mg,每日2~3次。视病情逐渐增至每日75~225mg,分2~3次服用。最高量为每日350mg。可与食物同时服用。或遵医嘱。

2) 缓释片:片剂应该在早晨或晚间一个相对固定时间和食物同时服用,每日1次,用水送服。应该整体服下避免掰开、压碎、咀嚼和泡于水中。对于多数患者,推荐起始剂量为每日75mg,单次服药,可根据病情将剂量递增到最大约每日225mg,递增的间隔时间至少为4日。

3) 缓释胶囊制剂：本药应该在早晨或晚间一个相对固定时间和食物同时服用，每日1次。胶囊应该整体服下避免分开、压碎、咀嚼或溶解后服用，也可以仔细打开胶囊将内容物放于一勺食物中，这个药物（食物）的混合物应不嚼很快咽下，接着喝一杯水保证完全服下。

(3) 不良反应观察与处理：

1) 患者的不良反应可随着治疗时间的增加而逐渐适应，一般不需特别处理，低剂量开始可有助于减轻恶心，严重恶心等其他不良反应可遵医嘱处理。

2) 撤药反应：当本品治疗需要停止时，建议逐渐减少剂量。

(4) 其他注意事项：使用文拉法辛治疗时，可能发生5-羟色胺综合征，尤其是在与以下药物合并使用时：其他作用于5-HT递质系统的药物，损害5-HT代谢的药物或5-HT前体。如果临床上有合理需要，要合并使用文拉法辛和某种SSRI、SNRI或5-HT受体激动剂（曲坦），建议密切观察患者情况，尤其在治疗初期和增加剂量时。不推荐合并使用文拉法辛和5-HT前体物质（如色氨酸补充剂）。

5. 特殊人群用药

(1) 妊娠期妇女：使用本药的安全性尚未建立。如果在治疗期间发生怀孕或计划怀孕，应告知医生。仅当使用本药的益处确大于可能的风险时方可使用。

(2) 哺乳期妇女：因为本药对喂养的胎儿有潜在严重不良反应的可能，必须考虑母亲用药的必要性，并在停止哺乳和停药之间做出选择。

(3) 老年人：无须根据患者的年龄调整药物的剂量，当然在有其他常见于老年人的临床状况如肾功能或肝功能不全时，应适当减量。

(4) 儿童：本药不应使用于18岁以下的儿童和青少年。尚无18岁以下患者适用本药的安全性和有效性的数据。

(5) 肝、肾功能不全者用药：

1) 肝硬化和轻至中度肝功能不全的患者，药物的清除半衰期延长、清除率下降，对于轻度至中度肝功能不全的患者每日总剂量必须减少50%。对于有些患者，甚至有必要将剂量减少50%以上。因为肝硬化患者的药物清除率有较大个体差异，个体化用药较合适。

2) 肾功能不全患者（GFR＝10～70 mL/min），药物的清除率下降、清除半衰期延长，每日总剂量必须减少25%～50%。接受透析治疗的患者，每日总剂量必须减少50%。因为肾功能不全患者的药物清除率有较大个体差异，对于某些患者应当个体化用药。

6. 健康指导

(1) 向患者解释使用本药的目的、用药注意事项及可能出现的不良反应。

(2) 告知患者一般的药物不良反应随着治疗时间会逐渐耐受，不用特别处理。如果出现其他严重不舒适，请及时告知医生。

(3) 告知家属和看护者需要监测患者是否出现激动、易激惹、行为异常和其他上述症状以及自杀倾向，并立即向医疗服务提供者报告此类症状。这些监测应包括家属或看护者的每天观察。尤其在药物最初治疗的数月内，及增加或减少剂量的时候。

(4) 告知患者不能突然停药以免引起戒断反应。

(5) 告知患者用药过程中应监测血压,血压升高应减量或停药。

(6) 告知患者用药期间不宜驾驶车辆、操作机械或高空作业。

(7) 建议当患者出现皮疹、荨麻疹和与过敏有关的表现时通知医生。

(8) 服药期间应建议患者避免饮酒。

(9) 告知患者过量摄入含咖啡因食物、药物及饮料可能增加焦虑、激越并导致误诊。

(10) 告知患者不要咀嚼或掰碎药物,而是整体吞服。

(11) 告知患者如果错过服药时间,不要尝试补服,下次按常规剂量服药。

(二) 度洛西汀

1. 药理作用

(1) 药效学:本药抗抑郁、中枢镇痛和抗焦虑作用的确切机制尚不清楚,但认为与其增强中枢神经系统 5-HT 与去甲肾上腺素能功能有关。

(2) 药动学:服药 3 日后达到稳态血药浓度。口服盐酸度洛西汀肠溶胶囊吸收完全。本药与人体血浆蛋白有高度亲和性(>90%)。消除半衰期大约为 12 h。尿液中仅有少量未经代谢的盐酸度洛西汀原形(约 1%),大部分(约 70%)以盐酸度洛西汀代谢产物形式经尿液排出,大约 20% 经粪便排出。

2. 适应证与禁用人群

(1) 适应证:抑郁症、广泛性焦虑障碍、慢性肌肉骨骼疼痛。

(2) 禁用人群:

1) 已知对本药任一成分过敏的患者。

2) 正在服用单胺氧化酶抑制剂或停药 14 日内的患者。

3) 未经治疗的窄角型青光眼患者。

3. 不良反应 最常见的有恶心、口干、疲乏、头晕和困倦。

4. 用药护理要点

(1) 评估:

1) 用药前评估疾病史、用药史和过敏史,避免禁忌用药的情况发生。

2) 用药过程中应监测血压,血压升高应减量或停药。

3) 患者出现有转向躁狂发作倾向时应立即停药。

(2) 用药方法:

胶囊:本药应整粒吞服。不应咀嚼或碾碎服用;也不应打开胶囊壳,将内容物撒在食物上或与液体混合服用。因为这些操作可能会对肠溶衣产生影响。使用本药时无须考虑饮食情况。

抑郁症:推荐起始剂量为每日 40 mg(每次 20 mg,每日 2 次)至每日 60 mg(60 mg 每日 1 次或 30 mg 每日 2 次)。

广泛性焦虑障碍:推荐成年人的起始剂量为 60 mg,每日 1 次;推荐老年人的起始剂量为 30 mg,每日 1 次,2 周后,可考虑将目标剂量增至每日 60 mg。

(3) 不良反应观察与处理:参阅"文拉法辛"段落。

5. **特殊人群用药**

(1) 妊娠期妇女:分娩前1个月使用本药可能会增加产后出血的风险。

(2) 哺乳期妇女:慎用。应结合考虑母乳喂养的发育和健康益处、母亲对本药的临床需求,以及本药或母亲的基础状况对母乳喂养儿童的任何潜在不利影响。

(3) 老年人:推荐的起始剂量减半。

(4) 儿童:本药在中国18岁以下儿童及青少年患者中用药的疗效及安全性尚未确立。在中国尚未被批准用于儿童患者。

(5) 肝、肾功能不全者:慢性肝病或肝硬化患者避免服用本药。有严重肾脏功能损伤(肾小球滤过率<30 mL/min 的)患者,避免服用本药。

6. **健康指导** 参阅"文拉法辛"段落。

(施忠英 孔庆芳)

第三节 心境稳定药

传统上的心境稳定药,指对躁狂或抑郁发作具有治疗和预防复发的作用,且不会引起躁狂与抑郁转相,或导致发作变频繁的药物。既能"针对躁狂"缓解躁狂症状和预防躁狂复燃及复发,也能"针对抑郁"治疗抑郁症状且预防抑郁的复燃及复发。目前心境稳定药的概念扩大后,认为能治疗双相情感障碍4个不同时相(躁狂发作、抑郁发作、预防躁狂发作或预防抑郁发作)中的任一时相,即可称之为"心境稳定药"。

一、碳酸锂

1. **药理作用**

(1) 药效学:本药以锂离子形式发挥作用,其抗躁狂发作的机制是能抑制神经末梢钙离子依赖性的去甲肾上腺素和多巴胺释放,促进神经细胞对突触间隙中去甲肾上腺素的再摄取,增加其转化和灭活,从而使去甲肾上腺素浓度降低。还可促进5-HT合成和释放,而有助于情绪稳定。本药不良反应较多,但仍为治疗躁狂症的首选药。

(2) 药动学:口服吸收快而完全,生物利用度为100%,单次服药后经0.5 h血药浓度达峰值。按常规给药约5~7日达稳态浓度。锂离子不与血浆和组织蛋白结合,随体液分布于全身。成人体内的半衰期($t_{1/2}$)为12~24 h,少年为18 h,老年人为36~48 h。本药在体内不降解,无代谢产物,绝大部分经肾排出,80%可由肾小管重吸收,消除速度因人而异,特别与血浆内的钠离子有关,钠盐能促进锂盐经肾排出,有效血清锂浓度为0.6~1.2 mmol/l。可自母乳中排出。晚期肾病患者半衰期延长,肾衰时需调整给药剂量。

2. **适应证与禁用人群**

(1) 适应证:躁狂症、反复发作的抑郁症(预防)、分裂-情感性精神病。

(2) 禁用人群:肾功能不全者、严重心脏疾病患者。

3. 不良反应

(1) 不良反应与血锂浓度相关。一般发生在服药后 1~2 周,有的出现较晚。

(2) 早期不良反应表现为无力、疲乏、嗜睡、手指震颤、厌食、上腹不适、恶心、呕吐、稀便、腹泻、多尿、口干等。

(3) 后期不良反应是持续多尿、烦渴、体重增加、甲状腺肿大、黏液性水肿、手指细震颤。粗大震颤提示血药浓度已接近中毒水平。女性患者可引起甲状腺功能减退。

(4) 锂中毒先兆表现为呕吐、腹泻、粗大震颤、抽动、呆滞、困倦、眩晕、构音不清和意识障碍等。中毒症状包括共济失调、肢体运动协调障碍、肌肉抽动、言语不清和意识模糊,重者昏迷、死亡。

4. 用药护理要点

(1) 评估:

1) 用药前评估疾病史、用药史和过敏史,避免禁忌用药的情况发生。脑器质性疾病、严重躯体疾病和低钠血症患者慎用本药。

2) 长期服药者应定期检查血尿常规、肾功能、甲状腺功能。

3) 由于锂盐的治疗指数低,治疗量和中毒量较接近,应对血锂浓度进行监测,帮助调节治疗量及维持量,及时发现急性中毒。治疗期应每 1~2 周测量血锂 1 次,维持治疗期可每月测定 1 次。取血时间应在次日晨即末次服药后 12 h。急性治疗的血锂浓度为 0.6~1.2 mmol/l,维持治疗的血锂浓度为 0.4~0.8 mmol/l,1.4 mmol/l 视为有效浓度的上限,超过此值容易出现锂中毒。

(2) 用药方法:本药不同剂型、不同规格的用法用量可能存在差异,请阅读具体药物说明书使用,或遵医嘱。

碳酸锂片:口服。成人用量按体重 20~25 mg/kg 计算,躁狂症治疗剂量为一日 600~2 000 mg(2.5~8 片),分 2~3 次服用,宜在饭后服,以减少对胃的刺激,剂量应逐渐增加并参照血锂浓度调整。维持剂量每日 500~1 000 mg(2~4 片)。

碳酸锂缓释片:口服剂量应逐渐增加并参照血锂浓度调整,治疗期每日 0.9~1.5 g,分 1~2 次服用,维持治疗每日 0.6~0.9 g。

(3) 不良反应观察与处理

常饮淡盐水可以减少锂盐蓄积和不良反应。鼓励患者多饮水,多吃咸一些的食物,以增加钠的摄入(锂离子与钠离子在近曲小管竞争重吸收,增加钠摄入可促进锂排出)。

不良反应能耐受者可不做特殊处理,不能耐受者应遵医嘱减药或换药;一旦出现毒性反应需立即停用锂盐,大量给予 0.9% 氯化钠注射液或高渗钠盐加速锂的排泄,或进行人工血液透析,一般无后遗症。

5. 特殊人群用药

(1) 妊娠期妇女:妊娠期前 3 个月禁用。

(2) 哺乳期妇女:使用本药期间停止哺乳。

(3) 老年人:按情况酌减用量,从小剂量开始,缓慢增加剂量。密切关注不良反应的出现。

(4) 儿童:12岁以下儿童禁用。12岁以上儿童从小剂量开始,根据血锂浓度缓慢增加剂量。

(5) 肝、肾功能不全者:肝功能异常,服用碳酸锂时一般不需要调整剂量。肾功能不全患者禁用。

6. 健康指导

(1) 向患者解释使用本药的目的、用药注意事项及可能出现的不良反应的症状。

(2) 服本药期间不可用低盐饮食。可多饮水,多吃咸一些的食物。服本药患者需注意体液大量丢失,如持续呕吐、腹泻、大量出汗等情况易引起锂中毒。

(3) 关注早期不良反应表现如:无力、疲乏、嗜睡、手指震颤、厌食、上腹不适、恶心、呕吐、稀便、腹泻、多尿、口干等。有异常及时报告医生。

(4) 长期服药者应遵医嘱定期检查肾功能和甲状腺功能。

二、丙戊酸钠

1. 药理作用

(1) 药效学:丙戊酸钠为广谱抗癫痫药。丙戊酸最可能的作用机制是通过增强 γ-氨基丁酸(GABA)的合成或其代谢来增强 GABA 的抑制作用。

(2) 药动学:吸收完全,生物利用度近 100%,半衰期为 7～20 h。主要分布在细胞外液和肝、肾、肠和脑组织等。大部分由肝脏代谢,主要由肾排出,少量随粪便排出及呼出。能通过胎盘,能分泌入乳汁。

2. 适应证与禁用人群

(1) 适应证:

1) 全身性癫痫:包括失神发作、肌阵挛发作、强直阵挛发作、失张力发作及混合型发作,特殊类型的综合征等。

2) 部分性癫痫适用于:简单部分发作、复杂部分性发作、部分继发全身性发作。

3) 躁狂症。

(2) 禁用人群:

1) 对丙戊酸盐、双丙戊酸盐、丙戊酰胺或本药中任何成分过敏者。

2) 有肝病或明显肝功能损害者。

3) 有严重肝炎病史或家族史者,特别是与用药相关的肝卟啉症患者。

4) 患有尿素循环碍疾病的患者。

5) 有药源性黄疸个人史或家族史者。

3. 不良反应

(1) 胃肠道系统:恶心、胃痛和腹泻,常常发生于治疗开始阶段,这些异常通常在继续服药几日后消失。

(2) 皮肤与皮下组织:常见暂时性的脱发,且与给药剂量相关。皮疹。

(3) 血液淋巴系统:偶有与剂量相关的血小板减少,偶有纤维蛋白原减少或出血时间增加,通常没有相关的临床症状和体征。

4. 用药护理要点

(1) 评估：

1) 用药前评估疾病史、用药史和过敏史，避免禁忌用药的情况发生。

2) 如果儿童服用剂量超过每日 40 mg/kg，应注意监测临床生化指标及血液学指标。

3) 推荐在开始治疗之前和周期性的间期内，对血小板计数和凝血功能进行检测。

4) 用药期间，监测肝、肾功能。

(2) 用药方法：片剂：口服。①成人常用量：每日按体重 15 mg/kg 或每日 600～1 200 mg 分次 2～3 次服。开始时按 5～10 mg/kg，1 周后递增，至能控制发作为止。当每日用量超过 250 mg 时应分次服用，以减少胃肠刺激。每日最大量为按体重不超过 30 mg/kg 或每日 1.8～2.4 g。②小儿常用量：按体重计与成人相同，也可每日 20～30 mg/kg，分 2～3 次服用或每日 15 mg/kg，按需每隔 1 周增加 5～10 mg/kg，至有效或不能耐受为止。

缓释片制剂：口服。推荐的起始给药剂量为每日 500 mg。分 2 次服用，早晚各 1 次，应尽可能快地增加给药剂量。第 3 日达每日 1 000 mg，第 1 周末达到每日 1 500 mg，此后，可根据病情和本品的血药浓度调整剂量，维持剂量范围在每日 1 000～2 000 mg 之间。其他详见说明书。

(3) 不良反应观察与处理：不良反应较轻，常常发生于治疗开始阶段，通常在继续服药几日后消失。一般不用特殊处理。

5. 特殊人群用药

(1) 妊娠期妇女：不推荐。

(2) 哺乳期妇女：哺乳并非是服用丙戊酸钠的禁忌证。应根据各种因素进行权衡。

(3) 老年人：在老年患者中，给药剂量应该更加缓慢地增加，并且规律性地对液体和营养物质的摄取、脱水、嗜睡及其他不良事件进行监测。

(4) 儿童：推荐单药治疗，但在这种患者开始治疗前应权衡药品的可能益处与其肝脏损害或胰腺炎的风险。对于 18 岁以下儿童和青年，丙戊酸钠用于治疗与双相情感障碍相关的躁狂的安全性和有效性尚未研究。

(5) 肝、肾功能不全者用药：

1) 肝功能损伤的患者：由于水杨酸类与本药具有相同的代谢途径，因此两者不可同时被服用。肝功能损伤，包括肝衰竭导致的死亡，曾发生在使用本药治疗的患者中。

2) 肾功能不全的患者：可能需要降低剂量。因血浆浓度监测可能起误导作用，剂量应根据临床监测进行调整。

6. 健康指导

(1) 向患者解释使用本药的目的、用药注意事项及可能出现的不良反应的症状。

(2) 用药初期可出现暂时的胃肠道不良反应，这些异常通常在继续服药几日后消失。

(3) 告知患者如果有出现脱发或皮疹，轻者暂时不处理，严重者可告知医生。

(4) 告知患者用药期间不宜驾驶车辆、操作机械或高空作业。

(5) 告知患者遵医嘱进行定期血液检测。

(6) 告知患者服药期间避免饮酒。

（施忠英　孔庆芳）

第四节　抗焦虑药

抗焦虑药物是一类主要用于减轻焦虑、紧张、恐惧，稳定情绪兼有镇静、催眠、抗惊厥作用的药物，和抗精神病药物与抗抑郁药不同，一般不引起自主神经系统症状和锥体外系反应。

一、苯二氮䓬类药物

(一) 地西泮

1. **药理作用**

(1) 药效学：本药为长效苯二氮䓬类药。苯二氮䓬类为中枢神经系统抑制药，可引起中枢神经系统不同部位的抑制，随着用量的加大，临床表现可自轻度的镇静到催眠甚至昏迷。本类药的作用部位与机制尚未完全阐明，认为可以加强或易化 GABA 的抑制性神经递质的作用，GABA 在苯二氮䓬类受体相互作用下，主要在中枢神经各个部位，起突触前和突触后的抑制作用。

(2) 药动学：口服吸收快而完全，生物利用度约76%。0.5～2 h 血药浓度达峰值，4～10 日血药浓度达稳态，半衰期为 20～70 h。肌内注射吸收慢而不规则，亦不完全，急需发挥疗效时应静脉注射。肌内注射 20 min 内、静脉注射 1～3 min 起效。肌内注射 0.5～1.5 h，静脉注射 0.25 h 血药浓度达峰值，4～10 日血药浓度达稳态，半衰期为 20～70 h。血浆蛋白结合率高达99%。本药及其代谢物脂溶性高，容易穿透血脑屏障；可通过胎盘，可分泌入乳汁。本药主要在肝脏代谢，主要以代谢物的游离或结合形式经肾排泄。

2. **适应证与禁用人群**

(1) 适应证：

1) 片剂：

A. 焦虑、亢奋、失眠，以及癫痫和惊厥。

B. 炎症引起的反射性肌肉痉挛等。

C. 惊恐症。

D. 肌紧张性头痛。

E. 家族性、老年性和特发性震颤。

F. 麻醉前给药。

2) 注射液：

A. 癫痫和惊厥；静脉注射为治疗癫痫持续状态的首选药，对破伤风轻度阵发性惊厥也有效。

　　B. 全麻的诱导和麻醉前给药。

　　(2) 禁用人群:妊娠期妇女、新生儿禁用或慎用。

　　3. 不良反应　常见嗜睡,头昏、乏力等,大剂量可有共济失调、震颤。

　　4. 用药护理要点

　　(1) 评估:

　　1) 用药前评估疾病史、用药史和过敏史,避免禁忌用药的情况发生。对苯二氮䓬类药物过敏者,可能对本药过敏。禁用于呼吸抑制和重度睡眠呼吸暂停者。

　　2) 用药期间注意评估有无跌倒风险。

　　(2) 用药方法:

　　1) 片剂:成人常用量:①抗焦虑,每次 2.5～10 mg(1～4 片),每日 2～4 次。②镇静,每次 2.5～5 mg(1～2 片),每日 3 次。③催眠,5～10 mg(2～4 片)睡前服。④急性酒精戒断,第 1 日每次 10 mg(4 片),每日 3～4 次,以后按需要减少到每次 5 mg(2 片),每日 3～4 次。

　　2) 注射液:成人常用量:①基础麻醉或静脉全麻,10～30 mg。②镇静、催眠或急性酒精戒断,开始 10 mg,以后按需每隔 3～4 h 加 5～10 mg。24 h 总量以 40～50 mg 为限。

　　(3) 不良反应观察与处理:

　　1) 服用本药,要注意防跌倒。对本类药耐受量小的患者初用量宜小。

　　2) 严重的精神抑郁可使病情加重,甚至产生自杀倾向,应采取预防措施。

　　3) 避免长期大量使用而成瘾,如长期使用应逐渐减量,不宜骤停。癫痫患者突然停药可引起癫痫持续状态。

　　5. 特殊人群用药

　　(1) 妊娠期妇女:在妊娠 3 个月内,本药有增加胎儿致畸的危险,长期服用可成瘾,使新生儿呈现撤药症状激惹、震颤、呕吐、腹泻;妊娠后期用药影响新生儿中枢神经活动。分娩前及分娩时用药可导致新生儿肌张力较弱,应禁用。

　　(2) 哺乳期妇女:慎用或避免使用,因本药可分泌入乳汁。

　　(3) 老年人:对本药较敏感,用量应酌减。

　　(4) 儿童:新生儿禁用。幼儿中枢神经系统对本药异常敏感,应谨慎给药。

　　(5) 肝、肾功能不全者:肝、肾功能损害者能延长本药清除半衰期,故用药需减量。

　　6. 健康指导

　　(1) 向患者解释使用本药的目的、用药注意事项及可能出现的不良反应。

　　(2) 告知患者使用本药会引起嗜睡,头昏、乏力等,注意防跌倒。用药期间不宜驾驶车辆、操作机械或高空作业。

　　(3) 告知患者避免长期大量使用而成瘾,如长期使用应逐渐减量,不宜骤停。

　　(4) 告知患者服药期间避免饮酒。

　　(5) 有严重的精神抑郁患者在服用本药期间,告知家属要注意观察患者有无产生自杀倾向,积极采取预防措施。

(二) 阿普唑仑

1. 药理作用

(1) 药效学：本药为苯二氮䓬类催眠镇静药和抗焦虑药。本药作用于中枢神经系统的苯二氮䓬受体，加强中枢抑制性神经递质 GABA 与 $GABA_A$ 受体的结合，促进氯离子通道开放，使细胞超极化，增强 GABA 能神经元所介导的突触抑制，使神经元的兴奋性降低。

(2) 药动学：口服吸收快而完全，血浆蛋白结合率约为 80%。口服后 1~2 h 血药浓度达峰值。2~3 日血药浓度达稳态。半衰期一般为 12~15 h，老年人为 19 h。经肝脏代谢，代谢产物 α-羟基阿普唑仑，该产物也有一定药理活性。经肾排泄。体内蓄积量极少，停药后清除快。

2. 适应证与禁用人群

(1) 适应证：焦虑(在用苯二氮䓬类药治疗焦虑伴有抑郁时，本药可作为辅助用药)、恐惧、失眠。

(2) 禁用人群：

1) 中枢神经系统处于抑制状态的急性酒精中毒患者。

2) 肝、肾功能损害者。

3) 重症肌无力患者。

4) 急性或易于发生的闭角型青光眼发作患者。

5) 严重慢性阻塞性肺部病变患者。

6) 驾驶员、高空作业者、危险精细作业者。

3. 不良反应　常见嗜睡、头昏、乏力等，大剂量偶见共济失调、震颤、尿潴留、黄疸。

4. 用药护理要点

(1) 评估：用药前评估疾病史、用药史和过敏史，避免禁忌用药的情况发生。用药期间注意评估有无跌倒风险。

(2) 用药方法：成人常用量：①抗焦虑，开始每次 0.4 mg，每日 3 次，用量按需递增。最大限量每日可达 4 mg。②镇静催眠，0.4~0.8 mg，睡前服。老年和体弱患者开始用小量，每次 0.2 mg，每日 3 次，逐渐递增至最大耐受量。③抗恐惧，0.4 mg，每日 3 次，需要时逐渐增加剂量，每日最大量可达 10 mg。

(3) 不良反应观察与处理：

1) 服用本药，要注意防跌倒。对本类药耐受量小的患者初用量宜小。

2) 避免长期大量使用而成瘾，如长期使用应逐渐减量，不宜骤停。突然停药后要注意可能发生撤药症状。一般半衰期短或中等的本类药，停药后 2~3 日出现，半衰期长者则在停药后 10~20 日发生。撤药症状中，较多见的为睡眠困难，异常的激惹状态和神经质；较少见的或罕见的有腹部或胃痉挛、精神错乱、惊厥、肌肉痉挛、恶心或呕吐、颤抖和多汗。

5. 特殊人群用药

(1) 妊娠期妇女：在妊娠前 3 个月内，本药有增加胎儿致畸的危险；长期服用可引起依赖，使新生儿呈现撤药症状，妊娠后期用药影响新生儿中枢神经活动，分娩前及分娩时用药可导致新生儿肌张力较弱,应尽量避免使用。

(2) 哺乳期妇女:慎用或避免使用,因本药可分泌入乳汁。

(3) 老年人:对本药较敏感,开始用小剂量,每次 0.2 mg,每日 3 次,逐渐增加至最大耐受量。

(4) 儿童:18 岁以下儿童,用量尚未有具体规定。

(5) 肝、肾功能不全者用药:肝功能损害偶可引起本品清除半衰期的延长。对于肾脏或肝脏功能受损的患者应注意调节剂量。

6. 健康指导

(1) 向患者解释使用本药的目的、用药注意事项及可能出现的不良反应的症状。

(2) 告知患者使用本药会引起嗜睡,头昏、乏力等,注意防跌倒。用药期间不宜驾驶车辆、操作机械或高空作业。

(3) 告知患者避免长期大量使用而成瘾,如长期使用应逐渐减量,不宜骤停。

(4) 告知患者服药期间避免饮酒。

(三) 劳拉西泮

1. 药理作用

(1) 药效学:单次服用高剂量本药,有中枢镇静作用。

(2) 药动学:口服本药后吸收迅速,绝对生物利用度为 90%。血药浓度峰值出现在服药后大约 2 h。平均消除半衰期大约为 12 h,血浆蛋白结合率约为 85%。

2. 适应证与禁用人群

(1) 适应证:临床用于治疗焦虑症及由焦虑-紧张引起的失眠症。亦用于手术前给药。

(2) 禁用人群:对本药及苯二氮䓬类药物过敏者、急性闭角型青光眼患者。

3. 不良反应 最常见的是镇静,其次是眩晕、乏力和步态不稳。镇静和步态不稳的发生率随着年龄的增长而升高。

4. 用药护理要点

(1) 评估:用药前评估疾病史、用药史和过敏史,避免禁忌用药的情况发生。用药期间注意评估有无跌倒风险。

(2) 用药方法:口服用药。成人每次 1~2 mg,每日 2~3 次。年老或体弱者减少用量。

(3) 不良反应观察与处理:参阅"阿普唑仑"段落。

5. 特殊人群用药

(1) 妊娠期妇女:慎用。因本药及其葡萄糖醛酸结合物可通过胎盘屏障。

(2) 哺乳期妇女:人乳汁中可检测到本药,因此除非对于妇女的可预期利益超过对于婴儿的潜在危险,否则哺乳期妇女不应服用本药。

(3) 老年人:通常肝、肾功能有所降低,可能对药物更敏感(如镇静作用)。因此老年患者的剂量选择应谨慎,较低剂量可能已经足够。

(4) 儿童用药:12 岁以下儿童应用本药的安全性和有效性还未确立。

(5) 肝、肾功能不全者：肝功能损害偶可引起本药清除半衰期的延长。对于肾脏或肝脏功能受损的患者应注意调节剂量。

6. **健康指导** 参阅"阿普唑仑"段落。

二、非苯二氮䓬类

(一) 丁螺环酮

1. **药理作用**

(1) 药效学：本药主要激动 5-HT_{1A} 受体，产生抗焦虑作用。本药无镇静、肌松弛和抗惊厥作用。

(2) 药动学：口服吸收快而完全，0.5~1 h 达血药浓度峰值，存在肝脏首过效应，半衰期为 1~14 h。血浆蛋白结合率为 95%。约 60% 由肾脏排泄，40% 由粪便排出。肝硬化时，由于首过效应降低，可使血药浓度增高，药物清除率明显降低，肾功能障碍时清除率轻度减低。

2. **适应证与禁用人群**

(1) 适应证：各种焦虑症。

(2) 禁用人群：青光眼、重症肌无力、白细胞减少及对本药过敏者。

3. **不良反应** 头晕、头痛、恶心、呕吐及胃肠功能紊乱。

4. **用药护理要点**

(1) 评估：

1) 用药前评估疾病史、用药史和过敏史，避免禁忌用药的情况发生。

2) 用药期间应定期检查肝功能与白细胞计数。

(2) 用药方法：口服。开始每次 5 mg(1 片)，每日 2~3 次；第 2 周可加至每次 10 mg(2 片)，每日 2~3 次；常用治疗剂量每日 20~40 mg(4~8 片)。

(3) 不良反应观察与处理：不良反应程度较轻，患者一般能够耐受，不需特殊处理。

(4) 其他注意事项：本药与单胺氧化酶抑制剂合用可致血压增高。

5. **特殊人群用药**

(1) 妊娠期妇女：禁用。

(2) 哺乳期妇女：禁用。

(3) 老年人：尚不明确。

(4) 儿童：禁用。

(5) 肝、肾功能不全者：慎用。

6. **健康指导**

(1) 向患者解释使用本药的目的、用药注意事项及可能出现的不良反应的症状。

(2) 告知患者使用本药会引起嗜睡、头昏、乏力等，注意防跌倒。用药期间不宜驾驶车辆、操作机械或高空作业。

(3) 告知患者服药期间避免饮酒。

（施忠英　孔庆芳）

第五节 镇静催眠药

一、酒石酸唑吡坦片

1. 药理作用

(1) 药效学:唑吡坦是一种 $GABA_A$ 受体正相调节剂,其短期用于失眠的治疗作用被认为通过与 $GABA_A$ 受体的 $α_1$ 亚基的苯二氮䓬位点结合,增加氯离子通道开放频率,从而抑制神经兴奋。

(2) 药动学:口服唑吡坦的生物利用度约为70%,血浆药物浓度达峰时间为0.5~3 h。血浆蛋白结合率约为92%。血浆消除半衰期大约为2.4 h(0.7~3.5 h)。经肝脏代谢,主要经尿液(大约60%)和粪便(大约40%)排泄。

2. 适应证与禁用人群

(1) 适应证:仅限以下成人严重睡眠障碍:偶发性失眠症、暂时性失眠症。

(2) 禁用人群:

1) 对唑吡坦或本品任何一种成分过敏者。

2) 严重呼吸功能不全者。

3) 睡眠呼吸暂停综合征患者。

4) 严重、急性或慢性肝功能不全(有肝性脑病风险)者。

5) 肌无力者。

6) 服用本药后出现过复杂睡眠行为者。

7) 先天性半乳糖血症、葡萄糖或半乳糖吸收不良综合征或乳糖酶缺乏症患者。

3. 不良反应 嗜睡、头晕、头痛、恶心、腹泻和眩晕。

4. 用药护理要点

(1) 评估:

1) 用药前评估疾病史、用药史和过敏史,避免禁忌用药的情况发生。

2) 用药后评估跌倒风险。

(2) 用药方法:

1) 口服给药。应用本品治疗通常应使用最低有效剂量,不得超过10 mg。

2) 成人常用剂量:每日1次,每次10 mg。

3) 本药应在临睡前服药或上床后服用。每晚只服用1次,不得多次服用。

4) 本药的治疗时间应尽可能短,最短为数天,最长不超过4周,包括逐渐减量期,不建议长期使用唑吡坦。

(3) 不良反应观察与处理:不良反应程度较轻,患者一般能够耐受,不需特殊处理。

5. 特殊人群用药

(1) 妊娠期妇女:不建议使用。

(2) 哺乳期妇女：不建议在母亲哺乳时使用唑吡坦。

(3) 老年人：老年患者或体弱的患者对唑吡坦类药物特别敏感；剂量应减半即为 5 mg。每日剂量不得超过 10 mg。

(4) 儿童：由于缺乏相应的临床研究资料，本药不应用于 18 岁以下的患者。

(5) 肝、肾功能不全者用药：因为在肝损伤患者中唑吡坦的清除和代谢降低，所以这些患者应该从 5 mg 剂量开始用药，尤其应当慎用于老年患者。在成年人（65 岁以下）中，只有在临床疗效不充分且药物耐受良好时，才可以将剂量增加至 10 mg。

6. 健康指导

(1) 向患者解释使用本药的目的、用药注意事项及可能出现的不良反应的症状。

(2) 告知患者使用本药会引起嗜睡、头晕等，注意防跌倒。用药期间不宜驾驶车辆、操作机械或高空作业。

(3) 告知患者服药期间避免饮酒。

(4) 告知患者逐渐减量停药（避免骤停），可能会出现反跳效应（中间可能有再次失眠）。

二、佐匹克隆

1. 药理作用

(1) 药效学：本药具有以下药理学特性：催眠、镇静、抗焦虑、抗惊厥和肌肉松弛作用。其作用与特异性激动 GABA 大分子受体复合物中枢受体而调节氯离子通道的开放作用有关。

(2) 药动学：本药吸收迅速，生物利用度约为 80%。本药在血管间隔的分布非常快。血浆蛋白结合率低（约 45%）且为非饱和性的。消除半衰期约为 5 h。本药约 80% 以非结合代谢产物的形式由尿排出，约 16% 由粪便排出。

2. 适应证与禁用人群

(1) 适应证：仅限以下成人严重睡眠障碍：短暂性失眠症、短期失眠症。

(2) 禁用人群：

1) 对本药任一成分过敏者。

2) 重症肌无力患者。

3) 严重呼吸功能不全患者。

4) 重度睡眠呼吸暂停综合征患者。

5) 严重的急性或慢性肝脏功能不全患者（存在发生肝性脑病的危险性）。

6) 对谷蛋白过敏或不耐受的患者［本药中含有小麦淀粉（谷蛋白）］。

7) 服用本药后出现过复杂睡眠行为的患者。

3. 不良反应　白天瞌睡，口苦，口干，肌张力减低，酒醉感。

4. 用药护理要点

(1) 评估：

1) 用药前评估疾病史、用药史和过敏史，避免禁忌用药的情况发生。建议在有酗酒既往史或其他药物或非药物类依赖的情况下,慎用药物。

2)用药后评估跌倒风险。

(2)用药方法:口服。年龄低于65岁的成年人:每日7.5 mg;年龄高于65岁的老年人:推荐剂量为每日3.75 mg,经评估必要时可以增加至7.5 mg;肝脏或呼吸功能损害的患者:推荐剂量为每日3.75 mg;肾脏功能不全的患者:推荐起始剂量为每日3.75 mg;超过65岁的人群及高风险人群的最佳剂量为3.75 mg。

应该始终在最低有效剂量下开始治疗,每日给药剂量不应超过7.5 mg。应在晚上临睡前服药,按单次摄入剂量服用,同一晚不得再次服用。与所有催眠药一样,不建议长期使用本药。治疗持续时间应该尽可能短,从数天到4周,包括减药期。

(3)不良反应观察与处理:

1)白天瞌睡:培养起较好的生活习惯,如晚饭后多散步,平常多运动等。

2)口苦、口干:可以咀嚼口香糖。

5. **特殊人群用药**

(1)妊娠期妇女:不推荐使用本药。

(2)哺乳期妇女:本药可进入乳汁,因此若非必需请勿在哺乳期使用。

(3)老年人:长期用药后,未证明出现佐匹克隆累积。但是,作为一项预防措施,建议减小一半剂量。

(4)儿童:不推荐18岁以下儿童和青少年使用本药。

(5)肝、肾功能不全者:肝损伤者佐匹克隆的血浆清除率明显降低,需进行剂量调整。肾功能损害者无须调整剂量。

6. **健康指导**

(1)向患者解释使用本药的目的、用药注意事项及可能出现的不良反应的症状。

(2)告知患者使用本药会引起嗜睡、头晕等,注意防跌倒。用药期间不宜驾驶车辆、操作机械或高空作业。

(3)告知患者服药期间避免饮酒。

(4)告知患者服药期间应禁食辛辣和刺激性食物。培养起较好的生活习惯,如晚饭后多散步,平常多运动等。

三、右佐匹克隆

1. **药理作用**

(1)药效学:本药作为催眠药的确切作用机制尚不清楚,但其作用机制通常被认为是由于其作用于与苯二氮䓬受体偶联的GABA受体复合物所致。

(2)药动学:口服后本药快速吸收。口服后大约1 h达到血浆浓度峰值。血浆蛋白结合率低,为52%~59%。消除半衰期约为6 h。约75%的剂量以代谢物的形式经尿液排泄。

2. **适应证与禁用人群**

(1)适应证:失眠。

(2) 禁用人群:已知对本药任一成分过敏者、失代偿的呼吸功能不全患者、重症肌无力者、重症睡眠呼吸暂停综合征患者。

3. **不良反应** 口苦和头晕,其他如瞌睡、乏力、恶心和呕吐等轻度消化系统和中枢神经系统的不良反应。

4. **用药护理要点**

(1) 评估:

1) 用药前评估疾病史、用药史和过敏史,避免禁忌用药的情况发生。

2) 用药后评估跌倒风险。

(2) 用药方法:本药应个体化给药,成人推荐起始剂量为1 mg。如有临床需求,剂量可增至2 mg或3 mg。某些患者服用2 mg或3 mg剂量后导致的晨起高血药浓度将会增加次晨宿醉现象发生的风险,即对驾驶或需要精神锐敏的活动的功能的损害。

(3) 不良反应观察与处理:一般持续时间短,症状轻微,不会影响受试者的生活和功能,可自行缓解,停药后症状即可消失。

(4) 其他注意事项:

1) 本药与酒精合并使用时,观察到对精神运动活动的作用增强。

2) 本药和奥氮平合并用药可降低DSST评分。两者之间存在药效学相互作用,药代动力学之间没有影响。

3) 与其他中枢神经系统抑制剂合并用药时,可能需要适当调整本药的剂量。

4) 高脂肪饮食后立刻服用本药有可能会引起药物吸收缓慢,导致本药对睡眠潜伏期的作用降低。

5. **特殊人群用药**

(1) 妊娠期妇女:服用本药的有效药物警戒数据不足以评估主要出生缺陷、流产,以及危害母体或胎儿等后果的药物相关性。

(2) 哺乳期妇女:需综合母乳喂养的发育及健康益处影响,考虑母亲的临床需要,以及本药对母乳喂养的任何潜在风险或母体的基本情况。

(3) 老年人:推荐起始剂量为睡前1 mg,必要时可增加到2 mg。睡眠维持障碍的老年患者推荐剂量为入睡前2 mg。

(4) 儿童:18岁以下儿童及青少年患者中用药的安全有效性尚未确立,不推荐服用此药。

(5) 肝、肾功能不全者:轻至中度肝功能不全患者无须调整剂量。重度肝功能不全患者的血药浓度会升高,重度肝功能不全患者的用药剂量不应超过2 mg。肝功能不全患者应慎用本药。

6. **健康指导** 参阅"佐匹克隆"段落。

(施忠英 孔庆芳)

第十八章 镇 痛 药

第一节 解热镇痛抗炎药物

一、对乙酰氨基酚

1. **药理作用** 本药是通过抑制中枢神经系统中前列腺素的合成(包括抑制前列腺素合成酶),以及阻断痛觉神经末梢的冲动而产生镇痛作用,解热作用则是通过下视丘体温调节中枢而起作用。

2. **适应证与禁用人群**

(1) 适应证:①普通感冒或流行性感冒引起的发热。②轻至中度疼痛如头痛、关节痛、偏头痛、牙痛、肌肉痛、神经痛。③对阿司匹林过敏、不耐受或不适合应用阿司匹林的水痘、血友病及其他出血性疾病等。

(2) 禁用人群:

1) 溶血性贫血史者、严重肝肾功能不全者。
2) 正在服用其他含有解热镇痛药药品的患者。
3) 对本药过敏者。
4) 正在应用巴比妥类(如苯巴比妥)或解痉药(如颠茄)的患者。
5) 正在使用氯霉素的患者。

3. **不良反应**

(1) 呼吸系统:本药可使对阿司匹林过敏患者的支气管痉挛加重,严重中毒时可抑制呼吸中枢。

(2) 中枢神经系统:常规剂量下本药对情绪无影响。

(3) 消化系统:本药的胃肠刺激作用小,短期服用不会引起胃肠道出血。

(4) 泌尿系统:长期大剂量服用本药可致肾病,包括肾乳头坏死性肾衰,尤其是在肾功能低下者,可出现肾绞痛或急性肾衰竭。肾衰也可能继发于本药引起的肝功能损害。

(5) 皮肤:可发生荨麻疹、固定性药疹,偶见皮炎伴瘙痒。

(6) 过敏反应:服用该药还有可能造成患者过敏性休克,导致患者荨麻疹、皮炎、皮肤瘙痒等。

4. **用药护理要点**

(1) 评估:

1) 给药前应注意患者肝、肾功能，对长期较大剂量用药者应定期复查(包括血象、肝肾功能等)。

2) 在大量用药或长期治疗期间应定期做造血功能及肝功能检查。

(2) 用药方法：口服：每次 0.3～0.6 g，每 4 小时 1 次，或每日 4 次；每日量不宜超过 2 g，疗程为退热一般不超过 3 日，为镇痛不宜超过 10 日。

(3) 不良反应观察与处理：

1) 观察患者过敏体征和症状：主要表现为皮疹、过敏性休克、过敏性哮喘等。对于急性过敏可给予抗组胺药、肾上腺皮质激素、肾上腺素或其他升压药并吸氧和保持气道通畅。

2) 服用超量(包括中毒量)时，可很快出现恶心、呕吐、胃痛或胃痉挛、腹泻、厌食、多汗等症状，且可持续 24 h。出现上述症状时，应立即清除消化道的对乙酰氨基酚。长期使用有肾病综合征，避免长期大剂量使用。出现肝衰竭时，可选择考虑肝移植治疗。

(4) 其他注意事项：

1) 在长期饮酒或应用其他肝酶诱导剂，尤其是应用巴比妥类或其他抗痉药的患者，长期或超量服用本药时，更有发生肝脏毒性反应的危险。

2) 抗凝药：大量或长期应用本药时，因可减少凝血因子在肝内的合成，有增强抗凝药的作用，故抗凝药的用量应根据凝血酶原时间进行调整。

3) 长期大量与阿司匹林、其他水杨酸盐制剂或其他非甾体抗炎药合用时，可明显增加肾毒性的危险。

4) 与抗病毒药齐多夫定合用时，两药可互相降低与葡糖醛酸的结合作用而降低清除率，从而增加毒性，因此应避免同时应用。

5. 特殊人群用药

(1) 妊娠期及哺乳期妇女：不推荐使用，因本药可透过胎盘和在乳汁中分泌。

(2) 老年人：由于肝、肾功能发生减退，使用本药易发生不良反应，必须使用时应适当减量。

(3) 肝、肾功能不全者：慎用。

6. 健康指导

(1) 向患者解释使用本药的目的、可能出现的不良反应的症状。

(2) 给药前应注意患者肝、肾功能，对长期较大剂量用药者应定期复查(包括血象、肝肾功能等)。长期使用有肾病综合征，避免长期大剂量使用。

(3) 告知患者用药时尽量在餐后使用，不要空腹使用，以免对胃肠道产生一些比较大的刺激而引起胃肠道功能紊乱，上腹部疼痛等一些临床症状。

(4) 告知患者注意观察体温的变化，如果体温没有超过 38.5 ℃，是不应该应用于退热作用的，可以适当地应用于解热、镇痛，会有很好的效果。

(5) 告知患者本药为对症治疗药，用于解热连续使用不超过 3 日，用于止痛不超过 5 日，症状未缓解请咨询医生或药师。

(6) 告知酗酒者要慎用本药,并且在服用期间禁止饮酒。

二、洛索洛芬

1. **药理作用** 本药为苯丙酸类非甾体抗炎药,具有较好的镇痛消炎作用,尤其是镇痛作用较强,其作用机理为抑制前列腺素合成。

2. **适应证与禁用人群**

(1) 适应证:

1) 下述疾患及症状的消炎和镇痛:类风湿关节炎、骨性关节炎、腰痛症、肩关节周围炎、颈肩腕综合征、牙痛。

2) 手术后,外伤后及拔牙后的镇痛和消炎。

3) 急性上呼吸道炎(包括伴有急性支气管炎的急性上呼吸道炎)。

(2) 禁用人群:

1) 已知对本药过敏的患者。

2) 服用阿司匹林或其他非甾体抗炎药后诱发哮喘、荨麻疹或过敏反应的患者。

3) 冠状动脉搭桥手术围手术期需接受疼痛治疗的患者。

4) 有应用非甾体抗炎药后发生胃肠道出血或穿孔病史的患者。

5) 有活动性消化道溃疡(出血),或者既往曾复发溃疡(出血)的患者。

6) 重度心力衰竭患者。

3. **不良反应**

(1) 口服制剂:

1) 呼吸系统:可能发生伴有发热、咳嗽、呼吸困难、胸部线异常、嗜酸粒细胞增多等的间质性肺炎。

2) 循环系统:充血性心力衰竭可能发生。

3) 消化系统:腹痛、胃部不适、恶心、呕吐、食欲不振、便秘、胃灼热等。

4) 泌尿系统:急性肾功能损伤、肾病综合征、间质性肾炎可能发生,故应注意观察,若出现异常应停药并给予适当处理。

5) 血液系统:粒细胞缺乏、溶血性贫血、白细胞减少、血小板减少可能发生。

6) 皮肤:荨麻疹,皮肤黏膜炎综合征及中毒性表皮坏死症可能发生。

(2) 贴剂:

1) 皮肤:瘙痒、红斑、接触性皮炎等。

2) 血液系统:如抗凝血酶升高、谷草转氨酶升高等。

3) 消化系统:可有胃部不适。

4. **用药护理要点**

(1) 评估:

1) 慢性疾病,手术后及外伤时应避免同一种药物长期使用。

2) 长期用药,要定期进行尿液、血液学及肝、肾功能等临床检查,如发现异常应采取减量、停药等适量措施。

3) 有消化性溃疡既往史,心、肝、肾功能障碍及既往史,血液学异常及既往史,支气管喘息、过敏症既往史及高龄患者慎用。

(2) 用药方法:

1) 口服:成人每次口服本药 60 mg,每日 3 次。出现症状时可每次口服 60~120 mg(1~2 片)。

2) 贴剂:贴敷患处,每日 1 次。

(3) 不良反应观察与处理:

1) 长期用药,要定期进行尿液、血液学及肝、肾功能等临床检查,如发现异常应采取减量、停药等适量措施;要注意用消炎镇痛药治疗是对症治疗;慢性疾病,手术后及外伤时应避免同一种药物长期使用。

2) 应用于因感染而引起的炎症时,要合用适当的抗菌药物,并仔细观察,慎重给药。

3) 既往有胃肠道病史(溃疡性大肠炎、克罗恩病)的患者应谨慎使用,以免使病情恶化。

(4) 其他注意事项:

1) 与香豆素类抗凝血药(华法林)合用时,会增强该类药的抗凝血作用,应密切观察,必要时应减量。

2) 与磺酰脲类降血糖药(甲苯磺丁脲等)合用时,会增强该类药的降血糖作用,应密切观察,必要时应减量。

5. 特殊人群用药

(1) 妊娠期及哺乳期妇女:本品禁用。

(2) 老年人:高龄者易出现不良反应,故应从低剂量开始给药,并观察患者状态,慎重用药。

6. 健康指导

(1) 告知患者严重心血管安全性的症状和(或)体征以及如果发生应采取的步骤、症状。

(2) 提醒患者无论是否有胃肠道不良反应史或严重的胃肠事件病史,当服用该药发生胃肠道出血或溃疡时,应立即停药。

(3) 提醒患者警惕胸痛、气短、无力、言语含糊等症状和体征,发生后应该马上寻求医生帮助。

(4) 告知患者治疗过程中应密切监测血压。因为本药可导致新发高血压或使已有的高血压症状加重。

(5) 告知患者严重皮肤反应的症状和体征,在第 1 次出现皮肤皮疹或过敏反应的其他征象时,应停用本药。

三、美洛昔康

1. 药理作用 本药是一种烯醇酸类非甾体抗炎药,具有抗炎、止痛和解热的特性。上述作用的共同机制是美洛昔康能够抑制炎性介质前列腺素的生物合成。

2. 适应证与禁用人群

（1）适应证：类风湿性关节炎、疼痛性骨关节炎（关节病、退行性关节病）、强直性脊柱炎的初始与短期症状性治疗。

（2）禁用人群：

1）妊娠期或哺乳期妇女。

2）15岁以下的儿童和青少年。

3）对美洛昔康或本药任何赋形剂过敏者。

4）进行抗凝治疗的患者。

5）活动性消化性溃疡者。

6）严重肝功能不全者。

7）未透析的严重肾功能不全者。

8）明显的胃肠道出血、新发脑梗出血或其他出血疾病者。

9）未控制的严重心功能衰竭者。

3. 不良反应

（1）消化系统：发生频率大于1%，如消化不良、恶心、呕吐、腹痛、便秘、气胀、腹泻。

（2）血液系统：发生频率大于1%，如贫血。

（3）皮肤系统：发生频率大于1%，如瘙痒、皮疹。

4. 用药护理要点

（1）评估：在开始治疗前获取病史，以前是否使用过本药或阿司匹林或其他非甾体抗炎药物及其反应。

（2）用药方法：

1）肌内注射（严禁静脉给药）。

2）口服（仅在最初几天使用肌内注射，持续治疗应当口服给药）。

（3）不良反应观察与处理：观察患者过敏的体征和症状（皮疹、瘙痒、喉水肿、气喘、出血、头痛），如果出现这些症状，立即停止用药并通知医生。对于急性过敏可给予抗组胺药、肾上腺糖皮质激素或其他升压药并吸氧和保持呼吸道通畅。

（4）其他注意事项：

1）如同其他非甾体抗炎药，治疗具有胃肠疾病史患者时应当谨慎。应当监测具有胃肠道症状的患者。如果发生消化性溃疡或胃肠道出血，应当停止使用本药。

2）药物相互作用：同时给予多种非甾体抗炎药可以通过协同作用，增加发生胃肠道溃疡和出血的危险性。不建议同时使用本药和其他非甾体抗炎药。

5. 特殊人群用药

（1）老年患者、脱水患者、充血性心力衰竭患者、肝硬化患者、肾病综合征与明显的肾脏疾病患者、同时使用利尿剂、血管紧张素转换酶抑制剂或血管紧张素Ⅱ受体拮抗剂的患者、因进行大手术而导致血容量减少的患者。在治疗开始时，应当密切监护上述患者的尿量和肾功能。

（2）临床稳定的肝硬化患者无须减量。

（3）易感患者可能出现或加重心功能衰竭或者高血压。

（4）本药可以损害受精能力，因此无法怀孕或正在调查不孕症的妇女应当考虑停用本药。

6. 健康指导

（1）向患者解释使用本药的目的、可能出现的不良反应的症状。

（2）指导患者向医务人员报告过敏的发生，特别是有阿司匹林或其他非甾体抗炎药过敏应当提早告知医生。建议患者在没有咨询医疗专业人员的情况下不要进行治疗。

（3）建议女性患者如果有计划怀孕或哺乳，应告知医务人员。

（4）告知患者肌内注射时，注射部位可能引起硬结、疼痛。

（5）告知正在服用抗凝剂或溶栓剂的患者，应注意有无新增出血点及出血倾向，有异常及时告知医务人员。

（6）告知患者口服给药时，每日的总剂量应一次性服用，用水或其他流体与食物一起送服。

四、双氯芬酸钠

1. 药理作用

（1）药效学：本药能够抑制环氧化酶的活性，从而抑制前列腺素的合成，并能够影响其释放，因此具有解热镇痛的作用。本药可以抑制血小板的聚集，可延长凝血酶原时间。

（2）药动学：

1）吸收：口服给药时，经胃肠道迅速吸收，在肝脏有很强的首过效应，被吸收的药物中约50%进入体循环系统。在缓释剂型中，有50%～60%的药物以药物原形进入血液循环。快速释放剂型20 min～2 h血药浓度达到峰值。

2）分布：药物进入循环系统后，通过自由扩散分布于炎症部位或关节滑膜液中起效。

3）排泄：本药主要由肝脏代谢，半衰期为1～2 h，代谢产物经尿和粪便排出。

2. 适应证与禁用人群

（1）适应证：急性关节炎症和痛风发作、慢性关节炎症、类风湿性关节炎，强直性脊柱关节炎和脊柱的其他炎性风湿性疾病，与关节和脊柱的退行性疾病有关的疼痛、软组织风湿病、创伤或手术后的肿痛或炎症，治疗痛经和由整形、牙科手术或其他外科小手术引起的术后疼痛和炎症。

（2）禁用人群

1）已知对本药过敏的患者。

2）服用阿司匹林或其他非甾体抗炎药后诱发哮喘、荨麻疹或过敏反应的患者。

3）冠状动脉搭桥手术围手术期需接受疼痛治疗的患者。

4）有应用非甾体抗炎药后发生胃肠道出血或穿孔病史的患者。

5）有活动性消化道溃疡（出血），或者既往曾复发溃疡（出血）的患者。

6）重度心力衰竭患者。

7）已知对乙酰水杨酸、布洛芬过敏的患者。

8）有胃肠道炎性疾病（溃疡性结肠炎、克罗恩病）、黑便或不明原因的血液疾病病史者。

9）有脑出血（脑血管出血）或其他活动性出血的患者。

10）有心脏疾病和（或）脑血管疾病的患者。

11）血液循环疾病患者。

12）有不明原因的造血异常情况的患者。

13）肝肾功能严重受损者。

3. 不良反应

（1）消化系统：

1）十分常见：胃肠道不适，如恶心、呕吐、腹泻、轻度胃肠道出血，在特殊情况下可导致贫血。

2）常见：消化不良、胃胀、痉挛性腹痛、食欲减弱和胃肠道溃疡（伴或不伴出血和穿孔）。

3）偶见：呕血、便血或血性腹泻。

（2）心血管系统：十分罕见：心悸、水潴留（水肿）、心肌无力（心脏损伤）、心肌梗死和高血压。

（3）皮肤和皮下组织疾病：①脱发，偶发。②皮疹伴随皮肤发红（湿疹、红斑、皮疹）、光敏反应、皮肤出血点、严重的皮肤反应，十分罕见。

4. 用药护理要点

（1）评估：在开始治疗前，获取病史，以前是否使用过本药（肠溶胶囊）或阿司匹林或其他非甾体抗炎药及其反应。

（2）用药方法：口服：空腹（餐前）随足量饮水服用，无须咀嚼，对易发生胃肠道反应的患者，推荐在进餐的同时服用。正常成人的剂量为每日1次，每次0.1g。必要时可增至每日2次，每次1粒。

（3）不良反应观察与处理：

1）观察患者的体征和症状（胃肠道不适，如呕吐、腹泻、轻度胃肠道出血）。如果出现这些轻度胃肠道反应的患者，推荐在进餐的同时服用，重度反应停止用药并通知医生对症处理。

2）监测神经系统的体征和症状（意识模糊、嗜睡、头痛、惊厥、昏迷）急救处理：对服药不久的可应用吐根催吐（意识丧失、惊厥除外），服药1h以内的患者可在服用活性炭后洗胃，服药1h以上的患者服用活性炭后一般不必洗胃，可多次服用活性炭，以减少药物吸收。

（4）其他注意事项：

1）与其他非甾体抗炎药物相同，双氯芬酸能掩盖感染的症状。如果使用本药后出现感染症状或加重（如红、肿、热、疼痛及发热），应马上咨询医生。

2）药物相互作用：饮酒或其他非甾体抗炎药同时增加胃肠道副作用，并有致溃疡的危险。长期与对乙酰氨基酚同用时可增加对肾脏的毒副作用;本药可降低甲氨蝶呤的排泄,增加其血药浓度,甚至可达中毒水平,故不应与中或大剂量甲氨蝶呤疗法同用。

5. 特殊人群用药

(1) 本药在妊娠期妇女中的应用没有充足的研究资料,因此只有在应用本药对妊娠期妇女的益处超过对胎儿的潜在危害时方可使用。

(2) 老年患者使用非甾体抗炎类药物后出现不良反应的频率增加,尤其是出血和胃肠道穿孔,在某些情况下有可能导致生命危险。因此老年人使用本药时应注意监测。

(3) 消化性溃疡史或溃疡出血史者慎用。

(4) 肝、肾功能损害或溃疡患者慎用。尤其是老年人。用药期间应常规检查肝、肾功能。

(5) 本药因含钠,对限制钠盐摄入量的患者应慎用。

6. 健康指导

(1) 向患者解释使用本药(肠溶胶囊)的目的、可能出现的不良反应的症状。

(2) 指导患者向医护人员报告胃肠道不适,如恶心、呕吐、腹泻、轻度胃肠道出血的情况。建议患者在没有咨询医疗专业人员的情况下不要进行治疗。

(3) 建议患者在出现过敏反应或神经系统反应的迹象和症状时,应立即通知医护人员。

(4) 建议女性患者如果计划怀孕或哺乳,或怀疑怀孕,应告知医护人员。

(5) 告知患者用药期间如出现胃肠出血、肝、肾功能损害,视力障碍、血象异常及过敏反应等,即应停药。

(叶瑾璟 蒋霖铃)

第二节 麻醉性镇痛药

一、吗啡

1. 药理作用

(1) 药效学:本药是一种阿片受体完全性激动剂,尽管在较高剂量下可与其他阿片受体结合,但对 μ 阿片受体具有相对选择性。本药镇痛作用的确切机制尚不清楚。然而,在整个脑和脊髓中发现了具有阿片类样活性的内源性化合物的特异性中枢神经系统阿片受体,并被认为在本药的镇痛作用中发挥作用。

本药对绝大多数急性痛和慢性痛均具有良好的镇痛效果,但对神经性疼痛的效果较差,对持续性慢性钝痛的作用大于对间断性锐痛的作用。

(2) 药动学:

1) 吸收:本药在上部肠道和直肠黏膜的碱性环境下被吸收,生物利用率为80%~100%。

2) 分布：静脉给药后，本药的表观分布容积范围为 1~4.7 L/kg。蛋白结合率较低，约为 36%，肌肉组织结合率为 54%。当吗啡被引入中枢神经系统（CNS）外时，本药的血浆浓度仍高于相应的脑脊液吗啡水平。

3) 代谢：清除的主要途径是肝葡萄糖醛酸化形成无药理学活性的吗啡-3-葡萄糖醛酸苷。本药也可代谢为可待因、去甲吗啡和吗啡乙醚硫酸盐。本药在术后患者中的总血浆清除率范围为 0.9~1.2 L/(kg·h)，但显示出相当大的个体间差异。

2. 适应证与禁用人群

(1) 适应证：①严重创伤、战伤、烧伤和癌痛等引起的疼痛。②心肌梗死和左心室衰竭及心源性肺水肿。

(2) 禁用人群：

1) 严重的呼吸抑制者。

2) 在未监测或无复苏设备的情况下的急性或重度支气管哮喘者。

3) 在过去 14 日内同时使用单胺氧化酶抑制剂或使用单胺氧化酶抑制剂的患者。

4) 已知或怀疑的胃肠道梗阻（包括麻痹性肠梗阻）患者。

5) 对吗啡过敏（例如过敏反应）者。

3. 不良反应

(1) 心血管系统：心动过缓、低血压、心律失常、高血压。

(2) 呼吸系统：支气管痉挛、喉痉挛。

(3) 消化系统：恶心呕吐、胆道痉挛、便秘。

(4) 中枢神经系统：视物模糊、晕厥、欣快、烦躁。

(5) 泌尿生殖系统：尿潴留、抗利尿作用、子宫痉挛。

(6) 过敏反应：瘙痒、荨麻疹。

(7) 其他：胸壁肌肉僵硬、药物依赖及成瘾现象、戒断综合征。

4. 用药护理要点

(1) 评估：在开始治疗前，获取病史。用药前评估患者是否符合用药指征，用药过程中评估患者是否存在不耐受以及停药指征。

(2) 用药方法：

1) 口服给药：①缓释（控释）片：本药必须整片吞服，不可掰开、碾碎或咀嚼。成人每 12 h 按时服用 1 次，用量应根据疼痛的严重程度、年龄及服用镇痛药史决定用药剂量，个体间可存在较大差异。最初应用本药者，宜从每 12 h 服用 10 mg 或 20 mg 开始，根据镇痛效果调整剂量，以及随时增加剂量，达到缓解疼痛的目的。对正在服用弱阿片类药物或已服用过阿片类药物的患者，可从每 12 h 服用 30 mg 开始，必要时可增加到每 12 h 60 mg，若还需要更高剂量时，则可根据具体情况增加 25%~50%。②片剂：常用量：每次 5~15 mg，每日 15~60 mg；极量：每次 30 mg，每日 100 mg；对于重度癌痛患者，应按时口服，个体化给药，逐渐增量，以充分缓解癌痛。首次剂量范围可较大，每日 3~6 次，临睡前一次剂量可加倍。③酊剂：常用量：每次 0.3~1 mL；每日 1~4 mL；极量：每次 2 mL，每日 6 mL。

2) 注射给药：①皮下注射：每次 5～15 mg，每日 10～40 mg；极量：每次 20 mg，每日 60 mg。②静脉注射：成人镇痛时常用量 5～10 mg；用作静脉全麻按体重不得超过 1 mg/kg，不够时加用作用时短的本类镇痛药，以免苏醒延迟，术后发生血压下降和长时间呼吸抑制。③手术后镇痛注入硬膜外间隙，成人自腰脊部位注入，每次极限 5 mg，胸脊部位应减为 2～3 mg。按一定的间隔可重复给药多次。注入蛛网膜下腔，每次 0.1～0.3 mg。原则上不再重复给药。对于重度癌痛患者，首次剂量范围较大，每日 3～6 次，以预防癌痛发生及充分缓解癌痛。

(3) 不良反应观察与处理：

1) 本药连续使用 3～5 日即可产生耐药性，用药 1 周以上可导致依赖（成瘾）性，因此，必须在医生或药师指导下使用，切勿自行随意用药。

2) 用药期间可能会产生恶心呕吐、便秘、心律失常等不良反应。

3) 用药期间停药可能会出现戒断症状，可表现为心中难受、坐立不安等反应，甚至意识丧失、出现病态人格、有明显强迫性觅药行为，即出现成瘾性。详情请咨询医生。

4) 性状发生改变时禁止使用。请将本药放在儿童不能接触的地方。

(4) 其他注意事项：

1) 请遵循规定剂量用药，如果超过规定剂量使用即为药物过量。本药过量可引起急性中毒，主要表现为昏迷、深度呼吸抑制以及瞳孔极度缩小（针尖样瞳孔），常伴有血压下降、严重缺氧以及尿潴留。呼吸麻痹是致死的主要原因。

2) 抢救措施：人工呼吸、适量给氧以及静脉注射阿片受体阻断药（纳洛酮 0.4～0.8 mg 静脉注射或肌内注射，必要时可 2～3 min 重复 1 次；或将纳洛酮 2 mg 溶于 0.9% 氯化钠注射液或 5% 葡萄糖液 500 mL 内，静脉滴注）。详情请遵医嘱。

5. **特殊人群用药**

(1) 妊娠期妇女：C 级可能有害，动物繁殖性研究证明本药对胎儿有不良反应，但尚未对孕妇进行充分严格的对照研究，并且孕妇使用该药品的治疗获益可能胜于其潜在危害；该药品尚未进行动物试验，也没有对妊娠期妇女进行充分严格的对照研究。

(2) 哺乳期妇女：L3 级中等安全，不一定有害不一定安全。目前还没有针对该药的哺乳期妇女用药的对照研究数据，喂哺婴儿出现不良反应的危害性可能存在；部分研究结果显示有轻微的非致命性不良反应。本药只有在权衡对婴儿的利大于弊后才可使用。

(3) 老年人：65 岁或以上患者可能对本药的敏感性增加。一般来说，在为老年患者选择剂量时要谨慎，通常从剂量范围的低端开始。呼吸抑制是接受阿片类药物治疗的老年患者的主要风险，并且常在对阿片类药物不耐受的患者给予大的初始剂量后或当阿片类药物与其他抑制呼吸的药物共同给药时发生。在老年患者中用药时，需缓慢滴定硫酸吗啡注射液的剂量，并密切监测中枢神经系统和呼吸抑制的迹象。已知本药主要由肾脏排泄，肾功能受损的患者对该药产生不良反应的风险可能更大。由于老年患者肾功能下降的可能性更大，因此在剂量选择时应注意，监测肾功能可能有助于用药。

(4) 儿童：婴幼儿、未成熟新生儿禁用。尚未进行充分的研究来确定 PCA 给予吗啡在儿童中的安全性和有效性，因此不建议在该人群中使用。

(5) 肝、肾功能不全者:据报道,肝硬化患者的吗啡药代动力学显著改变。在这些患者中要以低于正常剂量的硫酸吗啡注射液开始,并缓慢滴定,同时监测呼吸抑制、镇静和低血压的迹象。肾功能衰竭患者的吗啡药代动力学发生改变。在这些患者中要以低于正常剂量的硫酸吗啡注射液开始,并缓慢滴定,同时监测呼吸抑制、镇静和低血压的迹象。

6. 健康指导

(1) 向患者解释使用本药的目的、可能出现的不良反应的症状。

(2) 告知患者联合服用 5-HT 类药物可能导致一种罕见且危及生命的疾病,即 5-羟色胺综合征。告知患者 5-羟色胺综合征的症状,如果出现症状,请立即就医。如果他们正在服用或计划服用 5-HT 类药物,请告知患者通知他们的医生。

(3) 告知患者使用本药有出现严重便秘的可能性,还应告知患者一旦出现便秘应当如何处理和何时就医。

(4) 建议女性患者如果计划怀孕或哺乳,或怀疑怀孕,应告知医护人员,妊娠期间长期使用阿片类镇痛药可引起新生儿阿片类戒断综合征。

(5) 告知患者本药急性过量的表现为呼吸抑制、嗜睡进展为木僵或昏迷、骨骼肌弛缓、皮肤冰冷湿冷、瞳孔收缩,在某些情况下可表现为肺水肿、心动过缓、低血压、部分或完全气道阻塞、非典型打鼾和死亡。在药物过量的情况下,缺氧可观察到明显的瞳孔散大而不是瞳孔缩小。如有上述症状出现,应立即求助医护人员。

(6) 戒断反应:告知患者若长期使用本药,突然停药后可能会出现戒断症状。

(7) 告知患者应丢弃未使用完的药液。

二、羟考酮

1. 药理作用

(1) 药效学:本药是一种完全的激动剂,尽管它可以在较高剂量下与其他阿片受体结合,但它对 μ-阿片受体具有相对较高的选择性。本药的主要治疗作用是镇痛,且镇痛没有剂量封顶效应。

(2) 药动学:

1) 吸收:与胃肠外给药相比,口服剂量下有 60%～87% 的药量进入体循环。与其他阿片类药物相比,其高口服利用度可归因于本药较低的首关消除。与 5 mg 相比,本药 15 mg 和 30 mg 剂量的口服相对生物利用度分别为 96% 和 101%,三种剂量羟考酮是生物等效的。基于吸收程度(AUC),建立了本药 5 mg,15 mg(5 mg×3),30 mg(5 mg×6) 的剂量比例。给药本药盐酸片剂,稳态血浆浓度在给药 18～24 h 后达到。

2) 分布:静脉内给药后,羟考酮的稳态分布体积(V_{ss})为 2.6 L/kg。羟考酮在 37 ℃ 和 7.4 的 pH 值下,血浆蛋白结合率为 45%。

3) 代谢:首关代谢中,本药大多数经 CYP3A4 催化,发生 N-脱烷基反应,产生去甲羟考酮。也可经 CYP2D6 催化 O-去甲基化反应,产生羟吗啡酮。单次给药后,游离型与结合型的去甲羟考酮、羟吗啡酮和羟考酮可经尿排泄。羟吗啡酮在血浆中含量较低。

本药的其他代谢产物镇痛活性尚不清楚。

2. 适应证与禁用人群

(1) 适应证:严重到需要阿片类镇痛药和替代治疗不充分的疼痛。

(2) 禁用人群:

1) 缺氧性呼吸抑制、颅脑损伤者。

2) 麻痹性肠梗阻、急腹症、胃排空延迟、慢性便秘者。

3) 慢性阻塞性呼吸道疾病、肺源性心脏病、慢性支气管哮喘、高碳酸血症者。

4) 已知对本药过敏者。

5) 中、重度肝功能障碍、重度肾功能障碍(肌酐清除率<10 mL/min)者。

6) 如与单胺氧化酶抑制剂合用,应停用单胺氧化酶抑制剂>2 周。

7) 妊娠期或哺乳期妇女。

3. 不良反应

(1) 常见不良反应:便秘(缓泻药可预防便秘)、恶心、呕吐、头晕、瘙痒、头痛、口干、多汗、嗜睡和乏力。如果出现恶心和呕吐反应,可用止吐药治疗。

(2) 偶见不良反应:厌食、紧张、失眠、发热、精神错乱、腹泻、腹痛、血管舒张、消化不良、感觉异常、皮疹、焦虑、欣快、抑郁、呼吸困难、体位低血压、寒战、噩梦、思维异常、呃逆。

(3) 罕见不良反应:眩晕、抽搐、胃炎、定向障碍、面红、情绪改变、心悸(在戒断综合征的情况下)、幻觉、支气管痉挛、吞咽困难、嗳气、腹胀、肠梗阻、味觉反常、激动、遗忘、张力过高、感觉过敏、张力过低、不适、肌肉不自主收缩、言语障碍、震颤、视觉异常、戒断综合征、闭经、性欲减退、阳痿、低血压、室上性心动过速、晕厥、脱水、水肿、外周性水肿、口渴、皮肤干燥、荨麻疹、变态反应、过敏性反应、类过敏性反应、瞳孔缩小和绞痛。可能发生排尿困难、胆道痉挛或输尿管痉挛。

(4) 服药过量可能发生呼吸抑制。

4. 用药护理要点

(1) 评估:在开始治疗前,获取病史,以前是否使用本药及其反应。用药前评估患者是否符合用药指征,用药过程中评估患者是否存在不耐受以及停药指征。

(2) 用药方法:

1) 片剂(缓释片):必须整片吞服,不得掰开、咀嚼或研磨。如果掰开、嚼碎或研磨药片,会导致本药的快速释放与潜在致死量的吸收。每 12 h 服用 1 次,用药剂量取决于患者的疼痛严重程度和既往镇痛药用药史。疼痛程度增加,需要增大给药剂量以达到疼痛的缓解。首次服用阿片类药物或用弱阿片类药物不能控制其疼痛的中重度疼痛的患者,初始用药剂量一般为 5 mg,每 12 h 服用 1 次。然后,根据病情仔细滴定剂量,直至理想止痛。由于存在个体差异,因此应根据患者的个体情况滴定用药剂量。

2) 胶囊(即释剂):本药应每隔 4~6 h 给药 1 次,给药剂量应根据患者的疼痛程度和镇痛药的使用既往史而决定。疼痛程度增加,需要增大给药剂量以达到疼痛的缓解。首次服用阿片类药物或服用弱阿片类药物不能控制其疼痛的重度疼痛患者,初始给药剂量为 5 mg，每隔 4～6 h 给药 1 次。然后应仔细进行剂量滴定，如有必要，可每日 1 次，以达到疼痛缓解。

3）注射液：①静脉推注：将药液以 0.9%氯化钠注射液、5%葡萄糖或注射用水稀释至 1 mg/mL。在 1～2 min 内缓慢推注给药 1～10 mg。给药频率不应短于每 4 h 1 次。②静脉输注：将药液以 0.9%氯化钠注射液、5%葡萄糖或注射用水稀释至 1 mg/mL。推荐起始剂量为 2 mg/h。③静脉（PCA 泵）：将药液以 0.9%氯化钠注射液、5%葡萄糖或注射用水稀释至 1 mg/mL。每次给药量为 0.03 mg/kg 体重，给药间隔不应短于 5 min。④皮下推注：使用浓度为 10 mg/mL 的溶液，推荐起始剂量为 5 mg，如有必要每 4 h 重复给药 1 次。⑤皮下输注：如有必要以 0.9%氯化钠注射液、5%葡萄糖或注射用水稀释。对未使用过阿片类药物的患者推荐的起始剂量为每日 7.5 mg。

（3）不良反应观察与处理：

1）患者长期使用可能会对本药产生耐受性并需逐步使用更高剂量以维持对疼痛的控制。患者可能产生身体依赖性，在此情况下突然停药会出现戒断综合征。当患者不再需要使用本药治疗时，应逐渐减少剂量以防止戒断症状的发生。

2）由于用药剂量和个体对药物敏感程度等因素影响，本药可能改变患者的反应能力。因此，如果患者的反应能力受到药物的影响，不得从事开车或操作机器等工作。

3）本药过量及中毒症状：表现为针尖样瞳孔、呼吸抑制和低血压症。严重者可能发生嗜睡、昏迷、循环衰竭及深度昏迷、骨骼肌松弛、心动过缓和死亡。

4）解救治疗：首先保持呼吸道通畅，然后给予相应的支持疗法（改善通气、给氧、使用升压药），纠正休克及肺水肿，出现心跳骤停或心律不齐可能需要心脏按摩或除颤。必要时洗胃，清除胃内容物可除去未吸收的药物，尤其对于服用持续释放药物制剂。

（4）其他注意事项：

1）潜在的或有明显表现的成瘾者有可能寻求和滥用本药。

2）服药期间，一旦发生或怀疑发生麻痹性肠梗阻时，应立即停药。

3）本药按照麻醉药品管理。

5. 特殊人群用药

（1）妊娠期妇女：B 级可能安全，尚未进行孕妇研究，但在动物繁殖性研究中，未见到对胎儿的影响，并且妊娠期妇女使用本药的治疗获益可能胜于其潜在危害。本药尚未进行动物试验，也没有对妊娠期妇女进行充分严格的对照研究。

（2）哺乳期妇女：L3 级中等安全：不一定有害，不一定安全。目前还没有针对本药的哺乳期妇女用药的对照研究数据，喂哺婴儿出现不良反应的危害性可能存在；部分研究结果显示有轻微的非致命性副作用。本类药物只有在权衡对婴儿的利大于弊后才可使用。

（3）老年人：65 岁或以上的老年患者可能对本药的敏感性增加。一般来说，老年患者用药时需谨慎，通常从低剂量开始。呼吸抑制是接受阿片类药物治疗的老年患者的主要风险，并且在对阿片类药物不耐受的患者给予大的初始剂量或当阿片类药物与其他抑制呼吸的药物共同给药时发生。在老年患者中缓慢增加本药的剂量并密切监测中枢神经系统和呼吸抑制的症状。本药主要由肾脏排泄,肾功能受损患者对该药的不良反应风险可能更大。由于老年患者肾功能下降的可能性更大,因此在剂量选择时应注意,定期监测患者肾功能。

(4) 儿童:尚无 18 岁以下儿童使用本药注射液的数据。

(5) 肝、肾功能不全者:由于本药在肝脏中广泛代谢,肝功能不全患者的清除率可能会降低。对这些患者应从低剂量开始使用羟考酮,并定期检测血药浓度,注意不良事件如呼吸抑制、昏迷和低血压的情况。由于本药主要由肾脏排泄,因此肾功能不全患者的药物清除率可能会降低。对这些患者应从低剂量开始使用本药,并定期检测血药浓度,注意不良事件如呼吸抑制、昏迷和低血压的情况。

6. 健康指导

(1) 储存和处置:建议患者将本药安全地储存在儿童看不到和够不到的地方,指导患者不要与他人共享盐酸羟考酮,并采取措施防止本药被盗和滥用。

(2) 危及生命的呼吸抑制:告知患者发生危及生命的呼吸抑制的风险,包括开始使用本药或增加剂量时最大风险的信息,以及即使在推荐剂量下也可能发生这种风险的信息。告知患者和护理人员如何识别过量服用的迹象和症状。

(3) 与苯二氮䓬类药物和其他中枢神经系统抑制剂的相互作用:告知患者和护理人员,如果本药与苯二氮䓬类药物或其他中枢神经系统抑制剂(包括酒精)一起使用,可能会发生潜在的致命累加效应。

(4) 血清素综合征:告知患者阿片类药物可能会导致一种罕见但可能危及生命的疾病,这种疾病是由同时服用 5-HT 能药物引起的。警告患者血清素综合征的症状,如果出现症状,请立即就医。

(5) 和单胺氧化酶抑制剂的相互作用:告知患者在使用任何抑制单胺氧化酶的药物时避免服用本药。患者在服用本药时不应使用单胺氧化酶抑制剂。

(6) 肾上腺功能不全:告知患者阿片类药物可能导致肾上腺功能不全,这是一种可能危及生命的疾病。肾上腺功能不全可能出现非特异性症状和体征,例如恶心、呕吐、厌食、疲劳、虚弱、头晕和低血压。告知患者如果出现上述症状,应就医治疗。

(7) 告知患者如何正确服用本药,为了避免出现戒断症状,告知患者在未事先与医生讨论逐渐减量计划的情况下,不要停用本药。

(8) 低血压:告知患者本药可能引起体位性低血压和晕厥。指导患者如何识别低血压症状以及如何降低发生低血压时引起的相关风险(例如坐下或躺下,从坐姿或卧姿小心地站起来)。

(9) 过敏反应:告知患者既往曾有本药中含有的成分引起过敏反应的报道。告知患者如何识别这种反应及何时寻求医疗救助。

(10) 告知具有生殖潜能的女性患者,妊娠期间长期使用本药可导致新生儿阿片类药物戒断综合征,如果不识别和治疗可能危及生命。

(11) 驾驶或操作机器:告知患者本药可能会损害执行潜在危险活动的能力,例如驾驶汽车或操作危险机械。建议患者在他们知道他们将对药物有何反应之前不要执行此类任务。

(12) 便秘:告知患者严重便秘的可能性。

三、芬太尼

1. 药理作用

(1) 药效学:本药是一种阿片类或中枢镇痛药,属于4-苯胺哌啶。本药强效镇痛活性(非胃肠道给药,1 mg吗啡与0.008 mg本药等效)主要与μ-阿片受体的相互作用有关。对于首次使用阿片制剂的患者,本药的最小镇痛血清浓度范围为0.3~1.5 ng/mL;在血清浓度高于2 ng/mL时不良反应的发生率增加。除了镇痛,本药主要作用还有镇静。催眠作用可以通过脑电图的改变确定。使用本药后可能产生欣快和咳嗽抑制作用。

(2) 药动学:

1) 吸收:口服本药口腔片剂后,很容易被吸收,绝对生物利用度为65%。口腔片剂的吸收曲线在很大程度上是从口腔黏膜开始吸收的结果,静脉采样后的血浆浓度峰值通常在颊部给药后1 h内达到。大约50%的总剂量通过黏膜吸收。总剂量的剩余一半被吞咽,并从胃肠道吸收时间更长。同样,在另一项生物利用度研究中,服本药颊片后的暴露量也更大(约50%)。

2) 分布:芬太尼具有很高的亲脂性。芬太尼的血浆蛋白结合率为80%~85%。主要结合蛋白是α-1-酸性糖蛋白。稳态时的平均口服分布体积(Vss/F)为25.4 L/kg。

3) 代谢:口服本药颊片剂后的代谢途径尚未在临床研究中表现。本药血浆浓度的逐渐下降是由于组织中本药的摄取和肝脏的生物转化引起的。本药通过细胞色素P450 3A4亚型在肝脏和肠黏膜中代谢成诺芬太尼。在动物研究中,未发现去甲芬太尼具有药理活性。

2. 适应证与禁用人群

(1) 适应证:

1) 注射给药:麻醉前、中、后的镇静与镇痛。

2) 外用:中度到重度慢性疼痛,以及只能依靠阿片类镇痛药治疗的难以消除的疼痛。

(2) 禁用人群:

1) 急性或严重的支气管哮喘在没有监测或没有复苏设备的患者。

2) 对本药成分过敏者。

3) 已知或疑似胃肠道梗阻,包括麻痹性肠梗阻患者。

4) 不能耐受阿片类药物的患者及存在危及生命的呼吸抑制和死亡风险的患者。

5) 存在显著呼吸抑制的患者。

3. 不良反应

(1) 神经系统:头晕、视力模糊、恶心、呕吐、癫痫发作。

(2) 肾脏:肾上腺功能不全症状包括恶心、呕吐、厌食、疲劳、虚弱、头晕和低血压。

(3) 过敏反应。

(4) 胃肠道系统：胆道括约肌痉挛、恶心、呕吐、腹泻。

(5) 其他：喉痉挛、发汗。

4. 用药护理要点

(1) 评估：

1) 在开始治疗前，获取病史，既往是否使用本药及其反应。

2) 在开始治疗前，评估患者是否符合用药指征，用药过程中评估患者是否存在不耐受以及停药指征。

(2) 用药方法：

1) 贴剂：本药的剂量应根据患者的个体情况而决定，并应在给药后定期进行剂量评估。

2) 静脉注射：成人麻醉前用药或手术后镇痛，按体重肌内或静脉注射 0.000 7～0.001 5 mg/kg。成人手术后镇痛：硬膜外给药，初量 0.1 mg，加氯化钠注射液稀释到 8 mL。每 2～4 h 可重复，维持量每次为初量的一半。

3) 储存在 20～25 ℃，避光保存。

(3) 不良反应观察与处理：

1) 成瘾、误用和滥用：枸橼酸芬太尼注射液中含有芬太尼。作为阿片类药物，枸橼酸芬太尼注射液使用者面临上瘾、滥用和误用的风险。必须严格遵守麻醉药物管理制度，本药的剂量应根据患者的个体情况而决定，并应在给药后定期进行剂量评估。

2) 危及生命的呼吸抑制：如果将芬太尼注射液与中枢神经系统抑制剂联用，请熟悉每种药物的特性，尤其是每种药物的作用持续时间。此外，当使用这种组合时，应提供用于控制低血压的药物和其他对策。使用麻醉剂量的枸橼酸芬太尼注射液的患者，应有足够的设施用于术后监测和通气。这些设施必须配备齐全，以应对各种程度的呼吸抑制。呼吸抑制的管理包括密切观察，采取支持措施及使用阿片类药物拮抗剂，具体取决于患者的临床状况。二氧化碳因阿片类药物引起的呼吸抑制而滞留会加剧阿片类药物的镇静作用。为了降低呼吸抑制的风险，枸橼酸芬太尼注射液的正确剂量和滴定至关重要。与其他有效的阿片类药物一样，枸橼酸芬太尼注射液的呼吸抑制作用可能比所测定的镇痛作用持续时间更长。

3) 因大剂量或静脉注射时，可能产生胸壁肌强直，可用纳洛酮或肌松药对抗。

(4) 其他注意事项：

1) 芬太尼注射液只能由接受过专业培训的人员使用。

2) 确保阿片类药物拮抗剂，复苏和插管设备以及氧气随时可用。

3) 根据年龄、体重、身体状况、潜在的病理状况、其他药物的使用情况，需要使用的麻醉类型，以及所涉及的手术程序等因素来制定个性化剂量。

4) 定期监测生命体征：与其他有效的阿片类药物一样，本药的呼吸抑制作用可能比所测定的镇痛作用持续时间更长。从麻醉中恢复服用阿片类镇痛药之前，应考虑所有阿片类激动剂的给药总剂量。

5) 本药过量的症状包括呼吸困难或呼吸表浅，疲乏，极度嗜睡或镇静状态，不能正常思考、说话或行走,感觉虚弱、眩晕或意识模糊。如出现这些症状,应立即就医。

5. 特殊人群用药

(1) 妊娠期妇女:C 级,可能有害,本药可以穿过胎盘,在母体硬膜外麻醉 24 h 后可在新生儿尿中检测到。根据一些研究,母亲使用阿片类药物可能与出生缺陷(包括神经管缺陷、先天性心脏缺陷和腹裂)、胎儿生长不良、死产和早产有关。在分娩过程中作为产科镇痛(麻醉)的一部分使用的阿片类药物可能会暂时影响胎儿心率。

(2) 哺乳期妇女:L2 级,较安全,目前对哺乳期妇女用药研究显示,本药并不明显增加婴儿的不良反应,哺乳期妇女使用该类药物对婴儿有害的证据很少,只是此类研究的数量还比较有限。

(3) 老年人:对老年患者静脉注射本药后的研究数据表明,本药在老年患者体内的清除率下降,半衰期延长,他们可能比年轻患者对药物更敏感。对本药透皮贴剂的研究表明,尽管老年患者的血清芬太尼浓度有升高的趋势,其药代动力学与年轻患者无显著差异。应仔细观察老年患者使用本药时的毒性症状,必要时可减量。

(4) 儿童:2 岁以下禁用,2～12 岁按体重给药 0.002～0.003 mg/kg。

(5) 肝、肾功能不全者:因为本药在肝脏中被代谢成为无活性的代谢产物,故肝脏疾患可延迟其清除。肝硬化患者单次使用本药透皮贴剂时,尽管其血清浓度有升高的趋势,但其药代动力学不改变。对于伴有肝功能损害的患者应仔细观察芬太尼的毒性症状,必要时可减量。

少于 10% 的本药以原形形式由肾脏排泄,与吗啡不同的是,无已知的活性代谢产物由肾脏排泄。对肾衰的患者静脉注射本药后所获得的数据表明,透析可改变本药的分布,并可影响其血清浓度。伴有肾功能损害者使用本药透皮贴剂后,必须仔细观察本药的毒性症状,必要时可减量。肝、肾功能不全者慎用,使用时应定期检测血药浓度,注意不良事件如呼吸抑制、昏迷和低血压的情况。

6. 健康指导

(1) 向患者解释使用本药的目的、可能出现的不良反应的症状。不可擅自增加剂量和给药次数。

(2) 药代动力学模型表明,皮肤温度升至 40 ℃时,血清芬太尼的浓度可能提高大约 1/3。因此,发热的患者使用本药时应监测其阿片类药物不良反应,必要时应调整本药的剂量。避免将本药的贴用部位直接与热源接触如加热垫、热毯、加热水床、烤灯或日照灯、强烈的日光浴、热水瓶,避免长时间的热水浴、蒸汽浴及热涡矿泉浴等。

(3) 贴剂应在躯干或上臂未受刺激及未受照射的平整表面贴用。如有毛发,应在使用前剪除(勿用剃须刀剃除)。在使用本药前可用清水清洗贴用部位,不能使用肥皂、油剂、洗剂或其他可能会刺激皮肤或改变皮肤性状的用品。在使用本贴剂前皮肤应完全干燥。本药应在打开密封袋后立即使用。在使用时应用手掌用力按压 30 s,以确保贴剂与皮肤完全接触,尤其应注意其边缘部分。本药可以持续贴用 72 h。在更换贴剂时,应更换粘贴部位。

(4) 告知患者本药过量的症状,包括呼吸困难或呼吸表浅、疲乏、极度嗜睡或镇静状态,不能正常思考、说话或行走,感觉虚弱、眩晕或意识模糊。如出现这些症状,应立即就医。

(5)告知患者本药贴剂应存放在儿童看不见和接触不到的地方。使用后,贴剂应折叠,使贴附剂的粘合面相互粘附,然后放回原来的包装中。使用过的贴剂应放在儿童看不见和接触不到的地方,因为即使使用过的贴剂也含有可伤害儿童甚至致命的药物。

(周子琳　徐　璟　叶佳婧)

第十九章 麻醉药与麻醉辅助用药

第一节 静脉麻醉药

一、苯二氮䓬类

(一) 咪达唑仑

1. **药理作用**

(1) 药效学:本药是一种作用时间相对较短的苯二氮䓬类,它对受体的亲和力较高,约为地西泮的2倍,本药分别具有苯二氮䓬类GABA受体与离子通道(氯离子)结合和产生膜超极化与神经元抑制的作用。

(2) 药动学:给药后很快吸收,达峰时间(t)为15~60 min,口服后生物利用度低;肌内注射后,生物利用度超过90%,肌内注射后15 min内起效,静脉注射后1.5~5 min起效。吸收后分布于全身各部位,包括脑脊液和脑,可通过胎盘,从乳汁分泌。主要在肝脏代谢,代谢产物多数以糖苷结合形式经尿排泄。

2. **适应证与禁用人群**

(1) 适应证:亢奋、失眠、全身或局部麻醉。

(2) 禁用人群:

1) 对本药或苯二氮䓬类过敏者。

2) 急性窄角型青光眼患者和未经治疗的开角型青光眼患者。

3) 鞘内或硬膜外给药,因为剂型中存在防腐剂苯甲醇。

4) 早产儿。

3. **不良反应**

(1) 最常见的不良反应:麻醉或外科手术时最大的不良反应为降低呼吸容量和呼吸频率、呼吸抑制、恶心、呕吐、头痛、嗜睡、咳嗽、打嗝、睡眠障碍、头晕、烦躁、口齿不清、精神运动障碍、依赖和戒断反应等。

(2) 罕见的不良反应:轻度头痛、视力模糊、复视、眼球震颤、瞳孔缩小、眼睑周期性运动、视力障碍、眼睛难以聚焦、听力受损、失去平衡、头晕。

4. **用药护理要点**

(1) 评估:在开始治疗前,获取病史,以前是否使用苯二氮䓬类药物及其反应、用药前评估患者是否符合用药指征,用药过程中评估患者是否存在不耐受以及停药指征。

(2) 用药方法：

1) 静脉注射：氯化钠注射液中的咪达唑仑只能静脉给药，避免动脉内注射或外渗。

2) 储存在室温 20~25 ℃，防止冻结。

(3) 不良反应观察与处理：在镇静期间和整个恢复期持续监测生命体征。据报道，成人和儿童患者出现激动、不自主运动、多动和好斗等反应。如果发生此类反应，应在继续之前评估对咪达唑仑和所有其他局部麻醉剂的反应。过量或快速静脉内给药可能导致呼吸抑制、气道阻塞，甚至呼吸暂停，需要缓慢给药和剂量个体化。使用二氧化碳图、脉搏血氧饱和度和临床评估可持续监测患者通气不足、气道阻塞或呼吸暂停的早期体征。如发生上述体征，应立即提供补充氧气、复苏药物以及适合年龄及大小的袋、膜、面罩辅助通气设备。

(4) 其他注意事项：

1) 只有受过系统镇静管理培训且未参与诊断或治疗程序实施的人员才能使用本药氯化钠注射液。

2) 医务人员必须接受检测和治疗气道阻塞、换气不足和呼吸暂停的培训，包括维持气道通畅、支持性通气和心血管复苏。

3) 在没有剂量个体化的情况下，决不能使用本药。

4) 只要溶液和容器允许，在给药前目测检查药物产品是否有颗粒物质和变色。如果溶液变色或存在颗粒物，请勿使用。

5) 如果氯化钠注射液中的咪达唑仑长期（数天至数周）给药，请勿突然停药。使用针对患者的逐渐减量计划逐渐减少对身体依赖的患者的剂量。

5. 特殊人群用药

(1) 妊娠期和哺乳期妇女：妊娠期慎用，对胎儿有害。目前对哺乳期妇女用药研究显示，该药并不明显增加婴儿的不良反应较安全。因此哺乳期妇女使用本药并且坚持哺乳情况下，考虑在本药给药后至少 4~8 h 中断母乳喂养，监测婴儿镇静、呼吸抑制和喂养问题。

(2) 老年人：因为老年患者的药物分布可能改变，肝、肾功能下降，因此建议减少本药的剂量。

(3) 肝、肾功能不全者：已知咪达唑仑主要由肾脏排泄，肾功能受损患者对该药的不良反应风险可能更大，因此在剂量选择时应注意，同时对患者肾功能进行监测。

6. 健康指导

(1) 向患者解释使用本药的目的、可能出现的不良反应的症状。

(2) 告知患者他们可能会经历镇静及健忘症的后遗症。避免从事需要完全精神警觉性的活动、操作危险机械或驾驶机动车辆。

(3) 告知患者应用本药期间饮酒或服含乙醇药物时可出现叠加效应，故在应用本药期间和以后数天内，应避免酒精或其他中枢神经系统抑制剂。

(4) 若母亲在妊娠期间曾有本药暴露史，应对新生儿的镇静迹象、呼吸抑制症状及哺乳情况进行监测。哺乳期女性患者在接受本药镇静或麻醉治疗后 4~8 h 内吸出母乳并丢弃，以尽量避免乳儿接触药物。

(5) 戒断反应:告知患者若在重症监护环境中长期使用本药,突然停药后可能会出现戒断症状。

(二) 瑞马唑仑

1. 药理作用

(1) 药效学:本药通过抑制中枢 γ-氨基丁酸 A 型以起到镇静作用。本药为苯二氮䓬类药物,可以与大脑中苯二氮䓬结合位点(γ-氨基丁酸 A 型受体)结合,其羧酸代谢物(CNS7054)对受体的亲和力较本药低 300 倍。和其他苯二氮䓬类药物一样,本药在 γ-氨基丁酸 A 型受体亚型之间没有表现出明显的选择性。本药用于诱导和维持成年人接受 30 min 及更短时间手术的镇静。

(2) 药动学:主要经静脉内给药,给药后约 20~30 min 达到代谢物最大血浆浓度。瑞马唑仑的血浆终末消除半衰期为 37~53 min,平均分布半衰期为 0.5~2 min。瑞马唑仑的血浆蛋白结合率>91%,主要与人血清白蛋白结合。代谢途径主要是通过转化为原始无活性代谢物 CNS7054,然后进行羟基化和葡萄糖醛酸化。代谢物的半衰期为 2.4~3.8 h,绝大部分从尿中排出。

2. 适应证与禁用人群

(1) 适应证:程序性镇静的诱导及维持。

(2) 禁用人群:对葡聚糖 40 或含有葡聚糖 40 的药物有严重超敏反应史的患者。

3. 不良反应

(1) 最常见的不良反应:低血压、高血压、心动过缓、舒张期高血压、心动过速、舒张期低血压、收缩期高血压、恶心、发热、头痛、供氧不足、呼吸频率增加、呼吸性酸中毒,同时使用苯二氮䓬类药物(包括本药)和阿片类镇痛药可能导致深度镇静、呼吸抑制、昏迷和死亡。

(2) 罕见的不良反应:超敏反应,包括皮疹、荨麻疹、瘙痒和过敏反应。

4. 用药护理要点

(1) 评估:在开始治疗前,获取病史,以前是否使用该类药物及其反应,用药前评估患者是否符合用药指征,用药过程中评估患者是否发生不良反应,以及停药指征。

(2) 用药方法:

1) 苯磺酸瑞马唑仑注射液冻干粉,复溶后使用,将 8.2 mL 无菌 0.9%氯化钠注射液注射到小瓶中,将溶液引流向小瓶壁,轻轻旋转小瓶(勿摇晃),直到内容物完全溶解。复溶后得到最终浓度为 2.5 mg/mL 的苯磺酸瑞马唑仑注射液溶液。

2) 储存在稳定的室温(20~25 ℃)下,允许在 15~30 ℃温度范围内波动。

3) 一旦从包装中取出,请避光。

4) 给药前应检查药物是否有颗粒物和变色,复溶后,溶液应为澄清、无色至淡黄色溶液。如果观察到颗粒物或变色,请丢弃。

(3) 不良反应观察与处理:

1) 呼吸抑制:使用二氧化碳图、脉搏血氧饱和度和临床评估持续监测患者通气不足、气道阻塞和呼吸暂停的早期迹象。

2) 超敏反应：含有葡聚糖40，可引起超敏反应，立即通知医生，予抗过敏治疗。

(4) 其他注意事项：

1) 只有受过程序镇静管理培训且不参与诊断或治疗程序的人员才能使用苯磺酸瑞马唑仑注射液。

2) 在苯磺酸瑞马唑仑注射液给药期间，必须立即提供补充氧气、复苏药物以及适合年龄和大小的袋、瓣膜、面罩辅助通气设备，立即使用苯二氮䓬类逆转剂。

3) 在镇静期间和恢复期间持续监测生命体征。

4) 在本药给药期间，必须能够立即提供复苏药物和适合年龄和大小的袋、瓣膜、面罩辅助通气设备。

5) 在将本药与其他具有相同效力的药物，例如阿片类镇痛药或其他镇静催眠药合并使用之前，需考虑心肺抑制恶化的可能性。

5. **特殊人群用药** 在有严重肝功能不全的患者中，应仔细调整本药的剂量以达到效果。根据患者的整体状况，可能需要较少频率的补充剂量来达到手术所需的镇静水平，密切监测患者镇静相关的心肺并发症。

6. **健康指导**

(1) 告知患者将酒精或药物共同使用情况告知医生，酒精和其他中枢神经系统抑制剂，如阿片类镇痛药和苯二氮䓬类药物，与本药一起给药时可产生叠加效应。

(2) 苯二氮䓬类药物会穿过胎盘，可能会对新生儿产生呼吸抑制和镇静作用。建议在怀孕期间暴露于本药的母亲监测新生儿是否出现镇静状态、呼吸抑制和进食困难等迹象。如果患者在使用本药治疗期间怀孕，指导患者告知其医生。

(3) 麻醉和镇静药物对早期大脑发育具有一定的影响，在幼小动物和儿童中进行的研究表明，3岁以下儿童反复或长期使用全身麻醉剂或镇静药物可能对其发育中的大脑产生负面影响，与父母和护理人员讨论需要麻醉和镇静药物的手术或程序的益处、风险、时间和持续时间。

(4) 建议妇女在手术镇静期间，接受本药后5h考虑通过抽吸和丢弃母乳减少婴儿暴露。

二、苯巴比妥

1. **药理作用**

(1) 药效学：本药对中枢神经系统有广泛抑制作用，随用量增加而产生镇静、催眠和抗惊厥效应，大剂量时产生麻醉作用，作用机制主要与阻断脑干网状结构上行激活系统有关。具有抗癫痫、调节钠、钾及钙离子通道的作用，也可通过诱导葡萄糖醛酸转移酶结合胆红素从而降低胆红素的浓度，可产生依赖性，包括精神依赖和身体依赖。

(2) 药动学：口服或肠胃外给药后，起效时间为1h或更长时间，作用持续时间为10～12h。苯巴比妥酸盐是一种弱酸，被吸收并迅速分布到所有组织和体液中，在脑、肝和肾中含量很高。药物代谢产物从尿中排泄，在粪便中排泄，尿液中25%～50%的苯巴比妥剂量被排泄。

2. 适应证与禁用人群

(1) 适应证:部分性发作及全面性发作(包括失神及肌阵挛)、热性惊厥及新生儿癫痫、伦-加综合征(Lennox-Gastaut syndrome)、镇静、催眠。

(2) 禁用人群:对巴比妥类药物过敏的患者、有明显或潜在卟啉病史的患者、有明显肝功能损害或有明显呼吸困难或梗阻的呼吸系统疾病的患者。

3. 不良反应

(1) 最常见的不良反应:困倦、嗜睡、眩晕、情绪障碍、恐惧加重、躁动、恶心和呕吐、头痛、骨软化、头痛、头晕、低血压,减量或停药后可消失。

(2) 罕见的不良反应:超敏反应(血管性水肿、皮疹、剥脱性皮炎)。

4. 用药护理要点

(1) 评估:在开始治疗前,获取病史,以前是否使用该类药物及其不良反应,用药前评估患者是否符合用药指征,用药过程中评估患者是否存在不耐受以及停药指征。

(2) 用药方法:

1) 口服:成人,抗癫痫一般每次 0.03 g,每日 3 次,或 0.09 g 睡前顿服。极量每次 0.25 g,每日 0.5 g;儿童,每次 2~3 mg/kg,每日 2~3 次。

2) 肌肉或缓慢静脉注射:成人,肌内注射 0.1 g,可每 6 h 1 次,24 h 内不超过 0.5 g。重症患者,缓慢静注按 3~5 mg/kg 或按体表面积 125 mg/m^2;儿童,抗惊厥,每次 6~10 mg/kg,必要时 4 h 后可重复,每次极量不超过 0.2 g。

(3) 不良反应观察与处理:给药过程密切监测患者情况,若出现嗜睡、眩晕、头痛、乏力、精神不振等延续效应时及时通知医生给予对症处理。

(4) 其他注意事项:

1) 本药与垂体后叶素合用时可引起心律失常或冠状动脉供血不足,因此使用过程密切监测患者心率及心律情况。

2) 本药与卡马西平合用,可使卡马西平的疗效降低,因此合用时注意监测两药的血药浓度。

3) 本药与乙醇、麻醉药合用可能导致中枢抑制作用增强,出现呼吸抑制,因此注意调节剂量。

5. 特殊人群用药 对胎儿有害,妊娠期慎用。研究显示,本药有危害人类胎儿的明确证据,巴比妥类药物很容易穿过胎盘屏障,并分布于整个胎儿组织,可能会导致胎儿损伤。哺乳期禁忌。

6. 健康指导

(1) 本药可能引起嗜睡、便秘、恶心、呕吐、头痛、失眠、焦虑、应激和紧张。药物起效前,患者需避免从事需要精神警觉或协调的活动,因为药物可能引起头晕、轻度头痛或嗜睡。

(2) 本药若与口服避孕药同时服用,可能降低后者有效性,推荐采用其他方式避孕。

(3) 当患者减量或停药过程中出现戒断症状时,指导患者上报,建议患者不要突然停药。

(4) 若无医务工作者指导,患者不能增加苯巴比妥剂量。

(5) 告知患者在服用苯巴比妥时,不能饮用含酒精的液体或使用其他抑制中枢神经系统的药物。

三、依托咪酯

1. 药理作用

(1) 药效学:依托咪酯为快速催眠性静脉全身麻醉药,具有类似GABA样作用,与巴比妥类药不同,其在催眠作用开始时导致新皮层睡眠,降低皮质下抑制。本品对心血管和呼吸系统影响较小,可用于休克或创伤患者的全麻诱导,单次静脉注射量大可引起短期呼吸暂停,不增加组胺释放,可降低脑内压、脑血流和眼内压。

(2) 药动学:静脉内使用依托咪酯用于诱导和维持麻醉,作用较为迅速,通常在1 min内起效。持续约6~8 h,并且似乎对促肾上腺皮质激素给药无反应。在肝脏中迅速代谢,注射后30 min内迅速下降,此后缓慢下降,半衰期值约为75 min,大约75%的给药剂量会从尿液中排出。

2. 适应证与禁用人群

(1) 适应证:诱导全身麻醉或辅助全麻维持,适用于对其他静脉麻醉药过敏或心功能受损的患者。

(2) 禁用人群:①卟啉病患者;②不明原因的癫痫、子痫者;③10岁以下儿童。

3. 不良反应

(1) 胃肠道系统:可出现恶心、呕吐。

(2) 心血管系统:高(低)血压、心动过速、心动过缓等。

(3) 肌肉阵挛、不自主的肌肉活动、严重时可有抽搐。

(4) 注射部位短暂性疼痛等、小儿神经毒性。

(5) 呼吸系统:换气过度、换气不足、短暂性呼吸暂停。

4. 用药护理要点

(1) 评估:在开始治疗前,获取病史,以前是否使用该类药物及其反应。用药前评估患者是否符合用药指征,用药过程中评估患者是否存在不耐受,以及停药指征。

(2) 用药方法:

1) 普通注射液:缓慢静脉注射,每次0.15~0.3 mg/kg,相当于0.075~0.15 mL/kg的依托咪酯脂肪乳注射液,于30~60 s内注射完毕。

2) 脂肪乳注射液:用作静脉全麻诱导,成人按体重静脉注射0.3 mg/kg(范围0.2~0.6 mg/kg),于30~60 s内注射完。

(3) 不良反应观察与处理:

1) 呼吸抑制:在大剂量使用依托咪酯时,偶然会出现呼吸暂停,维持气道通畅、支持性通气和心血管复苏。

2) 恶心、呕吐:麻醉前给予东莨菪碱或阿托品以预防误吸。

3) 肌肉阵挛:麻醉前可使用氟哌利多或芬太尼减少肌阵挛的发生。

(4) 其他注意事项：

1）依托咪酯注射液仅可通过静脉途径给药。

2）不建议在 10 岁以下儿童中使用。

3）老年患者可能需要减少依托咪酯的剂量。

4）成年患者可在较短的手术过程中以少量的依托咪酯静脉注射，以补充亚麻醉剂，例如一氧化二氮。在这些情况下使用的剂量，尽管通常小于最初的诱导剂量，但必须个体化。不建议将依托咪酯用于较长时间的成人手术或儿科患者的任何手术。

5）依托咪酯注射液与常用的麻醉前药物兼容，可以按照指示使用。

6）只要溶液和容器允许，在给药前应目视检查药品是否有颗粒物质和变色。

5. 特殊人群用药

(1) 妊娠期用药：C 级，可能有害。动物研究证明该药品对胎儿有不良反应，依托咪酯可穿过胎盘，根据动物数据，反复或长期使用阻断 N-甲基-D-天冬氨酸受体和(或)增强 GABA 活性的全身麻醉和镇静药物可能会影响大脑发育。

(2) 哺乳期用药注意事项：依托咪酯存在于母乳中，依托咪酯在母体给药后 4 h 不存在于母乳中，建议对母乳喂养的女性使用依托咪酯时应谨慎，母乳喂养医学学会建议推迟择期手术，直到确定母乳供应和母乳喂养。

(3) 儿童用药：可导致小儿神经毒性反应，儿童慎用。

6. 健康指导

(1) 依托咪酯可穿过胎盘，可能会对新生儿产生呼吸抑制和镇静作用。建议在妊娠期间慎用。

(2) 麻醉和镇静药物对早期大脑发育具有一定的影响，具有一定的神经毒性，儿童反复或长期使用全身麻醉剂或镇静药物可能对其发育中的大脑产生负面影响，注意保管药物，避免使儿童暴露在不安全环境中。

四、丙泊酚

1. 药理作用

(1) 药效学：丙泊酚是一种短效催眠药，本药是一种呼吸抑制药，使用后经常发生呼吸暂停，可能持续超过 60 s，本药可减少脑血流量，降低脑代谢氧消耗和颅内压，并增加脑血管阻力。

(2) 药动学：静脉推注剂量后，起效快，维持时间短，血浆和大脑之间迅速平衡。血浆水平最初由于分布和代谢清除而迅速下降。主要通过肝脏与肾脏排泄的非活性代谢物结合而消除。

2. 适应证与禁用人群

(1) 适应证：

1）静脉全麻的诱导和维持用药。

2）诊断操作和手术过程的镇静。

3）重症监护室机械通气患者的镇静。

(2) 禁用人群：

1) 对本药或任何异丙酚注射液成分过敏的患者。

2) 对鸡蛋及蛋制品、花生、大豆或大豆制品过敏的患者。

3. 不良反应

(1) 全麻诱导时，呈剂量依赖性呼吸和循环功能抑制。

(2) 心血管系统：可出现心律不齐、窦性心动过速等，尤其老年人、体弱、心功能不全及心脏传导阻滞患者多见，此类人群用药酌情减量。

(3) 注射部位：静脉炎、瘙痒。

(4) 肌肉、骨骼：肌痛、肌挛缩，长期持续静脉滴注可能产生横纹肌溶解症。

(5) 苏醒过程可出现角弓反张。

4. 用药护理要点

(1) 评估：

1) 在开始治疗前，获取病史，以前是否使用该类药物及其反应。

2) 用药前评估患者神志情况。

3) 评估患者呼吸道情况，人工通气和供氧设备呈备用状态。

(2) 用药方法：

1) 全麻诱导剂量为 1.5~2.5 mg/kg，30~45 s 内注射完，维持量为 4~12 mg/kg，静脉滴注或根据患者情况间断静脉注射 25~50 mg。

2) 辅助麻醉或重症监护病房患者镇静，催眠用量为 0.5~2 mg/(kg·h)，连续滴注。老年人及体弱患者酌情减少用量及用药速度。

3) 输注本药时，推荐使用计滴器、输液泵或注射泵，以控制输液速度，药品使用前应摇动混匀。

(3) 不良反应观察与处理：

1) 角弓反张：可用少量硫喷妥钠或咪达唑仑缓解。

2) 呼吸功能抑制：密切监测呼吸、循环情况，保持呼吸道通畅，必要时给予呼吸机辅助呼吸。

3) 药物可能引起恶心、呕吐，必要时给予患者止吐药。

(4) 其他注意事项：

1) 用作全麻诱导术镇静的患者应进行持续监测，注意保持呼吸道通畅。

2) 丙泊酚注射乳剂应仅由具有重症患者管理经验的人员进行，并应接受心血管复苏和气道管理方面的培训。

3) 使用前需混匀药物，丙泊酚只能使用 5% 葡萄糖注射液稀释，比例不超过 1∶5，稀释后 6 h 内使用。

4) 脂肪代谢紊乱、心脏、呼吸系统及肝肾疾病患者慎用。

5) 使用前安瓿颈部或橡胶表面应该用酒精喷洒或酒精棉签清洁，使用后打开的容器必须废弃。

5. 特殊人群用药

1）妊娠期妇女：B级，可能安全，在动物繁殖性研究中，未见到对胎儿的影响，并且妊娠期妇女使用本药的治疗获益可能胜于其潜在危害。

2）哺乳期妇女：L2级，较安全，少量研究证明安全，目前对哺乳期妇女用药研究显示，本药并不明显增加婴儿的不良反应，哺乳期妇女使用该类药物对婴儿有害的证据较少。

3）儿童：全麻诱导不建议用于3岁以下的儿童，当用于小儿麻醉诱导时，建议缓慢给予本药直至临床体征表明麻醉起效，剂量应根据年龄和（或）体重调节。年龄超过8岁的多数患者，麻醉诱导需要约2.5mg/kg的本药注射液。

6. 健康指导

（1）使用本药期间，告知患者应避免需要精神警觉或协调的活动。

（2）告知患者使用本药时，需在医生监护下，且所用设备应在麻醉下能够处理突发事件，复苏设备应能伸手可及，呼吸与循环功能应被监控。

（3）应根据患者反应及术前用药实行个体化给药。麻醉时除了使用本药外，一般还应补充镇痛药。

五、氯胺酮

1. 药理作用

（1）药效学：本药镇痛机制主要是阻滞脊髓网状结构束对痛觉的传入信号，而对脊髓丘脑传导无影响，故镇痛效应主要与阻滞痛觉的情绪成分有关，对内脏痛的改善有限。麻醉后出现睁眼凝视及眼球震颤，肢体肌力增强，呈木僵状态，眼泪、唾液分泌增多，术前用抗胆碱药可避免或减少发生，对交感神经和循环有兴奋作用，表现在血压升高、心率加快、眼内压和颅内压均升高、肺动脉压及心排出量高。

（2）药动学：药动学静脉注射后首先进入脑组织，随之进入肝、肺和脂肪内。主要分布在人体脑、脂肪、肝、肺组织中，心脏、骨骼肌和血浆中的浓度较低。主要经肝代谢，降解转化的产物可能是全麻后不良反应的诱因。本药的降解产物90%经肾随尿排泄，其中4%为原形，5%随粪便排出。

2. 适应证与禁用人群

（1）适应证：

1）无须肌松的短小诊断检查或手术。

2）小儿基础麻醉。

3）复合全麻的诱导或作为局麻的辅助用药。

（2）禁用人群：

1）对于明显血压升高会构成严重危险的患者、严重的心血管疾病及近期内心肌梗死者。

2）已知对本药或任何赋形剂过敏的患者。

3）颅内压增高、脑出血及青光眼患者。

3. 不良反应

(1) 心血管疾病：血压、心动过缓，以及心律失常等。

(2) 苏醒中可出现浮想、噩梦、幻觉、错视、嗜睡等。

(3) 血液系统：血流动力学不稳定。

(4) 呼吸系统：大剂量应用时，可出现呼吸抑制、呼吸暂停、喉痉挛或气道阻塞。

(5) 在麻醉恢复期常有恶心、呕吐发生，可使儿茶酚胺增高、血糖上升、内分泌亢进。

4. 用药护理要点

(1) 评估：

1) 在开始治疗前，获取病史，以前是否使用本类药物及出现不良反应。

2) 用药前评估患者基本情况，是否存在禁忌证。

3) 用药过程中评估患者情况，是否存在不良反应。

(2) 用药方法：将本药配置为 1 mg/mL 的稀溶液，将 10 mL（50 mg/mL）或 5 mL（100 mg/mL）加入 500 mL 5%葡萄糖注射液，或 0.9%氯化钠注射液中，并混合均匀，存放在 20～25 ℃的环境中。缓慢静脉滴注本药，以免较快速的给药可能导致呼吸抑制和升压反应增强。

(3) 不良反应观察与处理：

1) 血流动力学不稳定：应用氯胺酮后经常观察到血压，心率和心脏指数的短暂升高。还观察到血压和心率降低，心律不齐和心脏代偿失调，用药监测生命体征和心脏功能。

2) 精神症状：恢复期约有 12%的患者出现谵妄，持续时间通常为数小时。神经心理学的表现为不同的严重程度的梦境状态、幻觉和突发性谵妄。在诱导和维持麻醉过程中，减少本药并且同时静脉注射苯二氮平类药物，以减少梦境状态和谵妄等不适反应。

3) 呼吸抑制：过量服用或快速注射盐酸氯胺酮可能会导致呼吸抑制。需保持足够的充氧和通风。

4) 药物引起的肝损伤：本药的给药与肝胆功能不全（最常见的是胆汁淤积型）有关。

5) 脑脊液压力升高：据报道服用盐酸氯胺酮后颅内压升高，颅内压升高的患者应密切监测，及时进行神经系统评估。

(4) 其他注意事项：

1) 颅内压增高、脑出血、青光眼患者不宜单独使用。

2) 静脉注射切忌过快，否则易致一过性呼吸暂停。

3) 苏醒期间可出现恶梦幻觉，预先应用镇静药，如苯二氮䓬类，可减少此反应。

4) 完全清醒后心理恢复正常需一定时间，24 h 内不得驾车和操作精密性工作。

5) 失代偿的休克患者或心功能不全患者可引起血压剧降，甚至心搏骤停。

5. 特殊人群用药

(1) 妊娠期妇女：未做人体实验及动物试验，尚未进行孕妇研究，妊娠期妇女使用本药的治疗获益可能胜于其潜在危害。

(2) 哺乳期妇女：目前还没有针对本药的哺乳期妇女用药的对照研究数据，母乳喂养出现不良反应的危害性可能存在，部分研究结果显示有轻微的非致命性副作用，医学学会建议母乳喂养推迟择期手术。对于有呼吸暂停、低血压或低血压风险的儿童，当其风险较低时，可保存母乳以备日后使用。

(3) 儿童用药：3岁以下儿童长时间使用全身性麻醉和镇静药物可能影响儿童脑发育，因此慎用。

6. 健康指导

(1) 告知患者在麻醉后至少24h内不要开车或从事其他危险活动。

(2) 告知患者妊娠期或哺乳期妇女用药前告知医生，根据患者实际情况斟酌是否用药。

(3) 告知患者本药具有镇静作用，需在医生监测下使用，勿自行用药及停药，以免发生不良反应。

(4) 告知患者用药期间可能存在的不良反应的表现，做好自我监测，出现不适及时处理。

六、右美托咪定

1. 药理作用

(1) 药效学：本药具有镇静、催眠、抑制唾液分泌、减弱胃肠蠕动和抗焦虑作用。在镇静的同时对呼吸的影响轻微，通气变化与正常睡眠非常相似，表现为潮气量减少，而呼吸频率变化不大。可减慢心率，降低全身血管阻力，间接降低心肌收缩力、心排血量和血压。但应注意，负荷剂量注射后，先出现一过性血压升高和心率减慢，且注射速度越快，血压升高越明显。

(2) 药动学：静脉内给药后，本药注射后快速分布，分布半衰期约为6 min，终末消除半衰期约为2 h，消除半衰期为2～3 h。主要经肝脏代谢，代谢产物经尿液和粪便排出。

2. 适应证与禁用人群

(1) 适应证：

1) 行全身麻醉的手术患者气管插管和机械通气时的镇静。

2) 重病监护治疗期间开始插管和使用呼吸机患者的镇静，本药连续输注不可超过24 h。

3) 维持重症监护室躁动患者的镇静状态，调整输液速度以达到目标镇静水平。

(2) 禁用人群：

1) 重度心脏传导阻滞和重度心室功能不全患者。

2) 对本药成分过敏者。

3. 不良反应

(1) 心血管系统：低血压、心动过缓、心脏停搏、短暂性高血压，最常见的为低血压、心动过缓及口干。

(2) 胃肠道系统：恶心、口干、呕吐。

(3) 呼吸系统：肺水肿、喘息、肺不张、胸腔积液。

(4) 内分泌系统：低钙血症、酸中毒、高血糖症。

(5) 其他：发热、缺氧和贫血。

4. 用药护理要点

(1) 评估：在开始治疗前，获取病史，以前是否使用本类药物及其反应，用药前评估患者基本情况，是否存在禁忌证，用药过程中评估患者情况，是否存在不良反应。

(2) 用药方法：采用静脉给药，使用前用 0.9% 氯化钠注射液将药物浓度稀释至 $4\mu g/L$，然后经静脉滴注的方式给药。通常负荷剂量 $1\,g/kg$，$10\sim15\,min$ 注射完毕。老年、体弱患者或创伤性较小的操作可减半甚至不予负荷剂量。麻醉维持剂量为 $0.2\sim1\,g/(kg\cdot h)$，ICU 镇静维持剂量为 $0.2\sim0.7\,g/(kg\cdot h)$。

(3) 不良反应观察与处理：

1) 低血压，心动过缓和窦性发作：减少或停止本药盐酸盐的输注，增加静脉输液的速度，下肢抬高和使用加压药。由于本药盐酸盐有可能增加迷走神经刺激引起的心动过缓，应考虑静脉给予抗胆碱能药以改变迷走神经张力。

2) 暂时性高血压：主要在负荷剂量期间观察到短暂性高血压，与本药的初始外周血管收缩作用有关，一般不需要短暂性高血压的治疗，可降低输注速度。

3) 肝功能不全：由于本药盐酸盐的清除率随肝功能损害的严重程度而降低，因此对于肝功能受损的患者应考虑减少剂量。

(4) 其他注意事项：

1) 本药不能单独用于全身麻醉诱导和维持，且使用本药治疗的患者必须接受连续监测。

2) 迷走神经张力高、糖尿病、高血压、高龄、肝功能或肾功能损害的患者更易发生心动过缓，甚至窦性停搏，应慎用。

3) 本药治疗过程中慎用其他血管扩张药和负性频率作用的药物，防止药效叠加，加剧低血压和心动过缓。

4) 随着滴注时间的延长，其持续输注时相关半衰期显著增加。麻醉维持中如长时间滴注会显著影响术后苏醒，应及时停药。

5) 与其他麻醉剂、阿片类镇痛药物合用，应相应减少各自剂量。如麻醉诱导前给予本药负荷剂量，其他诱导药物应减量。

5. 特殊人群用药

(1) 妊娠期及哺乳期妇女：尚未确定妊娠期使用的安全性，哺乳期已证实有害禁忌使用，本类药物禁用于哺乳期妇女。

(2) 老年人：可以考虑减少剂量，对于程序性镇静，建议用于启动程序性镇静的静脉负荷输注剂量为的 $0.5\,\mu g/kg$，输注 $10\,min$ 后，考虑减少维持程序性镇静的剂量。

(3) 儿童：不推荐 18 岁以下的儿童使用，尚未确定用于儿科患者或 ICU 镇静的安全性和有效性。

(4) 肝功能不全者:减少剂量。

6. 健康指导

(1) 告知患者在本药注射液给药后 48 h 内如出现虚弱、精神错乱、多汗、体重减轻、腹痛、嗜睡、腹泻、便秘、头晕或头晕目眩等症状及时告知医生。

(2) 有研究结果证实对婴儿有明显危害,告知患者哺乳期禁止使用本药。

(3) 告知患者长时间(超过 24 h)滴注本药不要自行停药,应在医生指导下逐渐减量,避免突然停药诱发停药反应。

(赵洋洋　薛　燕)

第二节　局部麻醉药

一、布比卡因

1. 药理作用

(1) 药效学:本药属酰胺类局麻药,化学结构与利多卡因相似,局麻作用较利多卡因强 4~5 倍,作用持续时间长,可达 5~10 h。弥散度与盐酸利多卡因相仿,对 β 受体有明显的拮抗作用,无明显的快速耐受性。对循环和呼吸的影响较小,对组织无刺激性,不产生高铁血红蛋白,常用量对心血管功能无影响,用量大时可致血压下降,心率减慢。

(2) 药动学:给药 5~10 min 作用开始,15~20 min 达高峰,维持 3~6 h 或更长时间。本药血浆蛋白结合率约 95%。大部分经肝脏代谢后经肾脏排泄,仅约 5% 以原形随尿排出,妊娠期妇女体内的药物浓度为胎儿的 4 倍。

2. 适应证与禁用人群

(1) 适应证:局部浸润麻醉、外周神经阻滞和椎管内阻滞。

(2) 禁用人群:

1) 对本药或其他酰胺类麻醉药过敏者。

2) 肝、肾功能严重不全者。

3) 低蛋白血症患者。

4) 休克或重症肌无力患者。

5) 毒性甲状腺肿、严重心脏病或服用三环类抗抑郁药的患者(与肾上腺素合用时)。

6) 产科麻醉(0.75% 的布比卡因)。

7) 区域性静脉内麻醉和产科宫颈旁阻滞。

3. 不良反应

(1) 少数患者可出现头痛、恶心、呕吐、尿潴留及心率减慢等。

(2) 过量或误入血管可产生严重的毒性反应,一旦发生心肌毒性几乎无复苏希望。巴比妥类及苯二氮䓬类药可降低毒性反应发生。

(3) 眼科手术麻醉可致暂时性光感消失。

4. 用药护理要点

(1) 评估:在开始治疗前,获取病史,以前是否使用过布比卡因,以及对任一成分或者任何酰胺类局麻药过敏者禁用。

(2) 用药方法:

1) 盐酸布比卡因注射液:①臂丛神经阻滞,0.25%溶液,20～30 mL 或 0.375%,20 mL(50～75 mg);②骶管阻滞,0.25%,15～30 mL(375～750 mg),或 0.5%,15～20 mL(75～100 mg);③硬脊膜外间隙阻滞,0.25%～0.375%可以镇痛,0.5%可用于一般的腹部手术等;④局部浸润,总用量一般以 175～200 mg(0.25% 70～80 mL)为限,24 h 内分次给药,每日极量 400 mg;⑤交感神经节阻滞,总用量 50～125 mg(0.25%,20～50 mL);⑥蛛网膜下腔阻滞:常用量 5～15 mg,并加 10%葡萄糖成高密度液或用脑脊液稀释成近似等密度液。

2) 利多布比卡因注射液:本药需注射给药,成人最大推荐总量一般不超过 12 mL。①眼球后麻醉:2～5 mL,其中一部分注射于眼球后,剩余部分阻断面部神经。②眼球周麻醉:一般剂量为 6～12 mL。

(3) 不良反应观察与处理:

1) 盐酸布比卡因注射液:少数患者可出现头痛、恶心、呕吐、尿潴留及心率减慢等。如果出现严重不良反应,可静脉注射麻黄碱或阿托品。过量或误入血管可产生严重的毒性反应,一旦发生心肌毒性几乎无复苏希望。

2) 利多布比卡因注射液:①中枢神经系统:特点为兴奋和(或)抑制,如不安、焦虑、耳鸣、视物模糊或颤抖或继发惊厥,困倦乃至意识丧失和呼吸停止,需立即治疗。②心血管系统:心肌抑制、心输出量降低、低血压、心搏过缓、心律失常,甚至心脏停止等,需立即治疗。

(4) 其他注意事项:

1) 本药使用时不得过量,过量可导致高血压、抽搐、心脏骤停、呼吸抑制及惊厥。

2) 过敏反应:较少见,如荨麻疹、瘙痒、红斑、血管神经性水肿(包括喉部水肿)、心动过速、恶心、呕吐、头晕、过度出汗等,可按常规方法处理。

5. 特殊人群用药

(1) 妊娠期及哺乳期妇女:已经怀孕、计划怀孕或是在哺乳期,请及时告知医生并咨询选择最佳治疗方案。

(2) 儿童:必须在医生指导和成人监护下进行。

6. 健康指导

(1) 本药作用强,但毒性也较大,告知患者若有神经系统毒性或者心脏毒性反应时及时告知,表现为耳鸣、肌肉抽搐、眼球震颤、惊厥、血压下降和心动过缓等。

(2) 过敏反应:较少见,如出现皮疹等及时告知医生。

二、利多卡因

1. 药理作用

(1) 药效学:中效酰胺类局麻药和Ⅰb类抗心律失常药。作为局麻药,麻醉强度大、起效快、弥散力强。局部麻醉作用较普鲁卡因强,维持时间比它长1倍,毒性也相应加大。此外,具有抗心律失常作用。

(2) 药动学:注射给药组织分布快而广,能透过血-脑屏障和胎盘,药物从局部消除约需2h。大部分先经肝微粒酶降解为仍有局麻作用的脱乙基中间代谢物单乙基甘氨酰胺二甲苯,毒性增高,再经酰胺酶水解,经尿排出。

2. 适应证与禁用人群

(1) 适应证:

1) 浸润麻醉、硬膜外麻醉、表面麻醉(包括在胸腔镜检查或腹腔手术时的黏膜麻醉)及神经传导阻滞。

2) 急性心肌梗死、外科手术、洋地黄中毒及心脏导管等所致急性室性心律失常,包括室性期前收缩、室性心动过速及心室颤动。

3) 癫痫持续状态用其他抗惊厥药无效者及局部或椎管内麻醉。

4) 缓解耳鸣。

(2) 禁用人群:对局麻药过敏者、阿斯综合征患者、预激综合征患者、严重心脏传导阻滞(包括窦房、房室级心室内传导阻滞)患者、卟啉病患者、未控制的癫痫患者、婴儿。

3. 不良反应

(1) 本药可作用于中枢神经系统,引起嗜睡、感觉异常、肌肉震颤、惊厥昏迷及呼吸抑制等不良反应。

(2) 心血管:①大剂量可产生严重窦性心动过缓、心脏停搏、心室颤动、严重房室传导阻滞及心肌收缩力减低,需及时停药,必要时用阿托品、异丙肾上腺素或起搏器治疗;血压下降时给予吸氧、纠正酸中毒及升压药;保持气道通畅等及其他复苏措施。②心房扑动患者用时可能使心率增快。

4. 用药护理要点

(1) 评估:静脉滴注过程中要严密观察患者的血压和心电图的变化,如在用药过程中发现患者血压下降、心率减慢时,及时报告医生给予处理,将药物减量或停药,防止药物过量引起中毒。注意观察患者神经系统不良反应的症状和反应,如头晕、视线模糊、精神恍惚、指尖发麻等,这通常提示药物过量中毒。

(2) 用药方法:

1) 静脉注射:按体重1 mg/kg(一般用50~100 mg)作为首次负荷量静注2~3分钟,必要时每5 min后再重复注射1~2次,最大量不超过300 mg/h;老年人、心力衰竭、心源性休克、肝血流量减少、肝或肾功能障碍时应减少用量,以每分钟0.5~1 mg静滴。药物溶解后存放会失去活性,而使药效降低,药液宜现抽现用,抽吸时尽量减少空气吸入。为了保证注入体内药物剂量的准确性,药液抽入注射器后直接使用,勿再推注到其他的容器内。药液要澄明,剩余药液丢弃。

2) 成人用量:胸腰段硬脊膜外阻滞,250～300 mg(1.5%～2.0%)。

3) 阻滞麻醉,1%～2%溶液,每次不超过 0.4 g;表面麻醉,1%～2%溶液,喷雾或蘸药贴敷,每次不超过 0.25 g;浸润麻醉,1%～2%溶液,每小时不超过 0.4 g;治疗心率失常,每次静脉注射 1～3 mg/kg,如无效,10～15 min 后同量再注射一次,同时取 100 mg 加于 5%～10%葡萄糖液 100～200 mL 内作静脉滴注,每次治疗总量 4～6 mg/kg。

(3) 不良反应观察与处理:

1) 神经系统:视神经炎、头昏、眩晕、恶心、呕吐、倦怠、语言不清、感觉异常及肌肉颤抖、惊厥、神智不清及呼吸抑制,需减药或停药。惊厥时可静注地西泮、短效巴比妥制剂或短效肌肉松弛剂。

2) 心血管系统:①大剂量可产生严重窦性心动过缓、心脏停博、心室颤动、严重房室传导阻滞及心肌收缩力减低,需及时停药,必要时用阿托品、异丙肾上腺素或起博器治疗。②血压下降时给予吸氧、纠正酸中毒及升压药,保持气道通畅等及其他复苏措施。③心房扑动患者用时可能使心率增快。

3) 过敏反应:有皮疹及水肿等表现应停药。

(4) 其他注意事项:

1) 脊髓注射或外用利多卡因均可能导致致命的支气管痉挛。成人可能出现呼吸窘迫综合征,但较罕见。

2) 有报告发生室上性心动过速、尖端扭转型室性心动过速或低血压者。

5. 特殊人群用药

(1) 妊娠期:本药透过胎盘,与胎儿蛋白结合高于成人,妊娠期妇女用药后可导致胎儿心动过缓或过速,可导致新生儿高铁血红蛋白血症。

(2) 儿童:小儿表面麻醉、神经阻滞麻醉及硬膜外麻醉常用量随个体而异,每次给药总量不得超过 4.0～4.5 mg/kg,常用 0.25%～0.5%溶液,特殊情况才用 1.0%溶液。新生儿应用可引起中毒。早产儿较正常儿半衰期长,故应慎用。

(3) 老年人:年老体弱者慎用本药,用药应根据需要及耐受程度调整剂量,>70 岁患者剂量应减半。

(4) 充血性心力衰竭患者、严重心肌受损患者、低血容量或休克患者、肝血流量减少患者及肾功能障碍者慎用。

6. 健康指导

(1) 本药静脉用药时不宜过快,告知患者出现神经系统症状时及时停药。如出现头昏、嗜睡或激动不安、言语不清、定向力障碍,及时通知医生。

(2) 告知患者利多卡因静脉用药过程中生命体征监测,护士定时观察血压和心电图的变化,告知患者配合。

(3) 本药局麻用药时,告知患者要尽量配合,起初进针时稍有疼痛以及酸胀感,马上就会好转。

(张晓云 周子琳)

第三节 骨骼肌松弛药

一、琥珀酰胆碱

1. 药理作用

(1) 药效学：本药是一种神经肌肉阻滞药，在体内与烟碱样受体结合后，产生稳定的除极作用，从而使骨骼肌达到完全松弛的状态，被用作全身麻醉的辅助用药，如麻醉后使用本药可使气管插管更容易进行，以及术中维持肌肉松弛状态。

(2) 药动学：静脉注射后，即被血液和肝中的丁酸胆碱酯酶（假性胆碱酯酶）水解，先分解成琥珀酰单胆碱，再缓慢分解为琥珀酸和胆碱，成为无肌松作用的代谢物，只有10%～15%的药量到达作用部位。约2%以原形，其余以代谢物的形式从尿液中排泄。半衰期为2～4 min。

2. 适应证与禁用人群

(1) 适应证：

1) 全身麻醉时气管插管和术中维持肌松。

2) 电休克时肌强直：静脉注射10～30 mg即能防治，但应有人工通气装备。

3) 联合用药功效：给药前先用小剂量的非去极化肌松药，能消除本品的肌肉成束收缩，又可使小儿肌球蛋白血症和(或)肌球蛋白尿的发生率降低。

4) 麻醉前用药：适量的阿托品或东莨菪碱可避免本品促使的唾液分泌过多，还可以防止小儿反复给药后引起的心脏暂时的窦性停搏。

(2) 禁用人群：

1) 脑出血、多发性硬化、破伤风、肾功能衰竭、有机磷中毒、遗传性或其他原因所致低胆碱酯酶血症患者，恶性高热症家族史患者，青光眼、视网膜脱离、眼穿刺伤、白内障及其手术患者。高钾血症（尤其儿童常导致心搏骤停）骨折、外伤者，烧伤患者，瘫痪和软组织挤压伤患者，肿瘤所引起的上运动神经元病变和弥漫性下运动神经元病变患者等。

2) 已知或怀疑为恶性高热的遗传性易感者。

3) 对本药或其他任何一种神经肌肉阻滞药过敏者。

4) 先天性肌强直或营养不良性肌强直患者。

3. 不良反应

(1) 高钾血症：本药引起肌纤维去极化时使细胞内钾离子迅速流至细胞外。一般患者可导致血钾上升0.2～0.5 mmol/L；严重烧伤、大面积软组织损伤、截瘫及偏瘫等，在本药作用下可引起异常的大量钾离子外流致高钾血症，产生严重室性心律失常甚至心搏停止。

(2) 心脏作用：本药的拟乙酰胆碱作用可引起心动过缓、心律失常和心搏骤停，尤其是重复大剂量给药最易发生。

(3) 眼内压升高:本药引起眼外肌痉挛性收缩以致眼压升高。

(4) 胃内压升高:最高可达 40 cm H_2O,但由于其起效迅速,在由助手配合压迫环状软骨的情况下,仍是饱胃患者快速顺序诱导的首选肌松药。

(5) 恶性高热多见于与氟烷合用的患者,也多发生于小儿。

(6) 术后肌痛给药后卧床休息者肌痛轻而少,1～2日内即起床活动者肌痛重而多。

(7) 肌强直给药后可能导致肌张力增强,以胸大肌最为明显,其次是腹肌,严重时波及肱二头肌和股四头肌等。这时不仅机体总的氧耗量加大,而且引起胃内压甚至颅内压显著增高。

4. 用药护理要点

(1) 评估:

1) 用前须知不具备控制或辅助呼吸条件时,谨慎使用。

2) 大剂量用药时,必须先备好人工呼吸设备以及其他抢救器材。

3) 忌与硫喷妥钠配伍。

4) 约40%青春期前儿童中出现肌红蛋白尿,注意保护肾功能。

(2) 用药方法:

1) 静脉推注:用其2%～5%溶液。成人每次量50～100 mg,小儿每千克体重1～2 mg。注射后1 min即出现肌肉松弛,持续2 min如需继续维持其作用,可用其0.1%～0.2%琥珀酰胆碱溶液,以2.5 mg/min的速度静注。

2) 静脉滴注:亦可静滴,静滴液可用等渗盐水或5%葡萄糖液稀释至0.1%浓度。每次手术最大量不宜超过500～600 mg。

(3) 不良反应观察与处理:

1) 高钾血症:本药引起肌纤维去极化时使细胞内钾离子迅速流至细胞外。严重烧伤、大面积软组织损伤、截瘫及偏瘫等,在本药的作用下可引起异常的大量钾离子外流致高钾血症,产生严重的室性心律失常甚至心搏停止。

2) 心脏作用:本药的拟乙酰胆碱作用可引起心动过缓、心律失常和心搏骤停,尤其是重复大剂量给药最易发生。

3) 眼内压升高:本药可引起眼外肌痉挛性收缩以致眼压升高。

4) 胃内压升高:最高可达 40 cm H_2O,但由于其起效迅速,在由助手配合压迫环状软骨的情况下,仍是饱胃患者快速顺序诱导的首选肌松药。

(4) 其他注意事项:

1) 恶性高热:多见于与氟烷合用的患者,也多发于小儿。

2) 术后肌痛:给药后卧床休息者肌痛轻而少,1～2日内即起床活动者肌痛重而多。

3) 本药可使唾液、支气管分泌物、胃液分泌增加和其他毒蕈碱作用增强,事先给予阿托品可以避免。

4) 在去极化阻断开始后,本药就会立即产生短暂的肌束震颤,在肌束震颤之后的肌肉受损害可能引起横纹肌溶解、肌红蛋白血症和肌红蛋白尿症。

5) 本药的神经肌肉阻滞作用是通过血浆中的胆碱酯酶终止,如果此酶不正常或活性很低就会引起长时间的呼吸抑制。

6) 停药指征:当出现不良反应时,应立即停止使用本药。

5. **特殊人群用药**

(1) 妊娠及哺乳期妇女:慎用。

(2) 儿童:仅当儿童因存在未确诊肌病而继发心脏骤停和死亡的风险,以至于需要进行紧急气管插管或立刻开放气道时才推荐使用琥珀酰胆碱。

6. **健康指导**

(1) 告知琥珀酰胆碱是骨骼肌松弛药,患者用药后会出现肌肉松弛。

(2) 患者在用药后出现术后疼痛和肩部、肋下、颈部和背部肌肉僵硬,特别 20～50 岁患者。

二、罗库溴铵

1. **药理作用**

(1) 药效学:本药为中时效甾类非去极化神经肌肉拮抗剂,分子结构与维库溴铵相似,是目前临床上起效最快的非去极化肌松药。其作用强度为维库溴铵的 1/6～1/8,插管剂量 0.6～1.0 mg/kg,起效时间 50～90 s,临床作用时间 45～60 min,维持剂量 0.1～0.15 mg/kg。

(2) 药动学:隐态分布容积 235～320 mL/kg,清除率 2.4～3.0 mL/(kg·min),消除半衰期 100～170 min。25% 罗库溴铵与白蛋白结合。罗库溴铵主要经肝脏代谢,胆道排除。部分药物原形经胆道排除,仅 9% 罗库溴铵药物原形经肾脏排除。临床剂量的罗库溴铵不引起组胺释放,对心率和血压无明显影响。本药虽然起效时间短,但作用时间仍过长,难以替代琥珀酰胆碱用于困难插管。严重肝、肾功能不全时其时效可能会延长。

2. **适应证与禁用人群**

(1) 适应证:全身麻醉、使骨骼肌松弛和气管内插管。

(2) 禁用人群:对本药过敏者。

3. **不良反应** 有轻微的组胺释放作用,但临床剂量无心率及血压变化。大剂量时有解迷走神经作用,可能会引起心率增快。

4. **用药护理要点**

(1) 评估:不具备控制或辅助呼吸条件时,谨慎使用。大剂量用药时,必须先备好人工呼吸设备,以及其他抢救器材。

(2) 用药方法:本药是静脉给药,对于气管插管的起始剂量是 0.6 mg/kg。可插管的神经肌阻断时间为 0.4～6 min,平均为 1 min。按 0.6～1.2 mg/kg 的剂量给药,在 2 min 内,就会为插管提供极好或较好的条件。本药的临床维持剂量为 0.1 mg/kg、0.15 mg/kg 和 0.2 mg/kg。从给予插管剂量,患者自发呼吸恢复后,方可开始使用 0.01～0.012 mg/(kg·min) 的滴注量给药。本药的给药要个体化,在临床试验中,滴注的速度范围是 0.004～0.016 mg/(kg·min)。每个患者给药剂量要考虑到手术持续时间和其它药物的相互作用以及患者的状况,并对其进行适当的神经肌监测。成年人不管手术长短都可采用 0.6 mg/kg 的剂量。如果是持续滴注,先给予 0.6 mg/kg,然后按 0.3~0.6 mg/(kg·h)的速度给药以维持神经肌阻断作用,但要对阻断进行监测。

(3) 不良反应观察与处理:

1) 在临床试验中,本药耐受性极好,只有少于 1% 的患者出现了不良反应。和其他神经肌肉阻断剂一样,在使用时必须注意,本药可能会引起肺动脉高压,心脏瓣膜病的患者要谨慎。

2) 有神经肌疾病(例如:重症肌无力、肌无力综合征)和应用其它延长神经肌肉阻断作用药物(例如:氨基糖苷类抗生素、万古霉素、锂、普鲁卡因胺、奎尼丁、镁盐、局部麻醉药、吸入性麻醉剂如安氟醚和异氟醚)的患者也要慎用。

3) 本药主要在肝脏排泄,因此有肝脏疾病的患者要慎用。肝胆疾病、肾衰、血循环时间过长、体温过低和神经肌疾病都影响本品的效果。在应用本药前应纠正严重的电解质紊乱,血液 pH 值改变或脱水。

4) 如果使用过量,患者需进行人工呼吸直至正常的神经肌功能恢复。新斯的明、腾喜龙可加速恢复,本药可以和 5% 的葡萄糖注射液或乳酸林格氏(Ringer's)溶液相混合。

5) 本药呈酸性不能和碱性溶液相混(例如巴比妥液)于同一注射器中,也不能在静脉滴注时通过同一导管同时滴注。

6) 剂量超过 0.9 mg/kg 会使心率增快,从而可拮抗其他麻醉剂造成的心搏缓慢。

7) 氨基糖苷类抗生素和丁二酰二胆碱会影响本药的效果。

5. 特殊人群用药

(1) 只有在必须使用的情况下才对妊娠期和哺乳期妇女使用。

(2) 老年及肝、肾功能障碍患者:插管剂量为静脉注射 0.6 mg/kg,维持肌松可间断静脉注射 0.1 mg/kg,或以 5~6 μg/(kg·min)静脉输注。严重肝、肾功能不全者慎用。

(3) 儿童:须在医生指导和成人监护下进行。气管插管时剂量 0.6 mg/kg;维持剂量 0.15 mg/kg;连续推注 0.6 mg/kg。

(4) 合并低钾血症、高镁血症、低钙血症、低血红蛋白、脱水、高碳酸血症及恶病质均可增加本药的作用,用药时应适当减量。

6. 健康指导

(1) 向患者解释使用本药的目的、可能出现的不良反应的症状。

(2) 使用前询问患者用药史,与药品相关,影响药物效果的药物酌情使用。

(3) 告知患者在应用本药恢复后,24 h 内不要驾车或者进行机械操作。

三、维库溴铵

1. 药理作用

(1) 药效学:本药为中作用时效的单季铵甾类非去极化肌松药,结构与泮库溴铵相似,保留的季铵基上经去甲基变成叔铵基,从而使起效增快,其起效时间仅比阿曲库铵略长,比泮库溴铵短。无组胺释放及解迷走神经作用,适用于心肌缺血及心脏病患者。无阻断迷走神经作用,由于本药不引起心率增快,故适用于心肌缺血及心脏病患者,但应用兴奋迷走神经药及受体阻断剂容易产生心动过缓。本药组胺释放作用弱,也有支气管痉挛及过敏反应,但很少见。

(2) 药动学:静脉注射 0.08~0.1 mg/kg,1 min 内显效,3~5 min 达高峰,维持时间 30~90 min。主要经肝脏代谢和排泄,15%~30% 经肾排泄。肾衰竭时可通过肝脏消除来代偿。静脉注射后的药动学符合二室开放模型,分布相半衰期约 4 min,消除相半衰期为 31 min,恢复速度快,稳态血药浓度为 0.118~0.176 μg/mL,本药不通过胎盘。

2. 适应证与禁用人群

(1) 适应证:全麻时的辅助用药,气管插管及手术中的肌肉松弛。

(2) 禁用人群:对本药或溴离子有过敏史者。

3. 不良反应　较轻微,常用剂量时没有使心率增加的迷走神经阻断作用或拟交感作用。

4. 用药护理要点

(1) 评估:肌松药仅供静脉注射使用,用前须知在不具备控制或辅助呼吸条件时,严禁使用。

(2) 用药方法:

1) 插管期不论是否使用本药,为满足平衡麻醉下各种手术的肌肉松弛需要,以下剂量可作为首剂和维持剂量的参考。插管剂量:注射用本药 0.08~0.1 mg/kg。用琥珀酰胆碱行气管插管后所需的首次剂量:注射用本药 0.03~0.05 mg/kg。

2) 如果应用琥珀酰胆碱插管时,应待对患者临床作用消退后再使用本药。维持剂量:本药 0.02~0.03 mg/kg。最好在颤搐高度恢复到对照值的 25% 时再追加维持剂量。如其他神经肌肉阻断剂一样,其用量应随患者而异。另外,麻醉方法、手术时间、术前或麻醉手术中使用其他药物的影响和患者的状况都需加以考虑。

3) 成人常用量:①气管插管时用量 0.08~0.12 mg/kg,3 min 内达插管状态;②肌肉松弛维持在神经安定镇痛麻醉时为 0.05 mg/kg,吸入麻醉为 0.03 mg/kg。最好在颤搐高度恢复到对照值的 25% 时再追加维持剂量。

4) 1 岁以下婴儿对本药较敏感,应试小量,肌张恢复所需时间比成人长 1.5 倍。特别是对 4 个月以内婴儿,首次剂量 0.01~0.02 mg/kg 即可。如颤搐反应未抑制到 90%~95%,可再追加剂量。5 个月至 1 岁的婴幼儿所需剂量与成人相似,但由于作用和恢复时间较成人和儿童长,维持剂量应酌减。与成人类似,在小儿患者中,当颤搐度恢复至对照值的 25% 时,重复追加初始剂量的 1/4 作为维持用药,不会有蓄积作用发生。

(3) 不良反应观察与处理:

1) 过敏反应:①神经肌肉阻断药过敏反应已有报道,本药虽罕见,但应引起注意。②神经肌肉阻断剂之间可发生交叉过敏反应,故对曾有过敏史者使用本药应特别慎重。

2) 组胺释放与类组胺反应:临床可偶发局部或全身的类组胺反应。

(4) 其他注意事项:

1) 必须在有使用本药经验的医生监护下使用。

2) 本药可致呼吸肌肉松弛,使用时应给患者机械通气,直至自主呼吸恢复。

3）与吸入麻醉药同用时,本药应减量15%。

4）在可能发生迷走神经反射的手术中(如使用刺激迷走神经的麻醉药、眼科手术、腹部手术、肛门直肠手术等),麻醉前或诱导时,应用迷走神经阻断药,如阿托品等有一定意义。

5）ICU中重症患者长时间使用维库溴铵,会导致神经肌肉阻滞延长。在持续神经阻滞时,应给予患者足够的镇静和镇痛剂,连续监测神经肌肉的传导,调节本品的用量,以维持不完全阻滞。

6）对脊髓灰质炎患者、重症肌无力或肌无力综合症患者,对神经肌肉阻断药反应均敏感,使用本药应慎重。

7）本药在低温下手术时,其神经肌肉阻断作用会延长。

8）下列情况可使本药作用增强:①低钾血症、高镁、低钙血症。②低蛋白血症、脱水、酸中毒、高碳酸血症、恶液质。对严重电解质失衡、血液pH的改变和脱水均应尽力纠正。

5. 特殊人群用药

（1）肝硬化、胆汁淤积或严重肾功能不全者可延长肌松持续时间和恢复时间,应慎用。

（2）研究证明在剖宫产手术中使用临床剂量,对胎儿并未显示不良反应。

（3）因妊娠毒血症使用硫酸镁,能增加本药神经肌肉阻断效应,应减少本药用量,并应根据颤搐反应、权衡利弊慎重决定给予剂量和给药时间。

（4）本药能否进入乳汁中尚不清楚,哺乳期妇女慎用。

（5）老年患者可延长起效时间。

（6）儿童用药:7周至1岁的婴儿,对本药的敏感性比成人高,新生儿和婴儿起效时间较儿童和成人短,而作用和恢复时间较成人长。

（7）脓毒症、肾衰的患者慎用。

6. 健康指导

（1）向患者解释使用本药的目的、可能出现的不良反应的症状。

（2）使用前询问患者用药史,影响药物效果的药物酌情使用。

（3）告知患者在应用本药恢复后,24 h内不要驾车或者进行机械操作。

（程立宏　唐颖嘉）

第二十章 解 毒 药

一、注射用硫代硫酸钠

1. 药理作用

(1) 药效学:硫代硫酸钠在酶的参与下能同体内游离的(或与高铁血红蛋白结合的)氰离子相结合,形成无毒的硫氰酸盐,由尿液排出体外。在体内还能同砷、铋、汞、铅等金属结合,形成无毒的硫化物排泄体外。

(2) 药动学:不易由消化道吸收,静脉注射后迅速分布到各组织的细胞外液,而后由尿排泄。

2. 适应证与禁用人群

(1) 适应证:

1) 氰化物中毒。

2) 降压药硝普钠过量中毒。

3) 可溶性钡盐(如硝酸钡)中毒。

4) 砷、汞、铅等金属中毒。

5) 皮肤瘙痒症、慢性荨麻疹、药疹等。

(2) 禁用人群:已知对该药过敏的患者。

3. 不良反应

(1) 全身性损害:苍白、乏力、晕厥、水肿等。

(2) 神经系统损害:头晕、眩晕、头痛等。

(3) 胃肠系统损害:恶心、呕吐等。

(4) 皮肤及其附件损害:瘙痒、皮疹、多汗等。

(5) 呼吸系统损害:胸闷、憋气等。

(6) 心血管系统损害:心悸、血压降低等。

(7) 免疫功能紊乱和感染:过敏样反应、过敏性休克等。

4. 用药护理要点

(1) 评估:用药前询问患者有无过敏史,应缓慢静脉注射,用药过程中评估患者有无不适症状。

(2) 用药方法:

1) 洗胃:氰化物口服中毒者,可用 10% 本药溶液洗胃。

2) 静脉注射:①氰化物中毒时,在先用亚硝酸钠、亚硝酸异戊酯或亚甲蓝的基础上,缓慢静脉注射 12.5～25 g 本药,以 2.5～5.0 g/min 的速度缓慢静脉注射。必要时,1 h

后再重复注射半量或全量。重金属中毒时,成人静脉注射1次0.5～1 g;儿童1次10～20 mg/kg。②硝普钠过量中毒单独使用25%溶液20～40 mL缓慢静脉注射。③治疗皮肤瘙痒症时静脉注射本药5%溶液10～20 mL,每日1次,10～14日为一疗程。

3) 静脉滴注:防治氨基糖苷类耳毒性时,以0.32～0.64 g加入0.9%氯化钠注射液200 mL,静脉滴注,每日2次,10日为一疗程。

4) 局部注射:抗癌药渗漏时,立即用0.5 mmol本药溶液局部注射并冷敷,可防止组织坏死。

(3) 不良反应观察与处理:

1) 静脉注射速度不宜过快,以免引起血压下降。注意监测血压和心率的变化,观察患者有无头晕、恶心、晕厥、抽搐等不良反应,如有异常,应减慢注射速度,必要时暂停给药。

2) 本药治疗氰化物中毒的解毒机制与亚硝酸钠不同,应先静脉注射亚硝酸钠,不能混合后同时静脉注射。

5. 特殊人群用药

(1) 妊娠期和哺乳期妇女:尚不明确。

(2) 儿童:按体重计算25%溶液1.0～1.5 mL/kg。

(3) 老年人:在剂量选择上应注意,并应监测肾功能。

6. 健康指导

(1) 向患者解释使用的目的、可能出现的不良反应的症状。

(2) 用药期间指导患者向医护人员报告有无血压降低、头晕、恶心、晕厥、抽搐等,如果出现这些症状,立即停止用药并通知医生。

二、亚甲蓝注射液

1. 药理作用

(1) 药效学:亚甲蓝为氧化还原剂,大剂量可使血红蛋白氧化为高铁血红蛋白,用于解除氰化物中毒;小剂量则相反,能将高铁血红蛋白还原成血红蛋白,用于治疗高铁血红蛋白血症。

(2) 药动学:亚甲蓝静注后作用迅速,口服在胃肠道的pH条件下可被吸收,基本不经过代谢即可由尿或粪便排出。

2. 适应证与禁用人群

(1) 适应证:对化学物亚硝酸盐、硝酸盐、苯胺、硝基苯、苯醌等和含有或产生芳香胺的药物(乙酰苯胺、对乙酰氨基酚等)引起的高铁血红蛋白血症有效。对先天性还原型二磷酸吡啶核苷高铁血红蛋白还原酶缺乏引起的高铁血红蛋白血症效果较差。对急性氰化物中毒,能暂时延迟其毒性。

(2) 禁用人群:

1) 6-磷酸葡萄糖脱氢酶缺乏症患者。

2) 肺水肿患者。

3. 不良反应

(1) 口服亚加蓝注射液后可发生胃肠道及膀胱刺激症状，类似阿托品中毒症状及中枢性的体温升高等。

(2) 大剂量静注可产生高铁血红蛋白症，患者出现不安、感觉异常、口腔及胃有烧灼感，或有头晕、恶心、呕吐、胸闷、腹痛；剂量过大还会出现头痛、血压降低、心率增快伴心律失常；严重中毒者，出现全身青紫、脉搏细速、呼吸困难、焦虑，在短时间内发生循环衰竭等。

(3) 药物渗于皮下可引起剧痛或发生溃疡。

4. 用药护理要点

(1) 评估：用药前询问患者有无过敏史、静脉注射过程应缓慢，用药后评估患者有无不适现象。

(2) 用药方法：

1) 缓慢静脉注射或口服，不能做皮下、肌内和椎管内注射，皮下注射易产生注射局部坏死性脓肿，椎管内注射易引起中枢神经系统永久性器质性损害。

2) 治疗高铁血红蛋白症，用1%亚甲蓝每次1~2 mg/kg加入50%葡萄糖20~40 mL，于10~15 min内缓慢静脉注射，如1~2 h未见好转或有反复，可于2 h后重复一次全量或半量，或延长给药时间，用至发绀基本消退，病情平稳。

3) 治疗氰化物中毒，用1%的亚甲蓝每次5~10 mg/kg，加入25%~50%葡萄糖20~40 mL，缓慢静脉注射，随后立即静脉注射硫代硫酸钠。

4) 治疗先天性还原型二磷酸吡啶核苷高铁血红蛋白还原酶缺陷引起的高铁血红蛋白血症，一日口服300 mg和大剂量维生素C。

(3) 不良反应观察与处理：

1) 观察患者过敏的体征和症状（皮肤潮红、心动过速）。如果出现这些症状，立即停止用药并通知医生。

2) 用药过程中患者出现呼吸困难时，立即给氧，并使用呼吸兴奋剂。

(4) 其他注意事项：

1) 用作还原剂时，剂量不能过大，以免促使氧合血红蛋白形成高铁蛋白，反而使病情加重。

2) 不宜与苛性碱、碘化物、升汞、还原剂配伍使用。

5. 特殊人群用药

(1) 妊娠期妇女：药物对胎儿有一定的影响，故妊娠期妇女慎用亚甲蓝注射液。

(2) 哺乳期妇女：本药在乳汁分泌的情况不明，应用需慎重。

(3) 儿童用药：

1) 氰化物中毒：每次10 mg/kg，加5%葡萄糖注射液20~40 mL，缓慢静脉注射。至口周发绀消失，再给硫代硫酸钠。

2) 硝酸、亚硝酸盐中毒：每次1~2 mg/kg，缓慢静脉注射。

6. 健康指导

(1) 向患者解释使用本药的目的、可能出现不良反应的症状。

(2) 告知患者用药期间出现异常反应时及时减量或停用。

(3) 告知患者,用药后尿呈蓝色,排尿时可有尿道口疼痛。

三、碘/氯解磷定注射液

1. 药理作用

(1) 药效学:本药系肟类化合物,可使胆碱酯酶恢复活力,但对慢性有机磷杀虫药中毒抑制的胆碱酯酶无复活作用;对烟碱样症状作用明显,对毒蕈碱样症状作用较弱,对中枢神经系统症状作用不明显。

(2) 药动学:本药静脉注射后迅速分布全身,两者均在肝脏代谢,由肾脏排泄,在体内无蓄积作用。

2. 适应证与禁用人群

(1) 适应证:多种有机磷酸酯类杀虫剂的中毒。但对马拉硫磷、敌百虫、敌敌畏、乐果、甲氟磷等的中毒效果较差;对氨基甲酸酯杀虫剂所抑制的胆碱酯酶无复活作用。

(2) 禁用人群:对本药过敏者。

3. 不良反应

(1) 注射后可引起恶心、呕吐、心率增快、心电图出现暂时性 S-T 段压低和 Q-T 时间延长。

(2) 注射速度过快引起眩晕、视力模糊、复视、动作不协调。

(3) 剂量过大可抑制胆碱酯酶、抑制呼吸和引起癫痫发作。

(4) 碘解磷定因含碘可引起口苦、咽痛和对注射部位的刺激性。

4. 用药护理要点

(1) 评估:用药开始前,询问病史,排除用药禁忌,对碘过敏患者,禁用碘解磷定,改用氯解磷定。

(2) 用药方法:

1) 氯解磷定可肌内注射或静脉缓慢注射;碘解磷定仅作静脉注射。

2) 成人一般中毒,肌内注射或静脉缓慢注射 0.5～1 g,严重中毒者 1～1.5 g。以后根据临床病情和血胆碱酯酶水平,每 1.5～2 h 可重复 1～3 次。

3) 小儿可按体重 20 mg/kg 使用,用法参见成人。

(3) 不良反应观察与处理:用药过程中随时监测患者血胆碱酯酶指标,观察患者用药后的症状和体征,注意有无恶心、呕吐、心率增快、眩晕、视物模糊、呼吸抑制等不良反应。如果出现这些症状,应立即减慢注射速度或停止用药并通知医生给予对症处理。

(4) 其他注意事项:

1) 药物相互作用:本药有增强阿托品的生物效应,故在两种药同时应用时要减少阿托品剂量。

2) 有机磷杀虫剂中毒患者应用本药越早越好。因为有机磷杀虫剂可在下消化道吸收,所以口服患者应用本药至少要维持 48～72 h,以防引起延迟吸收后加重中毒,甚至致死。

3) 本药在碱性溶液中易分解,禁与碱性药物配伍。

4) 本药使用过量亦可抑制胆碱酯酶,加重中毒。

5. **特殊人群用药**

(1) 妊娠期及哺乳期妇女用药:尚不明确。

(2) 儿童用药:缓慢静注或静滴,轻度中毒者每次15 mg/kg;中度中毒者每次15～30 mg/kg;重度中毒者每次30 mg/kg。

(3) 老年人用药:老年人的心、肾潜在代偿功能减退,应适当减少用量和减慢静脉注射速度。

6. **健康指导**

(1) 告知患者使用本药的目的、用法及可能出现的不良反应。

(2) 告知患者用药期间若出现不良反应,应立即通知医护人员。

(3) 告知患者氯解磷定肌内注射时,注射部位可能引起硬结、疼痛。

(4) 告知患者本药性状发生改变时,禁止使用。

四、阿托品注射液

1. **药理作用**

(1) 药效学:本药为M胆碱受体拮抗剂。除一般的抗M胆碱作用解除胃肠平滑肌痉挛、抑制腺体分泌、扩大瞳孔、升高眼压、视力调节麻痹、心率加快、支气管扩张等外,大剂量时能作用于血管平滑肌,扩张血管、解除痉挛性收缩,改善微循环。

(2) 药动学:口服吸收迅速,亦经胃肠道、黏膜及眼吸收,少量可经皮肤吸收。排泄主要通过肝细胞酶的水解代谢,13%～50%以原形形式随尿排出。

2. **适应证与禁用人群**

(1) 适应证:

1) 各种内脏绞痛,如胃肠绞痛及膀胱刺激症状。

2) 全身麻醉前给药、严重盗汗和流涎症。

3) 治疗迷走神经过度兴奋所致的窦房阻滞、房室阻滞等缓慢型心律失常,也可用于继发于窦房结功能低下而出现的室性异位节。

4) 抗休克。

5) 解救有机磷酸酯类中毒。

(2) 禁用人群:青光眼及前列腺肥大者、高热者。

3. **不良反应** 不同剂量所致的不良反应大致如下:①0.5 mg,轻微心率减慢,略有口干及少汗。②1 mg,口干、心率加速、瞳孔轻度扩大。③2 mg,心悸、显著口干、瞳孔扩大,有时出现视物模糊。④5 mg,上述症状加重,并有语言不清、烦躁不安、皮肤干燥发热、小便困难、肠蠕动减少。⑤10 mg以上,上述症状更重,脉速而弱,中枢兴奋现象严重,呼吸加快加深,出现谵妄、幻觉、惊厥等。⑥严重中毒时可由中枢兴奋转入抑制,产生昏迷和呼吸麻痹等。最低致死剂量成人约为80～130 mg,儿童为10 mg。

4. 用药护理要点

(1) 评估：

1) 评估患者病情、年龄、体重等，制订合理的用药方案，严格掌握用药剂量。

2) 治疗期间严密观察患者的瞳孔、意识、心率、体温、肺部湿啰音等变化情况，评价治疗效果，及时调整阿托品用量，防止出现药物过量中毒表现。

(2) 用药方法：

1) 皮下、肌肉或静脉注射。成人常用量：每次 0.3～0.5 mg，每日 0.5～3 mg；极量：每次 2 mg。儿童皮下注射：每次 0.01～0.02 mg/kg，每日 2～3 次。

2) 抗心律失常：成人静脉注射 0.5～1 mg，按需可 1～2 h 一次，最大量为 2 mg。

3) 解毒：①用于锑剂引起的阿-斯综合征，静脉注射 1～2 mg，15～30 min 后再注射 1 mg，如患者无发作，按需每 3～4 h 皮下或肌内注射 1 mg。②用于有机磷中毒时，肌内注射或静脉注射 1～2 mg（严重有机磷中毒时可加大 5～10 倍），每 10～20 min 重复，直到青紫消失，继续用药至病情稳定，然后用维持量，有时需 2～3 日。

4) 抗休克改善循环：成人一般按体重 0.02～0.05 mg/kg，用 50% 葡萄糖注射液稀释后静注或用葡萄糖水稀释后静滴。

(3) 不良反应观察与处理：

1) 使用期间应密切观察，如患者出现过敏反应，应立即停药并通知医生。

2) 如患者出现用药过量表现（抽搐、谵妄、呼吸短促与困难、言语不清、易激动等），应立即停药，并给予毛果芸香碱皮下注射，可 6～8 h 重复注射一次，直至中毒症状完全消失。必要时给予吸氧及人工呼吸、冰袋物理降温等抢救措施。

3) 老年人容易发生抗 M 胆碱样不良反应，如排尿困难、便秘、口干（特别是男性），也易诱发未经诊断的青光眼，一经发现，应立即停药。本药对老年人易致汗液分泌减少，影响散热，故夏天慎用。

(4) 其他注意事项：

1) 药物相互作用：①与尿碱化药包括含镁或钙的制酸药、碳酸酐酶抑制药、碳酸氢钠、枸橼酸盐等并用，阿托品排泄延迟，作用时间和（或）毒性增加。②与金刚烷胺、其他抗胆碱药、扑米酮、普鲁卡因胺、三环类抗抑郁药并用，阿托品的不良反应可加剧。③与单胺氧化酶抑制剂（包括呋喃唑酮、丙卡巴肼等）并用时，可加剧抗 M 胆碱作用的不良反应。④与甲氧氯普胺并用时，后者的促进肠道运动作用可被拮抗。

2) 对其他颠茄生物碱不耐受者，对本药也不耐受。

3) 用于解救有机磷中毒时，应早期、足量、反复给药及快速阿托品化。阿托品化表现为瞳孔较前扩大、颜面潮红、口干、皮肤干燥、肺部湿啰音显著减少或消失、心率加快、有轻度躁动不安等。

4) 婴幼儿对本药的毒性反应极其敏感，特别是痉挛性麻痹与脑损伤的小儿，反应更强，环境温度较高时，因闭汗有体温急骤升高的危险，应用时要严密观察。

5) 下列情况应慎用：①脑损害，尤其是儿童。②心脏病，特别是心律失常，充血性心力衰竭、冠心病、二尖瓣狭窄等。③反流性食管炎、食管与胃的运动减弱、下食管扩约肌松弛,可使胃排空延迟,从而促成胃潴留,并增加胃-食管的反流。④溃疡性结肠炎,用量大时可导致麻痹性肠梗阻,并可诱发加重中毒性巨结肠症。

5. 特殊人群用药

(1) 妊娠期妇女:慎用。静脉注射阿托品可使胎儿心动过速。

(2) 哺乳期妇女:慎用。本药可分泌至乳汁,并有抑制泌乳作用。

(3) 儿童:慎用。儿童脑部对本药敏感,尤其发热时,易引起中枢障碍。

(4) 老年人:慎用。老年患者尤其年龄在60岁以上者,腺体分泌易受影响。

6. 健康指导

(1) 向患者解释使用本药的目的、用法及可能出现的不良反应。

(2) 因用药后可出现视物模糊,尤其是看近物体时,应告知患者避免驾驶、操作机械和进行其他有危险的活动。

(3) 嘱患者用药期间不得饮酒。

(4) 指导患者出现瞳孔散大畏光时,在阳光和强烈灯光下可佩戴太阳眼镜。

(5) 夏天用药时应注意体温变化,及时物理降温。

五、东莨菪碱

1. 药理作用

(1) 药效学:东莨菪碱是一种颠茄类生物碱,其外周抗胆碱作用与阿托品相似,但作用选择性强,即抑制腺体分泌、扩瞳及调节麻痹作用均较阿托品强,对胃肠平滑肌及心血管系统作用较阿托品弱。东莨菪碱对中枢神经系统的抑制作用较强,一般治疗量即有明显的镇静作用;较大剂量可产生催眠作用,剂量更大甚至可引起意识消失,进入浅麻醉状态。对呼吸中枢具有兴奋作用。

(2) 药动学:本药口服、注射及经皮给药后均较易吸收。在体内的分布以脑、肝、肺相对较高,对大脑的作用较大而持久。排泄主要经肝脏代谢或以代谢物的形式随尿液排出。

2. 适应证与禁用人群

(1) 适应证:

1) 麻醉前给药(不仅能抑制腺体分泌,还有中枢抑制作用)。

2) 晕动病(以预防给药效果较好,也可用于妊娠呕吐及放射病呕吐)。

3) 帕金森病(可改善患者的流涎、震颤和肌肉强直等症状)。

4) 有机磷农药中毒、轻度虹膜睫状体炎。

5) 支气管哮喘和哮喘型支气管炎。

(2) 禁用人群:青光眼、前列腺肥大、重症肌无力、严重心脏病、器质性幽门狭窄、胃肠道梗阻性疾病、返流性食管炎、溃疡性结肠炎或中毒性巨结肠患者。

3. 不良反应

(1) 心动过速是常见的不良反应,尤其用量较大时,还可能引起低血压。

(2) 中枢神经系统:大剂量使用时,可引起眩晕、坐立不安、震颤、疲乏和运动困难。

经皮肤给药也可引起嗜睡、坐立不安、记忆障碍、幻觉和混乱。

(3) 消化系统：口干、便秘。

(4) 泌尿(生殖)系统：可引起排尿困难和尿潴留，老年患者尤应注意。

(5) 眼睛：结膜炎、血管充血、水肿和湿疹性皮炎、幻视、视力模糊和畏光等。

(6) 皮肤：皮肤粘贴剂可引起皮疹、红斑、接触性皮炎等。

(7) 戒断症状：停用东莨菪碱皮肤粘贴剂后可能出现戒断症状，包括眩晕、恶心、呕吐、头痛和平衡障碍。用药超过3日者，戒断症状较常见。

4. 用药护理要点

(1) 评估：

1) 治疗前，询问是否有药物过敏史，询问过往用药史，评估症状。

2) 在用药开始和整个过程中评估症状，注意中枢神经系统反应，严格控制药物用法用量，若有欣快、幻觉或嗜睡、疲乏等中枢神经系统表现应立即停药。

(2) 用药方法：

1) 可以通过透皮制剂贴于耳后防止晕动病，也可用于成人预防手术后的恶心和呕吐。

2) 可皮下、肌内注射或静脉给药，皮下注射为每次 0.2～0.5 mg，极量为每次 0.5 mg。抢救乙型脑炎呼吸衰竭者以 0.3 mg/mL 的注射剂静滴，常用量为 0.02～0.04 mg/kg，用药间歇时间一般为 20～30 min，用药总量最高达 6.3 mg。

3) 东莨菪碱 0.2～0.6 mg 常合并阿片全碱皮下或肌内注射，作为全麻前给药(于麻醉诱导前 30～60 min)。

4) 本药 0.25%～1% 溶液或眼膏溶液滴眼，可起散瞳和睫状肌麻醉作用。它比阿托品起效迟，持效时间较短，但仍达 3～7 日。

5) 东莨菪碱用于治疗支气管哮喘和哮喘型支气管炎，每次 0.3～0.5 mg 静脉注射，必要时于数小时后重复，以后每日1次。

(3) 不良反应观察与处理：

1) 与氯化钾(口服固体制剂)合用可增加胃肠道损伤的风险，因此禁止两者合用。

2) 本药与颠茄、其他颠茄生物碱合用可产生过度的抗胆碱能作用，出现口干、便秘、少尿、过度镇静、视物模糊，此时应停用以上药物。本药也不可与抗抑郁药、抗精神病药和抗帕金森病药合用。

3) 与全身麻醉药合用可减少呼吸道分泌物及唾液分泌，防止发生吸入性肺炎，但需预防发生喉头水肿和支气管痉挛。一旦发生不良反应，应立即停药并对症处理。

5. 特殊人群用药

(1) 哺乳期妇女：可能出现不良反应，应谨慎用药。

(2) 老年人：用药前应询问是否有心脏病及前列腺肥大病史，排除抗心律失常药(如奎尼丁、丙吡胺等)用药史，用药过程中需注意呼吸和意识情况，血压偏低的老年人谨慎使用本药。

(3) 儿童：用药后出现定向力障碍、易激惹、混乱、幻觉和震颤的几率高于成人，偶有引起昏迷、高热、惊厥,因此儿童应慎用此药。

(4) 肝、肾功能不全者:一般不建议使用本药。

6. 健康指导

(1) 向患者解释使用本药的目的、可能出现的不良反应的症状。

(2) 用药时,嘱患者及陪同人员若出现极度疲乏、困倦或幻觉、谵妄等症状及时报告医护人员。

(3) 患者用药 30 min 内严密监测生命体征,观察用药反应,警惕中毒剂量。

(4) 本药可能引起嗜睡、定向障碍,嘱患者用药后应谨慎驾驶或操作机械。

(5) 本药使用后常有口干症状,提前告知患者,嘱其适当补充水分。

六、新斯的明

1. 药理作用

(1) 药效学:新斯的明可抑制乙酰胆碱酯酶活性而发挥完全拟胆碱作用,能直接激动骨骼肌运动终板上的烟碱样受体,抑制胆碱酯酶而发挥作用,促进运动神经末梢释放乙酰胆碱,因此本药对骨骼肌的兴奋作用最强;对胃肠和膀胱平滑肌有较强的兴奋作用;对心血管、腺体、眼和支气管平滑肌作用较弱。

(2) 药动学:

1) 吸收:本药口服吸收差,静脉注射起效快,肌内注射后起效时间为 10~30 min,作用持续时间为 2~4 h。静脉注射后起效时间为 4~8 min,作用持续时间为 2~4 h。

2) 分布:药物吸收后,可通过体液分布作用于神经肌肉组织,不通过血脑屏障,无中枢作用。

3) 排泄:新斯的明可被血浆中胆碱酯酶水解,亦可经肝脏代谢,之后随尿液排泄。

2. 适应证与禁用人群

(1) 适应证:阿托品中毒、肌松药中毒、术后腹胀和尿潴留、阵发性室上性心动过速以及重症肌无力;腹部手术后的肠麻痹,对抗竞争性神经肌肉阻滞药过量时的毒性反应。

(2) 禁用人群:肠梗阻、泌尿道梗阻、腹膜炎或大肠坏死的患者。

3. 不良反应 主要与胆碱能神经过度兴奋有关,常见反应包括进行性流涎、恶心、呕吐、腹痛、腹泻等。过量使用时出现胆碱能危象,表现为大量出汗、大小便失禁、瞳孔缩小、睫状肌痉挛、前额疼痛、心动过缓和心律失常等,亦可见低血压、肌痉挛、肌无力、肌麻痹、进行性肌无力、胸腔紧缩感及支气管平滑肌痉挛引起呼吸困难等。

4. 用药护理要点

(1) 评估:

1) 用药前,获取病史,询问患者是否有药物过敏史,评估症状,对症用药。

2) 在用药开始和整个过程中观察患者用药反应,防止出现药物中毒症状(严密监测患者血压、心率、肌张力及腺体分泌情况)。

(2) 用药方法:

1) 本药成人口服剂量为每次 15 mg,每日 3 次,每次最大剂量不超过 30 mg。甲硫酸新斯的明皮下或肌内注射,成人每次 0.25~1 mg,每日 1~2 次,每次最大剂量不超过 1 mg,常用于内科、妇科及五官科的各种迟缓麻痹、肌肉和神经官能症等。儿童口服用药每次 0.2~0.4 mg/kg,每日 3 次,每次最大剂量不超过 10 mg;皮下或肌内注射,每次 0.03~0.04 mg/kg,每日 1~2 次,同时给予阿托品 0.02 mg/kg。

2) 本药常用于减轻由手术或其他原因引起的腹气胀和尿潴留,常用剂量为皮下或肌内注射,每次 0.5 mg,注射后 10~30 min 可见肠蠕动增加。

3) 当本药注射给药时应随时准备使用阿托品,以对抗过量的药物作用。对抗非除极化型肌松药作用时可用本药 2~3 mg,并与 0.6~1.2 mg 阿托品合用,缓慢静脉注射(在 1 min 左右注完),但本药总量不宜超过 5 mg。

(3) 不良反应观察与处理:

1) 口服过量的患者应洗胃、维持呼吸,并常规给予阿托品,以控制过度的 M 受体的激动效应,剂量为静注 1~2 mg,必要时可重复肌内注射阿托品,用量可达 4 mg。

2) N 受体的激动效应如肌无力、肌麻痹等并不能被阿托品所拮抗,建议用小剂量的竞争性肌松药(非除极化型肌松药)来对抗本药所致的肌肉抽搐。其他症状可对症处理。

(4) 其他注意事项:

1) 本药不宜与去极化肌松药合用,如与具有非除极化型阻滞作用的氨基糖苷类抗生素合用时,后者可拮抗前者作用。

2) 某些能干扰神经肌肉传递的药物如奎尼丁亦能使新斯的明作用减弱,不宜合用。

3) 本药与 β 受体阻断药合用可使患者心率减慢及血压下降。

5. 特殊人群用药

(1) 哺乳期妇女:暂不明确。

(2) 老年人:同时患有心脏疾病者需要禁止服用药物,如患有心律失常和窦性心动过缓等,在服用药物后可能会影响正常的心脏功能。

(3) 儿童:慎用。用药剂量见"用药方法"段落。

(4) 肾功能不全者:肾衰竭患者药物半衰期明显延长,应慎用。

(5) 阵发性室上性心动过速患者如出现心律失常、心率减慢、血压下降、迷走神经张力升高和癫痫、甲亢、帕金森病等,应慎用本药。

(6) 新近的肠或膀胱手术患者慎用。

6. 健康指导

(1) 向患者解释使用本药的作用、可能出现的不良反应及相关症状。

(2) 密切监测患者的各项生命体征,嘱患者有心脏不适症状及时报告医护人员。

(3) 严密观察患者的腺体分泌情况,警惕药品中毒症状,备用阿托品,若有流涎、流泪等腺体分泌增加症状,应立即停药,并使用阿托品解除中毒症状。

(4) 告知患者本药的极量为 5 mg,超过该剂量极易引起中毒症状,静脉注射用药时应核对用药剂量,缓慢用药,避免引起药物不良反应。

七、盐酸纳洛酮注射液

1. 药理作用

(1) 药效学：本药为阿片受体拮抗药，能竞争性拮抗各类阿片受体。纳洛酮生效迅速，拮抗作用强。纳洛酮同时逆转阿片激动剂所有作用，包括镇痛。可迅速逆转阿片镇痛药引起的呼吸抑制，可引起高度兴奋，使心血管功能亢进。

(2) 药动学：口服可吸收，但首过效应大。静脉注射 2 min 内显效，能很快通过血脑屏障。肌内注射、皮下注射、舌下或气管内给药起效比静脉注射稍迟。非肠道给药时，纳洛酮在体内快速分布并迅速透过胎盘，在肝脏代谢。

2. 适应证与禁用人群

(1) 适应证：
1) 阿片类药物复合麻醉药术后，拮抗该类药物所致的呼吸抑制，促使患者苏醒。
2) 阿片类药物过量，完全或部分逆转阿片类药物引起的呼吸抑制。
3) 解救急性乙醇中毒。
4) 急性阿片类药物过量的诊断。

(2) 禁用人群：对本药过敏的患者。

3. 不良反应

(1) 患者使用本药的不良反应偶见：口干、恶心、呕吐、食欲缺乏、困倦或烦躁不安、血压升高和心率加快。

(2) 术后突然逆转阿片类抑制可能会引起恶心、呕吐、出汗、心悸亢进、血压升高、发抖、癫痫发作、室性心动过速和心室颤动、肺水肿，以及心脏停搏，严重可能导致死亡。

(3) 应用本药拮抗大剂量麻醉镇痛药后，由于痛觉恢复，可产生高度兴奋，表现为血压升高、心率增快、心律失常，甚至肺水肿和心室颤动。

4. 用药护理要点

(1) 评估：本药存在明显的个体差异，应用时应根据患者具体情况遵医嘱执行给药剂量及是否需要多次给药。

(2) 用药方法：静脉输注纳洛酮，把 2 mg 本药加入 500 mL 的 0.9% 氯化钠注射液或葡萄糖溶液，使其浓度达到 0.004 mg/mL，根据患者状态调整滴注速度。

1) 阿片类药物过量中毒：首次可静脉注射本药 0.4~2 mg，如果未获得呼吸功能理想的对抗和改善作用，可隔 2~3 min 重复注射给药。

2) 阿片类药物所致的术后呼吸抑制：首次纠正呼吸抑制时，应每隔 2~3 min，静脉注射 0.1~0.2 mg，直至达到理想的效果，即有通畅的呼吸和清醒度，无明显疼痛和不适。

3) 重度酒精中毒：静脉注射 0.8~1.2 mg，1 h 后重复给药 0.4~0.8 mg。

(3) 不良反应观察与处理：出现不良反应立即停药，如口干、恶心、呕吐、食欲缺乏、困倦或烦躁不安、血压升高和心率加快。

(4) 其他注意事项：

1) 与含有硫酸氢钠、亚硫酸氢钠、长链高分子阴离子或任何碱性的制剂混合,可能影响药物的稳定性。

2) 由于此药作用持续时间短,用药起作用后,一旦其作用消失,可使患者再度陷入昏睡和呼吸抑制,用药时需注意维持药效。

3) 本药对非阿片类药物引起的呼吸抑制和左丙氧芬引起的急性毒性的控制无效。只能逆转部分性激动剂或混合激动剂/拮抗剂(如丁丙诺啡和喷他佐辛)引起的呼吸抑制,或需要加大本药的用量。

5. 特殊人群用药

(1) 妊娠期及哺乳期妇女:应慎用本药,哺乳期妇女使用本药期间应禁止哺乳。

(2) 儿童:阿片类药物过量:小儿静脉注射的首次剂量为 0.01 mg/kg。如没有在临床上获得满意的效果,后续则应给予 0.1 mg/kg。如果不能静脉注射,可分次肌内注射。

(3) 肝、肾功能不全者:慎用。

(4) 有心血管疾病史或接受其他有严重的心血管不良反应(低血压、室性心动过速或心室颤动、肺水肿)的药物治疗的患者:应慎用。

(5) 伴有肝脏疾病、肾功能不全(衰竭)患者:使用本药的安全性和有效性尚未确立,应慎用。

6. 健康指导

(1) 向患者解释使用本药的目的、可能出现的不良反应的症状。

(2) 本药舌下含片不适用于急性酒精中毒患者,舌下药片需要在舌下服用,含服期间,嘱患者不要搅动舌头、说话或进食。等片剂完全吸收后方可饮水或进食,以确保药物能尽快被吸收到血液中。

八、青霉胺

1. 药理作用

(1) 药效学:本药能络合铜、铁、汞、铅、砷等重金属,形成稳定和可溶性复合物由尿排出。可口服,不良反应稍小,可供轻度重金属中毒或其他络合剂有禁忌时选用。本药还能抑制新合成原胶原交叉连接,故也用于治疗皮肤和软组织胶原病。

(2) 药动学:本药从胃肠道吸收迅速但不完全,吸收后分布至全身各组织,但主要分布于血浆和皮肤,可透过胎盘。大部分在肝脏代谢,吸收后数小时内由尿液排出,也可随粪便排出。

2. 适应证与禁用人群

(1) 适应证:

1) 重金属中毒、肝豆状核变性(Wilson 病)。

2) 其他药物治疗无效的严重活动性类风湿关节炎。

(2) 禁用人群:

1) 肾功能不全、孕妇及对青霉素类药过敏的患者。

2) 粒细胞缺乏症,再生障碍性贫血患者。

3) 红斑狼疮患者、重症肌无力患者及严重的皮肤病患者。

3. **不良反应**

(1) 可出现全身瘙痒、皮疹、荨麻疹、发热、关节疼痛和淋巴结肿大等过敏反应。重者可发生狼疮样红斑和剥脱性皮炎。

(2) 可有恶心、呕吐、食欲减退、腹痛、腹泻、味觉减退、口腔溃疡、舌炎、牙龈炎及溃疡病复发等。少数患者出现肝功异常。

(3) 部分患者出现蛋白尿,少数患者可出现肾病综合征。

(4) 可导致骨髓抑制,主要表现为血小板和白细胞减少、粒细胞缺乏,严重者可出现再生障碍性贫血。也可见嗜酸粒细胞增多、溶血性贫血。

(5) 可有眼睑下垂、斜视、动眼神经麻痹等。

(6) 可与多种金属形成复合物,可能导致铜、铁、锌或其他微量元素的缺乏。

(7) 可能加重或诱发哮喘发作。

(8) 可使皮肤变脆和出血,并影响创口愈合。可导致狼疮样综合征、重症肌无力、多发性肌炎、耳鸣等。

4. **用药护理要点**

(1) 评估:

1) 在开始治疗前,询问以前是否使用青霉素、头孢菌素或碳青霉烯类药物及其反应。

2) 在用药开始和整个过程中评估感染症状。

(2) 用药方法:

1) 肌内注射:本药 0.25 g 或 0.5 g 溶于 1% 盐酸利多卡因 2 mL 中,1 g 溶于 3.5 mL 中用于肌内注射,不建议在一处的肌内注射 1 g 以上剂量。

2) 静脉注射:本药 0.25 g 或 0.5 g 溶于 5 mL 灭菌注射用水中,1 g 溶于 10 mL 中用于静脉注射,注射时间不能少于 2~4 min。

3) 静脉滴注:静脉滴注时间至少要 30 min,本药 2 g 溶于 40 mL 或以上规格的无钙静脉注射液中。不能将本药混合于含有其它抗菌药液中或在输注其他抗菌药液时加入其中。

(3) 不良反应观察与处理:

1) 观察患者过敏的体征和症状(皮疹、瘙痒、喉水肿、喘息)。如果出现这些症状,立即停止用药并通知医生。

2) 监测神经系统的体征和症状(意识障碍,包括意识混乱、幻觉、麻木、昏迷),肌阵挛,过量使用会刺激大脑发生惊厥、抽搐,可使用抗惊厥药。

(4) 其他注意事项:

1) 药物相互作用:本药与含钙剂合并用药有可能导致致死性结局的不良事件;与肾毒性药物、强利尿剂合用,可能损伤肾脏。

2) 实验室检测影响:用硫酸铜法测定尿糖可呈假阳性。

5. **特殊人群用药**

(1) 患某些疾病:例如再生障碍性贫血、粒细胞缺乏症、血小板减少症、重症肌无力等,随时都有可能发生严重的血液和肾脏不良反应,应用本药要慎重,必须每周2次进行常规实验室检查;类风湿关节炎患者,如果出现无法解释的肉眼血尿或持续性微观血尿,应停用青霉胺。

(2) 老年人:65岁以上老人服用容易有造血系统毒性反应。

(3) 儿童:本药尚缺乏儿童患者用药的安全和有效性资料。

6. 健康指导

(1) 向患者解释使用本药的目的、可能出现的不良反应的症状。

(2) 嘱患者白细胞计数和分类、血红蛋白、血小板和尿常规等检查应在服药初6个月内每2周检查1次,以后每月1次。

(3) 嘱患者肝功能检查应每6个月1次,以便早期发现中毒性肝病和胆汁潴留。

(4) 告知Wilson病患者初次应用本药时应在服药当天留24 h尿测尿酮,以后每3个月测定1次。

(5) 告知患者本药应每日连续服用,即使暂时停药数日,再次用药时亦可能发生过敏反应,因此又要从小剂量开始。长期服用本品应加用维生素B_6每日25 mg,以补偿所需要的增加量。

(6) 告知手术患者在创口未愈合时,每日剂量限制在250 mg。

九、亚叶酸钙

1. 药理作用

(1) 药效学:本药是叶酸拮抗药物(如甲氨蝶呤、苯妥英钠、苯巴比妥等)的解毒剂,可竞争性抑制二氢叶酸还原酶,导致DNA合成障碍,并能治疗由于叶酸缺乏引起的巨幼细胞性贫血,促进骨髓造血细胞的分化、成熟和释放。

(2) 药动学:本药口服易于吸收。无论何种给药途径,药物作用的持续时间均为3~6 h。通过肝和肠黏膜进行代谢,代谢产物经肾脏、粪便排出。

2. 适应证与禁用人群

(1) 适应证:叶酸拮抗剂中毒、甲氨蝶呤过量或大剂量治疗后所引起的严重毒性作用、叶酸缺乏所引起的巨幼红细胞性贫血、晚期结肠、直肠癌(与5-氟脲嘧啶合用)。

(2) 禁用人群:恶性贫血或维生素B_{12}缺乏引起的巨幼细胞贫血者。

3. 不良反应

(1) 本药的不良反应包括恶心、呕吐、感觉神经毒性、腹泻、脱发、运动神经毒性、口腔黏膜炎、发热。

(2) 偶有皮疹、荨麻疹、哮喘等过敏反应。

4. 用药护理要点

(1) 评估:

1) 评估药物过敏史,对本药及其辅料过敏者禁用。

2) 出现胃肠道毒性、恶心或呕吐时,应给予肠外给药,不要鞘内注射。

(2) 用药方法:

1) 口服给药：①甲氨蝶呤的"解救"治疗，一般剂量为每次 5～15 mg，每 6～8 h 1 次，连用 2 日，使其血清浓度在 $5×10^{-8}$ mol/L 以下。②作为乙胺嘧啶或甲氧苄啶等药物的解毒剂，每日剂量 5～15 mg，持续用药时间视中毒情况而定。治疗贫血：每日给药 1 mg。

2) 肌内注射：①甲氨蝶呤的"解救"治疗：一般剂量按体表面积为每次 9～15 mg/m²，每 6～8 h 1 次，连用 2 日，使其血清浓度在 $5×10^{-8}$ mol/L 以下。②作为乙胺嘧啶或甲氧苄啶等的解毒剂：每次给药 9～15 mg，持续用药时间视中毒情况而定。治疗贫血：每日给药 1 mg。

3) 静脉注射：作为结肠-直肠癌的辅助治疗：先用亚叶酸钙，剂量为每次 200 mg/m²，注射时间不少于 3 min，接着用氟尿嘧啶每次 300～400 mg/m² 注射，每日 1 次。由于亚叶酸钙溶液中的钙含量，每分钟静脉注射不超过 160 mg 的亚叶酸钙。

(3) 不良反应观察与处理：如果发生了说明书中注明的不良反应，而且注明这种不良反应可以耐受，停药后可自行消失，则需停药，并且注意观察。如不良反应持续，则立即进行相应治疗。

(4) 其他注意事项：

1) 不宜与叶酸拮抗剂（如甲氨蝶呤）同时使用，以免影响后者的治疗作用。应于大剂量使用甲氨蝶呤 24～48 h 后应用本药。

2) 甲氨蝶呤用药后每 12～24 h 测定血浆或血清甲氨蝶呤浓度，以调整剂量。当甲氨蝶呤浓度低于 $5×10^{-8}$ mol/L 时，可以停止监测。

3) 亚叶酸钙不应与 5-氟尿嘧啶在同一输液中混合，因为这可能会导致沉淀物的形成。

5. **特殊人群用药**

(1) 妊娠期妇女：未进行充分对照的妊娠妇女临床研究，如非确实必要，不应在妊娠期使用。

(2) 哺乳期妇女：慎用。

(3) 老年人：在治疗老年或虚弱的结直肠癌患者时应谨慎，因为可能面临严重毒性增加的风险。

(4) 儿童：大量叶酸可能对抗苯巴比妥、苯妥英和扑米酮的抗癫痫作用，并增加易感儿童患者的癫痫发作频率。

6. **健康指导**

(1) 向患者解释使用本药的目的、可能出现的不良反应的症状。

(2) 告知患者本药应避免光线直接照射及与热源接触。

(3) 告知患者本药口服吸收的饱和剂量为每日 25 mg。如每日口服量在 25 mg 以上，则宜改为肌内注射给药。

(4) 告知患者本药较大剂量与巴比妥、扑米酮或苯妥英钠同用可影响抗癫痫作用。

(郑吉莉　周婉婷　项　莉　张梦霞)

图书在版编目(CIP)数据

实用临床药物护理规范/张玉侠,李晓宇主编. 上海：复旦大学出版社,2024.10.--(实用临床护理规范系列/张玉侠总主编).--ISBN 978-7-309-17640-7

Ⅰ.R47-65
中国国家版本馆 CIP 数据核字第 202496J9T9 号

实用临床药物护理规范
张玉侠　李晓宇　主编
责任编辑/方　晶

复旦大学出版社有限公司出版发行
上海市国权路 579 号　邮编：200433
网址：fupnet@fudanpress.com　http://www.fudanpress.com
门市零售：86-21-65102580　　团体订购：86-21-65104505
出版部电话：86-21-65642845
杭州日报报业集团盛元印务有限公司

开本 787 毫米×1092 毫米　1/16　印张 35.5　字数 778 千字
2024 年 10 月第 1 版第 1 次印刷

ISBN 978-7-309-17640-7/R·2125
定价：118.00 元

如有印装质量问题，请向复旦大学出版社有限公司出版部调换。
版权所有　　侵权必究